最適合百姓的
中醫養生絕學

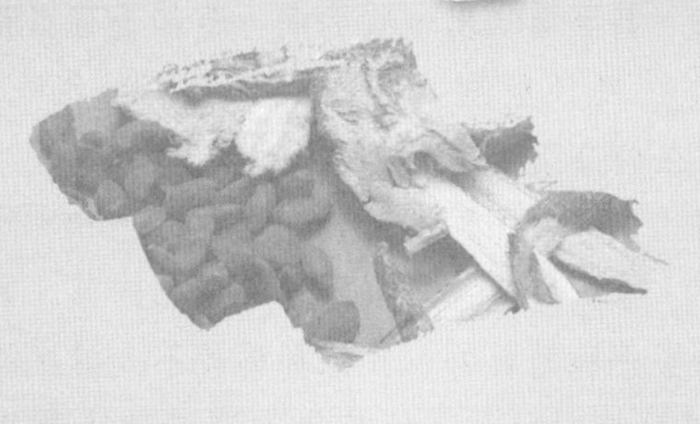

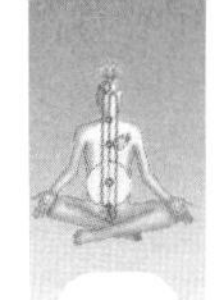

前言：找對體質再養生

時下養生大熱，養生書籍頗有氾濫之勢，然而面對五花八門、各式各樣的養生方法，究竟哪一種才是最適合你自己的呢？有的人對養生相當盲從：這本書建議吃烏骨雞，他就燉烏骨雞湯；那本書主張吃粗糧，他就吃粗糧；某天聽電視裡說吃水果養顏，於是又買了一大堆蘋果當飯吃……結果往往時間、金錢、心情都浪費糟蹋了，最終卻沒有收到任何效果，甚至還吃出一些毛病，這都是盲目養生的惡果。有些人也許會問：「為什麼別人吃了效果良好，我吃了卻有副作用呢？」根本原因在於每個人的體質不同。

傳統中醫將人劃分為不同的體質，主要有平和、陰虛內熱、陽虛外寒、氣虛無力、血虛風燥、痰濕困脾、濕熱內蘊、氣滯血瘀、氣鬱抑鬱等九種，除了平和體質外，其餘都屬於不太健康的偏頗體質，如果任這些偏頗體質持續發展，疾病也就逐漸找上門來了。三高、腫瘤、癌症、糖尿病等惡性疾病，在年輕時，往往都只是表現為某種程度的偏頗體質，但到了中、老年時期，這些偏頗的累積就會惡化而形成惡性疾病。中醫有一個非常好的理念，就是「治未病」，在還沒有疾病或剛剛表現出疾病的微小徵兆時，也就是剛剛出現體質偏頗的時候，就進行養生調理，從而保證身體的健康運行，那些惡性疾病自然也就靠邊站了。

而進行體質養生的一個最基本的前提，就是分辨出自己的體質屬於哪種類型。中醫向來主張「辨證施治」、「辨證養生」，亦即重視個體差異，而其中的精髓就是辨體識病、治療和養生，也就是觀察、掌握病人的體質，在此基礎上分析疾病、制訂治則、因人養生。前面那些盲目養生的人之所以沒有收到理想的效果，主要原因就在於沒有辨證施治、辨證養生。因為有時候同樣的病徵，體質不同，其致病原因就不一樣，相應的養生方法也就應該有所區別。比如說同樣是腎虛，體質不同，調理方法也不一樣。如果是陰虛體質導致的腎虛，應該吃六味地黃丸；如果是陽虛體質導致的，則應該吃桂附地黃丸；如果是氣虛體質導致的，則應該吃玉屏風散。沒弄清體質就胡亂吃補腎藥，很可能就會吃出毛病。

我行醫數十年，一直堅持以體質診病，效果都比較理想，一些疑難雜症也能從體質上找到原因，因此我認為體質養生是一種非常科學有效的養生方法。《圖解體質養生寶鑑》一書是我一生行醫經驗的總結，書中對八種亞健康體質進行了詳細介紹，包括各種體質的不同症狀、易致疾病，還有那些你必須改掉的導致偏頗體質的不良生活習慣。同時，還針對每種亞健康體質提出了相應的養生方法，包括食療養生、藥物養生、經絡穴位養生、精神養生、四季起居養生等等，這些養生方法都非常簡便而實用，相信您一定能從中找到最適合您自己的養生之法。

另外，本書還有兩大特色，一是在一些難以理解的地方，進行了詳細的總結和圖解，方便您把握關鍵內容；二是針對每種體質還設置了相應的小測試，做完這項小測試之後，您就能大致確定自己究竟屬於什麼體質。

本書的內容主要針對各種亞健康體質，平和體質者只需在生活中多加注意，保持良好的生活習慣即可，無需花費太多精力、時間去吃藥進補。此外，還有人提出過敏體質、陽亢體質、熱體、寒體等多種體質的養生法，但我覺得這些體質不太具有代表性，而且其中很多病徵與八種偏頗體質實際上是一樣的，本書因此就不再單獨論述。

最後，我在此還要感謝王學典先生，因為最先是他的採訪讓我萌發了編寫這本書的念頭，且這本書的前半部分就是他所著，只是後來由於工作的原因停止了本書的編寫。由於內容精闢，就徵得他的同意，續寫了後半部分。再次感謝他！

王清和

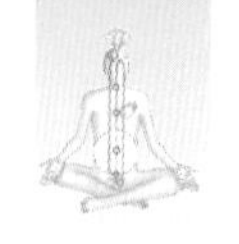

目錄

第一章　陰虛內熱型

陰虛是都市女性的常見疾病，熬夜、食物辛辣、情緒壓抑等都可能導致陰虛。中醫認為，陰虛就是體內陰氣陰液不足，各個器官缺少陰液的滋養，從而表現出手腳發熱、身體消瘦、皮膚乾燥、心煩失眠等症狀。陰虛的人經常上火，如果任其發展，可能會引起口腔潰瘍、失眠等症，甚至罹患肺結核、腫瘤也有可能。因此出現陰虛症狀後應儘早調理，多吃清淡食品，少吃溫熱葷腥，多做運動。症狀嚴重的，還可以吃一些清熱藥物進行調理。

第二章　陽虛外寒型

有陰虛也就有陽虛，陽虛體質的症狀正好和陰虛體質相反，是由體內陽氣不足所造成的，往往表現為身體發冷、精神不振，如果任其發展，可能導致高血脂、肥胖、慢性炎症等諸多病症，需及早調理。陽虛體質養生，主要從飲食、起居、精神、經絡等方面進行調節，本節中王醫師將對這些調理方法進行詳細講解。

第三章　氣虛無力型

中醫認為，元氣對人體非常重要，「氣聚則生，氣壯則康、氣衰則弱，氣散則亡」，氣虛者體內元氣不足，身體較為虛弱，總給人一副羸弱的印象，常受感冒困擾，甚至可能還有一些慢性炎症。氣虛體質的調理，也應從飲食、藥物、精神、經絡等方面著手，尤其是飲食、藥物方面，應多多進補。

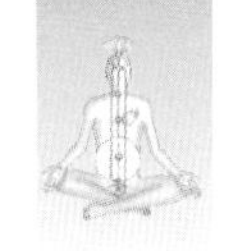

第四章 血虛風燥型

血虛體質是體內供血不足所導致的，身體器官得不到血液提供的足夠營養，從而表現出多種不適，如：皮膚發癢、氣色差、燥等等。營養不良、過度思慮、過度勞累等原因都可能導致血虛。調理血虛的關鍵就在於補血，多吃一些益氣補血、含鐵量較高的食物。另外，還可以透過經絡進行調養。

第五章 痰濕困脾型

「百病皆由痰作祟」。現代人的一些不良生活習慣，如：飲食不節、生活不規律、多吃少動等，都是醞釀痰濕體質的溫床。痰濕容易使人發胖，患上「三高」和代謝綜合症，如果不及時調整，年紀一大，各種各樣的疾病就會隨之而來。調理痰濕，最主要的還是藉助藥物，另外，要嚴格控制飲食，多做運動。

第六章　濕熱內蘊型

濕熱，顧名思義就是體內又濕又熱，排泄不暢。濕熱體質往往與抽菸、喝酒、熬夜等不良習慣為伴，易生痤瘡、體臭，是一種很難改善的體質偏頗，尤其對女性的容貌困擾很大。濕熱體質養生應該注意對生活習慣的調整，應戒菸忌酒，保持生活環境的乾爽清潔，飲食和藥療方面應著重疏肝利膽、清熱祛濕。

第七章　血瘀氣滯型

血瘀氣滯就是體內的氣血運動不是很通暢，「痛則不通，通則不痛」，因此血瘀體質者常見疼痛為其主要的疾病表現，甚至會出現一些瘀青、腫瘤。血瘀體質的形成和個人情志有很大的關係，因此血瘀體質者在調理時應注意精神養生、保持心情舒暢，同時應多吃一些活血化瘀、疏肝理氣的食物或藥物。

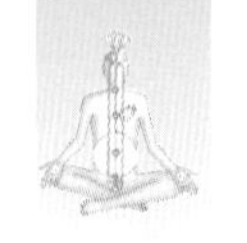

第八章　氣鬱抑鬱型

氣鬱抑鬱者主要是情志不暢所導致的，因此他們多表現為性格內向、常鬱悶、情緒低落、生悶氣，久而久之就會轉化成抑鬱症。俗話說：「心病還需心藥醫」，因此對於氣鬱體質者來說，最主要的還是保持心情舒暢，不要計較太多，不要太敏感，平時應多找一些宣洩的方式，如：出遊、交友等。在此基礎上，再配合一定的食療和藥療，就會收到不錯的效果。

附錄：

調理體質，這些穴位最有效

經絡穴位主要展現了中醫的智慧與神奇，對養生意義重大，是人體的天然寶庫，蘊藏著人體強大的自我調節功能。在體質出現狀況時，對一些特定的經絡穴位進行按摩、針灸、拔罐、艾灸等，往往能產生不錯的療效。這裡列出了針對各類體質偏頗的常用主治穴位，並在圖中明確標出了其位置，以方便讀者查找。

陰虛體質特效穴位

陰虛體質的經絡調養效果不是十分顯著，建議採用藥療、食療等養生方法。

陽虛體質特效穴位

穴位	所屬經絡	位置	主治功效
命門	督脈	第二腰椎棘突下凹陷處	接續督脈氣血，補腎固本
神闕	任脈	腹部，臍窩正中	溫陽固脫，健運脾胃
氣海	任脈	前正中線上，臍下 1.5 寸	溫陽益氣，化濕理氣
關元	任脈	前正中線上，臍下 3 寸	培元固本，補益下焦
中極	任脈	前正中線上，臍下 4 寸	集膀胱經水濕，助腎溫陽
湧泉	足少陰腎經	足底前部的凹陷處	散熱生氣，益腎開鬱
足三里	足陽明胃經	小腿前外側，外膝眼下 3 寸	補氣行氣，調理脾胃

氣虛體質特效穴位

穴位	所屬經絡	位置	主治功效
中脘	任脈	前正中線上，臍上 4 寸	和胃健脾，降逆利水
百會	督脈	頭頂正中線與兩耳尖連線的交叉處	升陽益氣，化痰除煩
大椎	督脈	第七頸椎棘突下凹陷處	解表通陽，清腦寧神
脾腧	足太陽膀胱經	第十一胸椎棘突下旁開 1.5 寸	健脾和胃，利濕升清
肺腧	足太陽膀胱經	第三胸椎棘突下旁開 1.5 寸	健脾和胃，導氣疏泄
膈腧	足太陽膀胱經	第七胸椎棘突下旁開 1.5 寸	理氣寬胸，活血通脈
風門	足太陽膀胱經	第二胸椎棘突下旁開 1.5 寸	宣通肺氣，調理氣機
天樞	足陽明胃經	平腹中，臍中左右兩寸處	調理腸胃，行氣止痛
此外，足三里、神闕、氣海等穴位調理氣虛的效果也很顯著。			

血虛體質特效穴位

穴位	所屬經絡	位置	主治功效
三陰交	足太陰脾經	小腿內側，腳踝以上 3 寸	調經通絡，養血止血
關元	任脈	前正中線上，臍下 3 寸	培元固本，補益下焦
氣海	任脈	前正中線上，臍下 1.5 寸	溫陽益氣，化濕理氣
足三里	足陽明胃經	小腿前外側，外膝眼下 3 寸	補氣行氣，調理脾胃

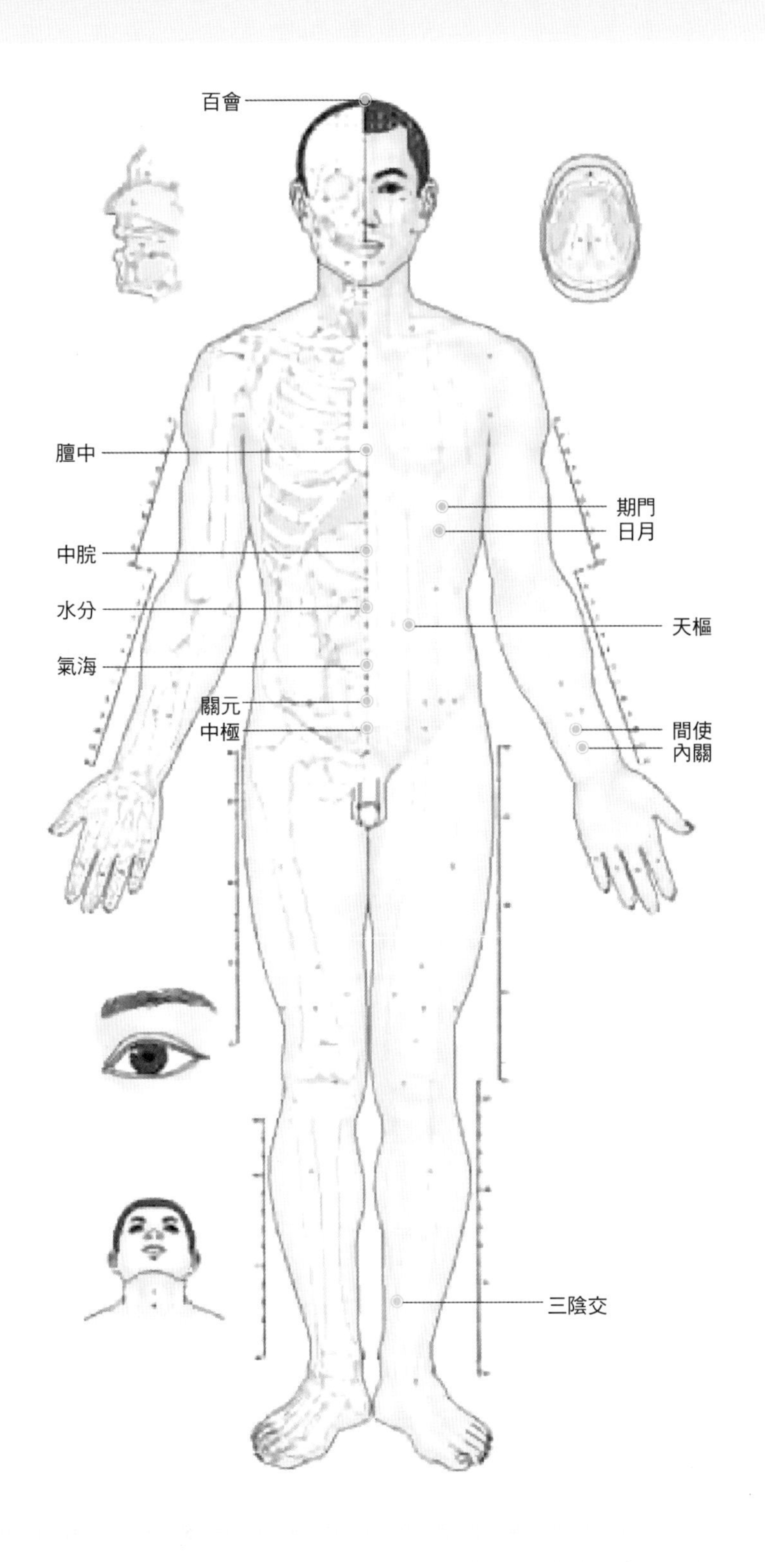
百會
膻中
期門
日月
中脘
水分
天樞
氣海
關元
中極
間使
內關
三陰交

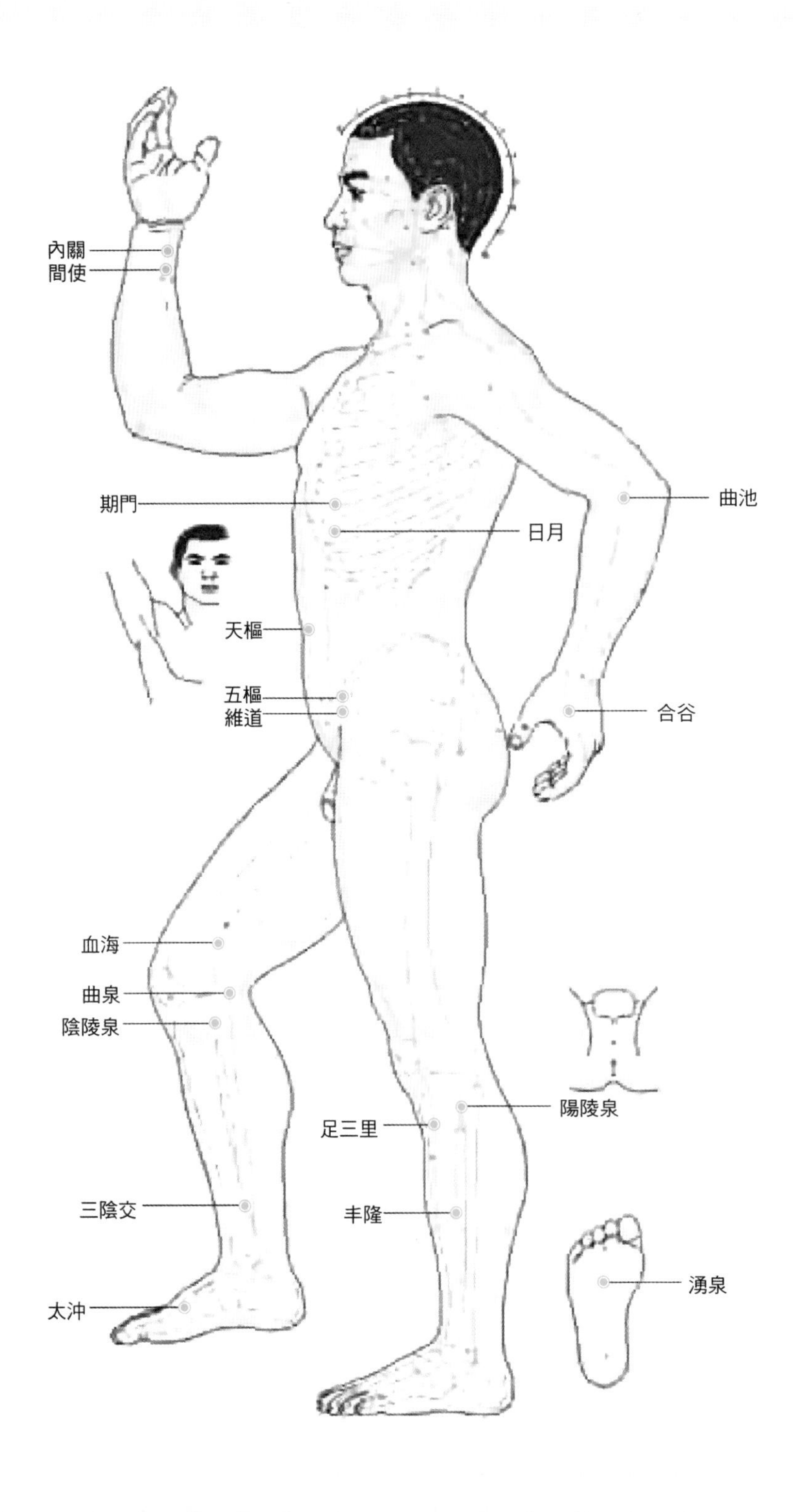

內關
間使
期門
曲池
日月
天樞
五樞
維道
合谷
血海
曲泉
陰陵泉
陽陵泉
足三里
三陰交
丰隆
湧泉
太沖

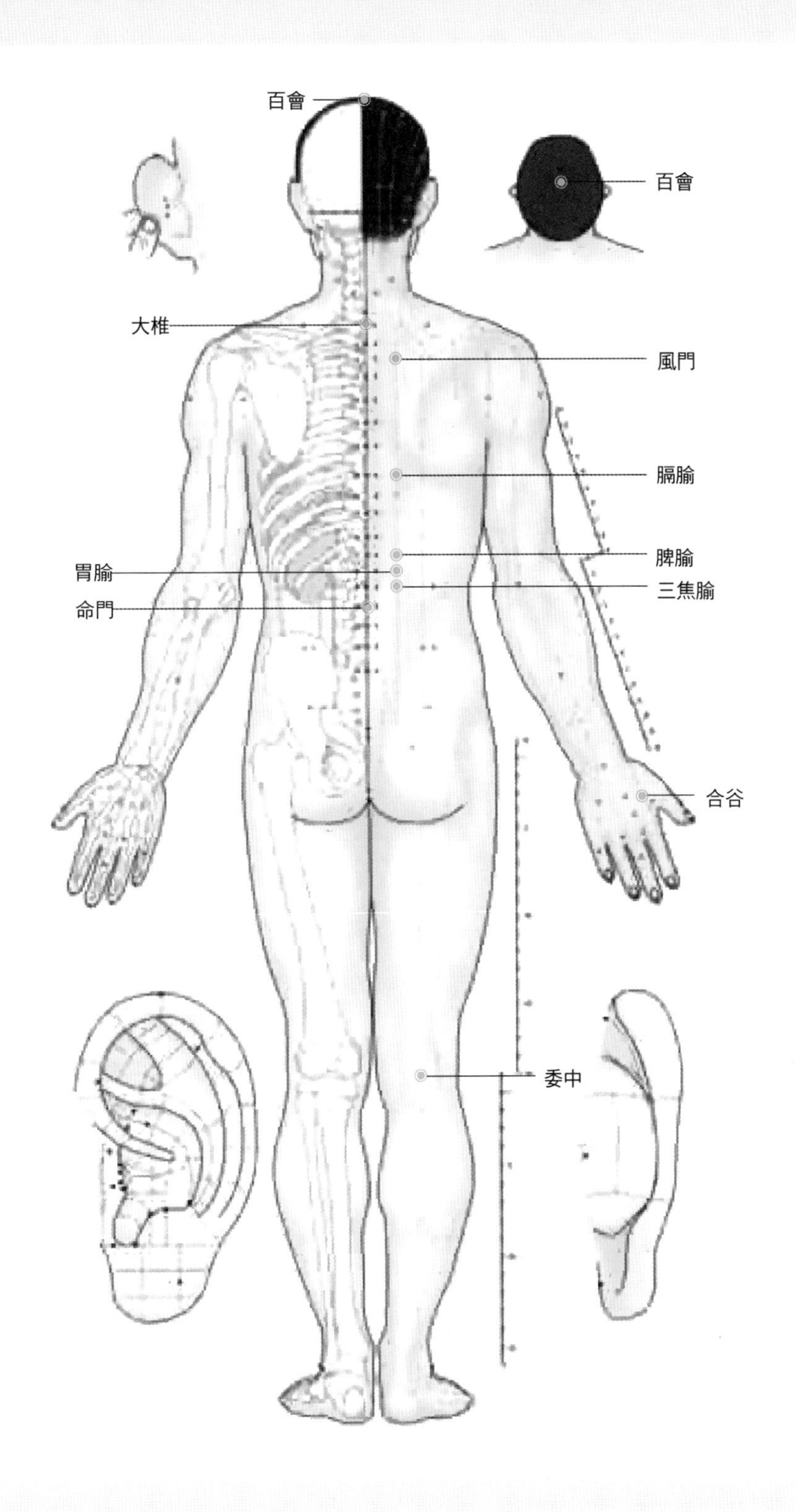
百會
百會
大椎
風門
膈腧
脾腧
胃腧
三焦腧
命門
合谷
委中

痰濕體質特效穴位

穴位	所屬經絡	位置	主治功效
丰隆	足陽明胃經	足外踝以上 8 寸處	化痰通絡，活血止痛
陰陵泉	足太陰脾經	脛骨內側髁後下方凹陷處	宣洩水液，化濕通陽
水分	任脈	前正中線上，當臍中上 1 寸	分流水濕，消腫化積
三焦腧	足太陽膀胱經	第二胸椎棘突下旁開 1.5 寸	外散三焦腑之熱
此外，中脘、神闕、關元、足三里、脾腧等穴位調理痰濕的效果也很顯著。			

濕熱體質特效穴位

穴位	所屬經絡	位置	主治功效
曲池	手陽明大腸經	肘橫紋外側端與肱骨外上髁連線中點	清熱和營，降逆活絡
肝腧	足太陽膀胱經	第九胸椎棘突下旁開 1.5 寸	疏肝利膽，理氣明目
胃腧	足太陽膀胱經	第十二胸椎棘突下旁開 1.5 寸	和胃健脾，理中降逆
陽陵泉	足少陽膽經	膝蓋斜下方，腓骨小頭稍前的凹陷處	降濁除濕，疏肝利膽
太沖	足厥陰肝經	腳背第一、二蹠骨結合部之前的凹陷處	平肝理血，通經活絡
此外，陰陵泉、三陰交等穴位調理濕熱的效果也很顯著。			

血瘀體質特效穴位

穴位	所屬經絡	位置	主治功效
委中	足太陽膀胱經	腿部膕窩橫紋正中	分清降濁
日月	足少陽膽經	乳頭直下，第七肋間隙	脇肋疼痛，脹滿嘔吐
五樞	足少陽膽經	髂前上棘前方，橫平臍下 3 寸處	疏肝理氣，散寒止痛
維道	足少陽膽經	髂前上棘前下方，五樞前下 0.5 寸	活血通經，調經止痛
血海	足太陰脾經	在大腿內側，髕底內側端上 2 寸	疏肝理氣，調經止血
合谷	手陽明大腸經	手背虎口處	鎮靜止痛，清熱解表
期門	足厥陰肝經	乳頭直下，第六肋間隙	疏肝理氣，化積通瘀
曲泉	足厥陰肝經	屈膝時，膝內側橫紋端上方凹陷中	清肝火，祛濕熱
此外，膈腧、肝腧、三陰交、曲池、太沖等穴位調理血瘀的效果也很顯著。			

氣鬱體質特效穴位

穴位	所屬經絡	位置	主治功效
膻中	任脈	前正中線與兩乳頭連線之交點	調氣降逆，寬胸利膈
內關	手厥心包經	前臂正中，手腕橫紋上 2 寸	疏泄水濕、寬胸鎮痛
間使	手厥心包經	前臂正中，手腕橫紋上 3 寸	寬胸和胃、清心安神
此外，中脘、氣海、神闕、曲泉、期門、日月、陽陵泉、肺腧、肝腧等穴位調理氣鬱的效果也很顯著。			

針對不同體質的八款特效藥膳

藥膳養生是最好的養生方法之一，它「寓醫於食」，既將藥物作為食物，又給食物賦以藥用，藥借食力，食助藥威，二者相輔相成，相得益彰，既具有較高的營養價值，又可以保健強身，調整人的體質狀況。《黃帝內經》就曾專門介紹了藥膳對人體的好處：「五穀為養，五果為助，五畜為益，五菜為充，氣味合而服之，以補精益氣。」下面針對八種亞健康體質各介紹了一款藥膳，相應體質的朋友不妨一試。

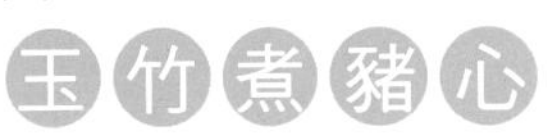

適宜體質：陰虛內熱型

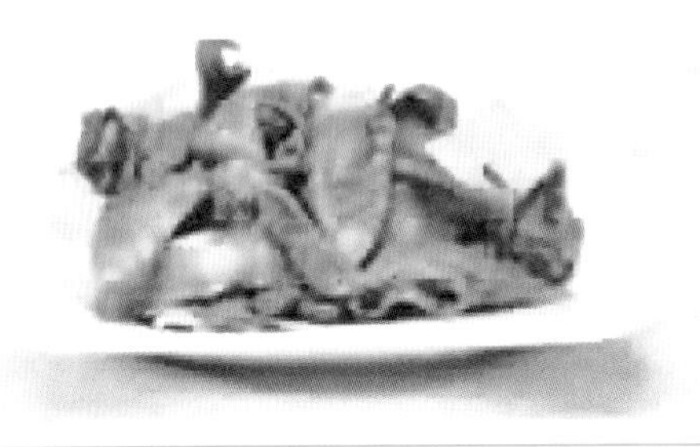

作法

豬心500克，玉竹20克。先將豬心與生薑、花椒等香料同煮至六分熟，然後將豬心、玉竹放入滷汁鍋內，用文火煮熟撈出，將豬心切片，與玉竹一起放入碗內，然後以滷汁勾芡淋上即可。

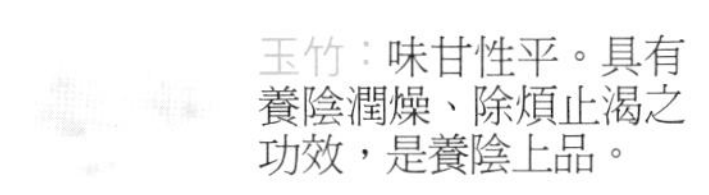

玉竹：味甘性平。具有養陰潤燥、除煩止渴之功效，是養陰上品。

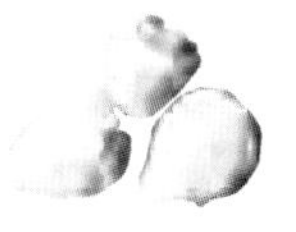

豬心：性平，味甘鹹。可補虛強身，安神定驚，養心補血。

評析

此藥膳可調治內熱陰傷、咳嗽煩渴、虛勞發熱等陰虛之症，對治療冠心病也有不錯的效果。

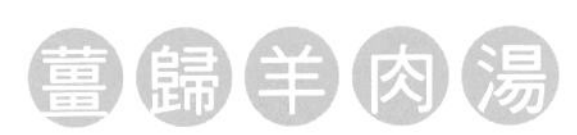

適宜體質：陽虛外寒型

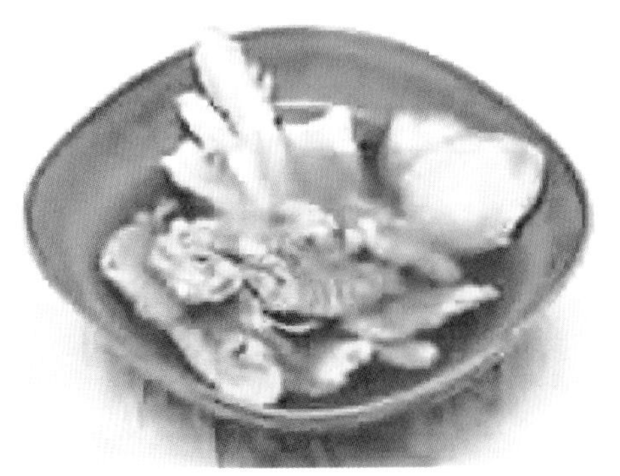

作法

羊肉500克，當歸15克，薑1塊。將羊肉入沸水汆燙，薑洗淨後拍裂，然後將羊肉、薑、當歸放入砂鍋中加清水燉煮，煮沸後轉小火燉40分鐘，加鹽、米酒調味即成。

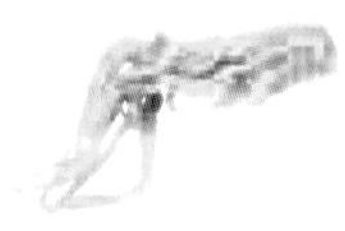

當歸：味甘辛，性溫。可補血活血，調經止痛，潤腸通便。

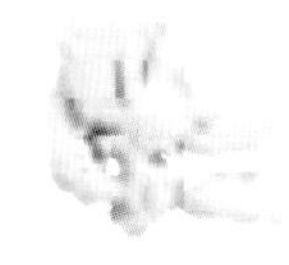

生薑：味辛性溫。可溫陽散寒，止吐開痰。

評析

這道藥膳尤其適合在秋冬季節吃，可以補血溫中、驅寒保暖，同時此藥膳對於產後恢復也有很好的幫助。

參芪玉米排骨湯

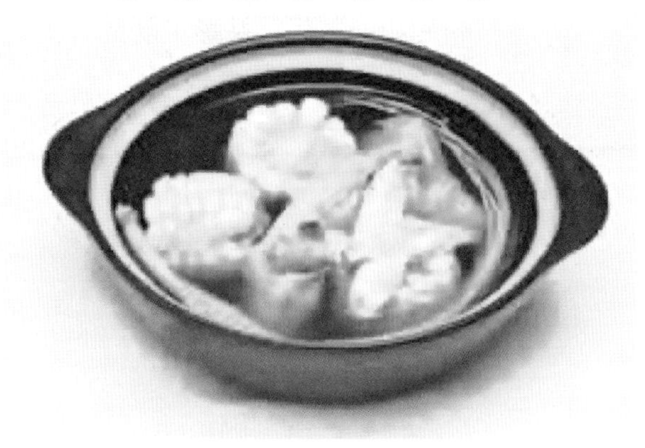

適宜體質：氣虛無力型

作法

玉米適量，排骨半斤，黨參、黃芪各 3 錢。將玉米切成小塊，排骨斬塊入沸水汆燙，然後將所有食材放入鍋中，大火煮開後轉小火燉 40 分鐘，加鹽調味即成。

黨參：味甘微苦，性平。可補中益氣，健脾益肺。

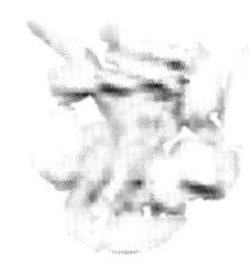

黃芪：味甘微溫。可補氣固表，止汗脫毒，利尿退腫。

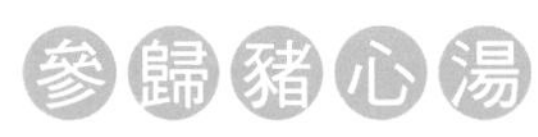

評析

玉米可刺激腸胃蠕動，促進消化。此藥膳不但湯汁香甜，還能補氣活血，對女性來說還能產生豐胸作用。

參歸豬心湯

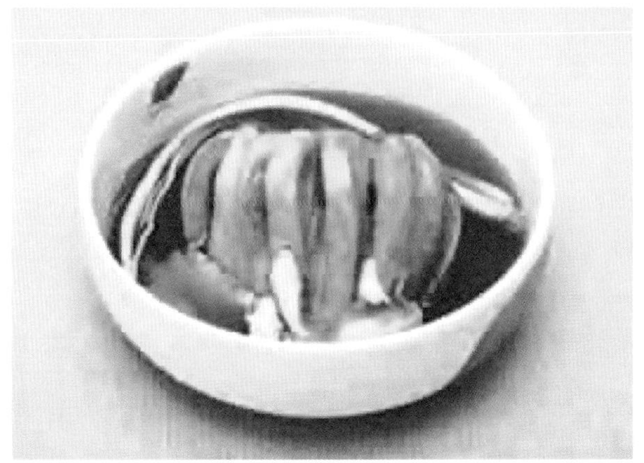

適宜體質：血虛風燥型

作法

鮮豬心一個，黨參、當歸各3錢。將豬心剖開，洗去血塊。然後把黨參、當歸放入豬心內，用竹簽固定。在豬心上鋪蔥、薑、蒜等調料，放入鍋中，隔水燉熟，加鹽調味即成。

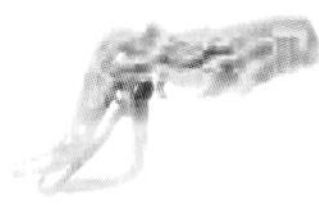

當歸：味甘辛，性溫。可補血活血，調經止痛，潤腸通便。

黨參：味甘微苦，性平。可補中益氣，健脾益肺。

評析

此藥膳對血虛萎黃、暈眩驚悸、腸燥便祕、風濕痹症等均有很好的療效，對腦力勞心者尤其適合。

冬瓜薏仁鴨

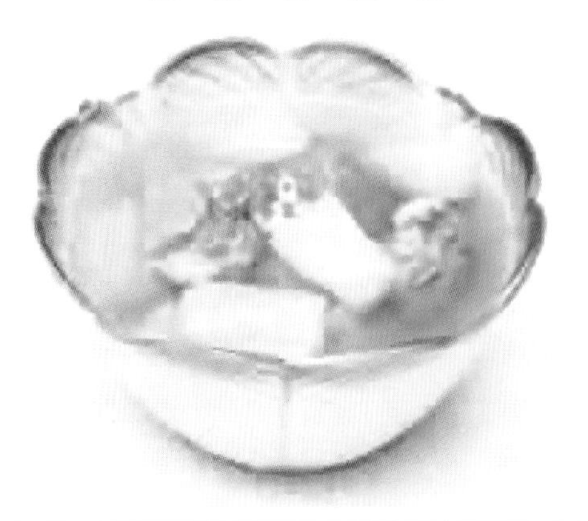

適宜體質：痰濕困脾型

作法

鴨肉1斤，薏仁、枸杞4錢，冬瓜適量。鴨肉切塊後入油鍋加調料翻炒，然後放入米酒和高湯，煮開後放入薏仁，大火煮1小時，再放入冬瓜，轉小火煮熟後即可。

薏仁：味甘淡，性涼。可健脾補肺，清熱利濕。

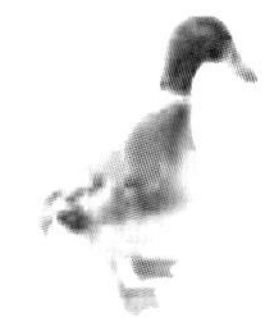

鴨肉：性寒，味甘鹹。可滋陰清熱，利小便，除水腫，消脹滿。

評析

冬瓜主治小腹水脹、利小便。此藥膳不但對痰濕者有很好的療效，也非常適合女性美容。

魚腥草烏雞湯

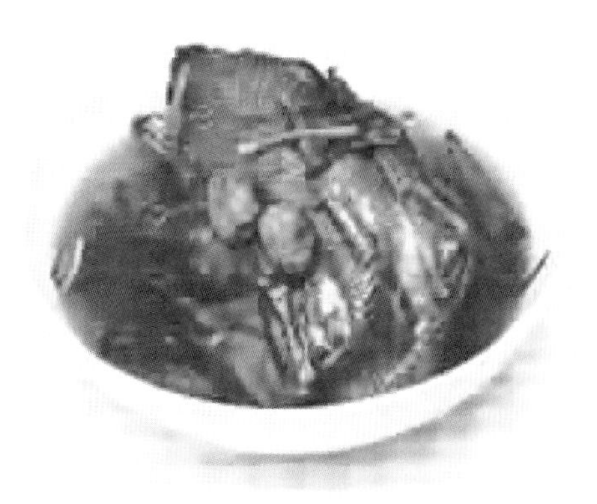

適宜體質：濕熱內蘊型

作法

烏雞半隻，乾魚腥草6錢，紅棗數顆。將烏雞入沸水汆燙，除去血水，然後加清水1升放入鍋內煮沸，隨即加入魚腥草、紅棗，再開後轉小火煲2小時，加鹽調味即成。

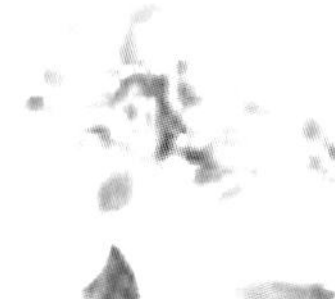

魚腥草：味辛，性微寒。可清熱解毒，消腫排膿，利尿通淋。

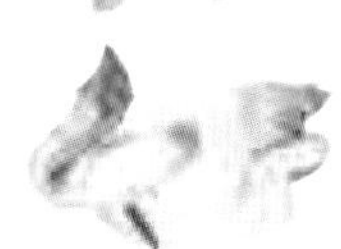

烏雞：味甘性平。補虛勞羸弱，治消渴、心腹疼痛。

評析

魚腥草味辛性寒，可清熱解毒，消腫利濕。加入烏雞可以平衡魚腥草的寒性，如濕熱較重者，可以鴨肉代替烏雞。

當歸田七烏雞湯

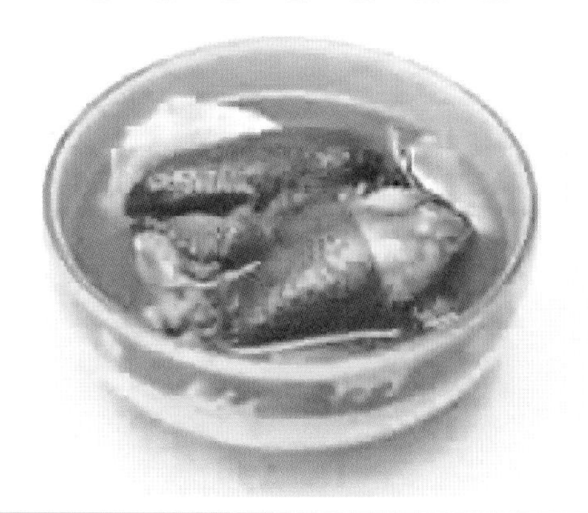

評析

此道藥膳對血瘀氣滯、跌打瘀痛、風濕骨痛、月經不調、產後失血等均有很好的療效。

適宜體質：血瘀氣滯型

作法

烏雞半斤，當歸 4 錢，田七 2 錢。將烏雞斬塊，入沸水汆燙 5 分鐘，取出過冷水。把所有材料放入砂鍋中，加水，慢火燉煮 3 小時，加鹽、醬油等調味即可。

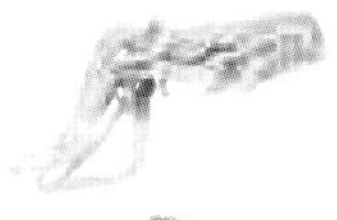

當歸：味甘辛，性溫。可補血活血，調經止痛，潤腸通便。

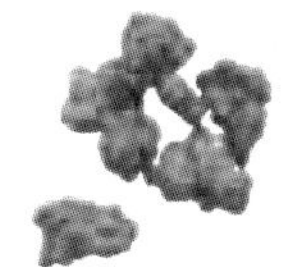

田七：味甘微苦，性溫。可止血散瘀，消腫止痛。

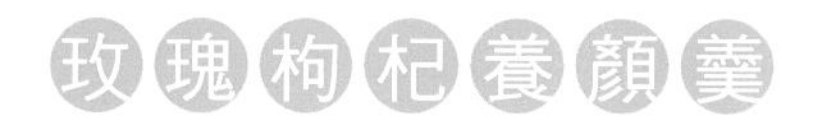

玫瑰枸杞養顏羹

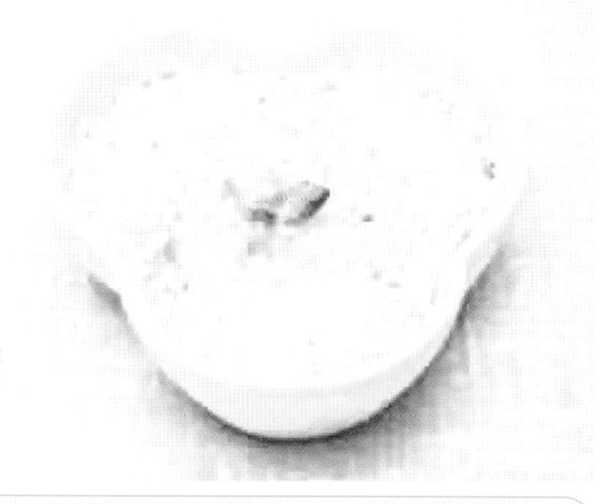

評析

無論是玫瑰花還是玫瑰露酒，對氣鬱者都有很好的食療作用。除此之外，此藥膳還是一道上佳的美容養顏之品。

適宜體質：氣鬱抑鬱型

作法

鮮玫瑰花瓣 20 克，玫瑰露酒 2 兩，醪糟1碗，枸杞、杏仁、葡萄乾2錢，白糖、醋、太白粉適量。將花瓣洗淨切絲，鍋中加水燒開，放入糖、醋、醪糟、枸杞、杏仁、葡萄乾，倒入玫瑰露酒，煮開轉小火，用太白粉勾芡，攪拌均勻，再灑上玫瑰花絲。

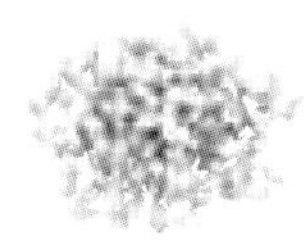

玫瑰花：味甘微苦，性溫。可理氣解鬱，和血散瘀。

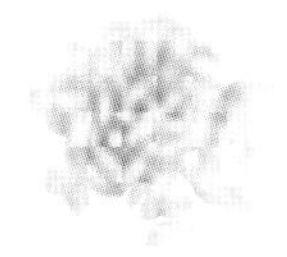

枸杞：味甘性平。可清熱解毒，養肝，滋腎，潤肺。

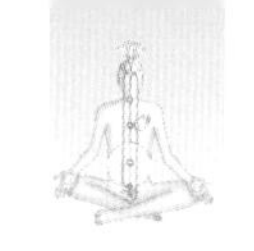

望聞問切斷體質

中醫認為：「有諸於內必形諸於外。」人體內有些什麼變化，必然透過各種途徑向外表現出來，我國古代醫師據此發明了望、聞、問、切四診法。根據這四種方法，我們可以很方便地對自己的體質做出一個綜合判斷。

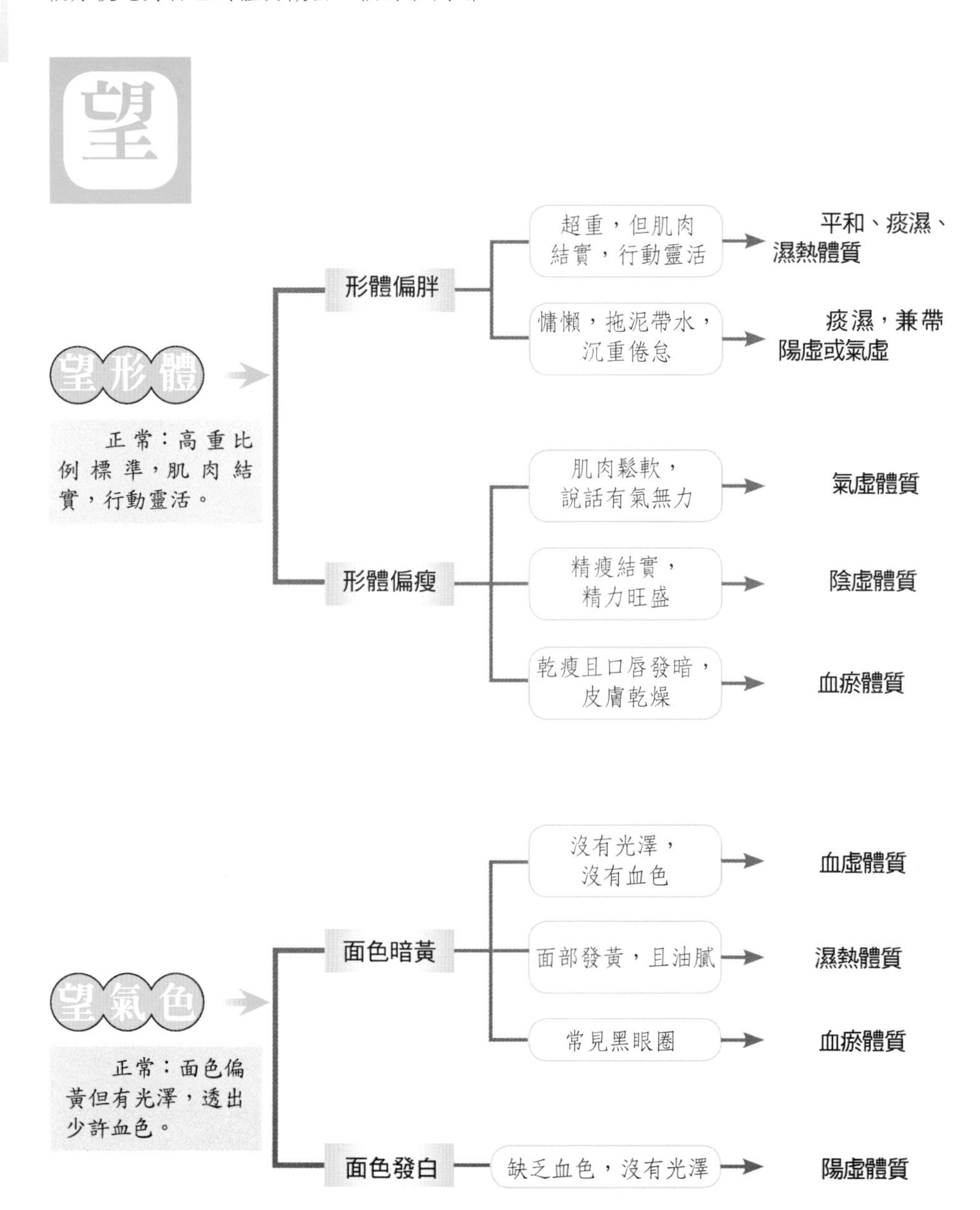

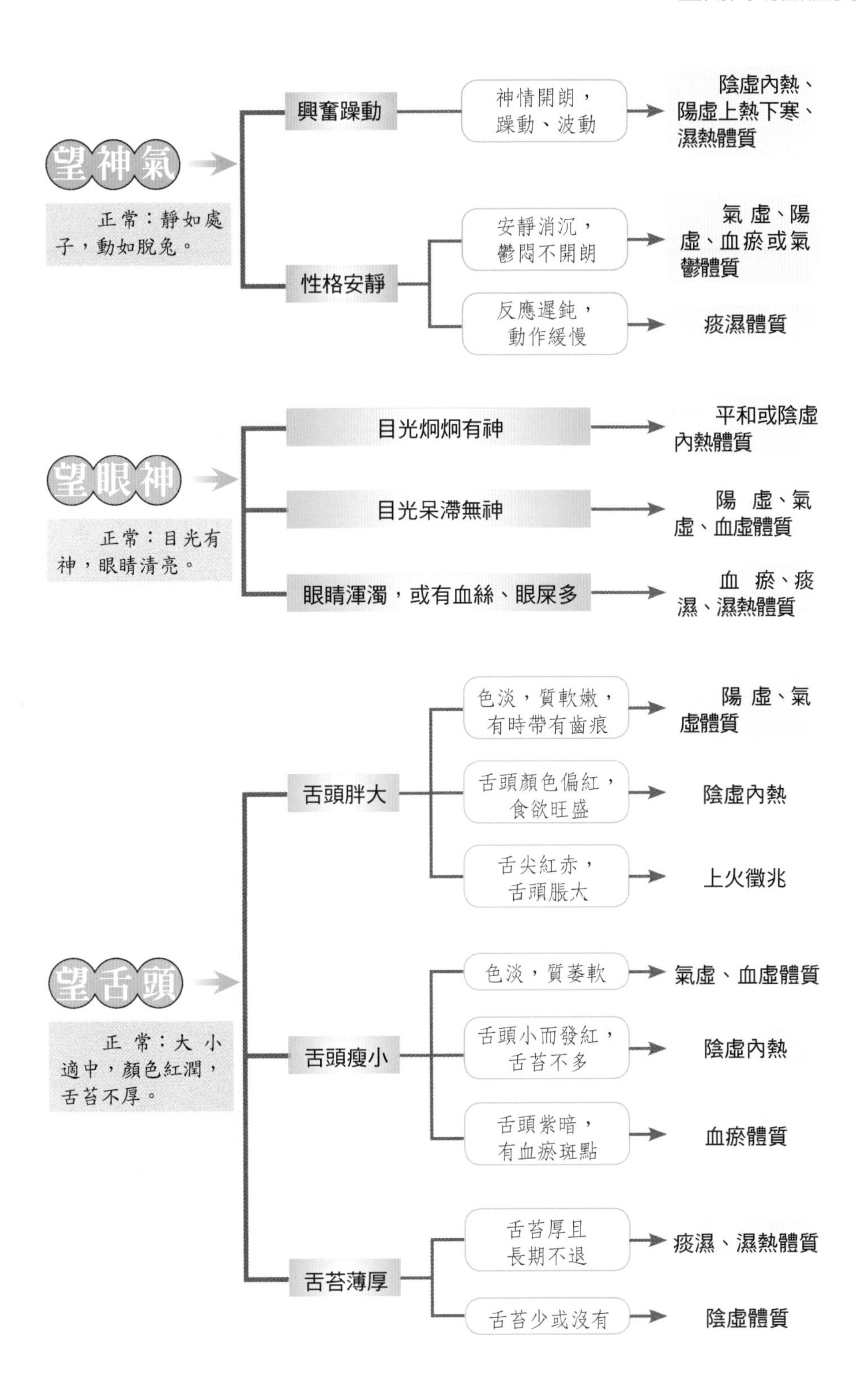
望神氣
正常：靜如處子，動如脫兔。
興奮躁動
神情開朗，躁動、波動
陰虛內熱、陽虛上熱下寒、濕熱體質
性格安靜
安靜消沉，鬱悶不開朗
氣虛、陽虛、血瘀或氣鬱體質
反應遲鈍，動作緩慢
痰濕體質
望眼神
正常：目光有神，眼睛清亮。
目光炯炯有神
平和或陰虛內熱體質
目光呆滯無神
陽虛、氣虛、血虛體質
眼睛渾濁，或有血絲、眼屎多
血瘀、痰濕、濕熱體質
望舌頭
正常：大小適中，顏色紅潤，舌苔不厚。
舌頭胖大
色淡，質軟嫩，有時帶有齒痕
陽虛、氣虛體質
舌頭顏色偏紅，食欲旺盛
陰虛內熱
舌尖紅赤，舌頭脹大
上火徵兆
舌頭瘦小
色淡，質萎軟
氣虛、血虛體質
舌頭小而發紅，舌苔不多
陰虛內熱
舌頭紫暗，有血瘀斑點
血瘀體質
舌苔薄厚
舌苔厚且長期不退
痰濕、濕熱體質
舌苔少或沒有
陰虛體質

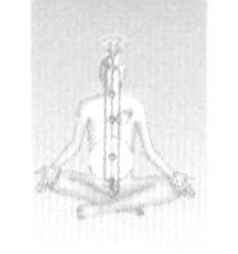

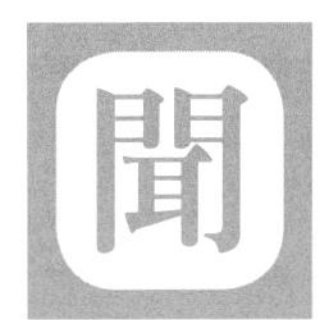
聞

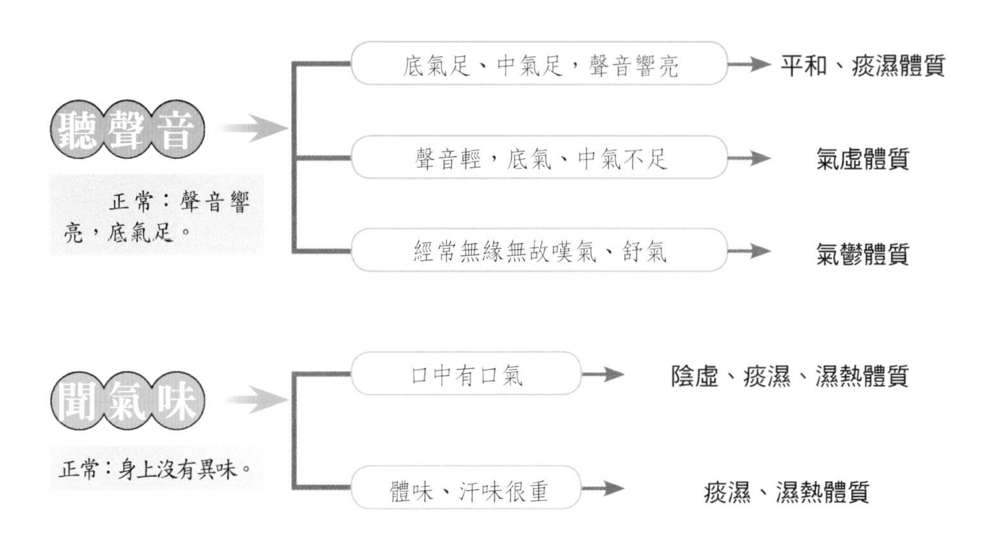
聽聲音
正常：聲音響亮，底氣足。
底氣足、中氣足，聲音響亮
平和、痰濕體質
聲音輕，底氣、中氣不足
氣虛體質
經常無緣無故嘆氣、舒氣
氣鬱體質
聞氣味
正常：身上沒有異味。
口中有口氣
陰虛、痰濕、濕熱體質
體味、汗味很重
痰濕、濕熱體質

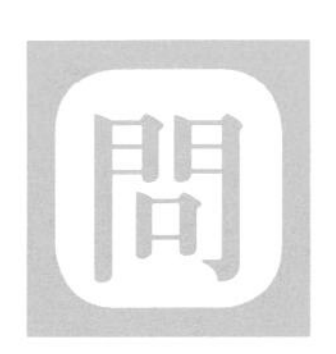
問

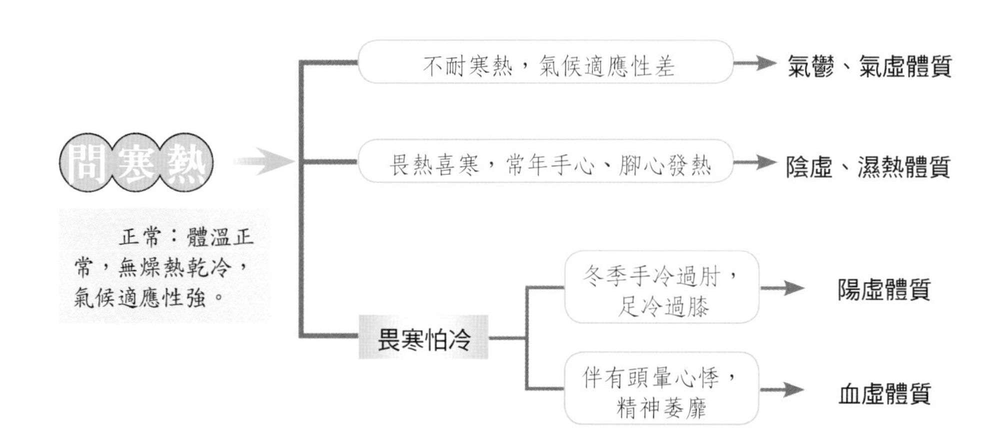
問寒熱
正常：體溫正常，無燥熱乾冷，氣候適應性強。
不耐寒熱，氣候適應性差
氣鬱、氣虛體質
畏熱喜寒，常年手心、腳心發熱
陰虛、濕熱體質
畏寒怕冷
冬季手冷過肘，足冷過膝
陽虛體質
伴有頭暈心悸，精神萎靡
血虛體質

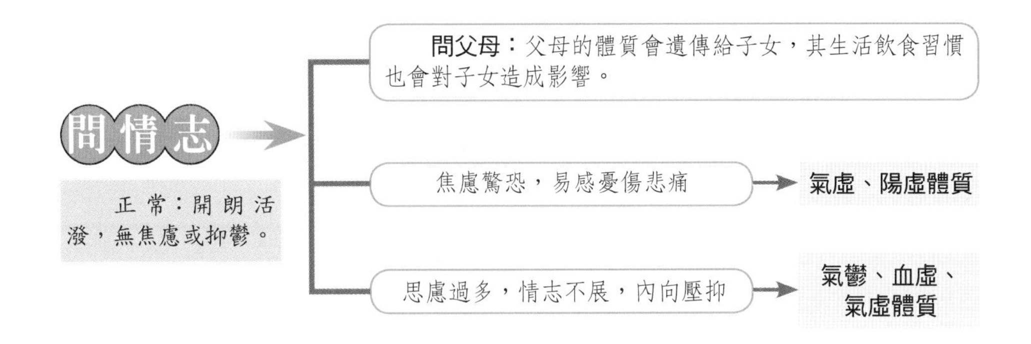
問情志
正常：開朗活潑，無焦慮或抑鬱。
問父母：父母的體質會遺傳給子女，其生活飲食習慣也會對子女造成影響。
焦慮驚恐，易感憂傷悲痛
氣虛、陽虛體質
思慮過多，情志不展，內向壓抑
氣鬱、血虛、氣虛體質

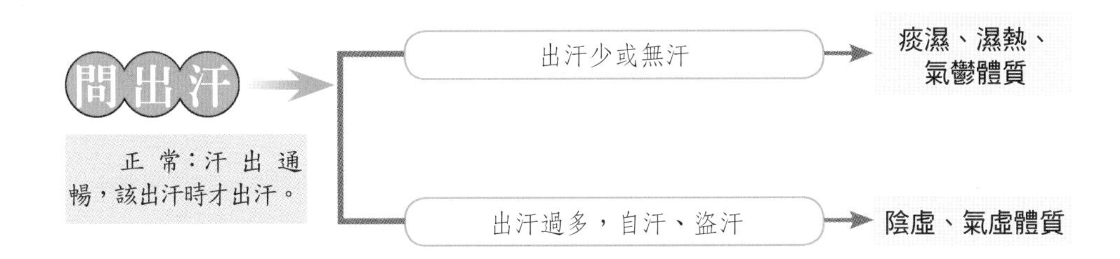
問出汗
正常：汗出通暢，該出汗時才出汗。
出汗少或無汗
痰濕、濕熱、氣鬱體質
出汗過多，自汗、盜汗
陰虛、氣虛體質

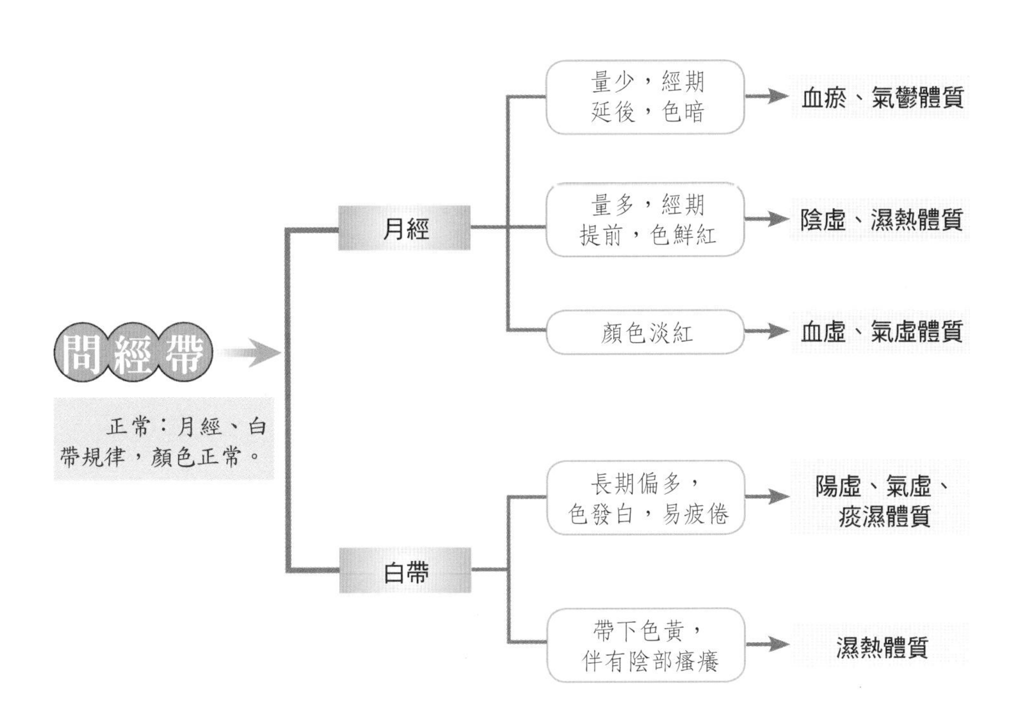
問經帶
正常：月經、白帶規律，顏色正常。
月經
量少，經期延後，色暗
血瘀、氣鬱體質
量多，經期提前，色鮮紅
陰虛、濕熱體質
顏色淡紅
血虛、氣虛體質
白帶
長期偏多，色發白，易疲倦
陽虛、氣虛、痰濕體質
帶下色黃，伴有陰部瘙癢
濕熱體質

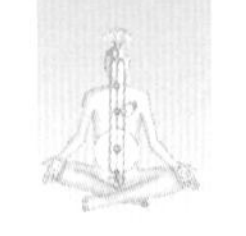

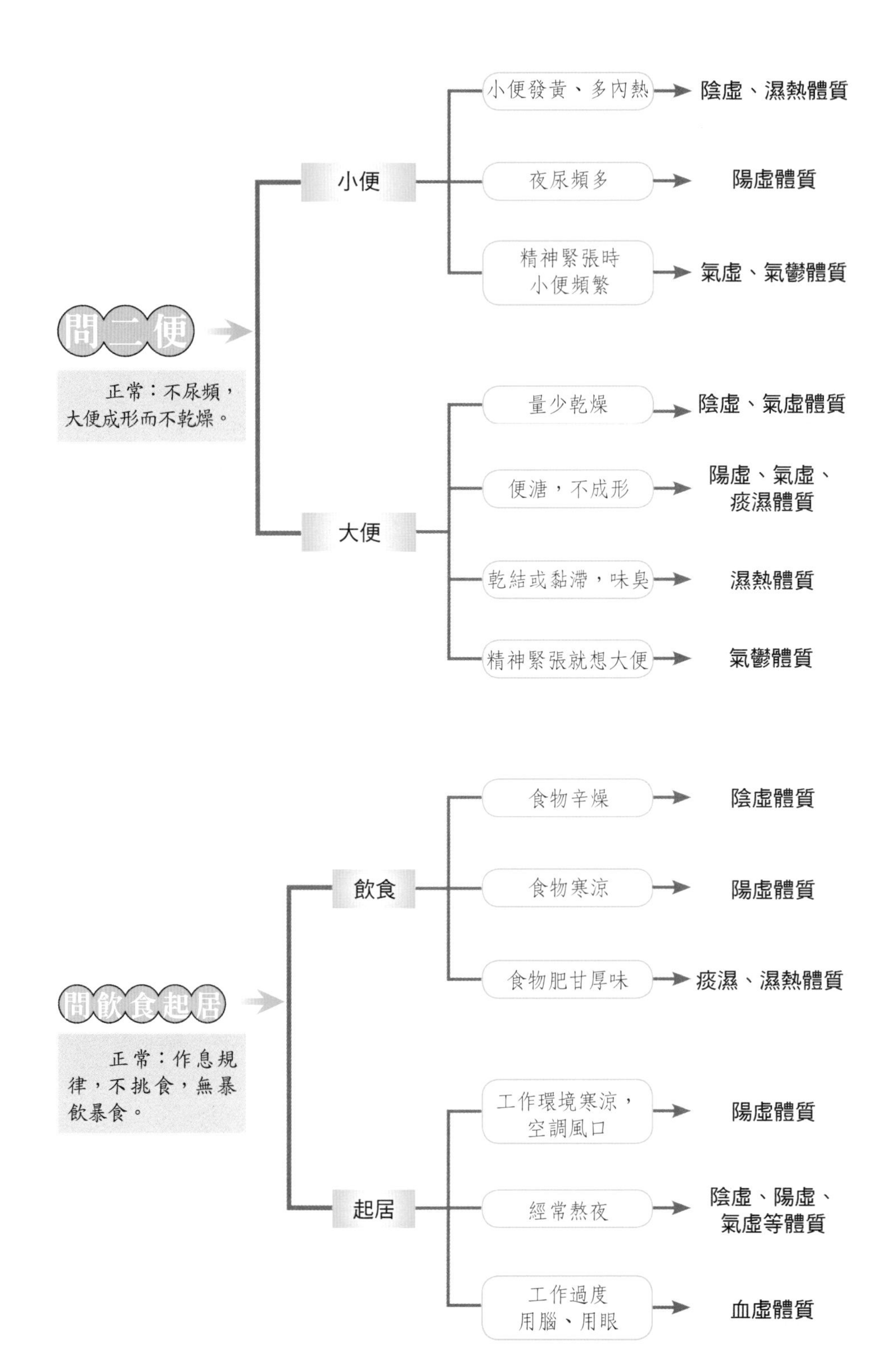
問二便
正常：不尿頻，大便成形而不乾燥。
小便
小便發黃、多內熱
陰虛、濕熱體質
夜尿頻多
陽虛體質
精神緊張時小便頻繁
氣虛、氣鬱體質
大便
量少乾燥
陰虛、氣虛體質
便溏，不成形
陽虛、氣虛、痰濕體質
乾結或黏滯，味臭
濕熱體質
精神緊張就想大便
氣鬱體質
問飲食起居
正常：作息規律，不挑食，無暴飲暴食。
飲食
食物辛燥
陰虛體質
食物寒涼
陽虛體質
食物肥甘厚味
痰濕、濕熱體質
起居
工作環境寒涼，空調風口
陽虛體質
經常熬夜
陰虛、陽虛、氣虛等體質
工作過度用腦、用眼
血虛體質

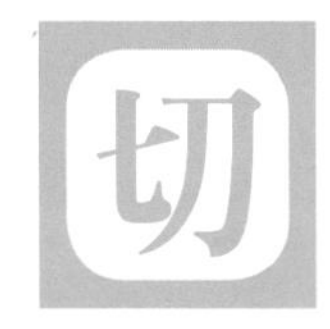

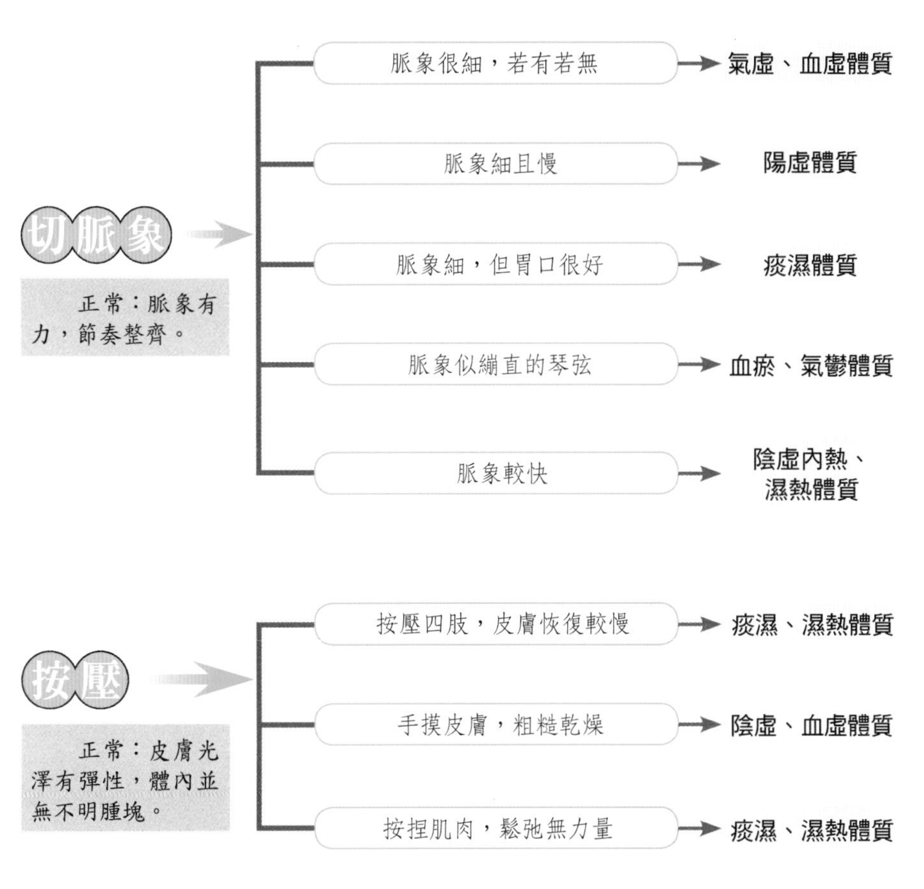

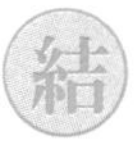

運用以上方法一一對症，一一自查，就可以大致確定自己屬於什麼體質，然後參照該種體質的養生之道進行實施，就可以將自己的健康狀態改變過來。

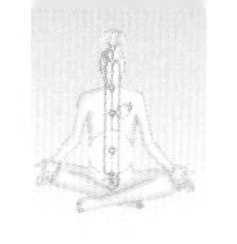

八種不良飲食習慣

「病從口入」，長期的不良飲食習慣極易導致體質偏頗。烹調方法、飲食結構、進食時間等等，都會對體質產生深遠的影響，要想改善體質，首先就要「管住嘴」。

食物寒涼

——陰虛、血瘀

冰凍寒涼的食物容易傷脾傷胃，消耗體內陽氣，影響氣血運行，從而促生陽虛或血瘀體質。

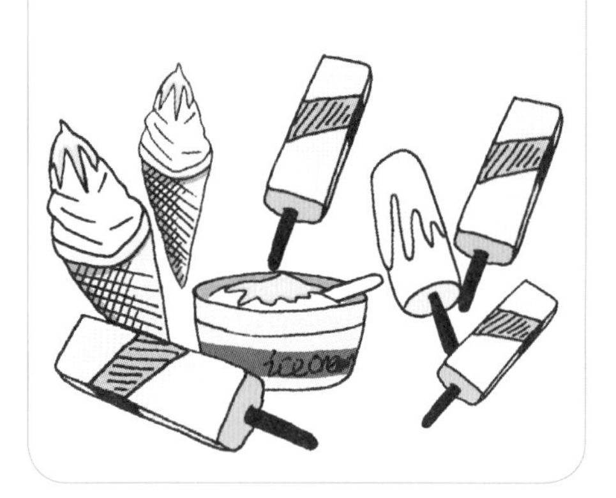

食速過快

——氣虛、痰濕

胃強脾虛的人，往往食量大，食速快，但卻消化不了，加重脾胃負擔，易致氣虛間夾痰濕體質。

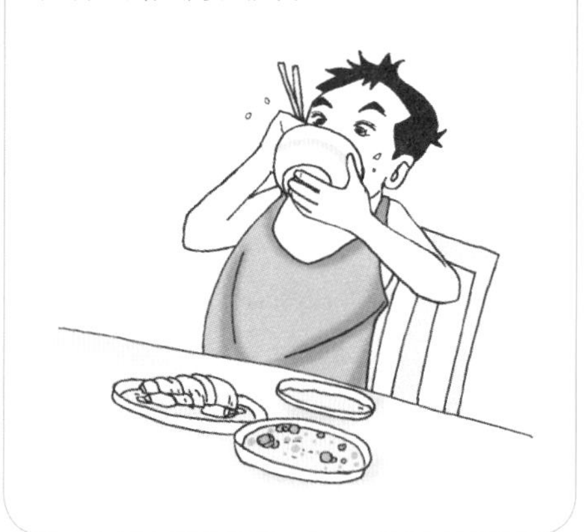

晚餐過晚過飽

——痰濕、陽虛

晚餐過晚會消耗晚上本該潛藏的陽氣，從而促生陽虛。同時飲食不規律也容易導致痰濕體質。

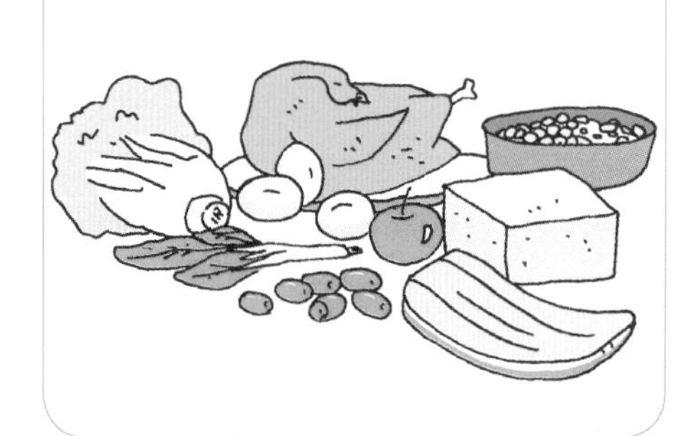

不吃早餐

——氣鬱、痰濕

不吃早餐對肝膽不利，影響肝臟功能疏泄，從而促生或加重氣鬱體質，並影響脾胃功能，促生痰濕。

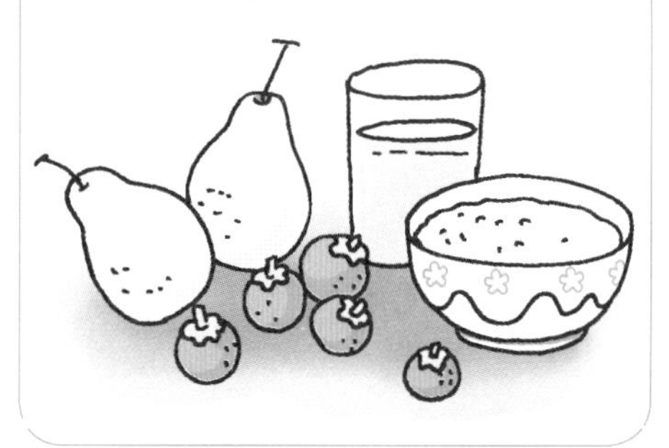

營養不足

——氣虛、陽虛

某些人長期節食，很容易形成營養不良，從而促生或加重陽虛、氣虛體質。

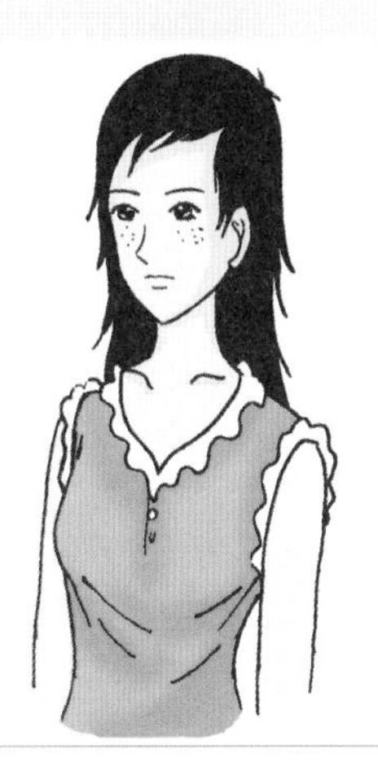

營養過剩

——氣虛、痰濕、濕熱

肥甘厚膩的食物會加重腸胃負擔，導致氣虛。吃下的營養太多但身體運化不了，就容易促生痰濕、濕熱體質。

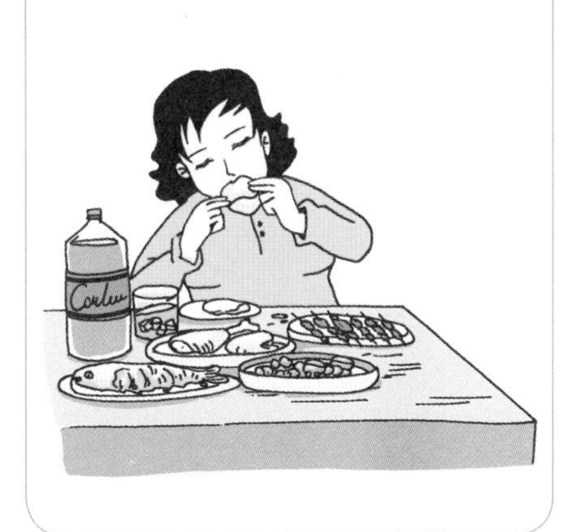

飲食過鹹

——陽虛、痰濕、血瘀

體內多鹽會使人水腫鬱脹，影響體內循環，從而促生痰濕、血瘀體質。人到中、老年，還會出現陽虛。

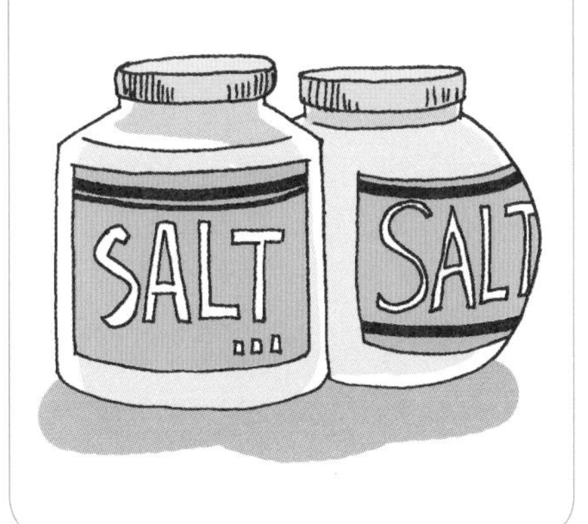

飲食辛辣

——濕熱、陰虛

辣椒是性熱食物，可以祛濕，但極易上火，長期食用辛辣會促生或加重濕熱、陰虛體質。

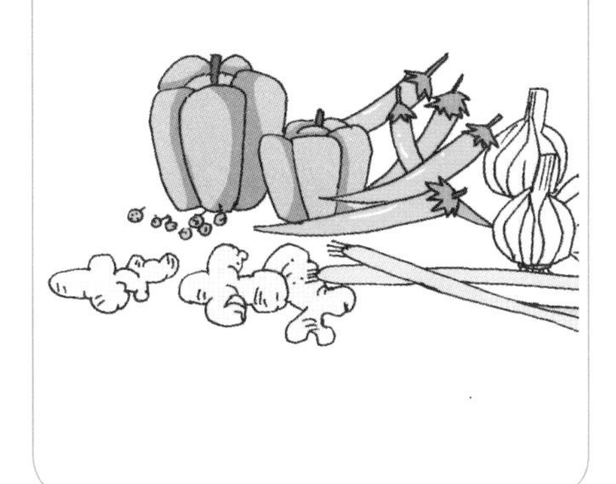

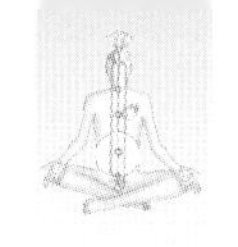

八種不良生活習慣

體質偏頗在很大程度上是一種「生活方式病」，就是由於生活起居不當所導致的，因此在養生的同時，必須注意對自己生活起居的管理。

身體過勞
——氣虛、陽虛

長年從事體力勞動者、職業運動員等，都會比較勞累，中年以後一般會出現明顯的氣虛、陽虛。

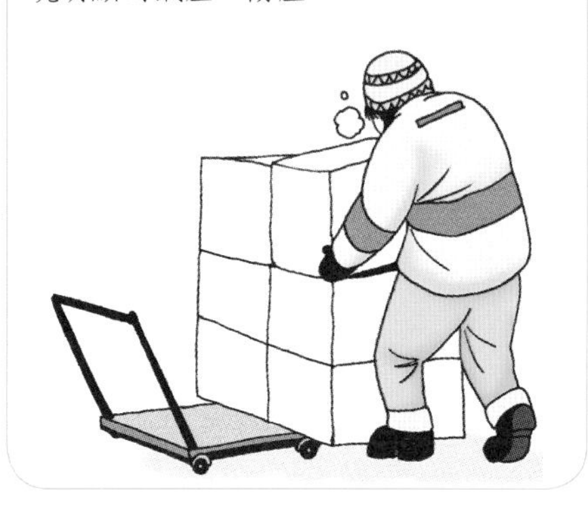

精神過勞
——氣虛、血虛

用腦過度耗氣血、傷心脾，導致心神不寧、食欲不振，長此以往就容易導致氣虛、血虛。

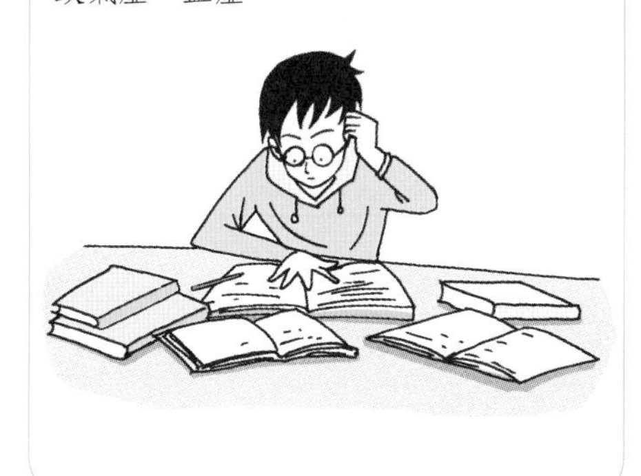

房事過勞
——氣虛、陽虛

縱欲過度，性生活太過頻繁，或經常手淫，對腎陽損傷很大，容易出現氣虛、陽虛。

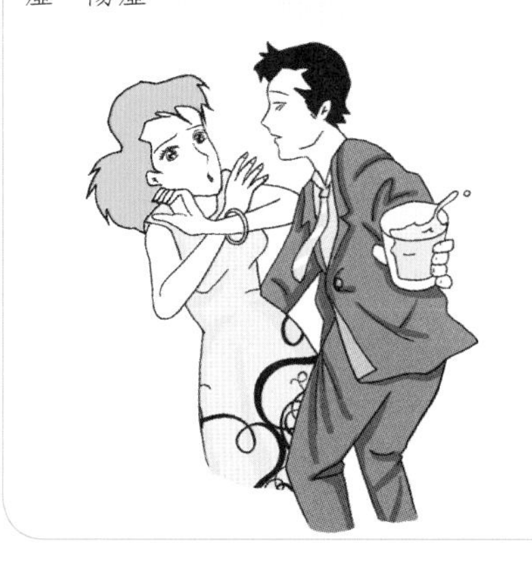

過逸少動
——氣鬱、痰濕、氣虛

生活太過安逸，不好動，則體內氣血運行緩慢，會促生或加重血瘀、氣鬱、痰濕、濕熱等鬱滯性體質。

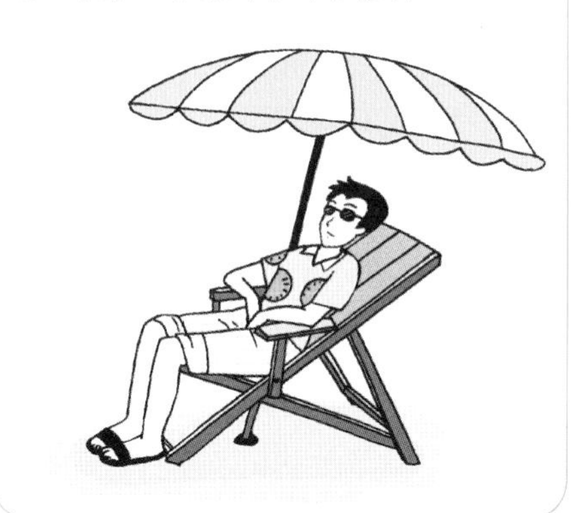

環境寒涼

——痰濕、陽虛

工作環境寒涼，或夏天用空調過度，會造成陽虛。同時用空調會使體內濕氣不易排出，促生痰濕。

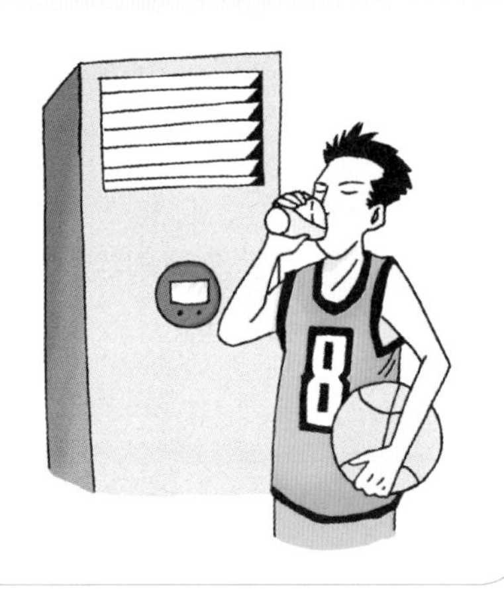

用眼過度

——血虛

用腦過度傷心脾，用眼過度傷肝血，易使眼睛近視，導致血虛。

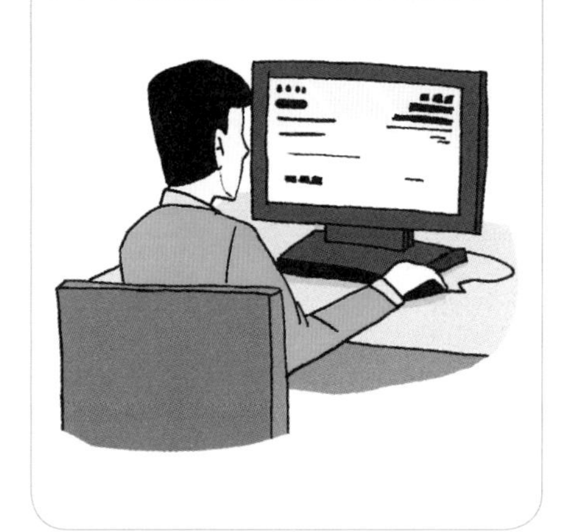

長期服藥、抽菸喝酒

——導致體質改變

「是藥三分毒」，長期服藥、抽菸、喝酒都會導致體質改變。如長期服用清熱藥物，就會導致陽虛。

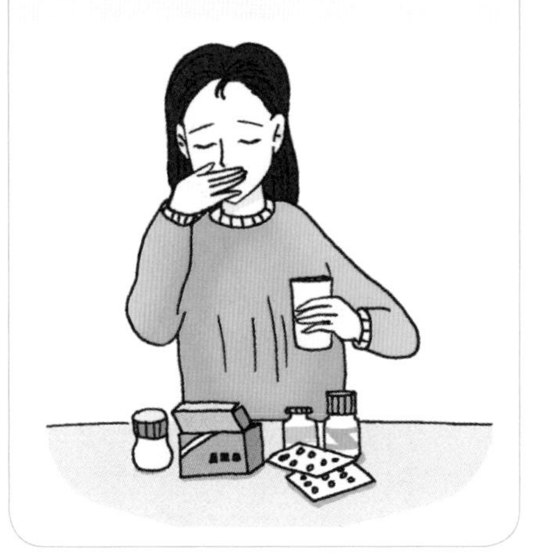

長時間使用電腦

——加重體質偏差

長時間用電腦、開車、打麻將都會對體質產生不良影響，導致或加重體質偏差。

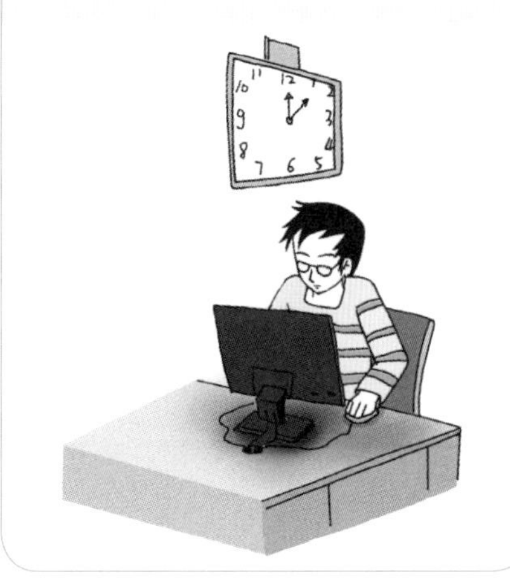

第一章

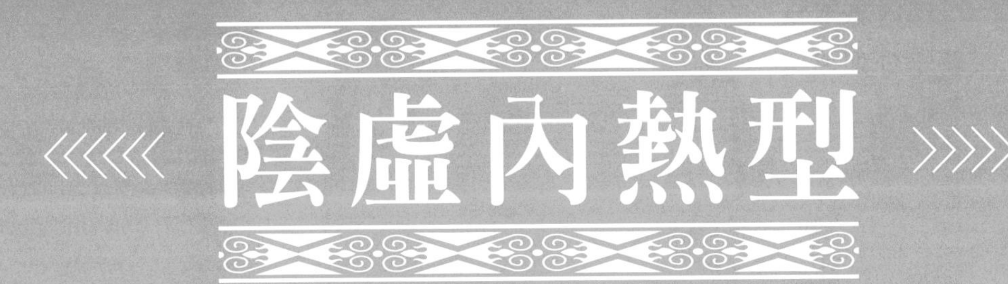

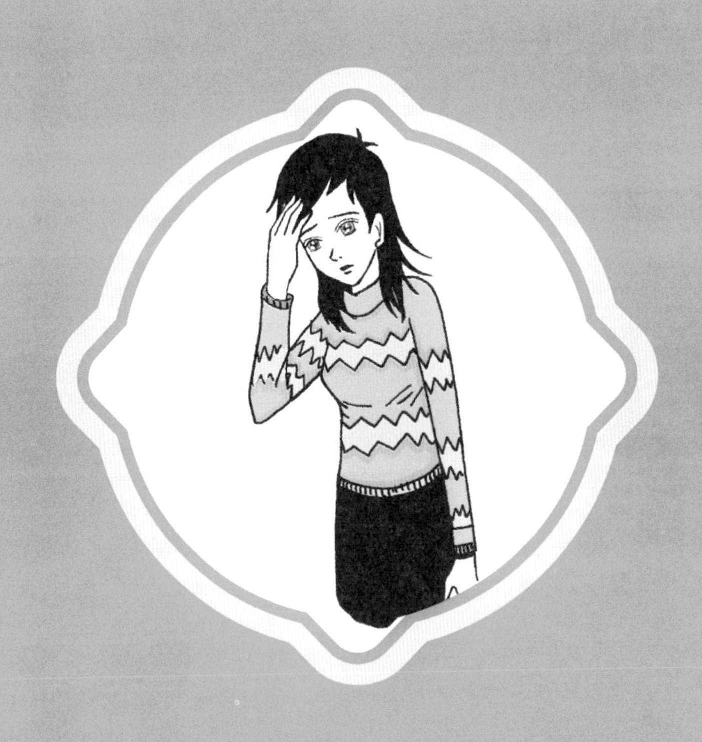

陰虛是都市女性的常見疾病，熬夜、食物辛辣、情緒壓抑等都可能導致陰虛。中醫認為，陰虛就是體內陰氣陰液不足，各個器官缺少陰液的滋養，從而表現出手腳發熱、身體消瘦、皮膚乾燥、心煩失眠等症狀。陰虛的人經常上火，如果任其發展，可能會引起口腔潰瘍、失眠等症，甚至罹患肺結核、腫瘤也有可能。因此出現陰虛症狀後應儘早調理，多吃清淡食品，少吃溫熱葷腥，多做運動。症狀嚴重的，還可以吃一些清熱藥物進行調理。

本章圖說目錄

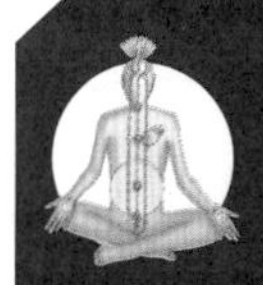

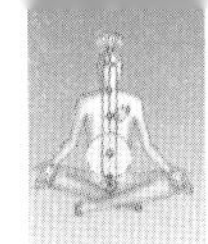

都市女性的煩惱

才上午 9 點，王清和醫師的門診外就大排長龍。排在前三位的是三位女性，且先讓我們看看她們三個有什麼問題。

王丹是一家外商的人力資源經理，薪資豐厚。她工作勤快，業績出眾，受到上司的讚揚和下屬的敬佩。但自從她生完孩子之後，王丹在大家眼裡就好像變了一個人，工作效率降低了，人也變得懶洋洋，原本靚麗的容顏也變得黯淡無光。她表示，自己現在經常感到腰疼腿軟、心慌氣短，總是覺得累，做事總是力不從心。

譚莉是一家酒店的公關小姐。平常的她，妝容精緻，穿著得體，站在客人面前，時而如出水芙蓉，亭亭玉立；時而如風中楊柳，搖曳多姿，與客人交談時，她總能談笑風生，令客人陶醉——但這些只是她在眾人面前的表現。現實生活中的她，經常頭暈眼花、心煩失眠，偶爾還會月經不調、腰痠背痛。若不是靠每天精緻的裝扮，譚莉真不知道自己憔悴的面容會不會嚇跑客戶。

楊蓓蓓則屬於另外一種情況。她只是覺得最近很累，下班回家後就想躺在床上，什麼都不做，而且不管在床上躺多久，第二天早上起來，臉色總是暗黃，非常難看，這讓不喜歡化妝的她不得不靠粉底來遮瑕。這是以前從沒有過的事情——以前的她精力充沛，活潑開朗，給人的感覺都很滋潤，而現在，她除了上述那些不適外，連一向準時的大姨媽也經常無故爽約，不是提前就是推後，不是量多就是量少，這可是一個不良信號。

為什麼一向嬌豔的花兒會日漸枯萎？為什麼一向美麗可愛的女人會逐漸委靡不振？

經過王醫師一番詳細的檢查，王丹、譚莉、楊蓓蓓三人恰好是同樣的問題——陰虛。其中王丹和楊蓓蓓還屬於缺血型陰虛，而具體說來，王丹和楊蓓蓓的情況又不同：王丹是由於生孩子時在分娩過程中用力、失血過多，導致產後氣、血、津液的耗損過大，從而導致陰虛；而楊蓓蓓則是由於熬夜的壞習慣引起的陰虛。

王醫師分別為三位女性診治完之後，我才有機會上去採訪。

我問王醫師：「究竟什麼是陰虛？為什麼人們會陰虛呢？」

王醫師想了想，伸出兩隻手向我介紹說：「中醫是講究陰陽平衡的。現在，假如我的右手是陰，你可以理解它就是水；我的左手是陽，你可以認為它就是火。如果二者勢均力敵，就是陰陽平衡，人就好好的。若在火的力量不變的前提下，水的量減少了、力量變小了，人體就會不適，這就是陰虛。」

王醫師見我聽不明白，連忙停下介紹，改口道：「聽不懂？慢慢來！待會兒不忙了，我再跟你詳細解釋解釋。」

我不好意思地笑笑，先坐在一旁看看電視消磨時間，王醫師繼續為病人診治。

陰虛究竟是什麼？

下午，我看王醫師不太忙了，忍不住問他：

「廣告中經常說什麼陰虛、陽虛，這虛那虛的，究竟什麼是陰虛呢？是不是誰都會虛？」

王醫師看我急切地一連提出好幾個問題，爽朗一笑說道：「今天正好治療了幾個陰虛患者，我就先跟你解釋什麼是陰虛。」

我細心聽著，王醫師慢條斯理地說道：「上午我跟你講過陰虛是因為人體缺水，你還記得嗎？」

我點頭。

王醫師接著說：「所謂『陽虛生外寒，陰虛生內熱』。中醫上所講的陰，就是指人的血液、唾液、淚水、精液、內分泌及油脂分泌等體液，也就是人體中與『水』有關的陰液。」

這麼說，我確實能明白一點。

王醫師又說：「虛就是少。陰虛，就是人體缺少了這些陰液，導致體液和油脂分泌不足，使身體呈現缺水的狀態。所以人一旦陰虛，也就是缺這些『水』時，就會眼乾、鼻乾、口乾、皮膚粗糙、頭髮乾枯。」

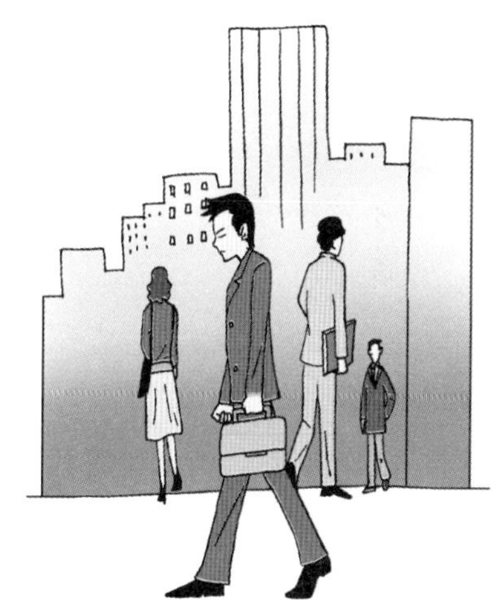

都市中生活節奏快、工作壓力大，以致形成一些不良生活習慣和飲食習慣，這些都很容易導致體質偏差，其中陰虛體質者十分常見。

我適時接口道：「哦！怪不得上午那三位女士，多少都有點皮膚不好的跡象。」

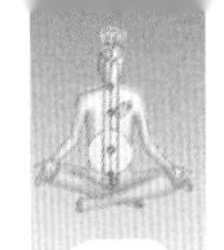

王醫師點頭：「不錯！但這些只是表象，這時候問題還不太嚴重，所以人們一般不會太在意。」

我問：「嚴重時是不是就出現那種月經不調的狀況？」

王醫師笑笑：「不僅僅這樣。你想想，要是你幾天不喝水，你會怎樣？」

想想人無水三天即死的說法，我不寒而慄。

王醫師這才說道：「人體缺『水』，不但會眼乾、鼻乾、口乾、皮膚粗糙、頭髮乾枯等，相對而言，還會表現為火氣旺，最典型的特徵就是心煩易怒、失眠多夢，而這兩項只會更進一步消耗人的體液、能量，所以接著便會因為休息不夠、能量不足而頭暈眼花、腰膝痠軟，有時還會產生耳鳴現象，這時陰虛就很嚴重了。」

「這就不僅僅是喝水可以解決的了吧？」我似懂非懂。

王醫師呵呵笑道：「那是當然，否則要那些草藥和我們這些醫師做什麼？更何況，有的陰虛患者即使不停地喝水，還是會覺得口乾，這時喝水反而沒用了。」

我又想起那些廣告，就問道：「那要喝什麼？是不是喝紅棗水、吃枸杞，或是烏骨雞白鳳丸之類的？據說這些東西能補充人體津液。」

王醫師說：「廣告上說的這些東西也都是好的，但卻不能亂吃，最好還是先找醫師檢查一下，看看自己屬於什麼症狀，再對症下藥。」

說到這裡，又來了一位病人，王醫師找出自己寫的《王診記事》，讓我隨便翻著看。

烏骨雞白鳳丸事件

王醫師真是一位有心人。在這本《王診記事》中，他像記日記一樣，詳細而又繪聲繪色地記錄了自己行醫的一些心得，而且為了便於查看，這本小冊子還像一本完整的書一樣，標注了目錄和頁碼。巧的是，剛才和王醫師說到了烏骨雞白鳳丸，就看到《王診記事》第 98 頁有一篇《烏骨雞白鳳丸事件》，我迫不及待地翻開來看：

陰虛內熱的症狀

陰虛體質主要表現為陰少而陽多，通俗的說就是體內水少而火旺。

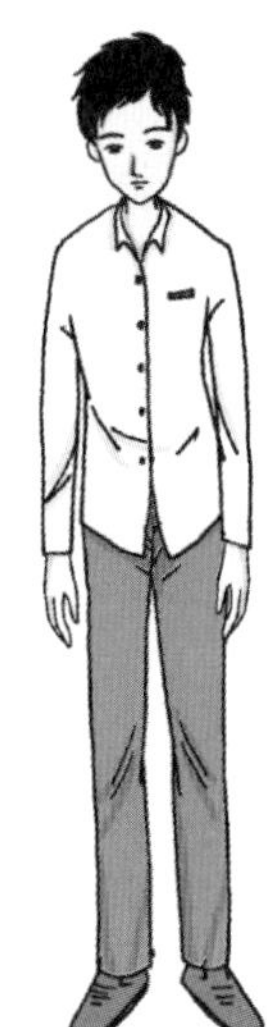

形體消瘦

陰虛者胃火旺，能吃能喝，但代謝快，怎麼吃也吃不胖，形體精悍，肌肉不鬆弛。

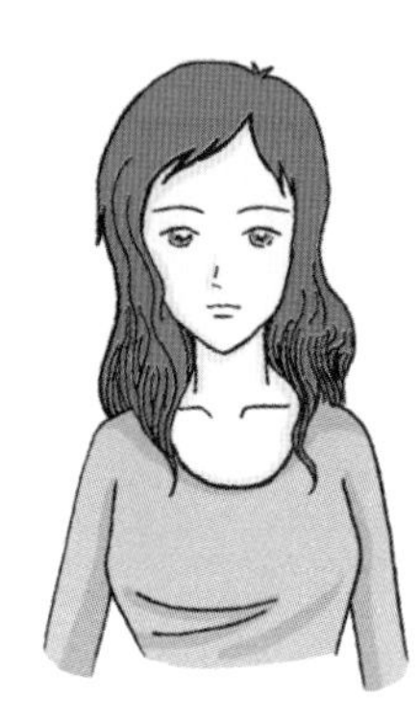

皮膚無華

陰虛者皮膚缺少滋潤，乾燥無華，面色不佳，還容易上火，常生口瘡，舌頭發紅，常便祕。

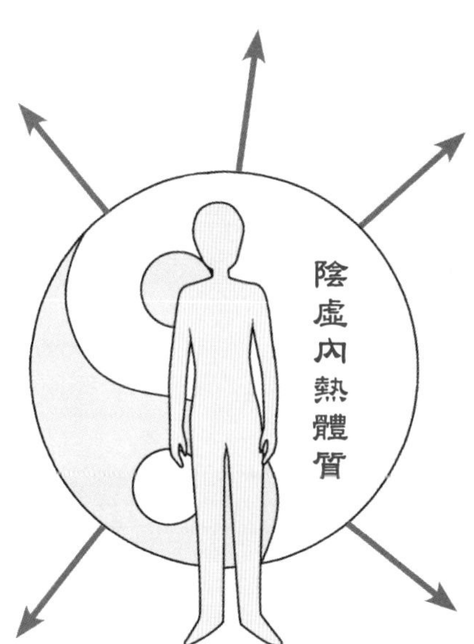

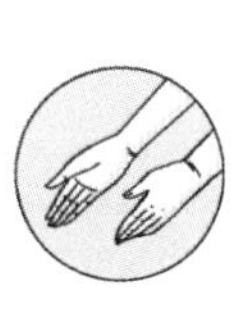

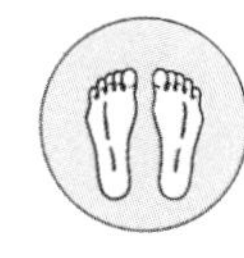

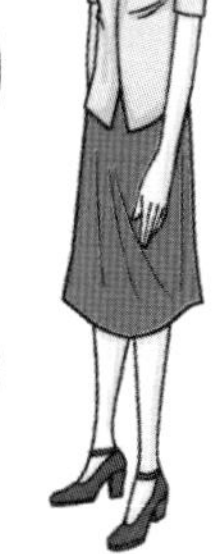

手腳發熱

陰虛者體內火旺，導致「五心煩熱」，體溫正常，但手心、腳心發熱，冬天也是如此。

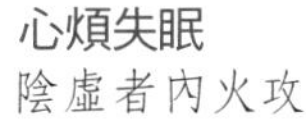

心煩失眠

陰虛者內火攻心，常感覺胸口煩悶，情緒不穩定，注意力不集中，晚上容易驚悸失眠。

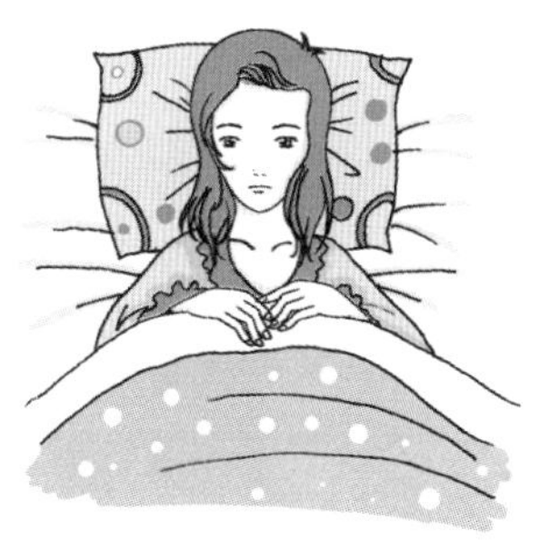

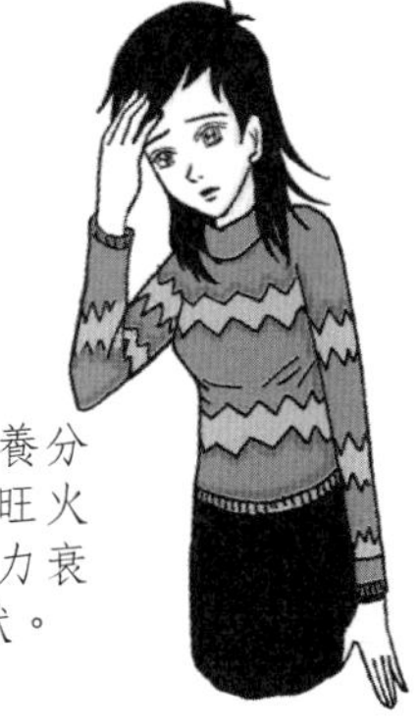

頭暈易累

體內津液少則養分輸送不暢，且皆被旺火消耗，從而導致體力衰弱、頭暈易累等症狀。

烏骨雞白鳳丸事件　　8月23日

今天，我收到一個女孩子的來信諮詢。她在信中寫道：

「我最近壓力很大，年紀輕輕的居然出現了月經不調，而且我以前從來都沒有痛經過，現在竟然也痛得很嚴重。我同事都叫我去吃烏骨雞白鳳丸試試。這個到底是治什麼的啊？吃了真的有用？我痛經很嚴重的，基本上每次來我都要吐，而且有時會痛到在床上打滾，吃這個到底有沒有用啊？？？急！急！急！」

我趕緊回信給她：「烏骨雞白鳳丸當然不能多吃，身體不適最好要立即就醫，讓醫生對症下藥，不要自己亂用藥。」

在我看來，烏骨雞白鳳丸雖然具有補氣、養血、調經、止帶、陰陽雙補等多種功能，對治療月經不調、美容養顏的療效顯著，但有必要指出的是，由於烏骨雞白鳳丸應用的廣泛性，導致其對某種病症的針對性不強，有的人反而越調理月經越亂。而且，由於商業利益的原因，烏骨雞白鳳丸的作用其實被誇大了。

有的女人，尤其是上了一定歲數的女人，以為烏骨雞白鳳丸是包治百病的靈丹妙藥，甚至將烏骨雞白鳳丸當飯吃，肚子不舒服了，吃幾粒烏骨雞白鳳丸；白帶多了、月經不調了，也吃上個一兩盒；有的人甚至認為，不用花錢買什麼保養品，每天吃兩粒烏骨雞白鳳丸，價格不貴，效果比什麼都明顯。也不管服用後有沒有效果，會不會有副作用，總以為吃點總比不吃好——這些都是盲點。

所謂是藥三分毒，即使是身為中藥的烏骨雞白鳳丸也不能亂吃、濫吃。有身體不適應該在醫生的指導下有針對性地調理。

另外，有時月經不調的症狀相似，起因卻不同，氣虛、陰虛內熱、肝熱等都可能導致月經不調，如是氣虛引起的月經不調，可用補中益氣丸治療；若是陰虛內熱導致的則用兩地湯治療；肝熱導致的，則用丹梔逍遙丸來治療。實際上烏骨雞白鳳丸的滋陰成分少，只有氣血、陰陽兩虛者才適用此藥。

烏骨雞白鳳丸的養顏功能也要區分情況。若色斑、暗黃是由氣虛、血虛、陰虛、陽虛所引起的，服用烏骨雞白鳳丸後可能會有所緩解。若是其他原因引起的皮膚病，則要另擇他藥了。

王醫師走過來：「剛好你看到這裡，就不用我對你細說了。」

我感歎地說：「看來真不能亂聽商家的介紹。」

王醫師說：「那當然，醫學是一門很深奧的學問，沒有多年的行醫經驗，是不能亂給病人拿藥看病的。」

我忽然來了靈感：「讓我跟著你學一些醫術吧？起碼以後我自己不舒服時知道哪裡出了問題。」

王醫師竟然同意了。

明天，將是我作為赤腳醫生的第一天，期待中……

學會觀察陰虛症狀

作為王醫師的學徒兼輔助醫師，我的工作很簡單，就是在他為病人檢查的時候，在旁邊仔細觀察，沒事的時候，陪病人聊聊天。

這天，有位病人剛進來，王醫師就告訴我，這是一位陰虛患者，要我仔細觀察。

王醫師先把脈，然後對病人說：「你把舌頭伸出來我看看。」

病人伸出舌頭，舌苔比較少，有些發紅。

接著，王醫師又要我仔細觀察病人的臉色。

這個病人除了皮膚黯淡無光澤外，看起來還比較健康，兩腮還稍微有些紅潤。

王醫師問她：「你是不是經常口乾？」

病人點頭。

王醫師把完脈，又摸摸病人的額頭，說：「有點熱。」

小知識 陰虛體質者適合服用烏骨雞白鳳丸嗎？

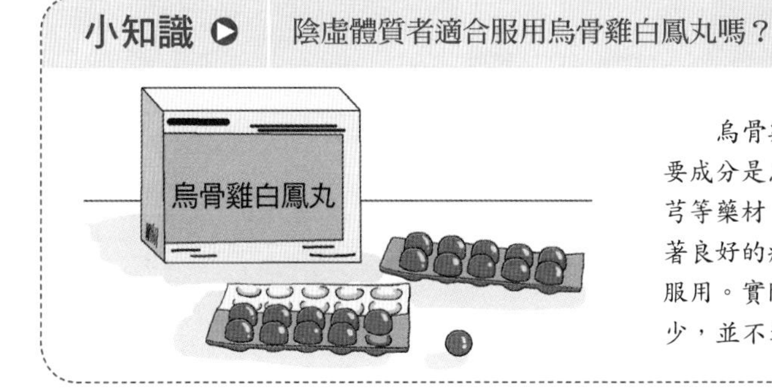

烏骨雞白鳳丸是著名的女性用藥，主要成分是烏骨雞、當歸、白芍、地黃、川芎等藥材，對治療月經不調等女性疾病有著良好的療效，但是藥再好，也不能過度服用。實際上烏骨雞白鳳丸的滋陰成分較少，並不適合陰虛體質者服用。

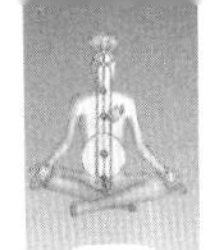

病人藉口說：「我額頭經常這樣，量體溫也不是發燒。我的手心、腳心也經常發熱，有時熱得我都睡不著覺，用風扇對著腳吹。還在花露水瓶裡裝滿了涼水，有事沒事就抓著花露水瓶，讓手心舒服一些。」

病人才說了這幾句話，就顯出很疲憊的樣子。

末了，病人問道：「醫師，我這究竟是怎麼了？反正總是很累，去醫院也檢查不出來什麼，別人還說我臉色紅潤，沒有病。可我明明就感到很不舒服。」

王醫師不接她的話，繼續問：「你是不是晚上容易做夢、睡不好？」

病人「嗯」了一聲。

「是不是有些便祕？」

病人回答說：「有時會。」

「是不是有時候會感到頭暈眼花？」

病人回答說：「是，」並補充道：「尤其是下午下班回來之後，想必是上班太累了。」

「晚上睡覺會盜汗嗎？」

病人回答說：「有時會。」

「月經正常嗎？」

病人說：「還好。」

王醫師這才說：「你這是典型的陰虛症狀。雖然暫時你還沒覺得有什麼大病，但長期這樣下去，你會越來越容易累，時間久了，必然很傷身體。至於人家說你臉色紅潤，這也不是健康的紅潤。陰虛會導致內熱，內熱會引起臉紅，跟你手心發熱是一樣的，有時你可能也會覺得臉頰熱。」

病人似乎覺得很奇怪：「怎麼會？我年紀輕輕的就陰虛？好不好治啊？」

小知識 更年期與陰虛體質

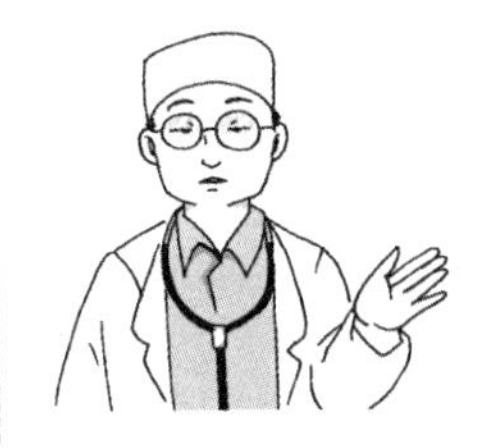

女性更年期綜合症是陰虛體質者的常見症狀。中醫認為，女性到了更年期，往往會腎氣漸衰、沖任虧損、精血不足，從而導致體內陰陽失衡。精血不足則體內缺乏陰液的滋養，陽氣較為亢奮，從而出現煩熱多汗、心緒不安、脾氣急躁、失眠多夢等症，這些都是陰虛者的常見症狀。如果有些女人在年輕時就開始陰虛，可能會促使更年期提早到來，直接影響其外在形象，甚至會影響生育。

年輕時陰虛 → 更年期提前

王醫師說：「一般女人上了年紀就容易陰虛，比如說更年期的女人，但是有些病可跟年齡沒有關係，不良的生活習慣也會導致陰虛，比如說，經常熬夜也可能引起陰虛。」

熬夜也會引起陰虛

熬夜也會導致陰虛？

我還是第一次聽說這個觀點，病人顯然也很懷疑。

王醫師看出了我們的疑惑，於是端來一杯水，向我們詳細解說。

「人體就像這大自然。正常情況下，白天黑夜交替有序，陽升陰隨，二者相得益彰，很有夫唱婦隨的味道。白天，陽氣升騰，活躍在全身器官中，既發揮維持體溫的作用，又為各種生命活動提供動力。在此過程中，陰也並沒有歇著，而是隨著陽氣的升騰來到人體的臟腑組織，發揮營養和滋潤的作用。到了夜間，大自然陽氣不足，無力再為生命活動提供動力，這時我們就需要休息了，每天的睡眠正好讓陽氣得到補充和恢復，如此才能為第二天提供足夠的動力。

「但夜屬陰。經常熬夜的人，打破了人白天活動夜間休息的習慣，白白損耗了陰氣，於是第二天，陽氣正常工作時，陰氣不能正常地滋潤和營養我們的臟腑，不能夠提供足夠的津液來供陽氣活動，陰陽開始失衡。這時，相對過剩的陽氣就開始蒸騰人體的津液，人體便開始缺水。所謂陰虛助燥，於是人們說熬夜容易上火，熬夜會讓皮膚變得乾燥，昨天熬夜了今天人就急躁易怒，越熬夜越睡不著……這些不適症狀就是這樣來的。」

想不到，我們只是認為稍微晚睡一會兒，我們的身體卻產生了這麼多的變化。

王醫師接著說：「就拿口乾、便祕、皮膚乾燥來說，這就是因為人體的這些部位沒有得到充足的津液滋潤。這就好比河中的水少了，船就不能正常通行，附近的植物不能正常生長一樣，人體中的津液少了，生命活動就受到阻礙。津液上不去，不能滋養嘴唇，於是人們就會口乾，不能滋養眼睛和頭部，於是有人會頭暈眼花；津液下不來，不能輸入大腸，於是有人會便祕；全身津液供應不足，於是皮膚得不到滋養，皮膚和頭髮都黯淡無光澤。」

我不禁唏噓：「怪不得人們總說人體就是一台奇妙的機器，看來津液對人體，就好比潤滑油對機器的作用。」

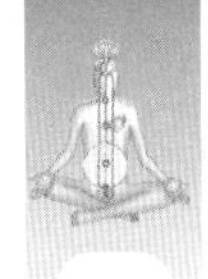

王醫師說：「可以這麼說。」

病人顯然也聽得入神，但又像想起了什麼，突然問道：「既然熬夜會讓身體變得缺水，為什麼夜裡還會盜汗呢？汗是從哪裡來的？」

王醫師說：「這個問題問得好。其實這剛好是陰虛的證明。就是因為人體內陰陽失調，陰不制陽，導致陽氣過剩，不停地蒸騰人體的津液，那些本來對人體有用的津液，就這樣被活生生地『蒸』出來了，這才產生了盜汗的狀況。為什麼人們醒來之後，反而不出汗了？這是因為人醒來之後，身體器官開始運作，陽氣被迫轉而去維持這些生命活動了，但一旦睡著，身體暫時用不著陽氣，過剩的陽氣便又開始蒸騰身體的體液，因此出現盜汗。『盜汗』、『盜汗』，這是再恰當不過的詞了，意思是說這種病症就像盜賊一樣，總是趁人們睡著的時候偷偷溜出來，危害我們的身體。」

說到這裡，王醫師對病人說：「根據我們中醫的說法，『汗為心液』，你若經常發生盜汗這種情況的話，就要及早調理了，否則心陰耗傷十分嚴重，更損傷『陰』，導致陰虛越來越嚴重。」

這種體質容易得什麼病？

「現在已經這麼難過了，更嚴重的還有什麼？」病人一臉憂愁地問王醫師。

王醫師安慰她說：「你現在只是有一點不舒服而已，幸虧你及早來檢查了，待會兒我給你開個方子調理一下就好。但是有的人，如果不把這些不適當回事的話，早晚會因為『陰』的嚴重虧損而得病。」

病人問：「這種體質容易得什麼病啊？我也提早注意一下。」

王醫師準備抓藥，便回答她說：「像肺結核、習慣性失眠、便祕、色斑、口腔潰瘍，這些都是有可能的，如果同時是陰虛體質和血瘀體質，得腫瘤也有可能。」

病人聽到這裡，嚇得不吭聲了。我就拿出那本《王診記事》，看裡面有沒有這方面的記載，果然找到我想要的東西，摘錄如下：

造成陰虛內熱的原因分析

經常熬夜

熬夜導致體內津液消耗，從而損耗陰氣，導致陰虛。女性經、帶、產、乳等都會大量耗血，也更容易導致陰虛。

情緒壓抑

情緒長期得不到紓解，會鬱結化火，從而促生內熱，損耗陰精。

先天稟賦

父母是陰虛體質，很容易遺傳給下一代。

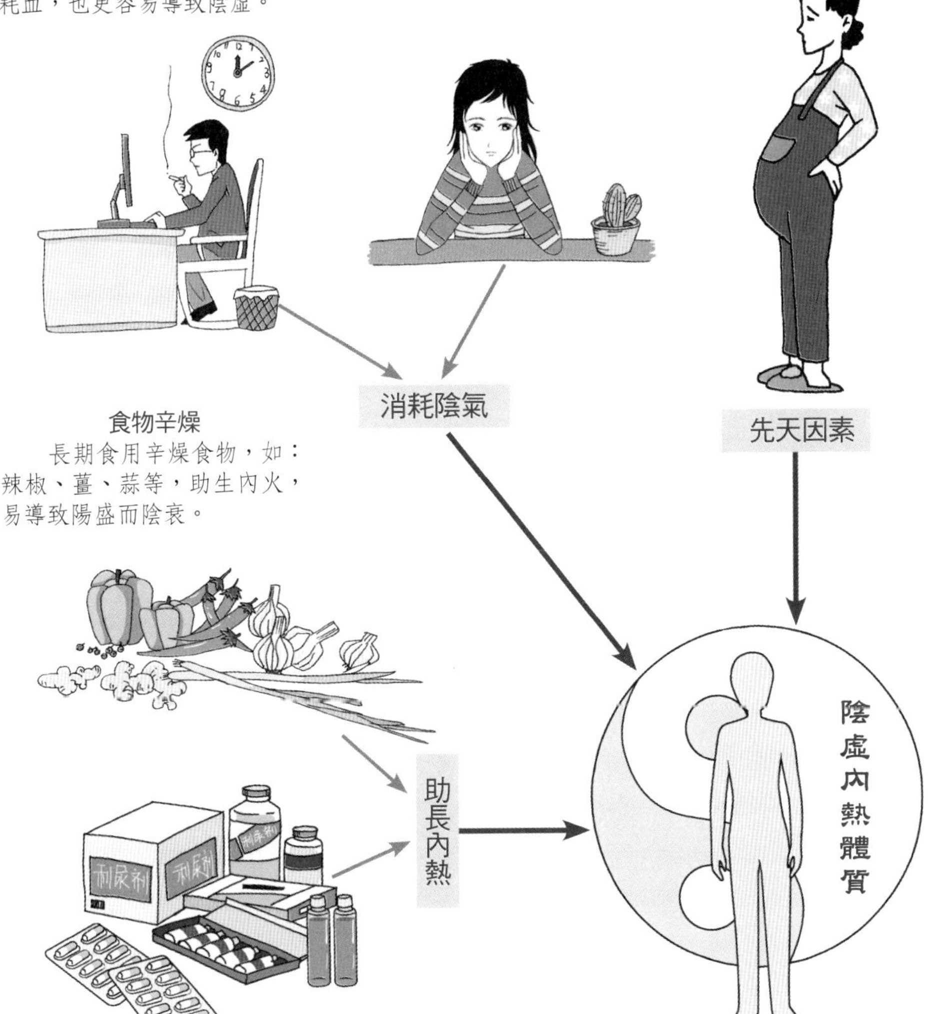

食物辛燥

長期食用辛燥食物，如：辣椒、薑、蒜等，助生內火，易導致陽盛而陰衰。

長期服藥

高血壓、心臟病患者長期服用利尿藥物，促使津液排出，從而促生或加重陰虛。

在這些不良習慣的長期作用之下，人體內的陰氣衰退而陽氣轉旺，最終形成陰虛體質。

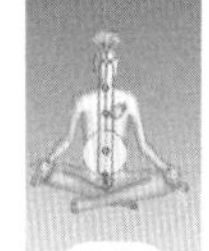

陰虛與肺癆

一位孝子來信感謝我，信中這樣寫道：

王醫師您好：我是鄧州的XXX，您還記得嗎？自從今年年初您為我母親治病以來，我母親的肺結核和多年的胃病都有了明顯的緩解，媒人再也不擔心這個病會傳染，已經有人表示願意接受我們家了。想起以前我們用西藥醫治的日子，不但母親的病情沒得到改善，而且藥價也貴得驚人……

肺結核雖然是一種傳染性疾病，但卻是外因透過內因產生作用的最好證明。人體虛弱，或者疲倦時，容易耗傷氣血津液，導致氣血虛弱，陰精耗損，癆蟲於是乘虛而入並發病，成為肺癆。所以肺結核在演變的過程中，會表現為氣陰虧耗、陰虛火旺等症狀，在治療上就應該補虛培元、扶正殺蟲。

陰虛與月經不調

導致閉經的原因非常複雜，痰濕阻滯會引起閉經，氣滯血瘀、氣血虛弱也會導致閉經，陰虛也會導致閉經。這是因為陰虛生燥，灼傷營陰，導致血海枯涸，從而引發月經不調。

陰虛與便秘

人體陰虛時，體內陰血減少，滋養身體的功能也就大大降低。人體出於本能的需求，會想方法從其他地方吸收水分，比如說，會加強腸道對體液的吸收，於是導致腸道功能減退，引起便秘。

另一方面，陰虛者容易內熱，喜歡喝冷飲，於是又進一步損傷了陽氣，結果導致脾功能減弱、腸胃功能降低、胃腸蠕動緩慢，排便就困難重重。

陰虛與口腔潰瘍

陰虛者容易上火，上火便容易形成口腔潰瘍。

一般來說，陰虛者，相對「陽」多，導致陽氣亢盛。陽氣亢盛，就會發熱，代謝加快，體內產熱增多，多到一定程度，就會像火山噴發一樣，致使人體不適，如：長泡、急躁等，這都是口腔潰瘍的徵兆。

而且，人們一般都有這樣錯誤的觀念：用冷飲來降火。對陰虛者來說，體質是內熱型，從外界帶來的涼氣並不能從根本上降熱，人體反而會因為外冷內熱而導致抵抗力下降，結果陰虛更甚。如果用涼過度，可能還會導致四肢發冷等陽虛症狀，所以運用冷飲來降火是陰虛體質者的大忌，補水滋陰才是上上策。

……

病人跟我一起看了這本《王診記事》後，感嘆地說：「除了肺癆、腫瘤不常見之外，其他都是我們生活中的常見疾病。」

王醫師說道：「是啊！這些小毛病雖然不至於奪去我們的生命，但卻會給我們的生活帶來極大的不便，比如晚上失眠就會影響我們白天的工作；便祕讓人不舒服，而且導致人面色無華，嚴重時還會影響人的內分泌，引起諸多不適；口腔潰瘍就更不用說了，會讓人感到渾身不自在。」

陰虛與脾氣急躁

送走之前那位病人後，我就去找病床上的病人說話。看到一個小女孩坐著無聊，我就為她她講了一則故事。

在這個小女孩的身邊，是一位中年婦女，她正跟自己的老公爭論著什麼。

中年婦女：「跟你說了幾次了？先把女兒送到姊姊那裡兩天，怎麼就是跟沒聽見一樣？」

男人：「姐姐還有自己的事做，再說女兒都那麼大了，不可能照顧不好自己……」

中年婦女：「你以為誰都像你一樣，躺馬路上也能睡一晚？女孩子家就該好生養著。」

男人：「好！好！我一會兒我就跟她說。」

婦女這才不吭聲。過了一會兒，一個十幾歲的女孩子走了過來。

女孩：「爸爸！下週學校開運動會，給我買一雙新運動鞋吧？」

男人：「好，看中哪雙鞋了？」

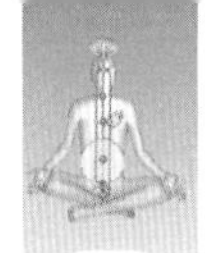

中年婦女：「買！買！買！她要什麼你也不問問清楚，要什麼就給什麼。」

男人：「她不是說了嗎？學校運動會。」

中年婦女：「她又不是沒運動鞋，買那麼多做什麼？難道你們想開鞋店？」

男人沉默，女孩也不吭聲了。

一會兒，中年婦女又想起什麼：「你們先回去吧！你幫她收拾收拾衣服，然後把她送到姊姊家，然後隨便做點什麼吃，不用管我了。」

男人和女孩如聞大赦一般，趕緊收拾東西離開。

中年婦女又說了一句：「我就知道你們一點也不想坐下來陪我，一個比一個沒良心。」

兩人再次不吭聲，中年婦女不耐煩地擺擺手，讓他們二人離開了。

我心想，這個女人想必是進入更年期了，不然脾氣不會那麼大。

王醫師知道後，告訴我說：「這個女人脾氣是暴躁了一些，有時候喚護士拔針，護士動作慢了一些，她就很不高興。她也是典型的陰虛體質。」

我奇怪：「難道陰虛體質的人都比較急躁嗎？」

王醫師：「可不是嗎？這可是有理論根據的。」

「講給我聽聽吧？」我有點迫不及待。

王醫師說：「精血這些陰液就好比我們身體中的河流，流淌在我們身體各個經脈上。我們的『氣』，就好像一條小船，順著各個河道將各種營養物質輸送到人體的各個器官中。正常的人，這個運輸過程是非常流暢的，這時候的人是比較愉快的，所謂的『順氣』、『心裡暢快』就是這個意思。

「而陰虛的人，精血不足，河流乾枯，承載能力下降。而『氣』仍然有那麼多，人體所需要的營養物質也有那麼多，『氣』這條小船，不得不勉強運行於這條幾近乾枯的河道上，難免『氣不順』、沒有耐心、上火，所以陰虛體質的人，在與別人相處的過程中，總是很急躁，沒有一點耐心，胸腹容易脹悶，很容易心跳加快，甚至是心慌心悸，看見什麼東西都覺得不順眼，老想與人爭吵，稍不如意就暴跳如雷。吵出來，才會覺得舒懷，才會感覺好受一些，所以與其說這種人無理取鬧，不如說這是他們的心理需求。」

我覺得很好笑：「我倒是第一次聽說吵架是出於生理需求呢！」

王醫師也笑了：「那當然。其實陰虛體質的人是很難受的。誰喜歡跟人吵架啊，還要忍受良心上的折磨。可如果不吵出來的話，體內的氣理不順，他就會感到很不舒服！再說，他有力氣吵出來還算好的。如果身體虧損越來越嚴重

陰虛內熱容易導致的疾病

人的陰精主要是血液和體液，缺少這些，人體就容易「乾」，情緒變「躁」，如果任其發展，可能會產生多種疾病。

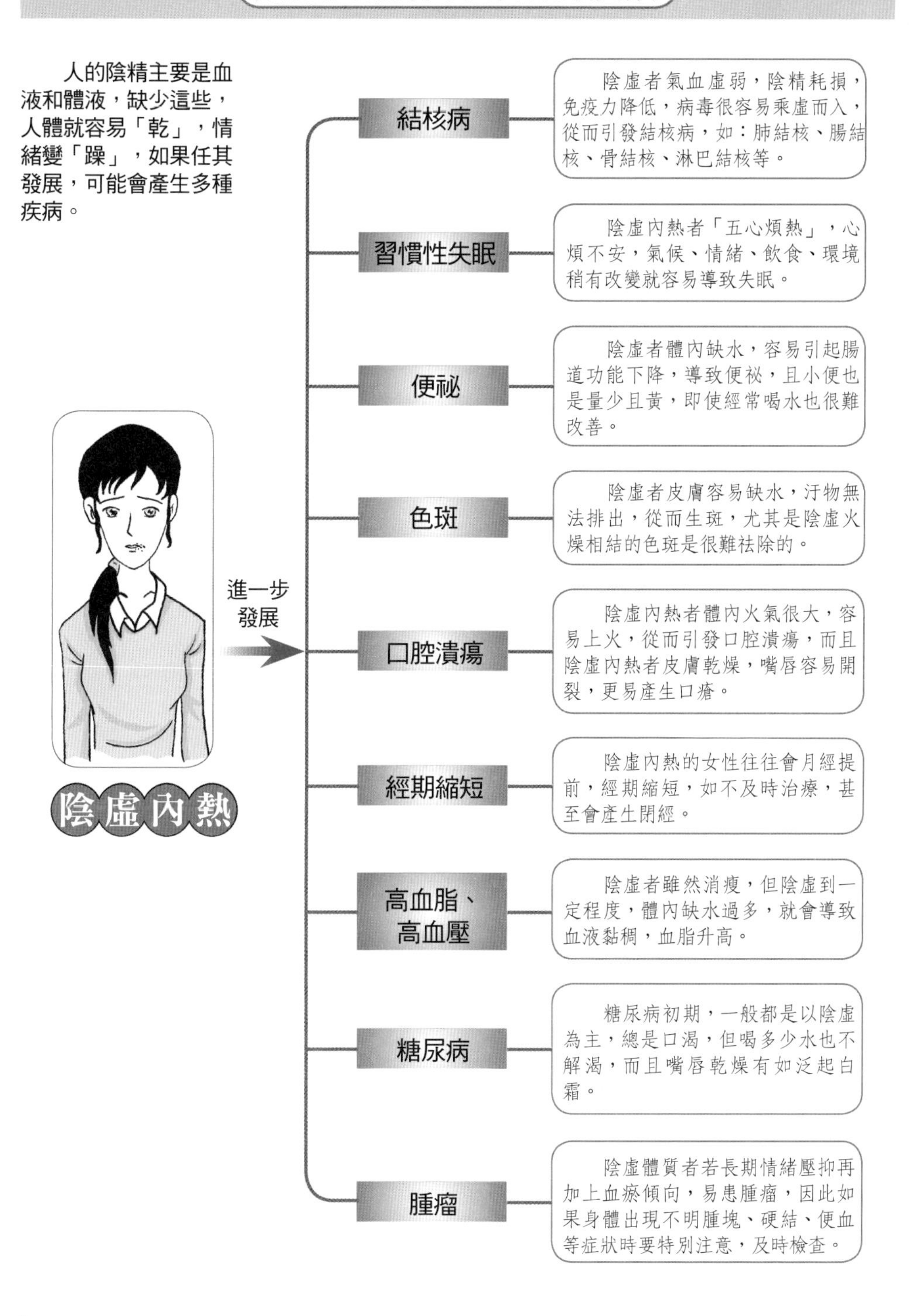

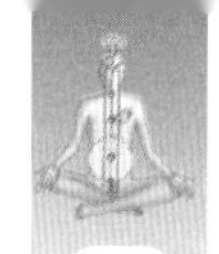

的話，他們連吵的力氣都沒有了，但一看到嘰嘰喳喳的人群，卻又感到煩悶，只好找一個安靜的角落待著，不參與任何公共活動——但我們知道，一個人悶著心情更差。」

想想剛才我看到的那一幕，不禁想到：陰虛體質的人，不但自己痛苦，還要給他人帶來不必要的麻煩，真是糟糕。

陰虛者的夏天不好過

我來了一週後，這才發現，這段時間內王醫師看診的病人，幾乎都是陰虛者。難道，陰虛這種體質的人，比其他體質的人數要多很多？

王醫師聽完我的質疑，問我：「你有沒有聽過『夏天無病三分虛』這樣一句話？」

我搖搖頭。

王醫師說：「根據《黃帝內經》的記載，夏天是一年中陽氣最盛的季節，陽氣盛，則傷陰。就像植物在夏天生長得要快一些一樣，人體的各種生命活動在夏季也較為亢奮，會消耗大量能量和營養，體液當然也會損耗很多，所以人在夏天容易有食欲不振、胸悶腹滿、呼吸不順、精神委靡、昏昏欲睡、身體消瘦、四肢無力、低熱等症狀。很多體質虛弱的人就害怕夏天這樣，所以乾脆稱呼夏天為『苦夏』。」

聽到這裡，我接口道：「嗯，這個我知道。我在一些養生書裡看到過『苦夏』這個詞。當時還挺有感觸的，因為有時候我也害怕過夏天，不僅僅是因為天氣太熱，還有就是人沒精神，晚上睡又睡不好。」

王醫師開玩笑道：「你該不是也陰虛吧？」

我急忙否定：「我身體很好，吃什麼都香，我才沒有病！」

王醫師則笑說：「又諱疾忌醫了吧？不過苦夏不是一種病，有人把它稱為一種『器質性病變』，也就是說，它是由於氣溫高、濕度大等氣候因素導致植物神經功能紊亂而引發的症狀。用我們中醫的話說，這是一種由陰虛生內熱所引起的不適症狀，服用一些藥物並注意飲食就可以了。」

我問：「吃什麼藥才能對付『苦夏』呢？」

王醫師回答說：「六味地黃丸就可以，不過藥並不是什麼好東西，有事沒事不要亂吃藥，你待會兒去找找我那本小冊子，應該有這方面的介紹。」

他又繼續說：「不過也並不是所有人都要面對『苦夏』，只有那些陰分不足、體質較差、營養不良或者勞累過度的老人、孩子及女人，才可能會出現『苦夏』症狀。」

我一邊查找《王診記事》，一邊回應他：「這樣的人也不少呢，想不到人體也有季節病。」

王醫師笑道：「是啊！『虛為夏病之本』，說得一點也不錯，所以人們說秋冬是滋補的最好季節，就是補充一下夏天的損耗啊！」

我終於在《王診記事》上找到了與苦夏有關的內容，總共有兩篇，摘錄如下：

疰夏　　9月3日

某天，有一位女士跑過來問我：「我的孩子兩歲了，就是不肯吃東西，身體手心還會燙，晚上睡覺也不好好睡，而且後腦勺的頭髮有脫髮現象。聽我媽說，這應該是疰夏症吧！孩子已經兩天不吃東西了，我很急，請問這好治嗎？」

疰夏是一種季節性疾病，也叫苦夏，是炎熱夏季的常見病，主要源於天氣的暑熱和體質的虛弱，損傷脾胃元氣，耗傷陰津所致。主要表現為食欲不振、胸悶腹滿、呼吸不順、精神委靡、昏昏欲睡、身體消瘦、四肢無力、低熱等症狀。

疰夏以身體虛弱的老年人和婦女發病較多。6個月～3歲的嬰幼兒因神經系統發育不完善，體溫調節及汗液排泄功能較成人差，也很容易患疰夏症。

疰夏症以預防為主。古人預防疰夏一般分兩個階段，第一階段從「立夏」開始，這一時段防治疰夏的習俗較多，如上海人有立夏那天吃茶葉蛋的風俗。第二階段則從夏至開始，各地都有一些吃的風俗，如胡樸安在《儀徵歲時記》中描述：「夏至節，人家研豌豆粉、攔蔗霜為糕，饋送親戚，雜以桃杏花紅各果品，謂食之不疰夏。」

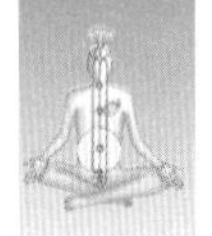

「苦夏」養生　9月7日

進入夏季後，由於氣候原因和身體素質的因素，一般腎陽虛衰者會出現胃口下降、不思飲食、身體乏力疲倦、精神不振的狀況，並伴有低熱、體重減輕等現象，民間稱之為「苦夏」。「苦夏」其實並不是病，而是由於氣候原因引起的身體不適。擺脫「苦夏」最好的方法就是自我保健與調理。

首先從心理上戰勝自己。「苦夏」並沒有想像中那麼「苦」。所謂心靜自然涼，古代養生就提倡「調息靜心，常如兆雪在心」，即以恬靜的心理狀態度過酷暑的季節。

然後就是飲食調理。易患「苦夏」的人一般以陰虛、陽虛兩種體質為主，所以在飲食上應該有針對性地進補，攝入新鮮的蔬果、豆製品及瘦肉、魚和蛋等，既可維持人體對鈉、鉀的需求，又保證了對蛋白質和多種維生素的需求，從而增強人體的免疫功能。

再就是勞逸結合，保證充足的睡眠。由於夏季天氣濕熱，晝長夜短，人們很難保證有高品質的睡眠，而高品質的睡眠對緩解苦夏卻非常重要，因此除了養成良好的作息規律外，還要注重午睡。中午短暫的小憩不但有利於身體健康，而且有助於提高工作效率，改善人的心情。苦夏症狀嚴重者還可以在醫生的指導下服用維生素C和維生素B，這對減輕苦夏症狀有良好的療效。

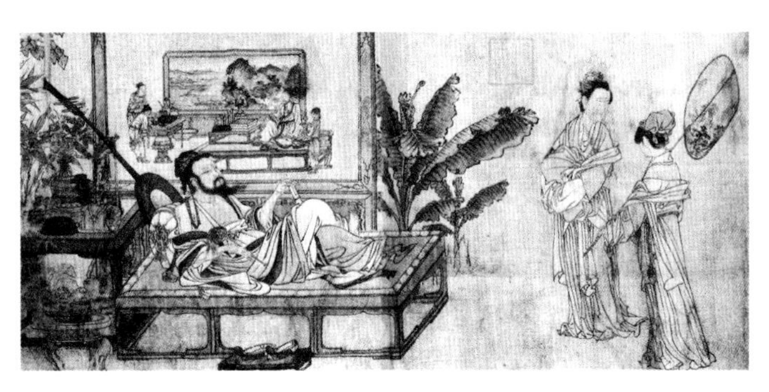

消夏圖・元・劉貫道

夏季應注意睡眠，特別是午睡。高品質的午睡對緩解症夏非常的重要。中國人很早就認識到這一點。

陰虛內熱者的四季保養

三才封髓丹含人參、天冬、熟地、黃柏、砂仁、甘草。可瀉火堅陰，固精封髓。用於陰虛火旺、相火妄動、擾動精室之症。

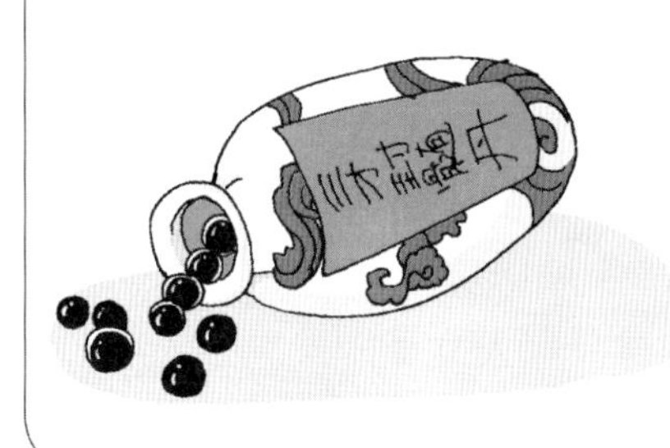

可多吃西瓜、酸梅湯等加以緩解，也可服用西洋參、生脈飲等藥物，或在醫生指導下服用維生素 C 和 B。

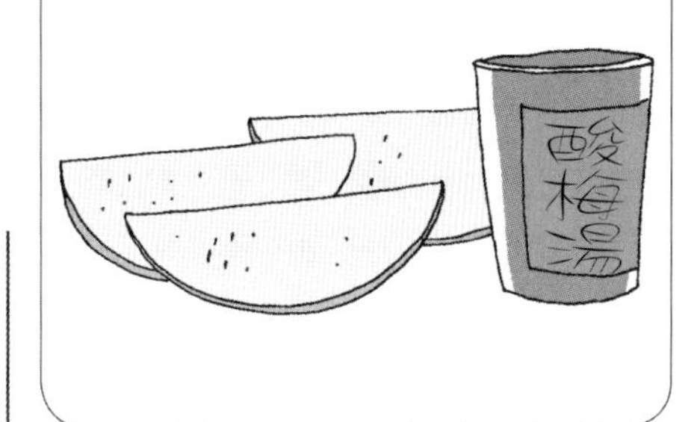

春季陽氣升發，陰虛內熱者往往虛火上升，且北方春季乾燥更容易罹患口腔潰瘍、失眠、目赤等症狀。宜服用三才封髓丹。

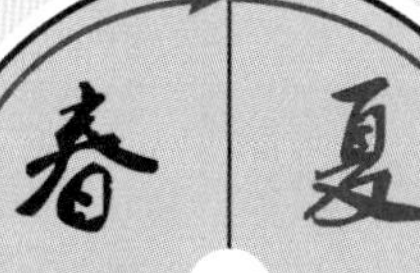

夏季陽氣極盛，是陰虛者最痛苦的一個季節，此時應少動，避免烈日曝曬，不可出汗太多，要保證充足的睡眠。

冬季陰盛，是陰虛體質者最喜歡的一個季節，但冬季乾燥，要注意多喝水，並加強對皮膚的保養。

秋季是陰虛體質者的養生重點，需注意肺、腎的養生，因為二者都是體內陰水之源。宜出遊以多呼吸新鮮空氣。

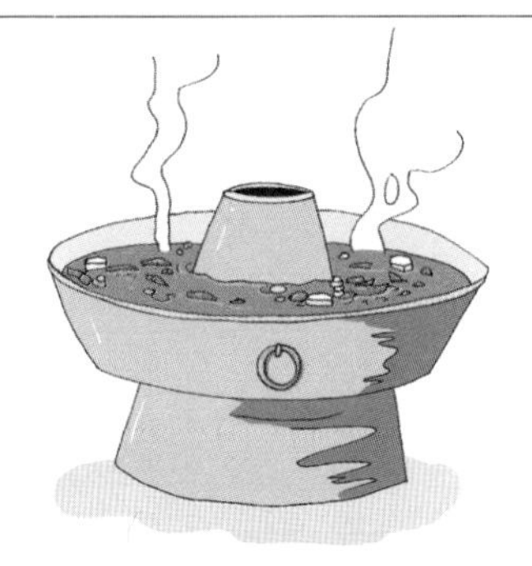

少吃辛溫香燥之品，尤其是麻辣火鍋，陰虛體質者本來就火旺，再吃這些無疑是火上澆油。

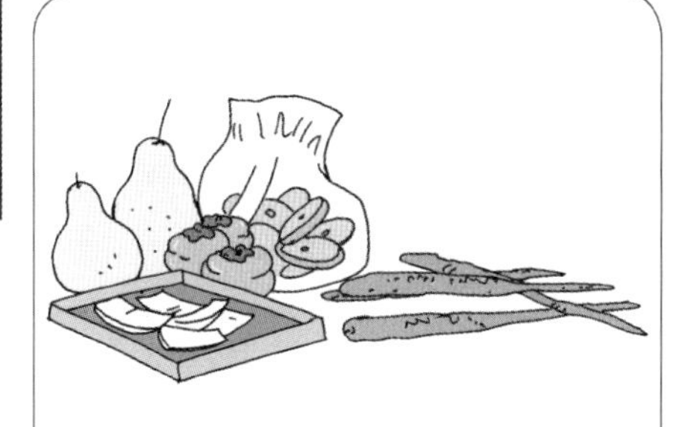

多吃滋潤食物，如：沙參、麥冬、百合、梨、柿子、玉蘭、甲魚、蕎麥、銀耳、蓮子等。

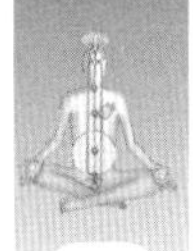

滋陰養血是女人畢生的功課

我問王醫師：「既然人在夏天裡容易虛，說明陰虛是有季節性的。那麼，陰虛是否也對事對人，也有其好發人群呢？」

王醫師想了想，說道：「這個我也說不準。不過我知道，對女人來說，『陰』確實是一件很重要的事物。因為男人為『陽』，女人為『陰』，男人養氣，女人養血，女人的生理特點注定了女人若想滋養自己，就要從養陰養血方面入手，只有這樣才能達到滋陰補陰、防止容顏衰老的效果。」

「嗯，」我回答道：「這個我多少知道一點，因為廣告上老慫恿女人去買各式各樣的口服液，說是喝了之後能補血、補鐵，對身體大有好處。」

王醫師則說：「雖然我是醫生，但我並不提倡亂用藥或保健食品，我們不可能永遠生活在保健食品身邊，生活應該是豐富多彩的，調理身體的方法也應該多種多樣，並不一定要依賴保健食品。」

「比如？」我問王醫師。

王醫師戴上眼鏡，翻開《王診記事》，找到其中一篇，拿給我看：

滋陰養血是女人畢生的功課　5月6日

有人說：「做生意，就是賺女人的錢。」以前主要說的是化妝品、衣服什麼的。但女人的美麗是多方面的，越來越多的女性開始認識到，真正的美麗不僅僅在於外在的妝扮，那種由內而外散發出來的魅力才是健康持久的。這麼說吧！如果一個女人面色蒼白，神色憔悴，就是有再好的化妝品也掩蓋不住。健康的美比華麗的妝扮更受人關注，而女人的健康，最首要的就是要血氣充足，這才有了各種鋪天蓋地的關於補血、養心之類的產品和廣告。

血氣到底是如何在人體內產生作用的呢？

由於女性月經、受孕、生產、哺乳等行為都會損耗精血，體內以血為基礎的陰性物質會耗損得很快，所以比男性更缺血，也就更容易陰虛，更需要滋陰養血。女人的養生要從養血開始，因為只有血氣足才能保證面色紅潤，精神狀態良好，否則就會出現面色枯黃、唇甲蒼白、頭暈眼花、全身乏力、髮枯肢麻、經血量少、經期延遲、舌淡脈細等不良症狀，嚴重貧血者還會出現皺紋早生、烏髮早白、更年期提前等早衰信號。

為了美麗健康，女人要做到下面幾種養血方法：

首先要保持心情愉悅。中醫認為，情志不暢會導致肝氣鬱結，引起血液暗耗；平和的心態、愉快的心情則能促進體內骨髓的造血功能旺盛，不僅可增強人體免疫力，保持面色紅潤、經血調暢、精力充沛，而且有利於身心健康。

民以食為天，女人在保證日常營養的充足外，還應多吃些具有造血功能的優質蛋白質、富含鐵、銅、葉酸和維生素 B_{12} 等等微量元素的食物。在飲食調養之前，還要注意保持脾胃的健康，因為脾胃是人體的後天之本、氣血生化之源。擁有良好的脾胃功能才能使食物中的營養得到充分的消化與吸收。

運動鍛鍊也不可少。每天運動半個小時，如：健美操、跑步、散步、打球、游泳、氣功、跳舞等，不但能增強體質、提高免疫力，而且還有助於造血功能的增強。剛生完孩子的女性應多運動，不但有助於產後恢復身材，對調和精血、防止早衰也大有裨益。

良好的起居習慣也有助於女性的身心健康，戒菸少酒、不偏食、不熬夜、不吃零食、不在特殊生理階段同房，保證勞逸結合、起居有時、娛樂有度、房事有節，對於調暢經血、延緩衰老也有一定的作用。

必要時，患有月經不調的血虛患者及其他慢性消耗性疾病的患者，還可進補適量的養血藥膳。常用於補養氣血的藥物主要有黃耆、人參、黨參、當歸、白芍、熟地、丹參、首烏、雞血藤、枸杞子、阿膠、大棗、龍眼肉等。常用補養氣血的方劑則有四物湯、保元湯、人參歸脾湯（丸）、人參養榮湯、十全大補湯（丸）等，可以在醫生的指導下進行調治。

此外，患有月經過多、腸寄生蟲病、萎縮性胃炎、潰瘍、痔瘡、瘧疾或反覆鼻出血等出血性疾病的患者要及早根治，避免時間過長消耗過多血氣。減少生育、流產的次數也可以降低耗血，保持婦女身體的康健。

看完這篇之後，我感觸頗大，決定回頭一定把這篇文章影印一下，給老婆看看。

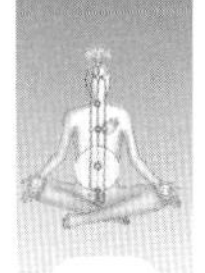

哪些不良習慣容易引起陰虛？

雖然目前我沒有哪裡不適，但剛剛看了王醫師的《王診記事》後，我才發現，我離良好的生活習慣還有一段距離，說不定哪個習慣剛好是壞習慣，久而久之就讓我生病了呢！

於是我問王醫師：「之前你說到熬夜會引起陰虛，還有哪些壞習慣會引起陰虛呢？」

王醫師想了想，說：「這個我沒有特別總結過，不過大致上可以概括為四個方面：久病陰傷、房事不節、過食溫熱香燥之物、因情志而內傷。」

「嚴格說來，因久病而導致陰虛者算不上因習慣而傷身，這是沒辦法的事情，但這就要求，一旦人們哪裡感到不舒服，最好及早醫治，拖著只會把身體拖垮。就像你剛才看到的那篇文章一樣：患有月經過多、月經失調以及腸寄生蟲病、萎縮性胃炎、潰瘍、痔瘡、瘧疾或反覆鼻出血等出血性疾病的患者要及早根治，避免時間過長消耗過多血氣。」

「嗯，」我點頭道：「我也有見過這方面的例子，有的人本來身體好好的，結果越養病越多，這病那病加在一起，我還以為都是併發症呢！」

王醫師點頭：「併發症是佔一部分，但不排除久病導致陰虛，然後又生新病。這就好比，一條毛線上纏了一個結，人如果不及時把這個結解開，這個結肯定又會纏纏繞繞地結個更大或更多的結，越纏越麻煩，就越不好解開了。」

我問：「為什麼『過食溫熱香燥之物』也會引起陰虛？」

王醫師笑道：「這個道理再淺顯不過了。陰虛就容易導致內熱，越熱就越消耗津液，陰虛就越嚴重。如果經常吃溫熱香燥的食物，這就好比火上澆油，越燒越旺，對津液的消耗就更快了。」

想想也是這個道理。我又問道：「那什麼食物屬於溫熱香燥的食物啊？我也記一下，以後吃飯時多注意一些。」

王醫師說道：「像蒜、蔥、生薑、八角、茴香這些辛辣的食物和調味品就不能多吃，多吃會助燥傷陰，加重內熱。此外還有香菜、白酒、花椒、胡椒、紅茶、芥末等食物，都是陰虛體質者應該忌口的東西。有些溫性的食物，可以適當吃一點，但最好也不要多吃，如：狗肉、鹿肉、羊肉、龍眼、海參、鵝蛋等等，這些食物雖然對人體有補益作用，但陰虛體質者也不能多吃。」

滋陰養血的良方

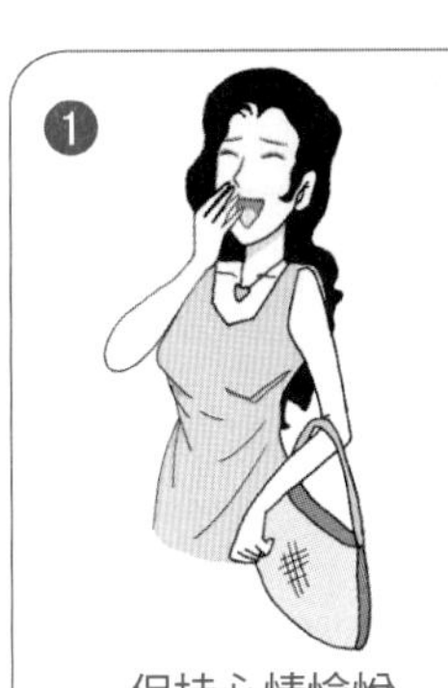

❶ **保持心情愉悅**

心情愉悅可以平疏肝氣，促進造血，增強免疫力。

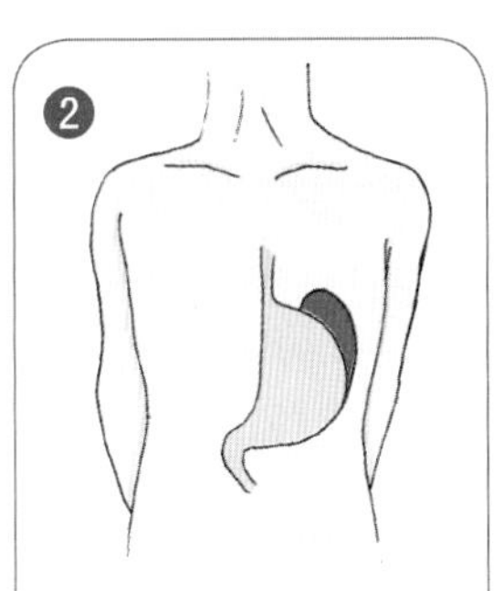

❷ **飲食調養**

多吃有助於造血的食物，戒菸少酒，不偏食，注意保持脾胃健康。

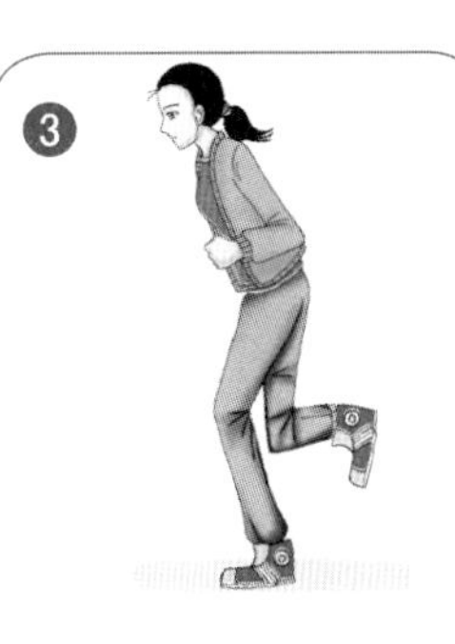

❸ **運動鍛鍊**

堅持每天運動半小時以增強體質，但中年以後不宜再做磨損關節的運動。

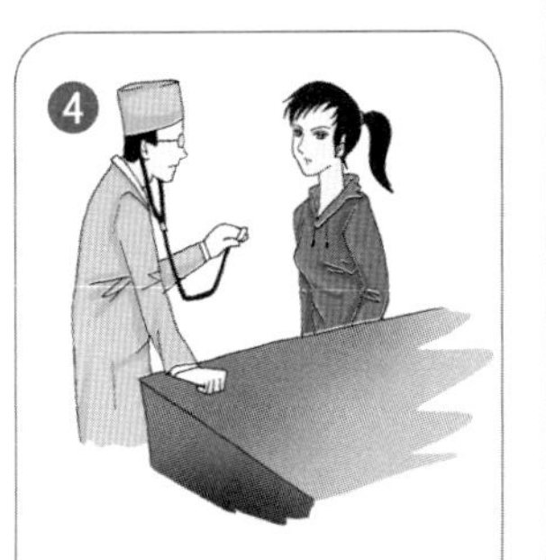

❹ **注意失血性疾病**

失血性疾病要及早治療，以免過度消耗血氣。要儘量減少生育、流產的次數。

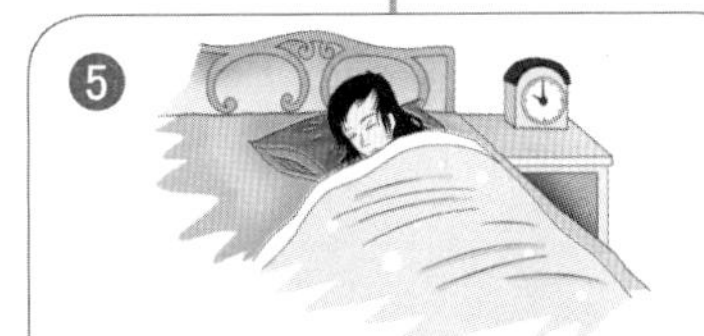

❺ **養成良好的起居習慣**

勞逸結合，不熬夜，作息規律，房事有節。

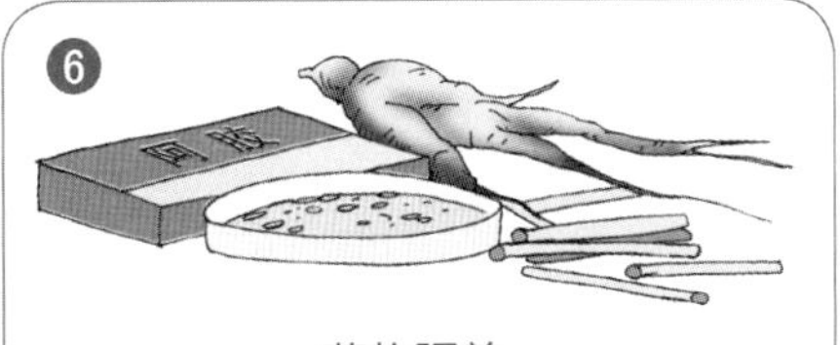

❻ **藥物調養**

使用有利於補養氣血的藥物和方劑，在醫生的指導下進行調治，也可做成藥膳。

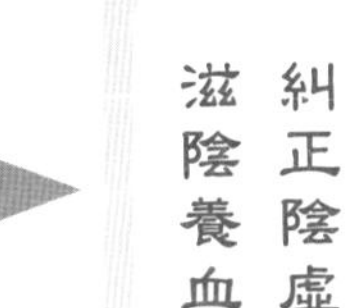

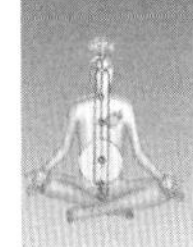

這麼多好東西都不能多吃，真是可惜啊！

王醫師彷彿知道我在想什麼，繼續說：「你看《武林外傳》中的佟湘玉，本來挺正常的一個人，吃了一棵千年大補人參，變成了什麼樣子？」

我笑了。王醫師這才說：「所以嘛，不要覺得好東西什麼時候都是好的，如果不適合自己的身體，再好的食物也白費。」

「嗯，」我繼續問：「那為什麼說情志也會引起內傷呢？誰沒有心裡不暢快的時候，難道一不高興就要陰虛？」

王醫師連忙糾正：「可不是這個意思，要是真這樣的話，大家都去鬧陰虛了。我是說長久地鬧情緒。你想啊，陰虛體質的一個顯著特徵就是容易上火、容易急躁、心煩易怒、動不動就生氣。一個體質正常的人如果也經常情緒不好，必然也容易上火，有時再哭幾次，精神消耗過大，精力透支明顯，肯定消耗津液，津液少不就是缺水？時間久了，不也就陰虛了嗎？」

「哦～怪不得人家老說要開開心心的，原來還有這一層意思啊！」我恍然大悟。

王醫師笑：「可不是嗎！所以我們平常就應該提醒自己安神定志，紓緩情緒，保持一個良好的心態，及時調整自己的不良情緒。沒事的時候，可以練練書法、下下棋、旅遊，或聽一些曲調平緩、輕柔的音樂，這樣既陶冶性情，又有利於克制急躁的情緒。」

嗯，我發現不論什麼話題，王醫師總能說得頭頭是道。看來，中醫真是一門博大精深的學問，真的需要懂得很多。

還有最後一個問題，房事不節導致陰虛，這個問題我不好意思問了，自己在網上查了查，也沒有得到什麼系統的說法。大概是說，縱欲會消耗精氣，既會導致陰虛，也會導致陽虛，反正對身體沒好處就是了。還看到有一個人來信詢問：自己因手淫引起陰虛，該怎麼治？不看不知道，原來這習慣也會引起陰虛，又學了一課了。

怎樣調理陰虛體質？

我從外面回來，聽到王醫師正對一個病人說：「以後要多喝水，多喝粥，少吃辣椒，晚上早點休息，不忙的時候做一些節奏紓緩的運動……」這是王醫師正在給這位病人交代注意事項。

對啊！我怎麼只顧探尋病理的奧妙，卻沒想到與調理、養生有關的話題？

陰虛內熱者的起居養生

除了注意不要久病傷陰、房事不節、過食溫熱香燥之物和因情志而內傷之外，陰虛體質者在起居方面還應注意以下方面。

陰虛者運動
時不宜大量出汗
1

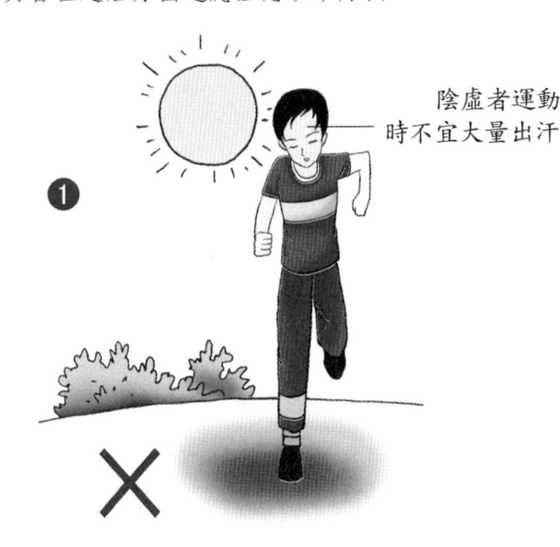

不可進行劇烈運動

陰虛者最好不要大量出汗，這樣容易損耗陰氣。所謂「夏練三伏，冬練三九」對陰虛體質者並不適合，但並非不運動，只是儘量選擇比較紓緩的運動。

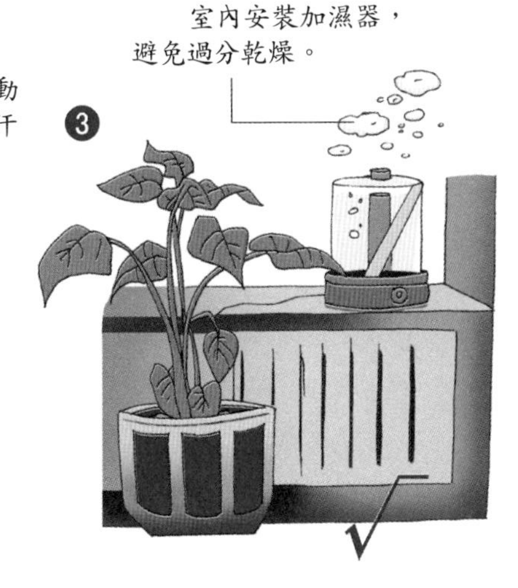

保持生活環境濕潤不乾燥

陰虛者雖然喜歡冬天，但北方的冬天乾燥，對陰虛者又是一大挑戰，因此最好在室內安置加濕器，保持周圍環境的濕潤。

2
登山磨損膝關
節，對陰虛的中、
老年人不適宜。

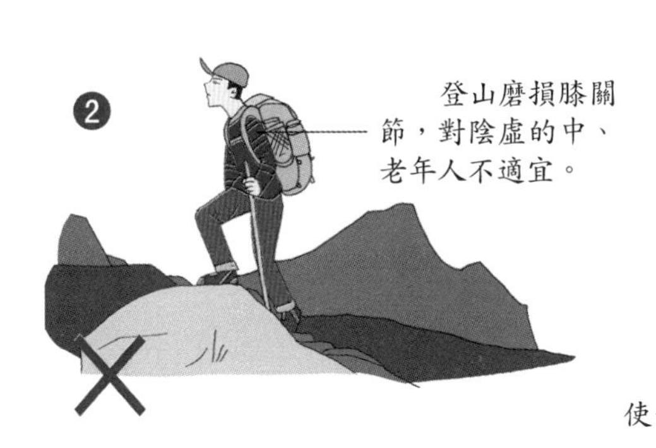

不宜常做磨損關節的運動

陰虛者會較早缺乏潤滑關節的陰液，導致關節澀滯，因此中年以後不宜再做磨損關節，尤其是膝關節的運動，如：上下樓梯、登山、跑步等。

4
列出工作計畫，
使一切有條不紊。

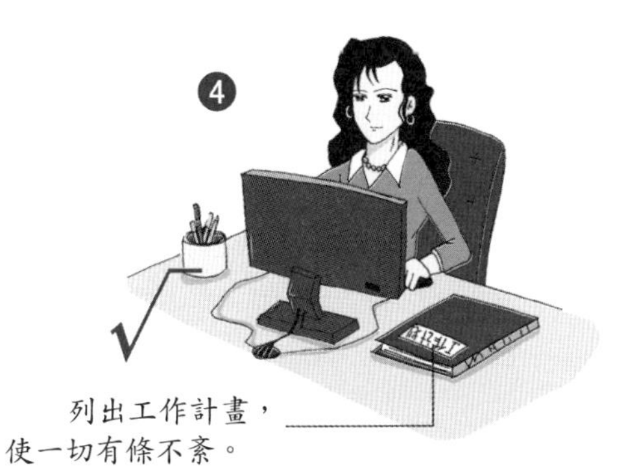

有條不紊，切勿急躁

陰虛者應妥善安排工作和生活，儘量避免著急上火、焦慮不安，因為這樣容易傷陰，而傷陰就更易急躁，如此一來就陷入了惡性循環。

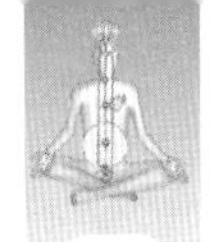

這好像有點本末倒置了。想想我最近一直都在關注陰虛的話題，就從了解怎樣調理陰虛體質入手好了。

王醫師得知我的意思，連連稱讚：「我也一直想整理一份系統性的資料，就是容易忘記。今天晚上不忙的時候，咱倆一塊兒整理吧！」於是，在王先生的口述下，當晚我們就整理出一份《陰虛調理方法大全》，我把這篇文章列印下來，貼在《王診記事》上，在這裡也順便給讀者朋友瞭解一下。

陰虛調理方法大全　　8月27日

陰虛體質的調理，要遵循滋陰潛陽的原則適時進補，但切忌補反，胡亂補食壯陽的食物，如：人參、鹿茸等，這反而會導致陽氣更旺，更耗費體內津液，從而加重陰虛症狀。相反地，甘涼滋潤、生津養陰的食品，才是陰虛體質者最好的補品。

具體來說，適合陰虛者吃的食物有小麥、白米、小米、玉米、蕎麥、黑芝麻、豬肉、鴨肉、鴨蛋、荸薺、甲魚、龜肉、銀耳、黑木耳、白菜、番茄、菠菜、黃瓜、苦瓜、絲瓜、紫菜、葡萄、梨、奇異果、柚子、桃、西瓜等新鮮蔬菜瓜果、含豐富纖維素、維生素和蛋白質的食物，不宜進食辛辣刺激性、煎炸炒爆、性熱上火和糖分含量高的食物。

由於調理方法主要就是食補，所以在這裡詳細介紹以下幾種特殊食物的食療作用。

鴨肉：鴨肉是最理想的清補之物，食養專著《隨息居飲食譜》中說它能「滋五臟之陰，清虛勞之熱，養胃生津」，《本草匯》說它「滋陰除蒸」、「能滋陰養胃」。秋冬比較乾燥，陰虛體質者不妨多吃一些鴨肉來調節體質。

豬肉：與鴨肉作用相似，也可以滋陰潤燥。《本草備要》中還說它「味雋永，食之潤腸胃，生精液，澤皮膚」。清代著名醫師王孟英則評價它能「補腎液，充胃汁，滋肝陰，潤肌膚，止消渴」。所以，女性朋友可多吃一些豬肉，既可以緩解陰虛之不適，又有助於改善肌膚。

雞蛋：有益氣養血、滋陰潤燥的作用。同時也是富含優質蛋白質的食品。

牛奶：兼具營養豐富、滋陰養液、生津潤燥等多種作用，經常食用，可產生潤燥止渴、潤皮膚、潤大腸、滋潤五臟等多重功效。女人尤其要多喝牛奶。

甲魚、龜肉：皆有滋陰補血的作用，同屬清補佳品，對陰虛血熱或陰虛火旺者有莫大的好處。甲魚、烏龜的殼，同樣也可以滋陰補血。秋冬季節，陰虛體質者不妨用甲魚、烏龜來燉湯喝。

枸杞子：枸杞子是眾所周知的延年益壽果，對於肝腎陰虛所引起的腰膝痠軟、頭暈目眩、視物昏花、耳鳴耳聾或肺陰虛引起的盜汗、咳嗽及糖尿病人的口渴，皆有良好的治療作用。

梨：是最有生津、潤燥、清熱等多重作用的水果，對肺陰虛和熱病傷身者最有益。

銀耳：銀耳是民間最常用的清補食品，有滋陰養胃、生津潤燥等作用，尤其適合肺陰虛和胃陰虛者。

阿膠：同樣具有滋陰補血的作用，女性常吃阿膠還可產生改善膚色、睡眠的作用。

此外，由於陰虛體質主要是缺水，所以還要多吃流質和半流質食物，多喝粥，如：百合白米粥、銀耳紅棗羹、百合蓮子羹等。這些湯粥皆有極好的滋陰作用，有利於緩解口乾、手足心熱、上火、心煩失眠等陰虛之不適。

如果採用藥補的話，可酌情吃一些六味地黃丸和知柏地黃丸，前者對於腎陰虛者有一定的療效，後者則有益於滋陰清熱，但總體上來說，藥補之前最好先請教醫師，不要自己胡亂用藥。

由於陰虛體質者易動怒、上火，所以陰虛者還應學會控制自己的情緒，多想一些開心的事，讓自己保持樂觀。

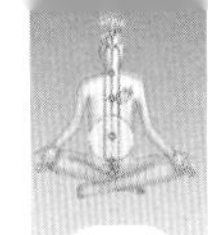

陰虛內熱者的飲食宜忌

陰虛體質者體內缺水，應該多吃滋潤的水果，少吃助火的辛辣食物，現在就對體質陰虛內熱者的飲食宜忌做一個歸納。需要注意的是，飲食養生並不是只吃適宜的食品，不吃所忌的食品，而應該注意營養均衡。

蔬菜類宜忌

蔬菜類
宜
冬瓜、絲瓜、苦瓜、黃瓜、菠菜、鮮蓮藕、銀耳、百合、豆腐、綠豆芽、莧菜、芹菜、薺菜、金針花、茭白筍、蘿蔔、茄子、番茄、蘑菇、紫菜、海帶等。
忌
韭菜、蔥、薑、蒜、辣椒、花椒、茴香、桂皮、香菜等。

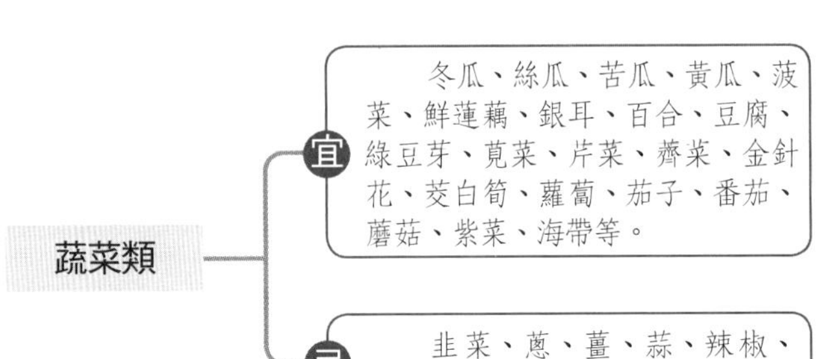

吃這些涼性食物要注意，不可過度，以免傷及脾胃。

葷腥類宜忌

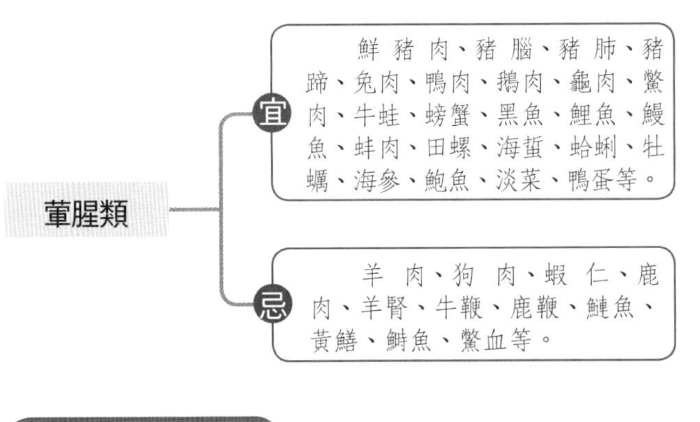

所忌食物並不是絕對不能吃，而是儘量少吃，在容易上火的天氣、身體狀況不是很好的情況下最好不要吃，如果吃了，就多喝湯水、多吃涼性食物加以平衡。

烹飪方法宜忌

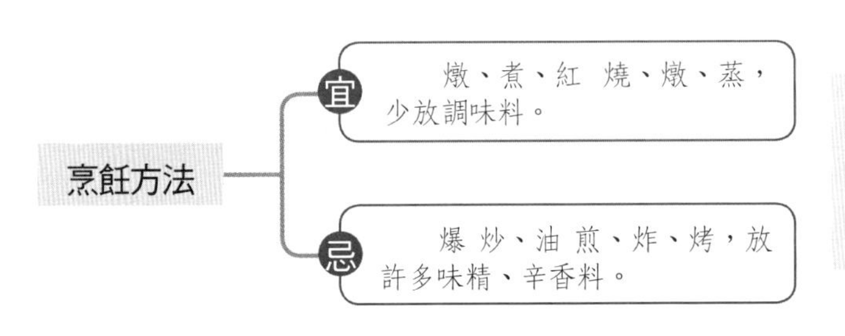

就算不是熱性的食物，經過煎、炸、炒、烤之後，也會變得容易上火而傷陰。

水果乾果類宜忌

水果乾果類

宜：甘蔗、香蕉、梨、柿子、枇杷、檸檬、蘋果、楊桃、桑葚、芒果、鳳梨、椰子、荸薺、羅漢果、蓮子、生菱角、西瓜、石榴、葡萄、薏米、黑芝麻、松子、黑豆等。

忌：桃子、杏、桂圓、荔枝、核桃、黑棗、榴槤等。

吃荔枝很容易上火，即使是內熱不重的人，荔枝吃多了也會產生口腔潰瘍、喉嚨腫痛等症狀。

適宜陰虛體質者的膳食單

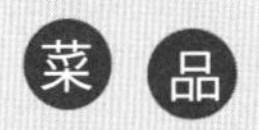

菜品

百合雞蛋羹、番茄炒鴨蛋、菊花雞片、木耳燉白鴨、八寶鴨、松子鴨條、芹菜炒肉絲、蓮子百合燉豬肉、花生燉豬蹄、冬瓜鯉魚湯、水果羹、軟炸奶汁香蕉、芝麻肉餅等。

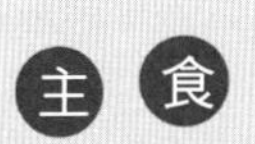

主食

黑豆粥、豬腎粥、薺菜粥、菠菜粥、木耳粥、鳳梨粥、燕窩粥、百合粥、肉末粥、薺菜豬肉餛飩、山藥湯圓等。

陰虛正在逐漸年輕化

我閒來無事，翻看王醫師的病例，發現了一個有趣的現象：一般來說，陰虛體質者多是稍微上年紀的中、青年人，如：36 歲的王女士總是手心發熱，容易上火，無論喝多少水都覺得渴；43 歲的謝先生晚上總是盜汗，不但浸濕了床單和被子，還因為夜裡涼沒注意，結果又飽受感冒的侵擾；38 歲的蔡先生，不但盜汗，還經常口渴，晚上失眠多夢，白天頭昏乏力；35 歲的周女士

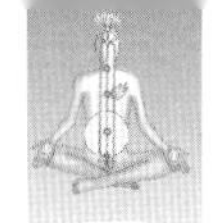

則是經常感到乏力，偶爾還月經不調；51 歲的楊先生則經常流鼻血，有時頭暈心悸，也會全身無力、面色蒼白，一年四季總是感到口乾，想吃冷食、喝冷飲……

為什麼陰虛體質者多是中年人，這跟年齡有什麼必然的關係嗎？

王醫師解釋說：「陰虛主要在於津液不足，人體呈缺水狀態，所以會出現眼乾、鼻乾、口乾、皮膚粗糙、頭髮乾枯等症狀，這本來是老年人最容易有的症狀。因為人上了年紀，身體各項器官都逐漸老化，造血功能也越來越弱，營養也越來越不容易吸收，這些都會導致老年人體內缺少血液、唾液、淚水、精液、內分泌及油脂分泌等，所以一般來說，老年人更容易頭暈眼花和失眠，他們的皮膚也更顯粗糙。

「但是，現在的中年人也有未老先衰的趨勢。因為他們上有父母要奉養，下有孩子要照顧，外有工作和事業上的應酬，如果家庭再不和睦的話，生活壓力就更大。為了顧及生活的各個層面，他們的精力和體力早已透支，如果不注意保養的話，終日疲於奔命，身體必然也會受到陰虛的侵擾，出現失眠多夢、乏累、盜汗等陰虛跡象。」

「那就太可惜了，所有的家人都在等著他照顧呢，他可不能就這樣未老先衰啊！」我插嘴道。

王醫師繼續說：「就是因為明白這一點，所以中年人的心理壓力更大，而且所有的中年人都是這樣生活的，他們連訴苦的對象都沒有。」

「那這樣像老黃牛一樣憋著，豈不是更難受？」

王醫師不以為然地說：「這還不是最難過的地方。令人心疼的是，像乏累、口乾、失眠多夢這樣典型的陰虛症狀，他們多半不當一回事，認為只是偶爾出現的小毛病而已，其實這是身體在向人發出信號，說明身體這台機器已經出了問題。如果再置之不理的話，問題很可能會更嚴重。比如說，經常便祕，便容易得直腸癌，或者導致內分泌紊亂；經常上火，會令人更煩躁，既影響工作學習，也影響人際交往；經常失眠多夢，肯定影響工作和學習，身體素質也隨之下降。」

「那就只好靠普及健康知識來解決這個問題了。」我說。

王醫師卻說：「要普及的話，就得大範圍地普及。就拿陰虛來說，不但中年人，現在的年輕人得陰虛的也不在少數，陰虛也越來越年輕化了。」

我吃了一驚：「為什麼？本來只是中、老年人才會有的症狀，年輕人怎麼提前這麼多年就有了？」

王醫師說：「年輕人的壓力一點也不小啊！尤其是 80 年後這一代，面臨

陰虛內熱者的藥物養生

用藥物滋陰對陰虛內熱者是一個不錯的選擇。問題嚴重時，可以直接服食中成藥；而症狀較輕時，則可進食一些藥膳來加以調理。

適宜陰虛體質者的扶補藥材

藥材	性味	功效	藥材	性味	功效
銀耳	甘、平	滋陰潤肺、益胃生津	燕窩	甘、平	養陰潤燥、補中益氣、益腎生津、健脾養血
生地	甘苦、寒	清熱生津、潤燥滑腸	阿膠	甘、平	和血滋陰、除風潤燥、化痰清肺
玉竹	甘、平	滋陰潤肺，養胃生津	沙參	甘、涼	清熱養陰，潤肺止咳
麥冬	甘、微苦、微寒	清熱養陰、清心祛燥、潤肺養胃、潤腸通便	石斛	甘、微寒	滋陰清熱、養胃生津、明目益精
龜板	甘、平	補陰益腎，活血化瘀，去虛熱	雪蛤油	甘鹹、寒	補腎益精、養陰潤肺、補虛退熱

除了以上藥材之外，菊花、天冬、生地、地骨皮、鱉甲、女貞子、旱蓮草、黃精等藥材也很適合陰虛者，但不管何種藥材，適量即可，不能大量久服。

針對陰虛症狀的中成藥

當陰虛者出現以下症狀時，可選擇相應的中成藥進行治療。當然不必照說明書的規定，可以適當減少劑量。

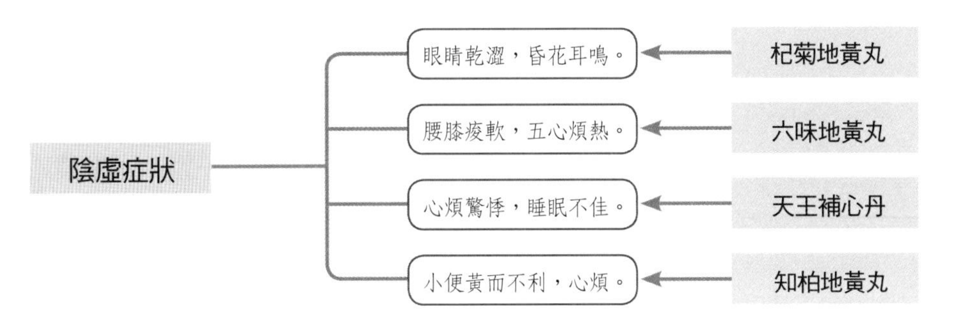

適宜陰虛內熱者的藥膳

藥膳處方

將藥材放入食物中製成藥膳是一種非常不錯的養生方法，以下是一些適合體質陰虛內熱者的藥膳處方。

類　別	名　稱
藥酒類	菊花酒、枸杞酒、地黃酒、桑葚酒、天冬酒、女貞子酒、益陰酒、烏髮益壽酒、六神酒等。
藥膳類	蟲草鴨塊、地黃蒸鴨、生地鹽水鵝、玉竹沙參燜老鴨、枸杞苗炒肉絲、靈芝肉餅、神效兔肉湯、天麻豬腦、玉竹煮豬心、強身腰花、秋冬補肺湯、蟲草甲魚、二冬甲魚湯、桑竹蛤蜊湯等。

藥膳推薦——玉竹沙參燜老鴨

材料

老鴨1隻，蔥、生薑適量，鹽等調味料適量。

藥材

玉竹50克、沙參50克。

作法

1. 將老鴨去除內臟，洗淨切塊，放入鍋中。生薑洗淨去皮、切片。
2. 放入沙參、玉竹、生薑片，加入適量的水，開大火煮至沸騰。
3. 煮沸後改小火，燜煮1小時，隨後加入調味料，撒上蔥花即可。

評析

沙參清熱養陰，潤肺止咳；玉竹滋陰潤肺，養胃生津；老鴨則滋陰養血，利水消腫。三味合用，滋陰生津之力甚大，對陰虛者有很好的補益作用，尤其適用於肺熱燥咳、咽乾虛癆等症狀者。

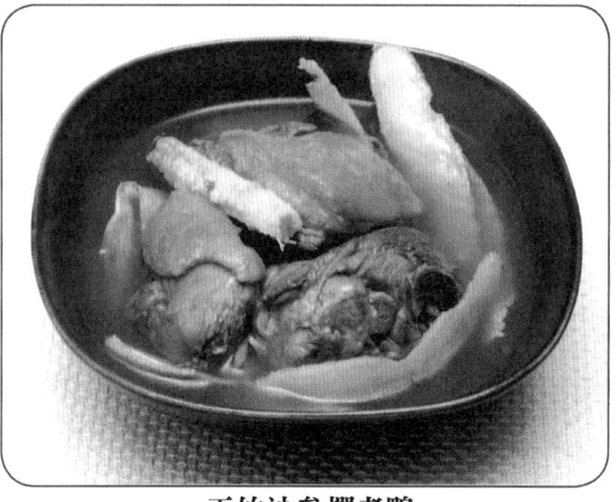

玉竹沙參燜老鴨

著就業、房子、養老等多重壓力，體力精力也早已經提前透支了。相對於中年人，這些年輕人更不在意自己的身體，認為年輕就是自己的資本，而且年輕人最大的特點就是喜歡熬夜，沒見過誰比年輕人更喜歡熬夜的了。前面我們就提到過，熬夜其實是非常耗損津液的，所以年輕人陰虛也是很自然的事了。我就見過兩個女患者，都還不到30歲，就陰虛了，又是睡不著覺，又是月經不調，年紀輕輕的就一身麻煩。」

我想起我來的第一天，王丹、譚莉、楊蓓蓓，都如花一樣的年紀，卻像老年人一樣陰虛了。

看來，人們不但要了解一定的保養知識，還要有一點醫學知識；否則，自己身體狀況正在變化也不知道，任由身體一點點負累，果真成了「年輕時用命換錢，年老時用錢換命」！

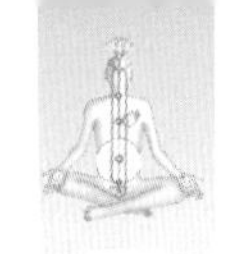

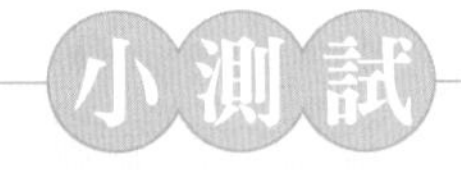

你是陰虛體質嗎？

王醫師說了，陰虛正在逐漸年輕化。80 年後這一代的年輕人，尤其是體質弱的女孩子，很有可能已經陰虛而不自知。那麼，為了您的身體健康，為了不讓那句「年輕時用命換錢，年老時用錢換命」一語中的，請您也花費 3 分鐘時間做一下這個測試，看看自己是否陰虛。

1.晚上睡覺時，你是否經常做夢？
○是　○否

2.是否經常躺在床上，輾轉反側而無法入眠？
○是　○否

3.是否經常覺得很累，下班回家之後就想呆坐著不動？
○是　○否

4.你是否經常想往床上躺？
○是　○否

5.別人亢奮地說話，是否令你覺得很煩，只想躲到僻靜的角落？
○是　○否

6.做事是否常常覺得很累，力不從心，工作效率降低？
○是　○否

7.一向準時的月經，是否偶爾也會「爽約」？
○是　○否

8.月經量是不是越來越少？三天之內必然結束？
○是　○否

9.有否覺得自己越來越遲鈍，記憶力下降？
○是　○否

10.是否覺得口乾，不停地喝水也無濟於事？
○是　○否

11.是否經常感覺心慌氣短、頭暈眼花？
○是　○否

12.是否經常上火，口腔潰瘍經常發作？
○是　○否

13.一向不愛化妝的你，是否不得不靠粉底來提亮膚色？
○是　○否

14.晚上會不會經常感覺喉嚨乾，甚至會咳醒？
○是　○否

15.是否無論用多麼好的護髮產品，也無法改善頭髮乾枯的狀態？
○是　○否

16.是否經常便祕？

○是 ○否

17.是否會口臭？

○是 ○否

18.嘴唇是否經常乾得脫皮？

○是 ○否

19.眼睛有否感覺乾澀或者疼痛？

○是 ○否

20.你是否經常心煩意亂，總想向人發火？

○是 ○否

21.你的他（她）在床上熱情不已時，你是否無動於衷？

○是 ○否

22.晚上睡覺時，是否有「盜汗」現象？

○是 ○否

23.是否經常手心、腳心很熱，恨不得用冰塊冰著睡覺？

○是 ○否

24.是否經常想吃涼菜、喝冷飲？

○是 ○否

25.相對炎熱的夏天，你是否更喜歡寒冷的冬天？

○是 ○否

結果分析

在上述 25 個常見的陰虛症狀中，如果你：

1-5 個「是」　說明你的身體已經有點陰虛了，但還不嚴重，完全可以藉由良好的作息習慣改善。

6-10 個「是」　說明你已經有了陰虛的明顯跡象，該重視這個問題了，除了要養成良好的作息習慣，還要注意在飲食上選擇有利於滋陰潤燥的食物。

11 個以上「是」　說明你的津液已經嚴重虧損，得了嚴重的陰虛，應儘快就醫，在醫生的指導下進行藥補，否則身體會越來越虛，影響工作和學習。

第二章

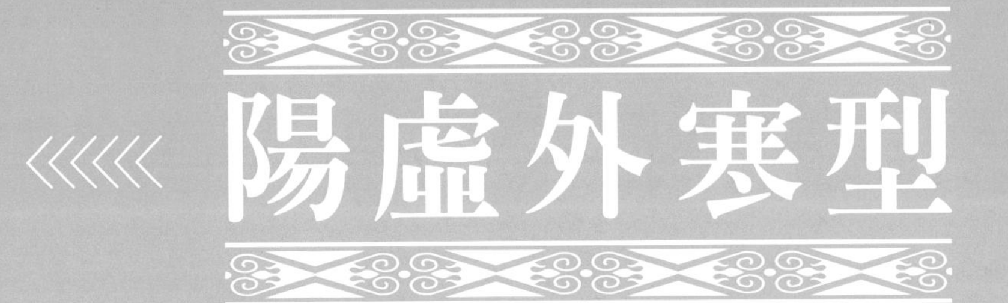

陽虛外寒型

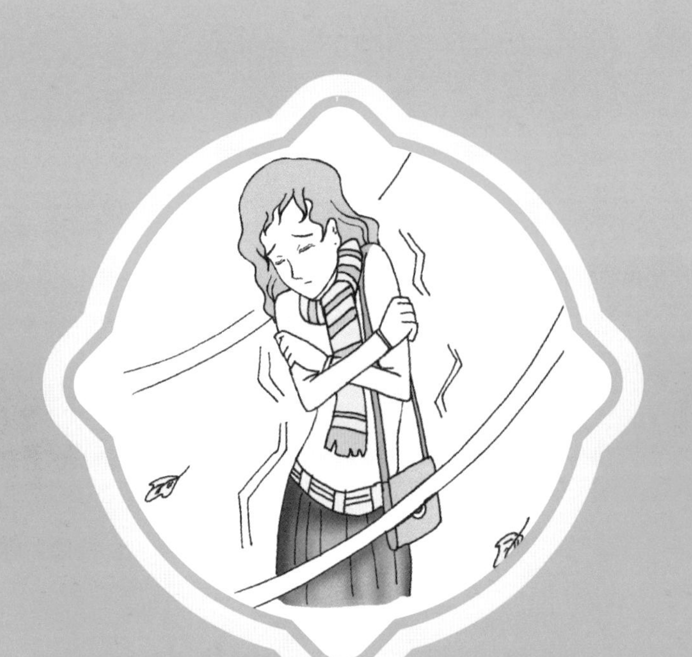

有陰虛也就有陽虛，陽虛體質的症狀正好和陰虛體質相反，是由體內陽氣不足所造成的，往往表現為身體發冷、精神不振，如果任其發展，可能導致高血脂、肥胖、慢性炎症等諸多病症，需及早調理。

陽虛體質養生，主要從飲食、起居、精神、經絡等方面進行調節，本節中王醫師將對這些調理方法進行詳細講解。

本章圖說目錄

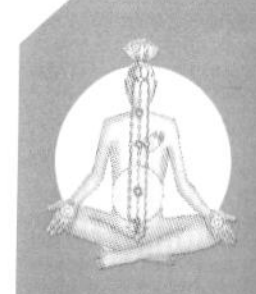

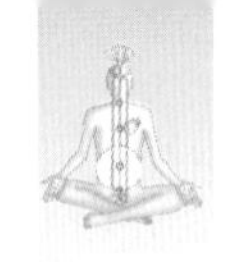

她夏天也怕冷

雖說已經入秋，但「秋老虎」畢竟還在肆虐，天氣依然熱得令人喘不過氣來。但當我把藥遞給這位病人時，還是結結實實地被她嚇了一跳——她的手實在太涼了，涼得令人發寒。

病人看到我的反應，不好意思地自我調侃道：「我的手很涼吧？人家都說女人是水做的，恐怕我是冰做的哦！」我只得輕輕微笑。

王醫師則說道：「你這是典型的陽虛體質，有時間得好好調理一下，否則會影響正常生活的！」

病人像得到知音一樣，開始訴苦：「我一年四季都手腳冰涼。三伏天人家穿裙子都嫌熱，我卻不得不長衣長褲把自己包得結結實實，以免受一絲冷氣。辦公室都熱得開空調，我卻差一點就要穿毛衣，結果老闆讓我回家工作了三個月。夏天人家都喝冷飲、吃雪糕、吃西瓜，但我卻只有羨慕的份，因為我稍微吃點涼的，就會拉肚子或者感冒。冬天就更不用說了，人家雖然也冷得要穿棉衣出門，但我不但要多穿兩件毛衣，外面更要全副武裝，否則寒冷的北風一定會讓我感冒。在家裡開著暖氣還好一些，但這樣也是有區別的，我的孩子都穿著一件單衣在屋裡走來走去，我卻至少也要穿兩件毛衣。總之我不能受一點涼，否則每月總有幾天特別難熬，痛得我沒有一點辦法。」

原來陽虛的特徵是怕冷啊！

王醫師問她：「你有沒有找醫師調理一下啊？這談不上是病，吃幾劑中藥調理一下就好了，我遇到過很多比你還嚴重的病人，現在都已經恢復正常了。」

病人聽起來很高興的樣子：「真的嗎？我知道我這不是病，我還以為只要多加些衣服就行了。我真的可以跟正常人一樣，夏天也能穿裙子？」一副難以置信的樣子。

王醫師看她那麼開心的樣子，也很高興，於是對她說：「你這兩天正感冒，把感冒治好後，我們就開始。」

病人依舊沉浸在可以穿裙子的喜悅中，她不好意思地對我說：「你不知道，我從小就是這樣，所以總是全副武裝穿得像個怪人，都不知道自己穿裙子是什麼樣子。等我身體好了之後，我要天天穿裙子，也要像他們年輕人一樣穿吊帶裙！」

雖然現代人的觀念是開放了不少，但穿吊帶裙的中年婦女，只怕仍然不會太多。不過看她那麼開心，恐怕只要讓她別這麼怕冷，用什麼跟她交換她都樂意。這讓我不由得想問：

陽虛到底是怎樣一種狀況，有那麼令人畏懼嗎？

什麼是陽虛？

王醫師解釋道：「人之所以是恆溫動物，是因為我們體內有一個『小太陽』，它既能為人體生命活動提供熱量和能量，也能自動調節人體體溫，從而使人體維持在37.5℃左右。這個『小太陽』，在中醫中，就被稱為「陽氣」，它有溫暖肢體和臟腑的作用。陽氣正常的人，會隨著四季的變化、溫度的高低來增減衣物；而陽氣不足的人，則總是感覺不到熱氣，無論冬夏，總是覺得冷，一年四季手腳冰涼，這在中醫中有一個專有名稱，叫『陽虛』。」

「原來陽虛這麼簡單，只是怕冷而已，比陰虛好理解多了，陰虛僅症狀都好多個呢！」我自以為是。

王醫師呵呵一笑道：「表面上看來是這樣的，只要一個人一年四季手腳冰涼、畏寒怕冷，基本就可以斷定他是陽虛了。不過作為一種獨立的體質，陽虛也有很多標誌性特徵，並不能僅僅說他怕冷就是了。」

「除此之外，還有什麼特徵？」我很自然地提問。

小知識 ▶ 人體的陰與陽

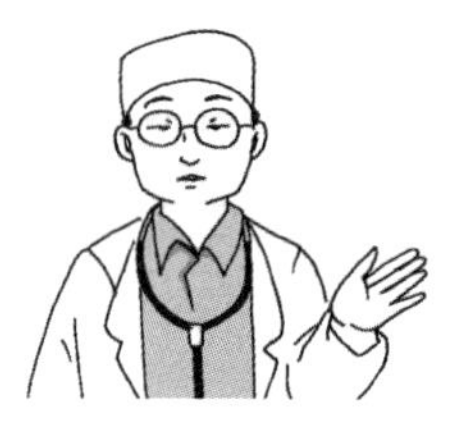

中醫認為，人體有陰陽二氣，就像電池有正負兩極一樣。《黃帝內經》認為，陰氣指人體內具有涼潤、寧靜、抑制等作用的氣；陽氣則是指人體內具有溫煦、推動、興奮等作用的氣；陰氣是一身之氣中具有寒涼、抑制特性的部分，是人體內具有涼潤、寧靜、抑制、沉降、斂聚等作用及趨向的極細微物質和能量；陽氣則是一身之氣中具有溫熱、興奮特性的部分，是人體內具有溫煦、推動、興奮、升騰、發散等作用和趨向的極細微物質和能量。當陰陽平衡時，人身體康健、心情舒暢，若體內陰陽失衡，體質就會發生偏差，各種疾病也就找上門來了。

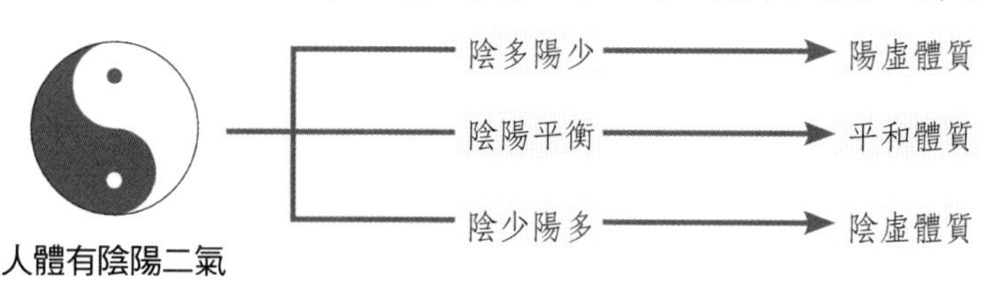

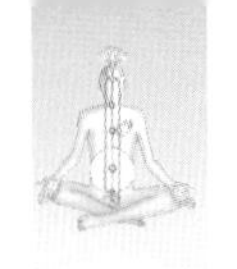

王醫師慢條斯理地說道：「嚴格來說，陽虛有五大症狀。剛才說到的畏寒怕冷，一年四季手腳冰涼，這是陽虛最主要的特徵。除此之外，陽虛體質者一般還會消化不良、精神不振、舌頭胖大、脈象沉細無力。」

「怎麼其他的特徵聽起來一點都不『陽虛』，畏寒怕冷還能說明人體內陽氣不足，是陽虛，怎麼其他特徵聽起來好像跟陽氣沒什麼關係？」我百思不得其解。

「陰虛是『陰』不足，陽虛是『陽』不足，這只是字面上的理解，又不是指全部，你聽我慢慢說嘛！」王醫師依舊一副慢條斯理的樣子，我只得耐著性子聽他講完。

「消化不良，意思是指大便溏瀉，夾雜著未消化的食物。對此現象，古人有一個很形象的解釋。他們把食物在人體中的消化過程比作煮飯的過程。胃在此過程中扮演高壓鍋的角色，陽氣則是煮飯用的火。一個人若陽氣不足，就好比火不足、不旺，米就無法煮成飯，胃中的食物就無法完整地腐熟、消化，只能直接從腸道中排泄出去。這就是為什麼陽虛的人吃不得生冷的食物，一吃就拉肚子，原因就是他體內陽氣不足，無法將胃中的食物完整地消化，這就是消化不良了。」

我還是第一次聽到這麼有趣的解釋，古人實在是太高明了。

王醫師接著說：「精神不振，這個就很好理解了。陽氣是生命活動的根本，人的一切行為活動都是因為有陽氣的動力支持。陽氣缺乏的話，生命活動就會減弱和衰退，人也就無精打采的。這就好比一個人沒吃飽飯，怎麼會有力氣活動或神采奕奕呢？」

王醫師稍微頓了一下，說道：「脈象沉細無力跟精神不振的解釋差不多。陽氣充足，人就有活力，脈搏跳動就很有力。反之，陽氣不足，不能鼓動脈管，脈象自然沉細無力了。」

我一直好奇「舌頭胖大」是什麼樣的情況，又不好意思再打岔，好不容易王醫師終於要說這個話題了，我專心地聽著。

「至於這個舌頭胖大，」王醫師說：「可不是像你想像的那樣，大得都放不進嘴裡，那也太恐怖了。」

我笑了。王醫師這才嚴肅地說：「中醫上所說的舌頭胖大，是指舌體邊緣有牙齒印，在自然狀態下，舌頭腫脹，會伸長擠壓牙齒，這才造成了齒痕。如果舌頭腫脹得厲害，整個舌頭塞滿口腔，轉動不靈，有時候會影響呼吸和語言的表達。舌頭胖大，完全是由於體內水分的消耗不足導致多餘水分蓄積所造成的，而體內水分的蒸騰，則靠陽氣的推動。當陽氣不足時，體內水分就無法完

陽虛外寒的症狀

陽虛外寒體質者主要有五大症狀，即畏寒怕冷、消化不良、精神不振、舌頭胖大、脈象沉細無力。

消化不良

陽虛者腸胃動力不足，對食物的消化不徹底，經常腹瀉。

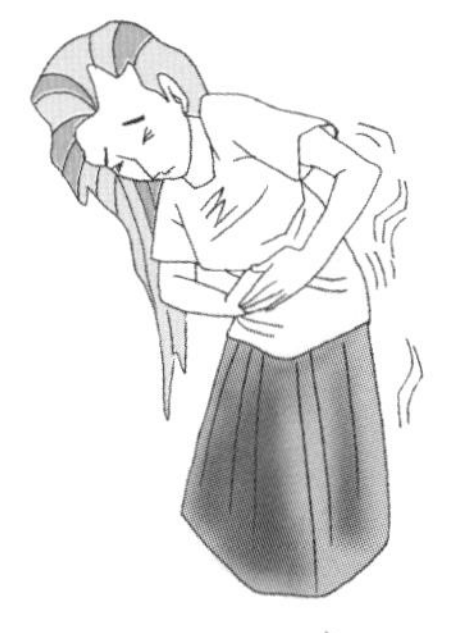

畏寒怕冷

陽虛者體內陽氣不足，腹部、背部特別怕冷，冬季手冷過肘，足冷過膝。

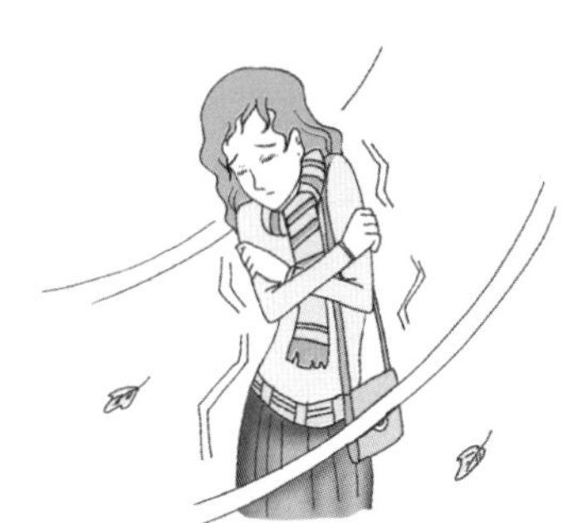

舌頭胖大

陽虛者對體內水分的消耗不足，導致舌頭胖大嬌嫩，邊緣有明顯的齒痕。

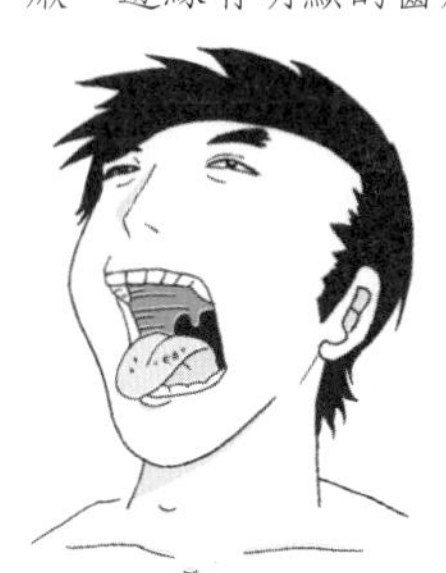

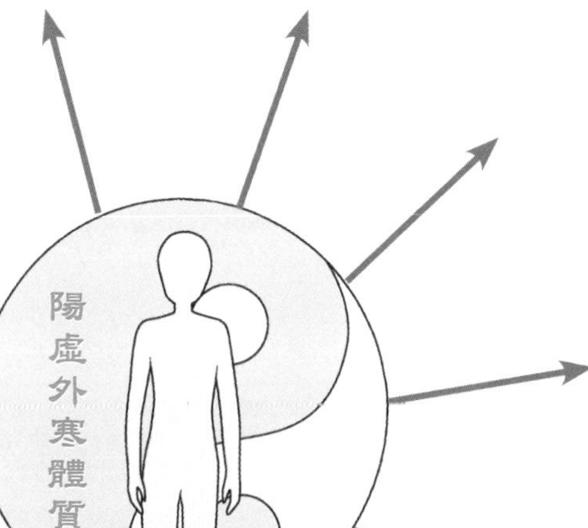

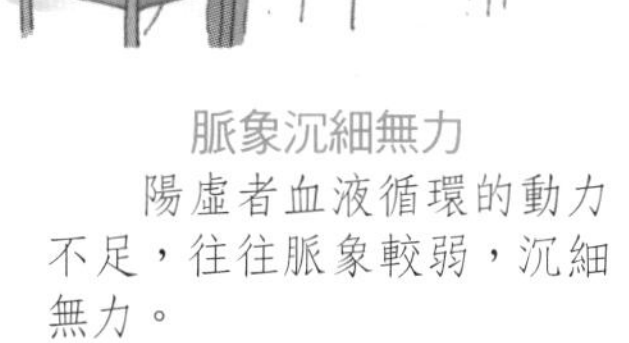

脈象沉細無力

陽虛者血液循環的動力不足，往往脈象較弱，沉細無力。

精神不振

陽虛者腎陽不足、精神委靡、性格安靜、尿頻尿多、性欲減退，常有脫髮、黑眼圈等症狀。

注意：除了以上症狀外，陽虛還可能導致夜尿頻多、下肢腫脹，女性月經減少、延遲、白帶增多等現象。需要注意的是，以上症狀在老年人中很常見，也很正常，不必大驚小怪，但如果出現在年輕人身上，則多半是陽虛所致。

全蒸騰掉，所以歸根究柢，其原因仍然是陽虛。」

原來是這麼一回事。

可是，人生下來的時候好好的，每個小孩的身體都是熱乎乎的，為什麼會陽虛了呢？

這些壞習慣會害你陽虛

有一個女患者臉上老長痘痘，無論用什麼保養品都無法治好，於是前來讓王醫師幫忙調理，王醫師說這是體質原因，得用針灸，於是女患者向自己的母親埋怨道：「你懷我的時候做了什麼？看把我的臉弄得這模樣？」母親生氣地說：「我把你生得好好的，是你自己亂吃東西上火，還怪我！」

聽到她們母女倆的對話，我不禁想到一個問題：人的體質究竟是天生的，還是後天造成的？

王醫師的解釋是：「應該說兩者都有可能，不過後天的因素大一些。比如說陽虛體質，很大一部分原因就是人們後天不注意保養，養成一些傷害陽氣的壞習慣，才導致陽虛。」

一聽說與習慣有關，我又來精神了，因為我覺得這才是真正貼近我們生活的事情，也是中醫在我眼中有魅力的原因。什麼習慣會導致什麼結果？我就喜歡探索這其中的邏輯關係。

「哪些習慣會導致人們陽虛？」我迫不及待地問道，連忙拿出一本小冊子，一本正經地等待記錄。

王醫師看我這樣子，笑說：「又一副求知欲旺盛的樣子，要講的東西太多了，你去翻翻那本《王診記事》，那裡面應該有。」

我飛速拿出《王診記事》，果然找到了相關的內容。

易傷陽氣的四種行為　　7月12日

一、忽視保暖

女孩子都愛漂亮，春天還不到，就穿上短裙或低腰褲、露臍裝，露著腿和腰，美麗又「凍人」。更有甚者，有的女孩子冬天也穿裙子，反正為了美麗什麼都不怕。

凍感冒了還只是小事，凍出毛病來就麻煩了。據說韓國女人一到中年便容易得關節炎，經常腿疼得厲害，這就是因為年輕時經常穿裙子，又不注意保暖的緣故，結果凍傷了腿。得關節炎還只是一方面，但若為了漂亮就少穿衣服，風寒侵襲時，陽氣必然受損。久而久之，很可能會導致人體感冒或得慢性腸炎、痛經（男子陽痿），而究其罪魁禍首，就是因為忽視了保暖工作而損傷了陽氣。

二、熬夜也在消耗陽氣

有的人認為，睡覺只是時間長短的問題，晚上睡晚了，白天補過來不就行了？

其實根本不是那麼回事。細心的人會發現，常熬夜的人總是面容憔悴、精神疲憊，這就是因為熬夜損傷了陽氣。我們正常的生命活動，如：看書看報、思考寫作、說話、看電視等等，都是靠陽氣這個動力支持的。晚上，本應是陽氣潛藏，得到修復和休息的時候，熬夜者卻人為地阻礙其修復和休息，強制性地「徵用」，強制性地調動陽氣出來工作。透支陽氣以發揮功能，必然比一般人消耗得快，假如人的陽氣是有數量限制的話，熬夜者肯定比一般人先用完。即使他可以利用第二天來補覺，但我們都有這樣的經驗：白天睡覺沒有晚上睡覺香。

所以，該睡覺時就睡覺，不要「倒行逆施」，跟我們的身體作對。

三、冰鎮冷飲損傷脾胃

天氣炎熱，人們便喜歡猛灌冷飲、喝冰鎮啤酒、吃冰鎮西瓜，體驗絲絲涼爽。乍看之下，這種行為能直接降低胃的溫度，讓人涼快一點，但這種涼不是身體自然調節的結果，這種強制性為我們身體降溫的行為，恰恰傷害了我們的身體。

冰，屬性陰寒，陰盛則傷陽。夏季本是升發的季節，在正常情況下，人體的陽氣也會順應萬物的趨勢呈升發狀態，但人們卻接連飲用冷飲，這些冷飲所發出的寒氣便把我們體內的陽氣給活生生地壓住了。這就是為什麼有人連續喝冷飲時，會感到自己被「激」住了。實際上，這可能是我們的胃、腸道遇冷而收縮，如果發生痙攣性收縮，可能還

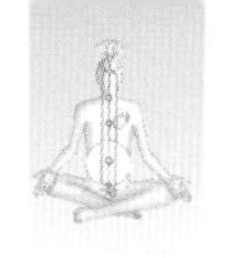

會腹痛，引起腸胃炎。

更有甚者，有人在喝冰鎮啤酒時，因突發心肌梗塞而致死。為什麼會出現這種情況？就是因為寒氣傷身。在正常情況下，人體的氣血津液之流動是有規律的，生命就是在這樣規律的物質循環和能量循環中得以存在，而推動這一切循環的動力基礎，就是陽氣。冰鎮冷飲的害處就在於，它所散發的寒氣不停地進攻我們的身體，不停地損傷人的陽氣，導致人體的血液循環缺少動力，臟腑功能因此而衰弱，血管的收縮性也因此下降，嚴重時將導致心肌因為缺血而壞死。

四、生活起居不當

天一熱，空調就成為人們生活中必不可少的家庭用具，卻沒想到，陽虛也隨著空調逐漸走進千家萬戶。在人們逐漸陽虛的過程中，空調發揮了與冷飲相似的作用。

正常情況下，我們毛孔在夏天時是張開的，汗水會隨著陽氣的蒸騰作用而流出來，這樣我們才會感到涼快，這是身體的自然降溫過程。但在空調室內，空調的冷氣會從四面八方吹來，直接從外部給我們帶來了涼爽，如此一來，我們就不會出汗了，體內的熱氣也就不能透過毛孔散出來，活生生被冷氣壓住。長期下來，陽氣總是受阻，不但皮膚會因為缺少必要的出汗而變得乾燥，而且人體的陽氣也被冷氣給「凍」壞了。

更有甚者，年輕的夫妻以為在涼爽的空調室內，二人剛好能享受夫妻生活，這更是大忌。夫妻在行房的過程中，全身血管充血擴張，汗腺毛孔均處在開放排汗的狀態，與常日相比，更容易出汗，也更消耗陽氣。但若這一切都在空調室內進行，皮膚的血管會因受到冷風的刺激而驟然收縮，使大量血液流回心臟，加重心臟的負擔。另外，空調的冷氣還會造成汗腺的排泄孔突然關閉，不利於排汗，容易感冒。

所以，夏季雖然炎熱，但儘量少用空調，最好不要整晚開著空調睡覺，在空調室內，儘量不穿露肩、露膝、露臍、露腰的衣服，注意關節、腰腹、頸背部和腳部的保暖。

由此看來，人們之所以會形成陽虛體質，主要原因還是自己的不良習慣造成的。若想避免陽氣不足或調理陽虛，首先就應該改掉這些壞習慣。

造成陽虛外寒的原因分析

陽虛主要來自先天稟賦，在後天主要是由於長期損耗陽氣所造成，如：長期服藥、貪涼、縱欲、熬夜等都會導致陽虛。

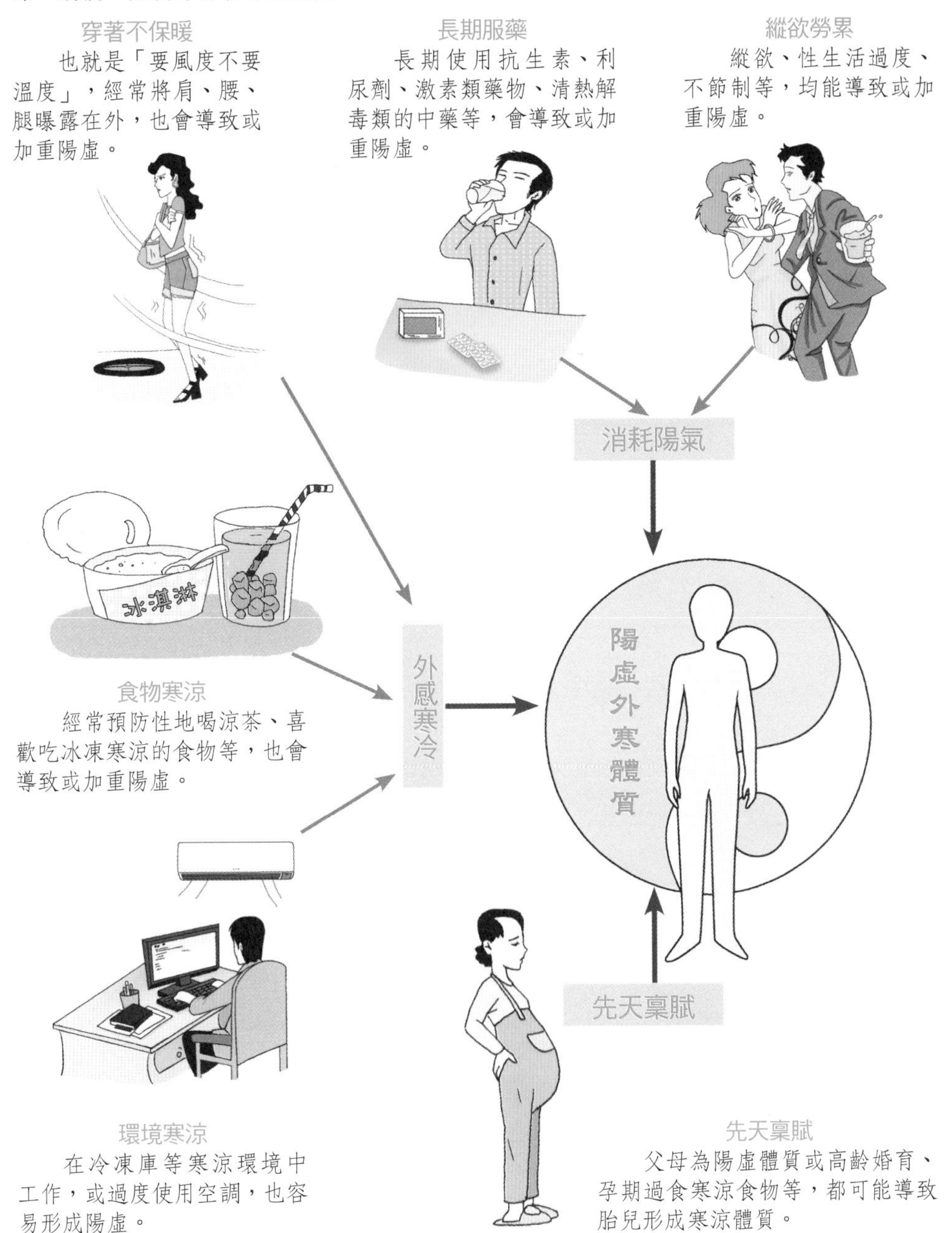

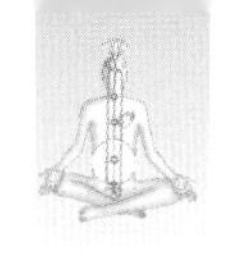

這麼長一段文字，終於讓我看完了，有些習慣我還真的沒注意到。比如說，我自認為身體很好，夏天也經常猛灌冰鎮啤酒來降溫，原來這些行為都會損傷陽氣。

王醫師看著我一臉驚訝的樣子，說道：「你不知道的還多著呢！有人還曾因為吃減肥藥而陽虛呢！」

吃減肥藥也會陽虛？

吃減肥藥也會陽虛？

這兩者之間真的有關係嗎？

王醫師說：「許多減肥藥都號稱能排出人體內的垃圾，其實是其中含有一些會引發腹瀉的藥物。長期服用這些藥物，人必然經常拉肚子，而人之所以會拉肚子，必然是因為脾腎陽虛，消化不良。」

我越聽越糊塗了，忙問：「誰是因？誰是果？」

王醫師說：「不是跟你說過了嗎？陽虛者的特徵之一就是容易消化不良、容易拉肚子。人們吃了減肥藥就拉肚子，說明這些藥導致人體陽虛，這才拉肚子。」

原來是這樣啊！

王醫師還說：「這裡面還有一層惡性循環。所謂『好漢也架不住三泡稀』，人若經常拉肚子，必定很傷元氣，體質會因此而更虛弱，到時就不僅是陽虛了，還會陰虛、氣虛呢！」

怪不得人家說減肥藥的副作用很大，原來它是這樣傷害著我們的身體啊！

王醫師繼續說：「不僅僅是減肥藥，所有與減肥藥作用相似的藥，都有這樣的副作用。比如說什麼通便藥、清熱解毒藥、排毒養顏藥、利尿藥，多多少少都會讓人有點陽虛。」

我嚇了一跳：「這樣人還敢不敢用藥？」

王醫師看我這架勢，莞爾一笑，暫時讓我鬆了一口氣。然後，他才繼續慢條斯理地說：「『是藥三分毒』啊！這一點也不假，但現在有的醫生急功近利，不注意辨證用藥，在治病時不管不顧病人的身體狀況，一律程式化用藥，雖然治好了某種疾病，實際上卻傷害了身體，簡直就是拆東牆補西牆。」

我有些不明白：「怎麼啦？應該沒有這樣的醫生吧？」

王醫師壓住氣，說道：「你不知道，有的醫生給人看病，動不動就打點滴。比如說誰家的小孩感冒了、咳嗽了，在過去，在屁股上打個小針也就好了！可現在的醫生，總是以使病好得快為由，建議病人打點滴。打點滴當然也有效果，但幾天下來，孩子感冒好了，不咳嗽了，小臉卻青一塊白一塊，手腳冰涼，有時還拉肚子——反而把孩子給弄得陽虛了。」

「為什麼會出現這種情況呢？」我好奇地問。

王醫師回答道：「別看我是學中醫的，西醫怎麼回事我也很清楚。打點滴多使用抗生素消炎藥。抗生素既然能殺死或抑制病毒、細菌等微生物的生長，自然也會損害生命生生不息的原動力，即我們中醫所說的陽氣。小孩現在動不動就打點滴，自然體質會越來越弱，免疫系統越來越差，於是又動不動就生病，動不動就打點滴。」

中醫與西醫之爭，我也不知道說什麼，於是安慰他說：「反正大家都知道中醫能治標治本，因為中醫本來就是辨證施治、顧全大局的。你還是跟我講講為什麼排毒養顏膠囊會導致陽虛吧？」我見我老婆總吃排毒養顏膠囊，自然很關心它有什麼危害。

王醫師說道：「道理都差不多。你想想，所謂的排毒養顏，還不是殺死那些有害的細菌、蟎蟲什麼的，但是，誰又能保證它不會傷害對人體有益的陽氣？這就好比一顆炸彈，難道它只炸壞人，不炸好人嗎！所以說，排毒養顏膠囊用多了，也會消耗人的陽氣。」

「那以後怎麼辦？」我問道。

王醫師又恢復了爽朗：「你少用不就行了！讓陽氣有個恢復喘息的機會嘛！」

我吐下舌頭，不敢吭聲了。

小知識
減肥藥導致陽虛
長期服用減肥藥或清熱降火類的藥物，即使本來沒有病，也會導致體質偏頗，因為這些藥物的作用是以犧牲陽氣為代價的。
減肥藥
陽虛
減肥藥，減的實際上是人的陽氣。

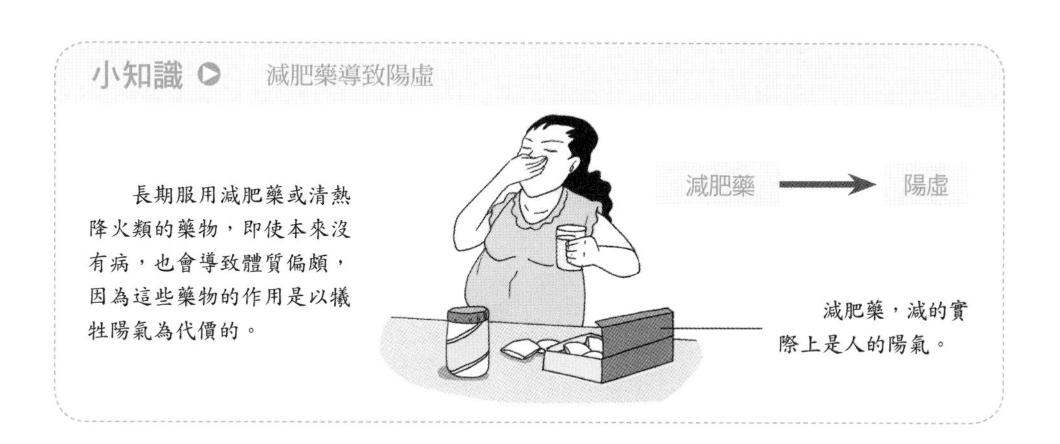

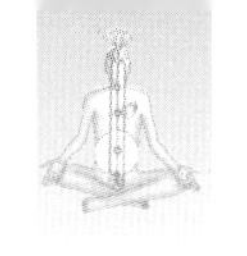

陽虛體質的五大特徵

一日，有病人來訪，症狀是感冒，我便在心裡斷言：此君一定是陽虛。

診治結束後，我把我的想法告訴王醫師。王醫師問我：「你怎麼知道他陽虛？」

我揚揚得意地說：「感冒不就是因為冷？冷不是陽虛？」

王醫師卻笑道：「你根本沒弄明白陽虛是怎麼回事！」

下午，我老老實實待著，翻看那本記錄了治病大全的《王診記事》。這才發現，不細看，好多問題根本看不出來。由於裡面記載較多，也較為瑣碎。究竟陽虛有什麼表現，我姑且用自己的話總結出來。如下：

1. 陽虛體質最主要的特徵就是畏寒怕冷

陽虛體質者經常手腳冰涼，但如果僅僅是手指、腳趾發涼，這也不一定是陽虛，還有可能是血虛、氣虛或肌肉鬆弛等因素。

陽虛者怕冷，主要是背部和腹部特別怕冷，一到冬天，不僅僅手腳冰冷，肘、膝之間也會感到冷，這種冷是全身性的，並非活動一下手腳就能緩解的。

體質稍弱者一定要注意保護後背和前腹部，身上一定要穿暖和，不要讓腰、肚臍等關鍵部位受涼，否則臟腑內的血液循環必定受影響。女性可能會因此而導致經血淤滯，致使痛經或月經推遲，嚴重時甚至會影響生育。

2. 尿頻、夜尿多

陽虛體質者腎陽不足，而腎主生殖、主下焦小腹水液蒸騰，由於缺少陽氣的蒸騰氣化作用，陽虛體質者喝水進去穿腸而過，直接化為尿，所以平常表現為尿頻、夜尿多，且尿液清清白白。

如果小孩子經常尿床，或成年人也經常尿床，這就說明是陽虛了，注意不吃寒涼冰凍的食物，儘量少用清熱解毒類的中藥，多吃溫補的食物以保護陽氣。

需要注意的是，有的女人出於美麗的需求，喝多了水，也會尿多，但不一定陽虛。還有的人一到睡前、出門前、緊張或見到廁所就想小便，但每次量都很少，這並非真正的尿頻，而是意念的作用，算不上是陽虛。

3. 容易腹瀉

陽虛體質者容易消化不良，水谷轉化不徹底，所以經常拉肚子，早上起床便拉稀便，且吃什麼拉什麼，吃進去青菜，就會拉出來菜葉、菜梗。

有時，陽虛體質者主要表現為脾胃陽虛，所以吃不得冷東西，胃容易受涼，容易導致反胃、腹瀉、胃痛等胃病症狀，其實這也是陽虛的表現，要多吃溫補食物，少吃寒涼。

4. 性欲減退，腰腿容易痠痛

有的人進入中年後，便出現性冷感或性欲減退的跡象，有時還會出現腰腿痠痛、下肢腫脹的現象。若是女人，則還會表現為白帶增多、白帶清稀透明，天氣稍微轉涼或過度勞累時，白帶就增多——這就是人們常說的「腎虛」，其實也是陽虛。

與此密切相關的是，陽虛體質者容易頭髮稀疏。這是因為腎藏精、精生血、血養髮，所以頭髮生長的動力在於腎，腎陽不足、精血大虧的人就容易脫髮。

有的陽虛者，還表現為有黑眼圈、口唇發暗。這是因為腎陽虛經常連帶導致脾陽虛，致使脾、腎兩臟陽氣皆不足，而眼圈、口唇則是反映脾臟問題的指示牌。

5. 性格安靜

陽氣是支持生命活動的原動力，陽虛，就是陽氣不足，所以生命力就不旺盛，脈象相對沉細無力，人的性格就比較安靜，有時可能還會情緒消沉，因此有部分陽虛體質者，容易得憂鬱症。

總體來說，陽虛體質者的外在特徵表現基本就這些了。

仔細觀察一下我身邊，發現相當多人有其中一個或多個症狀，譬如我媽媽就容易腰腿痠痛，我祖母晚上經常上廁所。

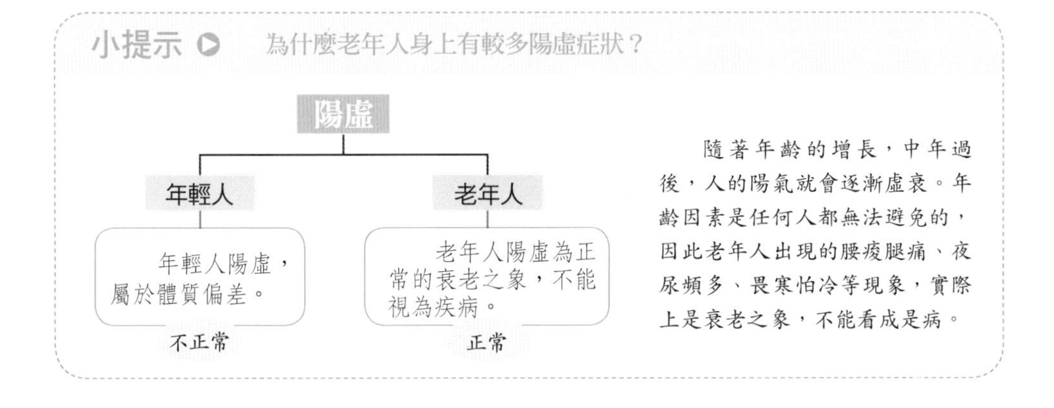

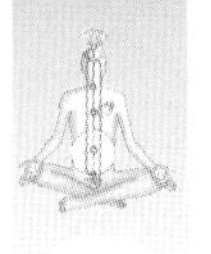

女人也要謹防腎虛

陽虛特徵表現的第四條中說，當天氣轉涼或過度疲累時，有的女人會白帶增多，這也是腎虛的表現。

我們通常所說的腎虛，不是指男人嗎？怎麼女人也會腎虛？

王醫師則回答說：「你沒聽過這句話嗎？『男怕傷肝，女怕傷腎』。腎是女性面色枯榮、生命活力的動力，腎虛是女性衰老的重要原因，所以女性應該比男性更看重腎的健康。」

我還是不太明白，為什麼女人更害怕腎虛。

王醫師進一步解釋道：「中醫認為，腎是人體的精氣所在，負責人體的內分泌、免疫、泌尿、生殖、呼吸、神經、血液、運動等多種功能。就女性而言，幼兒期腎虛會影響生長發育；青春期腎虛會使初潮延遲、月經稀少；成年期腎虛則會導致不孕不育、性欲淡漠、提前停經；更年期則易發生骨質疏鬆、心臟病變等。因此可以這樣說，腎是催生女性機能成熟的動力，是人體各種機能正常運行的保障。」

我這才恍然大悟：「原來如此，對女人來說，腎虛就等於提前衰老、進入更年期了？」

王醫師說：「那是！你回去得提醒你老婆，可別年紀經經就腎虛了。」說完，王醫師就拿出一疊資料給我看。

女性腎虛的表現　　3月11日

1. 眼瞼浮腫

有些女性一早起來就發現自己的眼瞼甚至下肢浮腫、面色蒼白無光，還有黑眼圈，這就是腎虛的症狀之一。在中醫理論中，腎主水，水液代謝不利而引起浮腫，就是腎虛在作祟。眼瞼是人身上皮膚最鬆弛的部位之一，所以腎虛信號在眼瞼上顯示得比較明顯。與此同時，腎虛還會導致血液循環出問題，引起黑眼圈、面色無光。

2. 畏寒怕冷

許多女人都怕冷，中醫認為這是腎陽不足的原因，陽氣不足則生寒，導致新陳代謝減慢、體溫較低、怕寒。怕冷的女人在日常飲食中可選擇些溫熱性的食物，如：牛肉、韭菜、辣椒、生薑、龍眼等，可以溫補腎陽。

3. 失眠、渾身燥熱、注意力不集中

腎陰虛會引起虛火內擾，令人煩躁、熱燥；晚上陰氣重，更加重了陰虛，導致失眠多夢。中年女性更容易因腎虛而煩躁、失眠、多夢，要注意多加調養，擺脫緊張情緒，切忌房事過度。

4. 發福

腎虛的人內分泌功能減弱，導致人體的基礎代謝率降低，造成熱量消耗減少，從而導致肥胖，因而女性一過中年都有發胖的趨勢。解決方案就是補納腎氣，多吃些鴨肉、鵝肉、兔肉、白米、糯米、小米、大棗等補氣食物也是很有必要的。

5. 更年期提前

腎虛女性早早便表現出閉經、性欲低下、煩躁、焦慮、多疑等更年期症狀。這是因為腎為先天之本，虛症引起衰老，久勞傷腎，腎虛者衰老得更快。

中老年婦女更容易腎虛，且腎精虧損的速度遠遠超過同齡的男子。中年婦女會出現的骨質疏鬆、牙齒脫落、白髮增多和脫髮等現象都是腎虛的表現。因為婦女年過四十後衰老加劇、皺紋增多、身體肥胖，並喪失生育能力，而同時期的男子卻往往還精力旺盛，這才有了「男人四十一枝花」的說法。

我看完後，王醫師總結道：「總之，女性腎虛甚於男性，中年以後的婦女尤其如此，女性任何時候都不能忽視自己的腎的健康。」

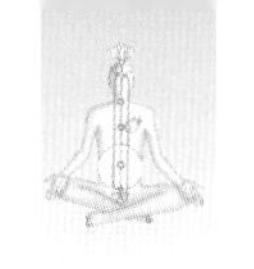

陽虛容易得這些病

想到陰虛體質者容易得口腔潰瘍之類的病症，於是我問王醫師：「陽虛體質者也會容易得某些疾病嗎？」

王醫師想了想，說道：「每種偏頗體質都有一定的患病傾向，陽虛體質者容易得痹症。」

「痹症？」我反問道。

「是的」，王醫師回答道：「比如說各種關節炎、水腫、痛經、月經延後、閉經、囊腫痤瘡、慢性腸胃炎、頭痛、胸痹等等。」

「這些病看起來沒什麼關聯性啊！為什麼統一叫痹症呢？」我很好奇。

王醫師解釋道：「痹症是我們中醫上統一的叫法。痹，就是不通。痹症就是指人體容易遭受風寒濕邪侵襲，導致血脈痹阻不通，因此產生疼痛或憋悶，比如頭痛、胸痹都屬於這種。」

每次都是這樣，王醫師的話講得稍微專業一些，我就聽不大懂了，於是我對王醫師說：「你就算都解釋給我聽，我也聽不懂，不如你隨便舉一個例子吧！讓我大概知道是怎麼回事就行。」

王醫師想了一下，說：「比如說水腫。陽氣不足的人，其蒸騰作用就相對較弱，人體的水分不能被陽氣蒸騰向上發散，就只能往低處流了，於是就積滯在局部，比如說下肢踝關節上，這就形成了水腫。」

「這麼簡單啊！」我脫口而出：「我是說，得病的原因就這麼簡單啊！兩句話說完就得病了？」

王醫師笑道：「你有沒有聽說過穿拖鞋也會得關節炎？」

「這個根本沒聽說過，老實說，我實在懷疑有沒有這麼虛弱的人，我們冬天還天天穿拖鞋呢！」我實話實說。

王醫師又笑：「不管你信不信，這確實是真的，有些人就是穿拖鞋也會得關節炎。比如我們冬天去洗澡，有的人習慣穿著拖鞋直接走進澡堂。俗話還是很有道理的：『寒從腳下起。』人的腳上有湧泉穴，它是腎經的第一個穴位。在寒冷的冬天，如果沒做好保暖工作，讓寒氣順著湧泉穴和腎經鑽進來，就會直接損傷人的腎陽。人的腎陽受到損傷後，病邪就會趁勢而入，人的氣血就為邪所阻。如果深入骨髓的話，就會產生病變，這就是很難治的類風濕性關節炎。」

我瞪大了眼睛：「有這麼嚴重嗎？冬天穿拖鞋，充其量也只是腳部受涼而

陽虛外寒容易導致的疾病

體內陽氣不足，也容易導致各種病症。

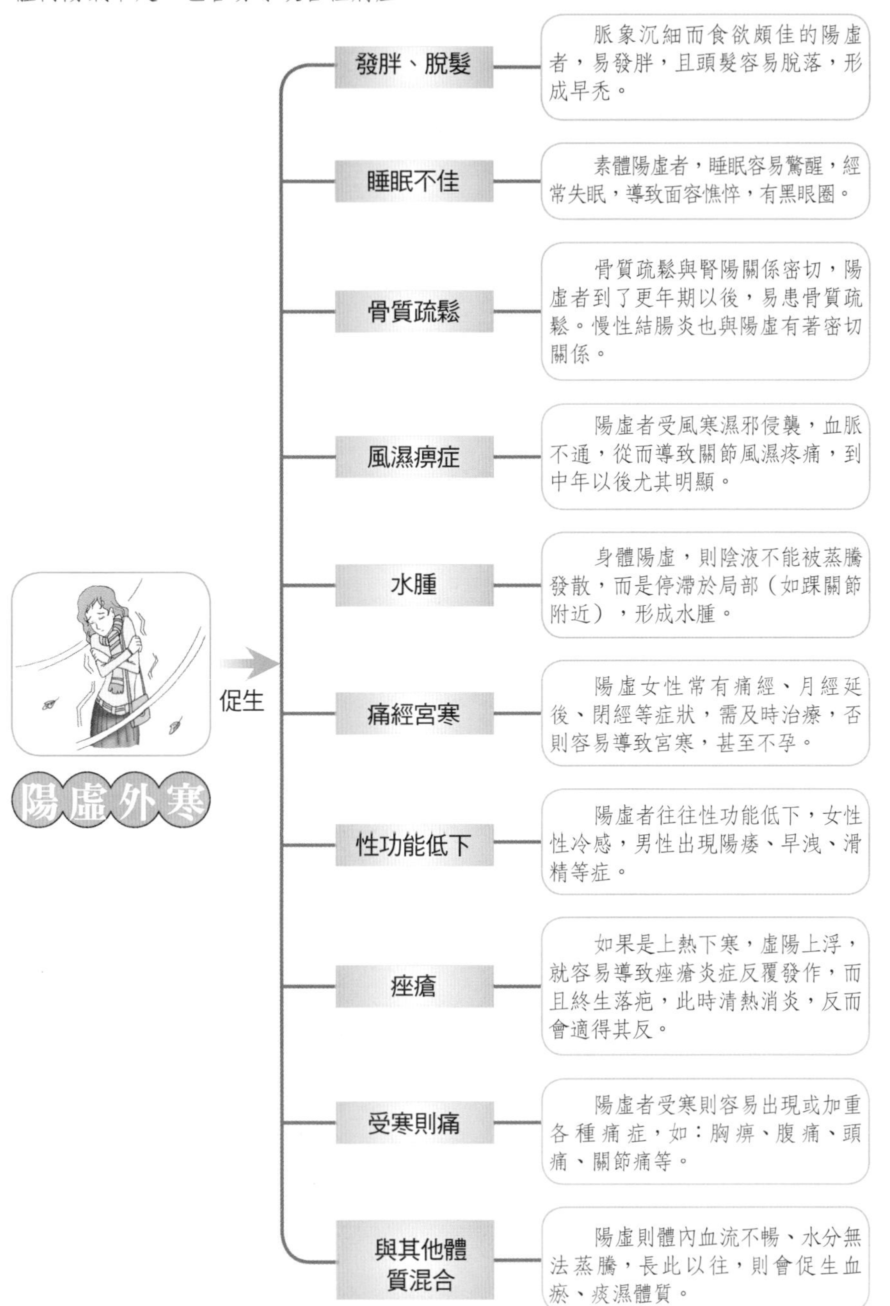

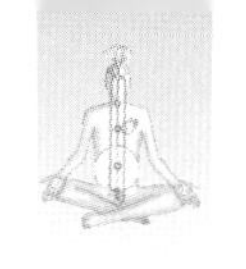

已，怎麼還傷了腎、傷了骨頭？」

王醫師一副見怪不怪的樣子：「事實就是這樣。你看我們冬天都會用熱水泡腳吧！我們都知道，泡腳，並不僅僅只有腳熱了，而是覺得渾身都變得暖和了，這就是湧泉穴和腎經的作用。熱量傳得遠了，就全身都舒服，相反地，如果涼氣也順著湧泉穴和腎經傳過來的話，那就對人體有害，就會得病。道理就是這麼簡單。」

我感慨地說：「想不到我們的身體這麼簡單，種個什麼因，就會結個什麼果。」

王醫師讚賞地說：「沒錯！你的思維越來越接近我們中醫理論了，你沒去學醫真是可惜了。」

我欣喜：「真的嗎？為什麼這麼說？」

王醫師說：「中醫總體上是辨證的，但更注重因果關係。就像剛才我們所說的那樣，晚上泡腳是因為溫暖了腎陽，渾身就會覺得很舒服，晚上還會睡得很香；但穿拖鞋受了寒涼，就會得病。這都是有因果關係的。」

這是很自然的。

「所以」，王醫師又總結道：「以後最好養成泡腳的好習慣。因為腳上有許多很關鍵的穴位，比如我們剛才提到的湧泉穴，它就有助陽的作用。冬天感冒了，用熱水泡一下腳，打通湧泉穴，把寒氣驅出去，感冒就容易好了。」

今天又學了一課，湧泉穴有助陽的作用，那麼以後就多泡腳好了。

陽虛多肥胖，助陽能減肥

因前幾天說到減肥藥的問題，我想起了一個傳言，於是問王醫師：

小知識 熱水泡腳與湧泉穴

湧泉穴

湧泉穴屬足少陰腎經，位於足底前部的凹陷處。《黃帝內經》記載：「腎出於湧泉，湧泉者足心也。」經常按摩湧泉穴或泡腳，可以溫腎助陽，產生強身健體、延年益壽的作用。

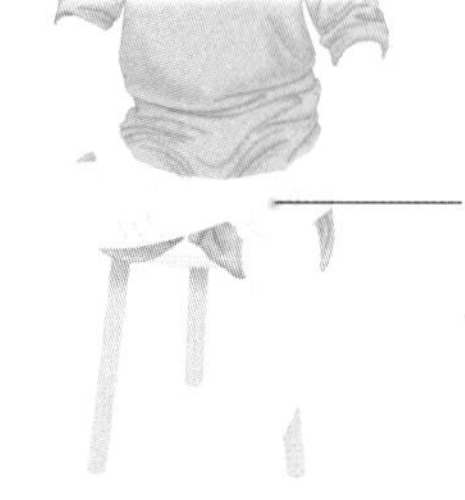

正坐，蹺一足於另一膝上，足掌朝上，用另一手輕握，四指置於足背，彎曲大拇指按壓處即是湧泉穴。

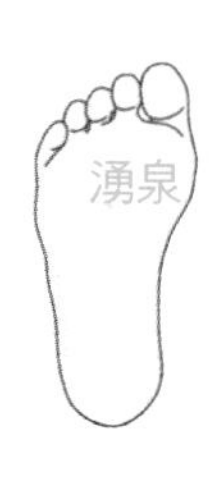

「為什麼人們經常說：『胖人多陽虛，瘦人多陰虛』？難道體胖、體瘦與陽虛、陰虛還有關係嗎？」

想不到王醫師竟然認同了：「確實有這個說法，中醫學早就發現了陽虛、氣虛者多肥胖。本來我想碰到一個痰濕體質的人時再詳細告訴你的，這裡不妨也說一點。陽虛的人因陽氣不足，不但水分難以蒸騰而引起浮腫，且由於生命活力不足，新陳代謝就會相對較慢，便容易發胖。此外，陽虛體質的人由於陽氣不足的原因，也不愛動，血脈不暢通，自然也容易胖了。這個後面我會講到，若陽虛體質嚴重的話，最後還會導致血瘀體質、痰濕體質，而這兩種人最容易產生病態的胖。」

「哦～原來是這樣。我還以為你會說，陽虛是因為陽氣不足以衝破氣孔，導致經絡堵塞，所以脂肪沿著經絡堆積呢！」

王醫師抬起頭來，有些質疑：「你怎麼知道這些？確實也有人這樣想——不過不管中間的過程怎麼解釋，有一點是肯定的，那就是陽虛會引起肥胖。」

然後王醫師又自顧自地說：「陰虛的人，是因為火氣大，所以也稱陰虛火旺，而火多了就會消耗人體很多的能量，所以陰虛的人容易瘦。」

這時，我腦海中有了一個絕妙的主意，於是又問：「有沒有這樣一種可能？肥胖的人可以透過調整自己的體質達到減肥的目的？比如說，陽虛的人有沒有可能把自己調理得陽氣足一些，陽氣足，生命活力就強一些，自然就多消耗一些能量，人也就瘦一些？」

「當然可以，」王醫師竟然完全贊同：「這比那種靠吃減肥藥來減肥的方法要科學得多，不但不會傷害身體，陽虛者還可藉此機會改善自己的體質。為什麼不可以呢？這個方法再好不過了。」

想到自己又發現了一種絕好的減肥方法，我非常激動：「將來我要創建一種『王氏減肥法』，並開一個減肥培訓班，讓所有的肥胖者都不再憂愁——」

可是王醫師只問了兩個問題，我便洩氣了。他說：「你打算怎樣培訓？難道也研發一個什麼助陽補腎減肥膠囊？」

我無話可說。

王醫師這才說：「人們之所以不願意透過運動來減肥，就是因為見效慢、太費力，用中醫的方法減肥也是如此，危害小，但卻見效慢。就比如你所說的這個『王氏減肥法』，歸根究柢，它的主要意義還是在於調理體質，減肥的作用太小了。」

唉！我還是老老實實學習怎樣調理體質吧！減肥的事以後再說。

（注：此前為王學典先生所著，此後是王清和醫師所著。）

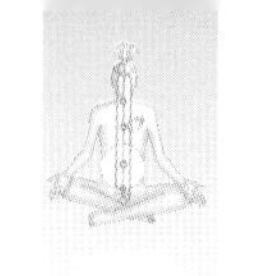

怎樣改善冬季手腳冰冷？

既然陽虛體質者容易手腳冰冷，他們在冬天必定非常難受，那麼該如何改善手腳冰冷這種情況呢？

中醫有「陽虛則寒，內虛則熱」的說法，因此，手腳冰冷除了與人體對寒冷刺激的過度反應有關外，主要還是因為陽虛。

陽虛則陽氣不足，生命活力差，隨之血液循環也就不好。正常來說，血液由心臟輸出後，攜帶著氧氣來到全身各部位，氧經過代謝後，才能產生熱能，身體才會溫暖。手腳因為處於肢體的末端，離心臟最遠，一旦心血管系統的功能出現障礙，就會影響血液輸送，從而造成手腳冰冷。

一般來說，女性到冬季都會出現手腳冰冷的現象，四個女人中就有一個會患這種「冬季冷感症」。具體來說，體型越瘦小的女性越容易出現手腳冰冷的情況。這是因為體型瘦小的人末梢血液循環較差，體溫調節功能容易紊亂，影響血液的輸送，熱量容易散失，造成手腳冰冷。更年期女性因為卵巢對雌激素的分泌量下降，神經血管不穩定，影響血液循環，也會讓女性異常怕冷。此外，血糖太低或低血壓的患者也容易在冬季手腳冰冷。

由於這種狀況是陽虛所導致，所以改善這一狀況主要從調理體質入手，注意補充身體營養，多運動鍛鍊以增強身體體質。具體來說，又可以從以下幾方面著手：

從飲食方面來說，冬季飲食有講究：多吃溫熱型食物，如：堅果、人參茶、桂圓茶、黑芝麻、甜湯圓等，多食可緩解手腳冰冷的狀況；還要適當地多吃辛辣的食物，如：辣椒、胡椒、芥末、大蒜、青蔥、咖哩等，這些可促進血液循環，增加人體熱量；還可以多吃富含維生素 E 的食物，因為維生素 E 可擴張末梢血管，改善手腳冰冷的狀況。

從運動方面來說，平常可以透過運動鍛鍊來擺脫手腳冰冷的狀況，如：甩手、健走、爬樓梯等運動對於促進氣血運行，加速新陳代謝，使身體充滿活力等都有好處。多動動手指、腳趾，也可促進血液循環，改善手腳冰冷的狀況。

從保健角度講，可以天天按摩，如在每天洗腳時按摩位於足部小趾生長處外側的至陰穴和足底的湧泉穴，可緩解手腳冰冷的症狀；按摩大拇指內側的合谷穴、手腕內側 3～5 公分的內關穴及膝蓋下方 6～8 公分的足三里，可以緩解全身畏冷的狀況。

陽虛外寒者的四季保養

陽虛外寒者最基本的養生原則就是防寒補陽。四季中，陽虛者在冬、夏兩季最容易出問題，要特別注意。

「春夏養陽，秋冬養陰」，此時氣候乍暖還寒，陽虛者尤其要注意保暖、調節情緒、適當運動。

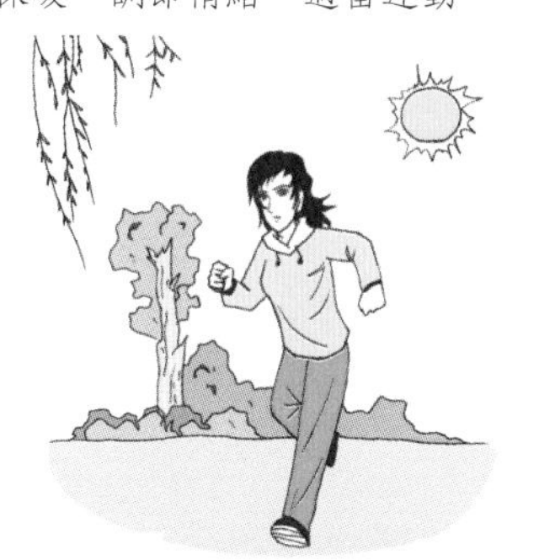

夏季炎熱，但人體陽氣外強中乾，浮盛於肌膚而內臟相對空虛，因此反而比其他季節更容易損傷到陽氣。

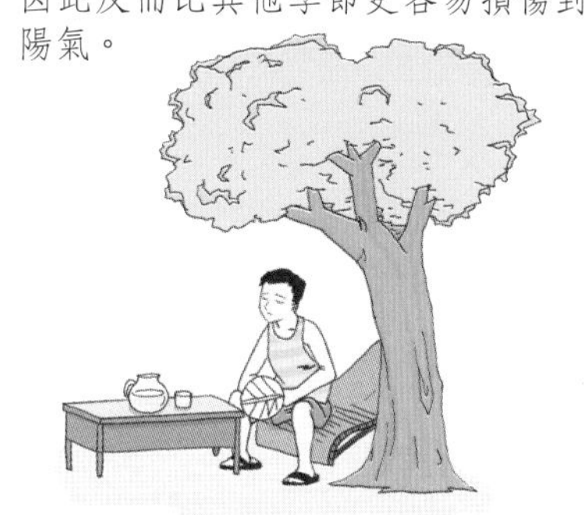

春季是補陽的最佳時節，應選擇一些味甘性平的食物，以發寒散邪、扶助陽氣。少吃酸性食物，以免肝火偏亢而影響食欲。

春 夏

夏季飲食要平淡，無需大補，可在三伏天適當進食羊肉、雞肉等溫補之品。此外，切忌貪食冷飲，也不要長時間待在冷氣房中。

在冬至、三九天進補，食用羊肉、鹿肉或壯腰健腎丸、金匱腎氣丸等。此外要注意保暖，但失眠患者要少用電熱毯。

冬 秋

此時陽虛者要注意多吃溫熱、甘緩的高熱量、高營養的食品，如：鹿肉、羊肉、鵪鶉、核桃仁等，少吃西瓜、苦瓜等寒涼及油膩的食物。

冬季嚴寒會傷及腎陽、關節，此時陽虛體質者的症狀會較為明顯，出現夜尿頻多、老寒腿、關節痛等症狀。

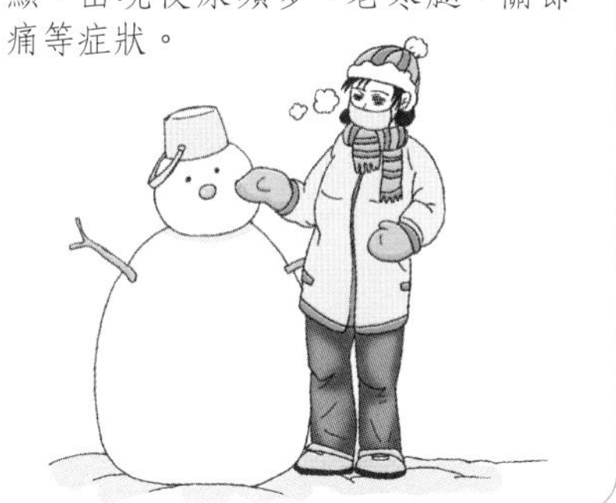

秋季逐漸變冷，此時陽虛體質者不能堅持所謂的「春捂秋凍」，應該注意保暖，尤其是早晚較冷，要適當增添衣物。

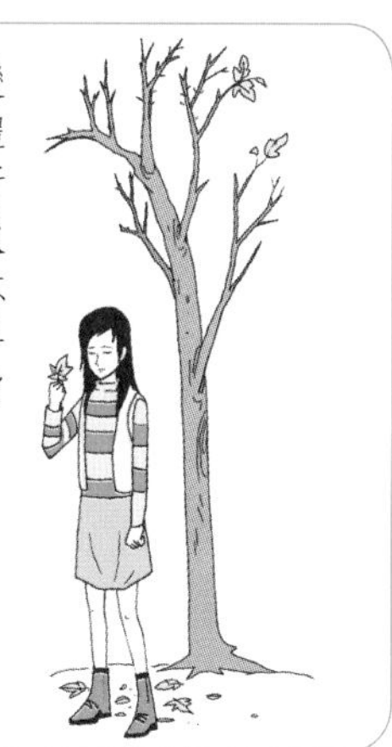

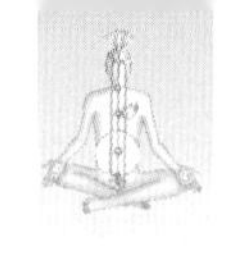

再來就是洗澡的時候，可以在洗澡水裡加入生薑或甘菊、肉桂、迷迭香等藥物，具有促進血液循環，讓身體暖和起來的功效。洗腳時，也可以在盆裡放些生薑、米酒等物，有助於加強腳部保暖。

有一位姓謝的女士跑來問我：「王醫師，我一到冬天就怕冷，穿再多的衣服也會手腳冰冷，除非是坐在火爐邊。我聽老人們說，這也是一種病。請問這是什麼病啊？嚴重不嚴重啊？因為我自己本身並沒有十分不舒服的感覺。」

我告訴她說這不是一種病，而是陽虛所致，補陽就可以了，因此也沒給她開處方，就按照上述方法，告訴她該吃什麼，平常要注意些什麼，這個方法只用了一個冬天，就完全改善了她手腳冰冷的狀況，此後的冬天她再也沒怕冷過。

補充陽氣全攻略

陽氣不僅僅是生命活動的基礎，還是生活品質的保障。

有一位陳先生對我說：「冬天怕冷還可以理解，但我現在夏天也怕冷。別人在冷氣房裡感到很涼快，我卻覺得很冷，時間一長，就像女人一樣手腳冰涼。這是怎麼回事呢？」

這個問題再簡單不過。簡單來講，陳先生的體質已經逐漸變差，該補充陽氣了。在中醫上，補充陽氣的方法有很多，食補、運動、藥補、治療等，都是常用且有效的方法。這裡分別講述如下：

1. 食補是最主要的補陽方法

身體不適，一般人的作法是吃藥，但這是西醫喜歡用的方法。在我看來，雖然藥補與食補均能產生補虛祛邪的作用，但食補比藥補更重要，因它與人們的生活息息相關，一旦人們養成食補的習慣，不但能治病，還能產生補虛扶正的作用，使人體的氣血陰陽達到新的平衡，恢復健康。

就陽氣的補充來說，可以拿來進補的食物，主要有韭菜、羊肉、鵪鶉、公雞、雞蛋、鰻魚、海參、乾薑、胡椒、茴香、蝦米、核桃、胡桃、桂圓、花生等。如果不嫌麻煩的話，還可做一些有補益作用的粥、湯或菜餚。

補陽菜餚推薦

【桂皮鵪鶉湯】

配方：鵪鶉2隻、桂皮0.5克、茴香0.5克、蔥白一根、生薑50克，其它調味料各適量，澱粉適量。

作法：鵪鶉除去毛和內臟，用熱水洗一下，再用清水洗乾淨，瀝乾，然後放入油鍋內炸至泛黃。燉鍋加清湯燒開，放入調味料和蔥、薑、茴香、料酒、桂皮，最後放入鵪鶉，中火燉半個小時。澱粉加少許水勾兑成薄芡，淋入湯中燒開，蓋上鍋蓋燜10分鐘即可。

用法：每週3次，吃肉飲湯，連服1個月。

功效：補充陽氣，對腎陽虛引起的陽痿、遺精、月經不調等皆有極好的療效。

【鎖蓉羊肉麵】

配方：羊肉100克、鎖陽5克、肉蓯蓉5克、麵條300克。

作法：先將鎖陽、肉蓯蓉用清水煎兩次，去渣留汁，晾涼後做成藥汁。將藥汁、清水、羊湯混在一起煮開，下入麵條煮熟，再放入蔥、鹽、雞精調味即可。

用法：可做主食食用。

功效：溫陽通便、補腎陽，可用於腎虛陽痿或腰膝痠軟。

【鎖陽胡桃粥】

配方：鎖陽5克、胡桃仁50克、白米適量。

作法：先將鎖陽用清水煎兩次，去渣留汁，晾涼後做成藥汁。胡桃仁搗爛，白米淘洗乾淨。將材料放入鍋中，煮熟成粥。

用法：可當主食食用。

功效：補腎陽、潤腸通便，適用於陽虛引起的腰膝痠軟。

【當歸燉羊肉】

配方：當歸20克、羊肉300克。

作法：先將羊肉洗淨切片，放入沸水中煮至八分熟，然後撈出瀝乾。將當歸放入沙鍋，加入適量清湯煮開，然後加入調料和羊肉片，煮熟後調味即成。

用法：每天一次，吃羊肉飲湯。

功效：溫陽通便、壯陽固精、養血強筋，適用於腎陽不足、精血虛虧、陽痿、不孕等。

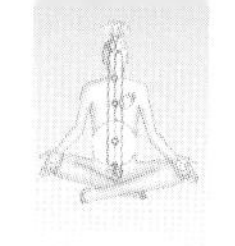

陽虛外寒者的飲食宜忌

陽虛外寒者的食療重點在於補陽，因此要多吃溫熱養陽的食物，少吃寒性明顯的食物。

陽虛體質者的飲食養生原則

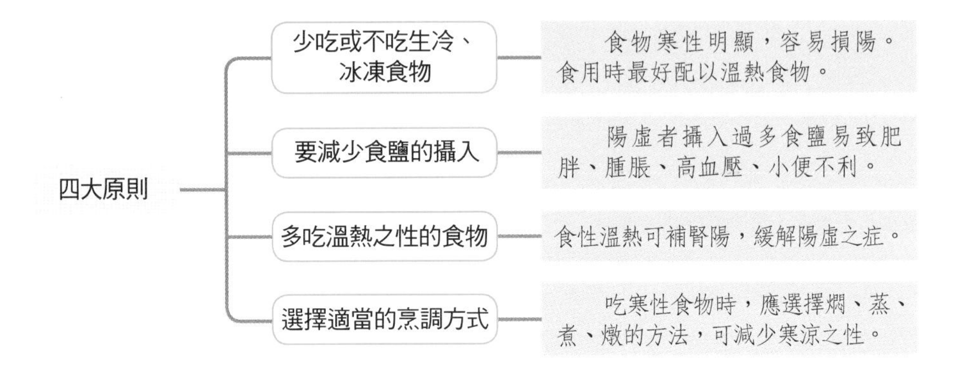

蔬菜類宜忌

蔬菜類
宜
韭菜、大蒜、辣椒、香菜、扁豆、刀豆、生薑、茴香、南瓜、洋蔥、胡蘿蔔、黃豆芽、山藥等。
忌
綠豆芽、苦瓜、黃瓜、絲瓜、芹菜、竹筍、莧菜、薺菜、茭白、茄子、海帶、紫菜、銀耳等。

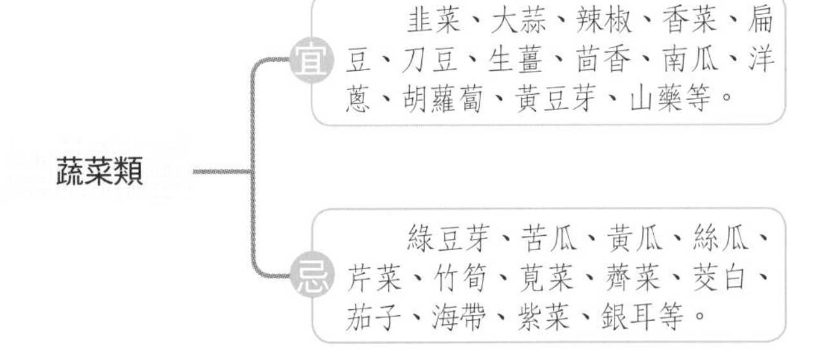

儘量少吃寒涼食物，如果要吃，一是量要少，二是可配合一些溫熱食物，三是蔬菜最好不要直接涼拌生吃，而要在開水中煮一下。

葷腥類宜忌

葷腥類
宜
羊肉、牛肉、狗肉、鹿肉、雞肉、牛鞭、鹿鞭、蝦仁、黃鱔、海參、鮑魚、淡菜、鰱魚、鱒魚、鯿魚、帶魚、豬肚、豬肝、火腿等。
忌
兔肉、螃蟹、田螺、黑魚、鯉魚、鰻魚、蚌肉、海蜇、蛤蜊、牡蠣、牛蛙、鴨肉等。

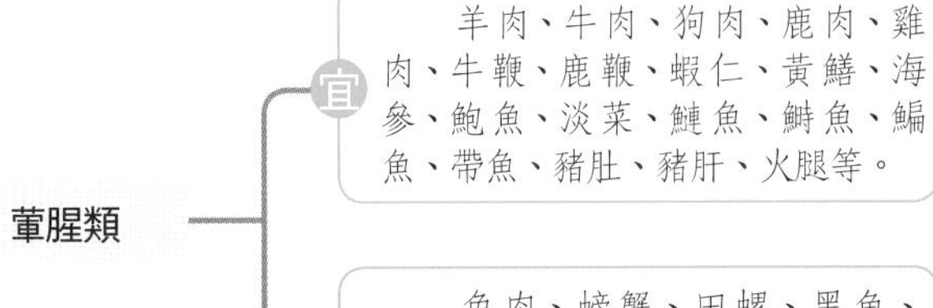

羊肉性烈，陽虛者也不可多食，否則會補出虛火。在食用羊肉時，可配一些涼茶、冰糖燉銀耳等加以緩和。

水果乾果類宜忌

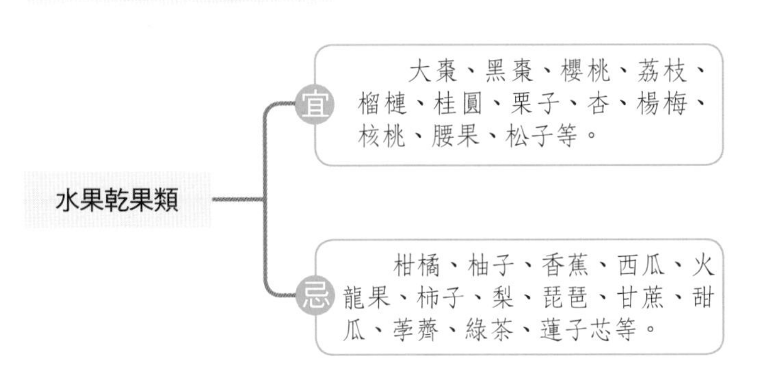

核桃是非常好的補陽食物，可以溫腎陽，最適合腰膝痠軟、夜尿頻多的陽虛患者。

適宜陽虛體質者的膳食單

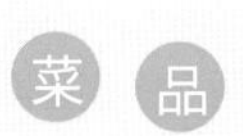

山藥燉羊肉、海參羊肉湯、蔥爆羊肉、辣椒炒羊腰花、韭菜蝦仁、韭菜核桃仁、栗子燉羊肉、辣椒葉雞蛋湯、辣椒炒鱔魚、洋蔥鱔背等。

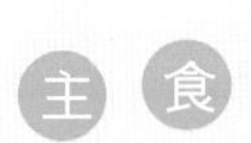

羊骨粥、羊肉粥、羊腎粥、羊肚粥、蝦仁粥、火腿粥、淡菜粥、臘八粥、核桃粥等。

嚴重陽虛者，還可在粥、湯或菜餚中加入紅參、鹿茸、冬蟲夏草、肉桂、海馬等物。

需要注意的是，有的人，尤其是女孩子認為，水果含有多種營養成分，又可以美容，所以喜歡拿水果當飯吃，這是不可取的。我曾經有一位病人就是這麼想的，結果反而導致了陽虛。這是因為吃太多水果會影響脾胃功能，傷及脾胃也會損耗陽氣。想吃的話適量即可，不可貪多。

2. 運動養陽不可少

運動是一種極好的養生方法，也是一種不錯的養陽方法，所謂「動能生陽」，講的就是這個道理。令人遺憾的是，陽氣不足的人性格往往比較安靜，

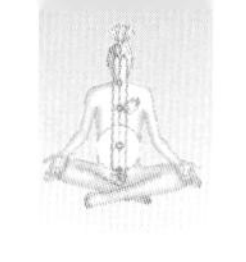

不喜歡運動，結果體質更弱，更加陽虛。其實，陽虛的人，可以做一些較為舒緩的運動，如：散步、慢跑、放風箏、打網球等等。經常參與這些活動，既可以補充陽氣，又可以舒緩神經，讓人變得爽朗起來。

我的一個姪女，有一段時間因為失戀而整天吃不下飯，也不好好睡覺，餓了就啃幾口蘋果。結果一個月不到，人瘦了很多，還變得陽虛、氣虛。她也不肯吃藥，也不願意透過食補來調理身體，人憔悴得不行，即便吃點什麼，也會因為消化不良而吐出來。本來失戀的打擊就讓她變得更安靜、更沉悶，陽虛又導致她畏寒怕冷，結果整天不出門，一天到晚窩在床上，眼看一個妙齡少女，變成了未老先衰的歐巴桑。她的媽媽看在眼裡，急在心裡，不知怎麼勸說她才好。於是我就建議，讓這孩子多進行戶外活動和運動。

她媽媽很懷疑：這行嗎？她整天動都不想動，人都沒什麼情緒，恐怕無法勸說她。

剛好，我這姪女會打桌球，於是大家就想盡辦法讓她出門打桌球。由於她熱戀的時候，她的男朋友也曾經陪她一起去打球，可能為了回憶往昔的情景，她最終在家人的勸說下，帶了一些零食，跟弟弟到桌球館打了一下午的球。結果他們回來之後，眾人驚奇地發現，我那姪女肯吃飯了，也肯說話了，精神也好了不少。此後，她天天下午都去打球，回來餓了就吃東西，慢慢地，身體也好了起來，她也漸漸走出了失戀的陰影。

運動養生的好處在於，它不但能增強人的體質，還能調劑人的精神狀態。陽虛體質者本來個性就沉靜，長此下去，很可能發展成為憂鬱症，精神狀態差了，身體狀態也就很容易跟著衰弱；所以陽虛體質者，更應該多出去走走，多多參與戶外運動，讓身體與大自然、陽光接觸，陽氣就能被激發出來，人就容易有生機。陽虛的族群中，女性多於男性，很大一部分原因，就跟男性一般比女性更愛戶外運動有關。

需要說明的是，如果採用運動的方式養陽，最好不要大量出汗，只隱隱出汗讓陽氣暢快地散發出來即可。可能你會想，汗不是屬陰嗎？出汗就是消耗一些陰氣，如此一來陽氣不就相對多一點，更容易達到陰陽平衡嗎？

非也！

人體大量地出汗，就等於津液受損。凡事過猶不及，損陰就是損陽。

運動的目的是為了散發、調動陽氣，使全身的經絡處於「通」的狀態，避免痛經、頭痛、長痤瘡等痹症的發作，且適量的戶外運動還有助於吸取日月之精華、採陽，但若這一切都以損傷津液為前提，反而會適得其反，陰氣不足也會導致陽虛。

陽虛外寒者的起居養生

陽虛體質者的養生以養陽為主，在生活起居方面，要注意保暖、多運動、少熬夜，具體說來，有以下四點值得注意。

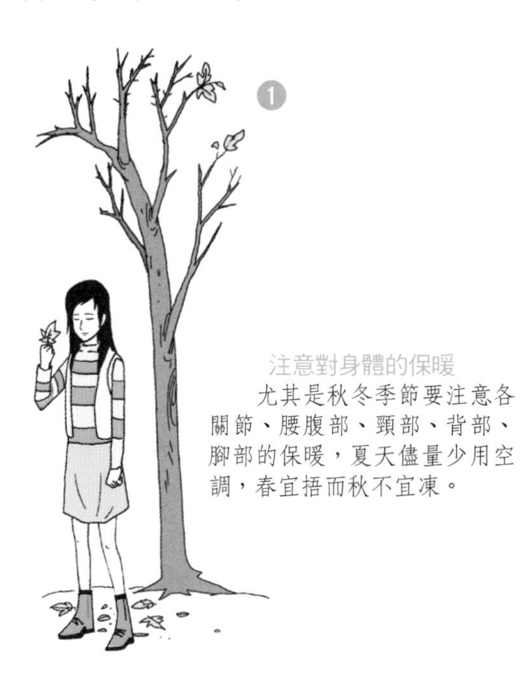

注意對身體的保暖

尤其是秋冬季節要注意各關節、腰腹部、頸部、背部、腳部的保暖，夏天儘量少用空調，春宜捂而秋不宜凍。

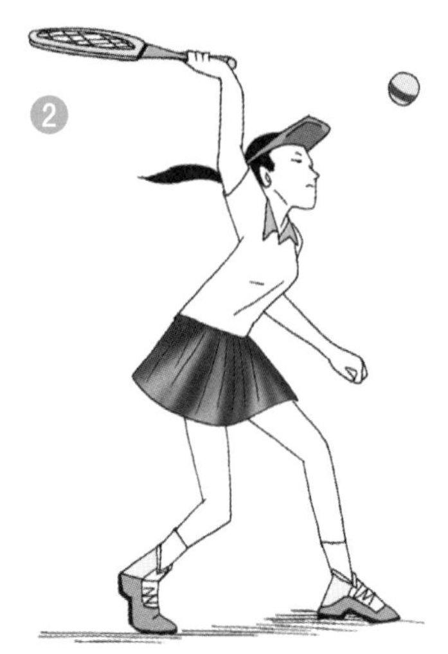

多運動，「動能生陽」

陽虛者應多做戶外運動，並長期堅持，運動以力所能及、感興趣而又方便為原則，同時最好不要大量出汗。

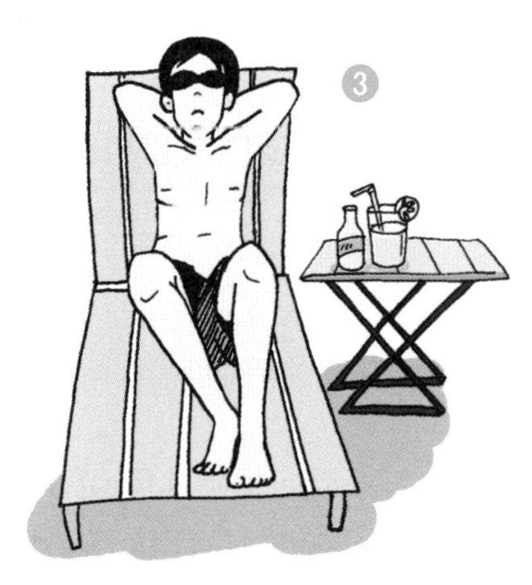

多曬太陽

陽虛者應多見陽光，曬太陽時應做好防曬工作，夏天以上午 10 點之前、下午 3 點之後出門為宜，中老年人曬太陽，可以預防骨質疏鬆。

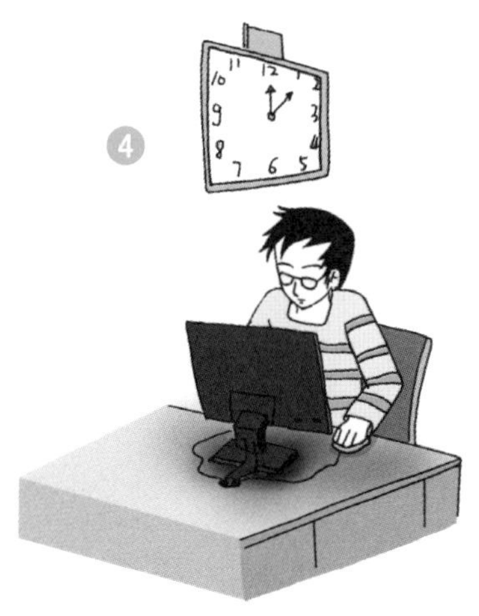

避免熬夜

熬夜實際上是在透支陽氣，使其得不到休整，從而加重陽虛。平時晚上睡覺不應超過 11 點，冬季不應超過 10 點。

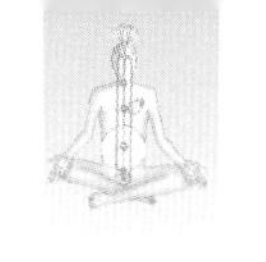

在中醫理論裡，陰氣與陽氣是一個陰生陽長、相互依存的關係。津液的轉化也需要陽氣的動力支援，人在大量出汗的過程中，也需要消耗很多陽氣才能完成。如果說陽氣發揮動能作用的話，那麼出汗就是熱能，大量出汗的過程就是將大量動能轉化為大量熱能的過程，這樣的運動，就不是養陽了，而是耗損陽氣，得不償失。

3. 藥補要謹慎

俗話說：「三分醫，七分養，十分防。」當人體表現出明顯的陽氣不足，單純依靠食補已經不能矯正其虧損的狀態時，就該在醫師的指導下，酌情使用藥補的方法來調節陰陽。之前我在食補中提到的偏方，就有藥補的性質。

針對陽虛這一種體質來說，一般醫生會建議病人吃天王補心丹、六味地黃丸、桂附地黃丸、金鎖固精丸或金匱腎氣丸，但我建議，最好不要將這些藥丸當成救命丸，世上根本沒有這樣的藥丸。不但沒有，而且有時候還會有副作用。

有一位侯先生，40 多歲，有點掉頭髮，他以為自己有些腎虛，於是聽從醫生的建議，開始服用六味地黃丸。服用的前兩週，感覺還不錯，較少掉頭髮了，而且覺得整個人變得很有精神，可之後再服用，效果就沒這麼明顯了，而且之後漸漸地有了拉肚子的習慣。不吃時，症狀輕一些，但連續吃幾天後，就又拉肚子。人家都說六味地黃丸多好多好，怎麼他吃了之後反而會拉肚子呢？

侯先生一向我敘述這些症狀，我趕緊告訴他快停用此藥。六味地黃丸雖然是很好的補藥，但主要針對腎陰虛，偏重於補陰，人吃了之後會妨礙消化功能。侯先生本來就有些陽虛，消化系統較弱，又吃了妨礙消化的六味地黃丸，自然很容易拉肚子了。

所以，如果想採用藥補的方式補陽，最好事先弄清楚情況。即便如此，透過各種補益丸來調理身體依舊不太可靠，是藥三分毒。那怎麼辦？「藥補＋食補」，將一些有補陽作用的中藥跟食物一起服用，這樣既降低了藥物的副作用，又能產生補益作用，而且至少從精神上，不會讓人感到自己在吃藥，自己是病人，只是偶爾用藥物調理一下而已。其實各種補益丸，其主要成分仍然是這些藥材。

就補陽這一方面來說，確定可用的中藥有人參、鹿茸、冬蟲夏草、肉桂、鎖陽、肉蓯蓉、山藥、熟地、桂枝等。家裡有陽虛體質者時，可在熬粥燉湯時適當加入一點這些藥材，就能產生補足腎陽的作用。前幾種藥材比較名貴，不太容易買到，那就可以在粥湯中經常加入後幾種藥材，這對一般人來說，還是

陽虛外寒者的藥物養生

適宜陽虛體質者的扶補藥材

藥材	性味	功效	藥材	性味	功效
人參	性味甘微苦、微溫	大補元氣、固脾生津、健脾養肺、寧心安神	鹿茸	性味甘鹹、溫	補腎陽、強筋骨、益精血
冬蟲夏草	性味甘、溫	補肺益腎、定喘止咳、壯陽氣	肉桂	性味辛甘、熱	溫中散寒、溫腎助陽、溫通經脈、溫
鎖陽	性味甘、溫	補腎陽、益精血、潤腸通便	蓯蓉	性味甘鹹、溫	補腎助陽、強筋健骨、潤腸通便
山藥	性味甘、溫平	健脾益胃、滋腎益精、潤肺止咳、延年益壽	熟地	性味甘、微溫	養血滋陰、補腎益精，主治經少、閉經、腰膝痠軟
杜仲	性味甘、溫	補肝益腎、強筋健骨、降血壓、安胎氣	黃耆	性味甘、微溫	補中益氣、升陽舉陷、利水退腫、固表止汗

適宜陽虛體質者的中藥還有菟絲子、桑寄生、補骨脂、益智仁、桂枝等，進補時需要注意，不可太過。

陽虛者常用的中成藥

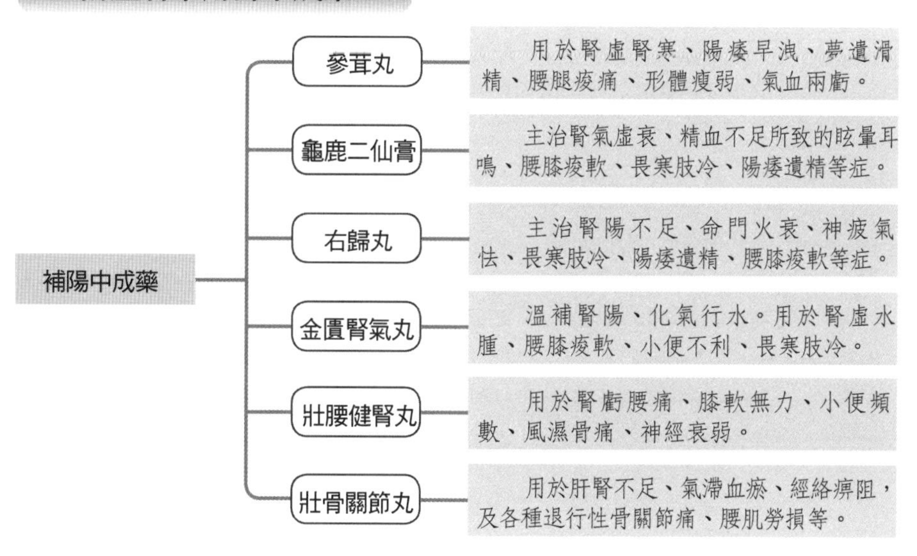

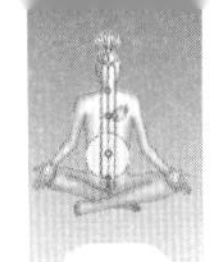

很容易做到的。事實上，有的人就是經常吃山藥，不但不會陽虛，而且常年不生病。這是因為，山藥既能充糧，又為佳蔬，還是滋補聖品。清代名醫傅青主就用山藥為主要材料，為自己的母親配製了「八珍湯」。他母親經常服用此湯，不但很少得病，而且活了 84 歲的高壽，這在古代是非常不容易的。

此外，由於陽虛而經常感冒的人，還可用當歸、陳皮、柴胡、生薑、杜仲等有利於補中益氣的藥材進補，平常往粥湯裡稍微放一些即可。比如說，冬天經常喝一些生薑湯，對於緩解腎陽虛引起的手腳冰冷，就有很好的療效。

需要指出的是，陽虛不太嚴重的話，比如說只是怕冷和尿頻，就沒必要吃人參、鹿茸這樣大補的藥材，否則補陽過度，很容易口乾上火，只需在寒冷的晚上喝一些薑湯就可以了。

4. 經絡療法也很必要

體質很差時，很有必要透過治療來緩解。陽虛體質的治療，其實是非常容易的，打通一些關鍵穴位，鼓舞陽氣、舒活經絡，也能產生補陽的作用。前文提到的用溫水燙腳，其實就是透過湧泉穴，將熱量透過經絡送到人的全身。與此作用相似的，還可透過敲擊自己的督脈、用艾條灸烤足三里、命門、氣海、關元這些穴位或者拔罐、刮痧，都能產生溫暖全身的作用。

我們醫院裡有一位老先生，七十多歲了，身體非常好。有趣的是，他還有一位才十幾歲的兒子。也就是說，他在五、六十歲的時候，身體還好到足以生兒育女，這說明他至少沒有腎虛過。

他的養生祕訣很簡單，就是每天早晨起床後，拿著一根木棒敲打自己的後背及全身，一邊敲，還一邊在嘴裡哼哼哈哈地大叫，那景象甚是壯觀。別人問：「您在做什麼呀？」老先生就英雄氣十足地說：「我在敲擊自己的督脈！」

督脈是什麼？它是人體的奇經八脈之一，在中醫理論中，總督一身陽經，發揮調節陽經氣血的作用，所以被稱為「陽脈之海」。它還有一個重要的功能，就是主生殖機能，特別是男性的生殖機能。

老先生經常敲擊自己的督脈，能產生驅散鬱結於皮膚臟腑的陰寒、風熱、痰毒等邪氣，補助人體陽氣的作用，長此以往，自然陽氣充盈，遠離百病。反之，如果督脈沒得到很好的疏通，那就等於壓抑住了全身的陽氣，久而久之，不但人沒有精神，可能整條脊柱就彎了。

還有一位老太太，得了幾十年的風濕性關節炎，吃了許多藥，看過許多醫師，都沒有治好，每逢陰雨天，就難受得厲害。但自從她找到我後，她沒費多

適宜陽虛外寒者的藥膳

陽虛外寒者也可用藥膳進行扶補，在平時的食物中加入適量溫補助陽的藥材，能產生很好的補陽作用。

適宜陽虛體質者的扶補藥材

類　別	名　稱
藥酒類	蛤蚧酒、海狗腎酒、杜仲酒、蟲草酒、鹿茸酒、淫羊藿酒、海馬酒、鹿茸蟲草酒、蓯蓉酒、肉桂酒等。
藥膳類	桂皮鵪鶉湯、鎖蓉羊肉麵、蓯蓉羊肉粥、鎖陽胡桃粥、薑歸羊肉湯、附子鹿尾羊肉、蓯蓉黃耆蟲草雞、杜仲羊腎湯、人參鹿尾湯、十全大補湯、杜仲肚片湯、耆棗蓯蓉鹿肉湯、參蒸鱔段、壯陽狗肉湯等。

藥膳推薦——蓯蓉黃耆蟲草雞

材料

雞半隻，水 5 碗，蔥、薑、蒜、料酒適量，乾淨的棉布袋一個。

藥材

蓯蓉、參鬚、巴戟天、黃耆各 3 錢，冬蟲夏草 10 錢。

作法

1. 將蓯蓉、黃耆、冬蟲夏草等藥材用清水洗淨，包入事先準備好的棉布袋中紮緊。
2. 將雞肉洗淨切塊，放入沸水中汆燙一下取出，去掉血水。
3. 將所有材料一起放入鍋中，加入適量清水，先用大火煮沸，再轉小火熬煮 15 分鐘，加入鹽調味即可。

評析

蓯蓉溫而不燥，可調補腎陽不足；黃耆則補中益氣，能提升免疫力。這道藥膳可以調補腎陽不足，可調治腎虛陽痿、遺精、早洩、腰膝痠軟、筋骨痠痛等症，並能潤腸通便，改善腸燥便祕。

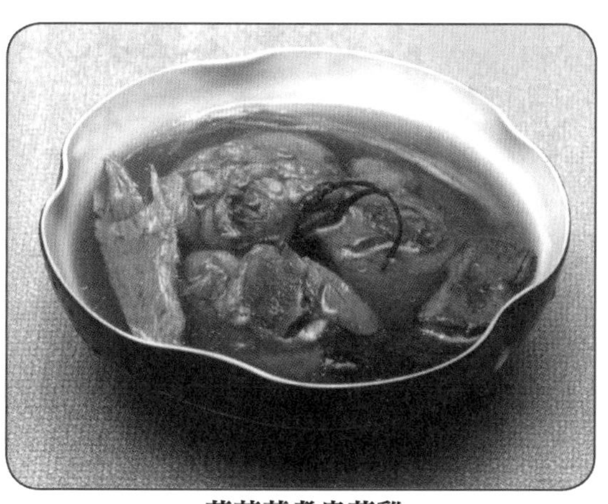

蓯蓉黃耆蟲草雞

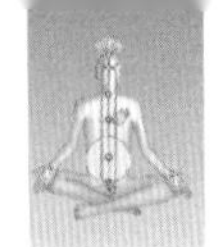

大力氣，關節處每逢陰雨天就疼痛的症狀竟然就減輕了。

我告訴她的治療方法很簡單，就是把鹽放到鍋裡炒熱，然後抓起熱鹽粒往腳心上搓，每天晚上搓個十幾分鐘，完了之後再用熱水洗乾淨。她按照我的吩咐後，只搓了一個月，自己都能感覺出來，以往的不適已經好多了。

一把鹽怎麼會這麼神奇？關鍵是腳心有湧泉穴，而鹽又有引經通腎的作用。關節痛，是因為那裡的經絡不通，有寒氣，病人肯定有腎陽虛或者腎寒之類的疾病，用我們中醫的話說，叫「有寒邪」。用我這個方法，就能驅除寒邪、補充陽氣。

用艾條灸烤足三里、命門、氣海、關元等穴位乃至拔罐、刮痧，對人體也能達到類似的作用，關鍵都在於打通人體經絡、驅除寒氣，保證陽氣和津液的流通，最終產生強身健體的作用，我們可以將這些方法稱為「經絡養生法」。而眾所周知，經絡學說是中醫基礎理論的核心之一，幾乎任何病症都可以透過經絡來治療，陽虛體質，自然也可以透過此方法來調理。

善於調節自己的情緒

我剛看了一個故事，故事中的女主角每月都會失戀一次。原因很簡單，每個月來月經那幾天，她就一改過去柔情似水的淑女形象，變得「無事找事，無理取鬧，不可理喻」（歷任男朋友語）。她也能感受到自己的歇斯底里和失常，但沒辦法，她就是冷，她就是疼，她就是特別容易看人不順眼，她無法忍受，但若身邊連一個憐香惜玉的男友都沒有，她會更難過，於是，她不停地戀愛，不停地失戀，她實在怕極了每月那比魔咒的預言還恐怖的幾天，整個人因此變得更加神經質。結果到了最後，她不但精神狀態很不好，連身體也跟著垮了。

我在心裡感嘆道，如果這個女孩子碰到一位學中醫的男朋友，肯定不會出現這種情況。

這個女主角，屬於典型的陽虛體質，這可以從痛經、畏寒及平日的「淑女」上看出來。一般女人在月經那幾天也會心情不穩定、失常，但痛經，只有一部分女人會有這種情況，而這一部分人，一般不是陽虛體質，就是血瘀體質。陽虛體質者性格往往較內向，有什麼不高興的事，一般會隱忍不發，憋在心裡，但一旦有了導火線，就會像火山爆發那樣，以駭人之勢爆發出來。所以人們樂意跟性格外向的人打交道，從深處講，我覺得其中一個原因，就是害怕被內向者的火山給燒著，而跟性格外向者相處，就不會有這方面的顧忌，因為

陽虛外寒者的經絡養生

透過經絡調理陽虛效果非常明顯，與之相關的主要有督脈、氣海、關元、中極、足三里、命門、湧泉等經絡穴位，方法有敲擊、拔罐、刮痧、艾灸等。

對治陽虛的經絡

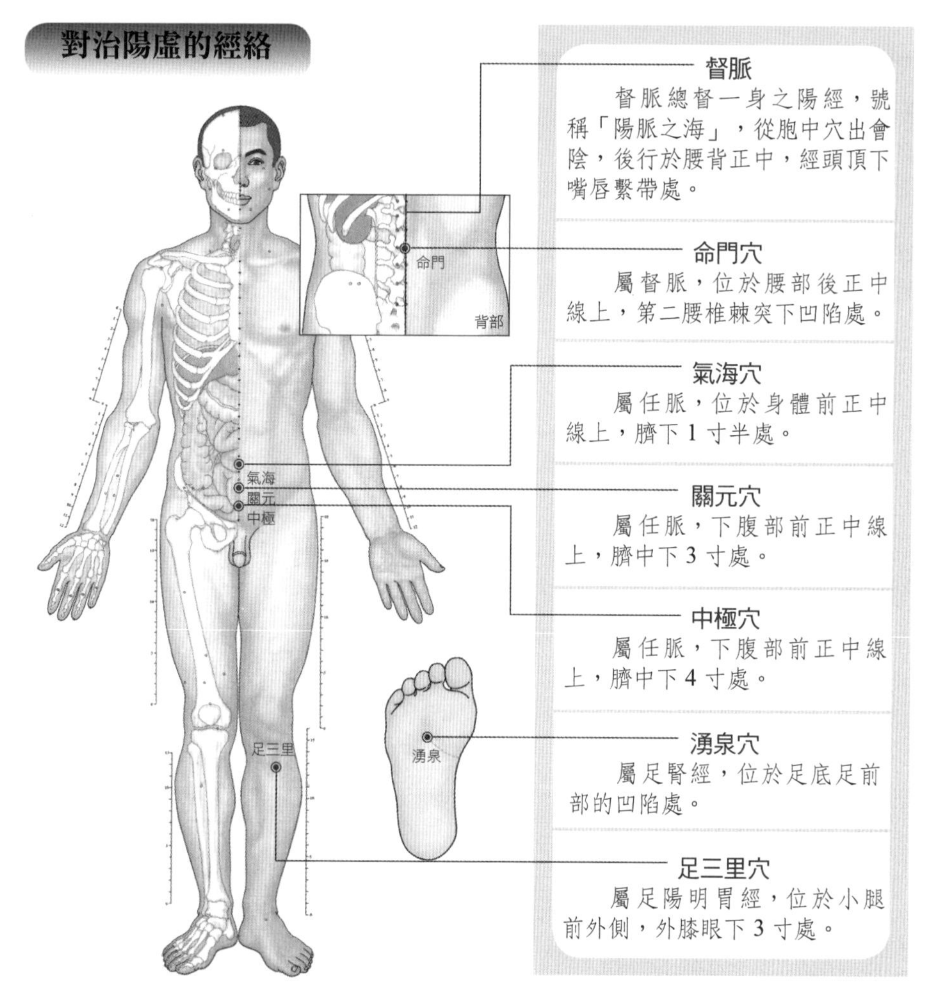

督脈

督脈總督一身之陽經，號稱「陽脈之海」，從胞中穴出會陰，後行於腰背正中，經頭頂下嘴唇繫帶處。

命門穴

屬督脈，位於腰部後正中線上，第二腰椎棘突下凹陷處。

氣海穴

屬任脈，位於身體前正中線上，臍下1寸半處。

關元穴

屬任脈，下腹部前正中線上，臍中下3寸處。

中極穴

屬任脈，下腹部前正中線上，臍中下4寸處。

湧泉穴

屬足腎經，位於足底足前部的凹陷處。

足三里穴

屬足陽明胃經，位於小腿前外側，外膝眼下3寸處。

拔罐

拔罐是中醫最好的物理療法之一，其利用熱力排出罐內空氣，形成負壓，使罐緊吸在施治部位，造成充血現象，從而產生治療作用。其方法簡便易行、效果明顯。對命門、氣海、關元等穴位進行拔罐，能產生溫暖全身的作用。

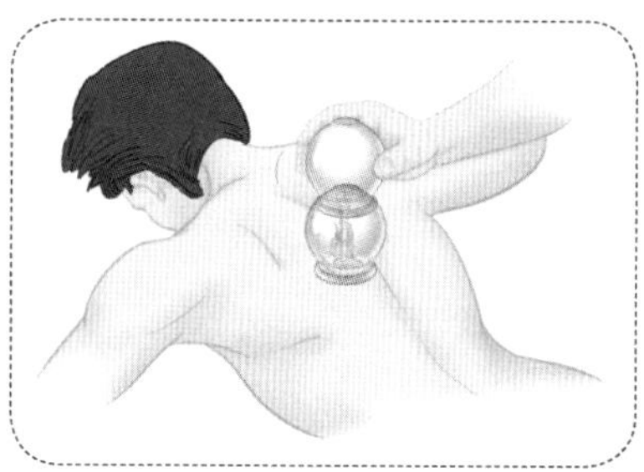

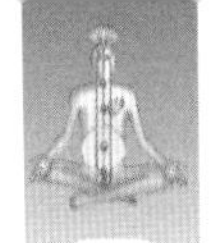

外向的人易於表達，氣來得快，也消得快，不會像性格內向的人那樣容易記仇。

話題扯得有些遠了。我的意思是說，陽氣不足的人容易沉靜，形成內向性格，這樣一來遇到非常情況時，就特別容易動怒，比如說月經來時的那種歇斯底里，這種怒氣不但會傷害自己，還會傷害他人；不但會造成精神上的失落，還會傷害自己的身體，正如本文中的那位女主角一樣。若是遇到傷感的情況，比如說失戀時，就會特別悲傷，更容易傷身。

所以，陽虛的女孩子比一般人更容易陷入消極的情緒當中，也更容易悲傷、難過或者驚恐，她們很有必要學會調節自己的情緒，加強精神調養，努力避免受不良情緒的影響。

這個話題雖然有點類似於心理學的範疇，不過，作為陽虛體質的調理手段之一，我們中醫有中醫的調理方法。

比如說，可以透過飲食調理，平常多吃一些鹿肉、羊肉、韭菜、生薑等溫陽之品，少吃梨、西瓜、冷飲等寒涼食物，在平常的粥湯中，放入一些當歸、桂枝等藥材補充陽氣。人的陽氣足了，活力便充足了，人也不會整天懶洋洋地窩著不開心。

再比如，可以嘗試著打一下太極拳，或其他舒緩的運動，既有助於轉移注意力，忘記不良情緒，又能產生舒緩筋骨、散發陽氣的作用，避免陽氣閉鬱而使人產生抑鬱。

還可以多出外走走、逛逛街、曬曬太陽，採擷大自然之精華，讓人忘記憂愁，變得開朗起來。

總之，除了心理學上教導人們學會開心調節自己情緒的方法外，在中醫方面，之前所述的補充陽氣的方法，容易鬱悶的人、陽虛者也都可以拿來調節情緒。因為人之所以會鬱悶，就是因為氣結，而氣結也屬於外邪之一，它若長期鬱結在人的心裡，也會產生疼痛，只是這種痛是身心兩方面的，危害更大，所以，情緒也是體質的一種反映，人們應該像調理自己的身體一樣，調理自己的情緒。

上班族女人怎樣防腎虛？

一個夏日的午後，一個女孩子走到我的診所。

她的症狀是腰痠腿軟、怕冷，早上起來總是眼皮浮腫，有時腳踝或小腿也

陽虛外寒者的精神養生

陽虛體質者性格較為安靜、內斂，容易陷入抑鬱、消沉中無法自拔，或者是容易受驚、敏感、心神不定，為此陽虛者應加強精神養生，保持健康樂觀的心態。

預防抑鬱三招

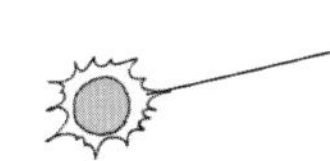

多見陽光

適當增加室內採光，屋內的陳設也以明快色調為主。

多聽輕快、活潑的音樂

活潑興奮的音樂能有效地調整人的情緒，也可以去 KTV 唱這些歌。

增加戶外運動

運動能讓人思想單純向上，忘掉不快。內心鬱悶時，運動是很好的紓緩之道。

穩定情緒三招

做一些紓緩、神靜而形動的運動

如：打太極拳、練習五禽戲、八段錦、氣功等。

經常進行腹式呼吸

即深呼吸，用腹部呼吸，使氣沉丹田，令陽氣下潛，固定心神。

學習修身養性的傳統文化

多了解傳統文化中修身養性的內容，使情緒不再虛浮。

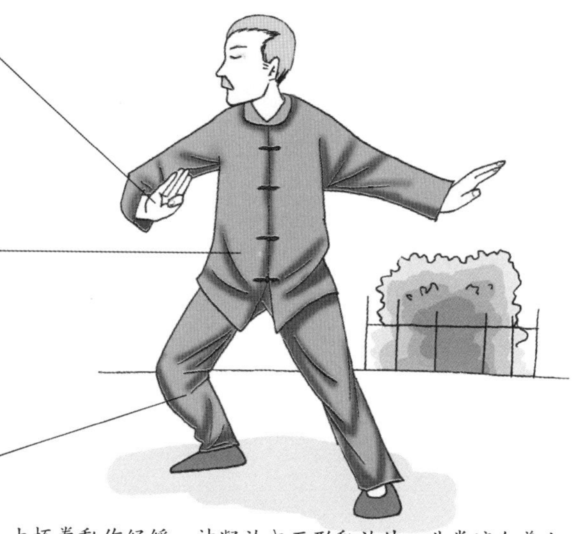

太極拳動作紓緩，神凝於內而形動於外，非常適合養生。

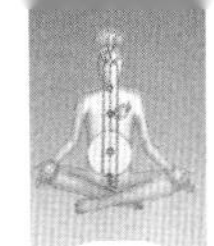

會有水腫現象，精神也不好。我幫她把了一下脈，還發現她脈象無力。

我告訴她，這是腎陽虛了，然後給她解釋了一番為什麼女孩子也會腎虛。

她聽完後表示贊同。她說：「我最近工作壓力很大，家裡也有一些事情，就有些『廢寢忘食』的傾向，加上經常在冷氣室中工作，可能確實對身體有害。」

我告訴她說：「腎虛對女孩子來說，不僅僅是對身體有害而已，還會導致過早衰老、面色不好，嚴重時可能還會導致不孕。」

女孩子聽了之後很緊張，趕緊問有什麼靈丹妙藥。

我向她推薦了金匱腎氣丸，並囑咐她飯前或飯後一個小時服用。此外，畢竟她還年輕，我也不希望她這麼早就用調理的藥，於是還告訴她兩種按摩方法。

對女人來說，腰這個部位比較重要，而且腎虛後容易腰膝痠軟，腎又在腰部附近，所以我對她說：「你可以每天按摩一下自己的腰。具體方法是，將兩手掌對搓至手心發熱，然後將雙手放到腰部兩側，手掌向著皮膚，上下按摩，直到感覺腰部發熱為止。每天這樣按摩兩次，就能產生暖身補陽的作用。」

另外，根據《黃帝內經》的說法：「腎出於湧泉，湧泉者足心也。」腎經之氣猶如源泉之水，來源於足下，湧出灌溉全身四肢各處。所以我又告訴她：「每天晚上睡覺之前，將兩手掌對搓，直至手心發熱，然後左手搓右腳心，右手搓左腳心，如此反覆搓 10 分鐘。堅持 1 個月，之後什麼時候想起來了，也這樣按摩一下。」

方法很簡單，也很容易做到，女孩子一臉感激地回去了。

與男人相比，女人的陽氣較弱，所以更容易陽虛，因此經常在極大的工作壓力下工作的白領女人，很有必要掌握一些暖腎補陽的方法，既預防腎虛，又強身健體。

除了上述兩種按摩方法之外，我還教大家一套簡易的體操，具體作法如下：

第一步：兩足平行，保持足距與肩同寬。同時雙目正視前方，雙臂自然下垂，兩掌貼於褲縫，手指自然伸開。

第二步：提起腳跟，連續深呼吸 9 次。

第三步：腳跟落地，吸氣，並緩慢下蹲，同時兩手背前轉，使虎口對著腳踝。

第四步：手將要接近地面時，稍微用力握成拳狀，深吸氣。

第五步：憋氣，身體逐漸起立，兩手逐漸握緊拳頭。

上班族簡易健身操

每天清晨起床時重複做幾次這套簡易健身操，對女性陽虛者養生非常有好處。

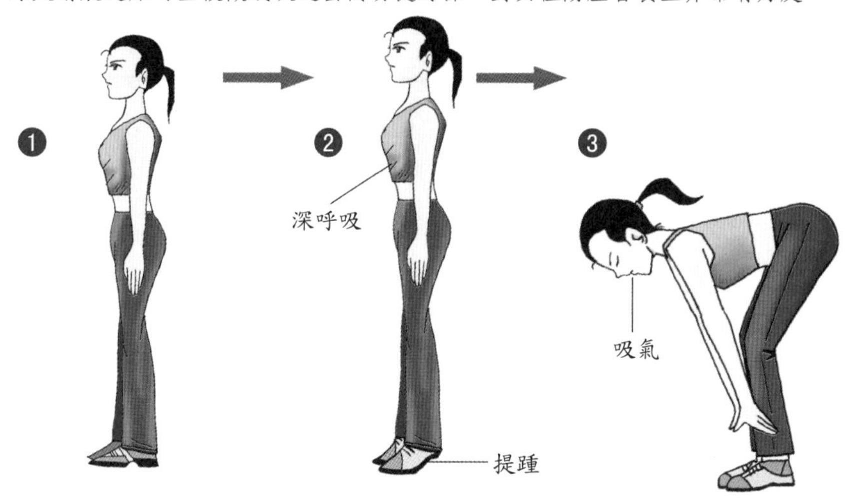

▲ 兩足平行，足距與肩同寬。目視正前方，雙臂自然下垂，兩掌貼於褲縫，手指自然伸開。	▲ 提起腳跟，連續深呼吸9次。	▲ 腳跟落地，吸氣，並緩慢下蹲，同時兩手背前轉，使虎口對著腳踝。

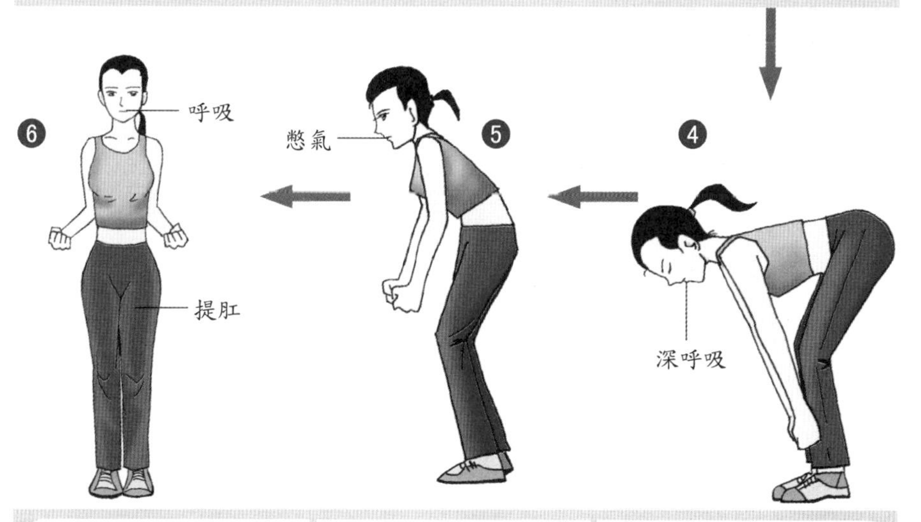

▲ 呼氣，保持身體立正，雙臂外撐，拳心向前，兩肘從兩側擠壓軟肋，同時身體和腳跟用力上提，並提肛，呼吸。	▲ 憋氣，身體逐漸起立，兩手逐漸握緊拳頭。	▲ 手將要接近地面時，稍微用力抓成拳狀，深吸氣。

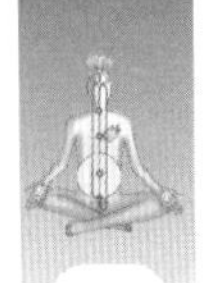

第六步：呼氣，保持身體立正，雙臂外撐，拳心向前，兩肘從兩側擠壓軟肋，同時身體和腳跟用力上提，並提肛，呼吸。

這套體操，動作比較紓緩、簡單，每天清晨起床前做一遍，可以保持一天的精力充足，比吃任何營養素的效果還好。

此外，喜歡做飯的女孩子還可以經常做枸杞豬腰子湯、鴨湯喝，多吃大棗、桂圓、花生等益腎的零食，有助於強身健體。

現代人不重視自己的陽氣

《黃帝內經》中說：「陽者，衛外而為固也。」意思是說，陽氣就是守衛我們身體的衛兵，它負責抵禦一切外邪，保證身體這座城池固若金湯，所以中醫常說：「陽氣若足千年壽」，一個人只要陽氣旺盛，就可以百病不侵，因此養護陽氣是養生治病之本。

但是調查發現，現在的都市人有八成以上陽氣不足，陽虛體質的人數排在第三。至於為什麼會陽氣不足，這就要問人們是怎麼傷害自己的陽氣了。

現代人的工作方式一般以腦力為主，活動範圍也多局限於室內，所以在炎熱的夏季多待在冷氣室內，平常不運動，結果出汗越來越少，時間久了，陽氣就遭到損傷。這就是為什麼人們在夏季時容易疲勞、頭暈，體質稍差的人還會感冒。根本原因，就在於陽氣不足。

人們常說：「年輕時用身體賺錢，年老時用錢買身體」還是有一定道理的，至少符合了大部分人的生活習慣。我們的身體其實就像銀行，存進去的是陽氣。我們年輕時熬夜、廢寢忘食、吃冷飲，其實就是在透支陽氣。於是我們今天透支一點，明天透支一點，日積月累，不停地透支，銀行就不樂意了。我們會腰疼、背疼、感冒、頭暈，這都是身體在提醒我們：陽氣不足了，不能再透支了，要趕緊續存。

前文我說了，現代人多以腦力工作為主，比較耗精神。而根據中醫理論，陽氣的五種外在表現，就包括神、魂、魄、意、志，它們分屬心、肝、肺、脾、腎，與人體有密切的關係。再根據哲學理論，神、魂、魄、意、志都屬於意識和精神，是人為的，因此要補充陽氣，就要從這五方面入手，從精神、情志層面去找病因，不要熬夜、不要傷神、不要用腦過度、不要性格急躁，以防精神或情志受到傷害，進而損傷陽氣。

還有就是飲食方面。俗話說：「病從口入」，陽氣會受到損傷，主要原因就在於飲食不當。除了吃冷飲會損傷陽氣外，進食被汙染的食物、垃圾食品，也會耗損陽氣。這是因為這類食物會讓人體的五臟六腑功能發生紊亂，而五臟六腑又與神、魂、魄、意、志密切相連，所以歸根究柢，仍然是傷了陽氣。

此外，還有一些不良生活習慣在不停地耗損陽氣，這個話題前文已經說了很多，這裡就不再重複。

《黃帝內經》中還說：「人年四十而陽氣自半也。」意思是說，人到了四十歲時就會陽氣不足，只相當於年輕時的一半。也就是說，陽氣這種東西，就像我們存在銀行裡的貨幣一樣，過了一段時間，總會不足。我們正常消耗，活到四十歲時尚且會出現入不敷出的情況，更何況眾多的不良生活習慣讓人大手大腳地消耗呢？這就是為什麼現在陽虛體質的人並不在少數了，其根本原因就在於，人們沒有意識到陽氣對自己的重要性，只會出手闊綽地消耗掉我們的陽氣，沒有一點開源節流的意識，長此以往，身體自然越來越差。

但願此文能給人們一些警示！

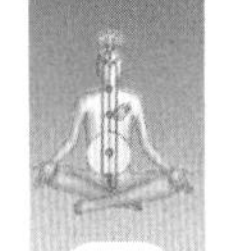

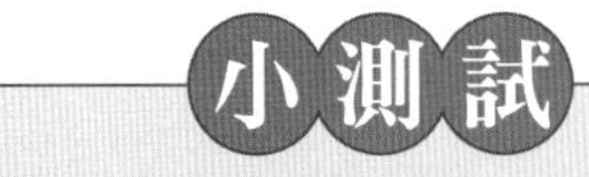

你是陽虛體質嗎？

每種體質都有自己的特徵，若想知道自己是否陽虛，不妨看看我為大家精心準備的測試題，是否陽虛，先測一測。

1.冬天還沒到，你已經習慣性地手腳冰冷嗎？
〇是　〇否

2.仔細與周圍的人對比一下，自己是否一貫穿衣比別人厚呢？
〇是　〇否

3.與寒冷的冬天相比，你更喜歡過炎熱的夏天嗎？
〇是　〇否

4.冷氣室內，大家依然大汗淋漓，只有你被凍得瑟瑟發抖嗎？
〇是　〇否

5.你的月經經常推遲嗎？
〇是　〇否

6.晚上睡覺的時候，你是否經常飽受夜尿的困擾？
〇是　〇否

7.稍微吃些難以消化的食物，你就腹瀉嗎？
〇是　〇否

8.你很少覺得口渴，並且經常不喝水嗎？
〇是　〇否

9.與冰涼的冰淇淋相比，你更喜歡熱乎乎的烤番薯嗎？
〇是　〇否

10.喜、怒、憂、思、悲、驚、恐七情中，你很少有「喜」這種情緒嗎？
〇是　〇否

11.你不太喜歡運動嗎？
〇是　〇否

12.你是否更喜歡吃麻辣火鍋，不喜歡吃冷飲？
〇是　〇否

13.你是不是覺得自己虛胖呢？
〇是　〇否

14.才到中年，你便出現性冷感或性欲減退的跡象嗎？
〇是　〇否

15.天氣稍微轉冷，你就發現自己內褲上的白帶增多了嗎？
〇是　〇否

16.一覺醒來，你經常發現自己臉上有兩個黑眼圈嗎？
〇是　〇否

17.剛進入中年，你便發現自己經常無緣無故地掉頭髮？
○是 ○否
18.你是否有頭痛的習慣？
○是 ○否
19.天氣稍微轉涼，你會覺得胸悶嗎？
○是 ○否
20.陰雨天氣，你會覺得自己關節處隱隱不適嗎？
○是 ○否
21.你是否經常發現，早上起床時自己的眼睛莫名其妙地腫了？
○是 ○否
22.大便完畢後檢查一下，它們是很稀的嗎？
○是 ○否
23.小便的時候，仔細觀察，它們是量多而色清的嗎？
○是 ○否
24.年紀輕輕，你便發現自己腰膝痠軟嗎？
○是 ○否
25.如果你有吐痰的習慣，看一下，你吐的痰如白沫嗎？
○是 ○否
26.偶爾，你會不會覺得心胸憋悶疼痛呢？
○是 ○否
27.你晚上睡覺的時候，經常整夜整夜地做夢嗎？
○是 ○否
28.偶爾，你會不會覺得頭暈目眩呢？
○是 ○否
29.天氣轉涼，你會不會覺得乳房脹痛？
○是 ○否
30.對著鏡子伸出舌頭，你是否發現舌邊總有齒痕呢？
○是 ○否

結果分析

上面共30道選擇題，每選擇一個肯定答案，就說明你離陽虛體質又近了一步。

1-5個「是」	說明你有一定的陽虛症狀，平時應注意調養，一些不良的生活方式該改一改了。
6-10個「是」	說明你的陽虛症狀已經比較明顯，要注意飲食宜忌，並按照相應的養生方法進行調養。
11個以上「是」	說明你的陽虛症狀已經非常嚴重了，不但要注意飲食起居，還要進行藥物調治。

第三章

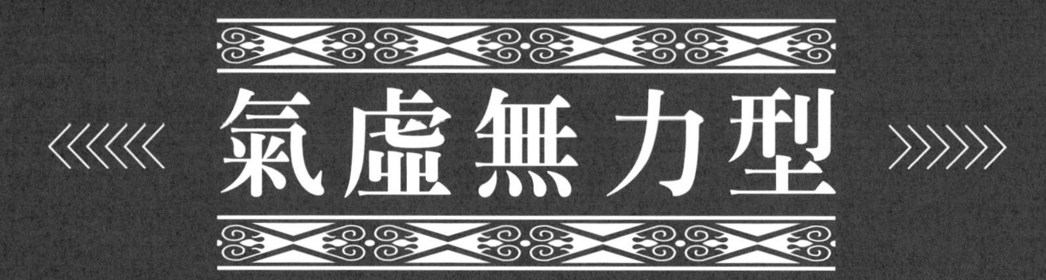

氣虛無力型

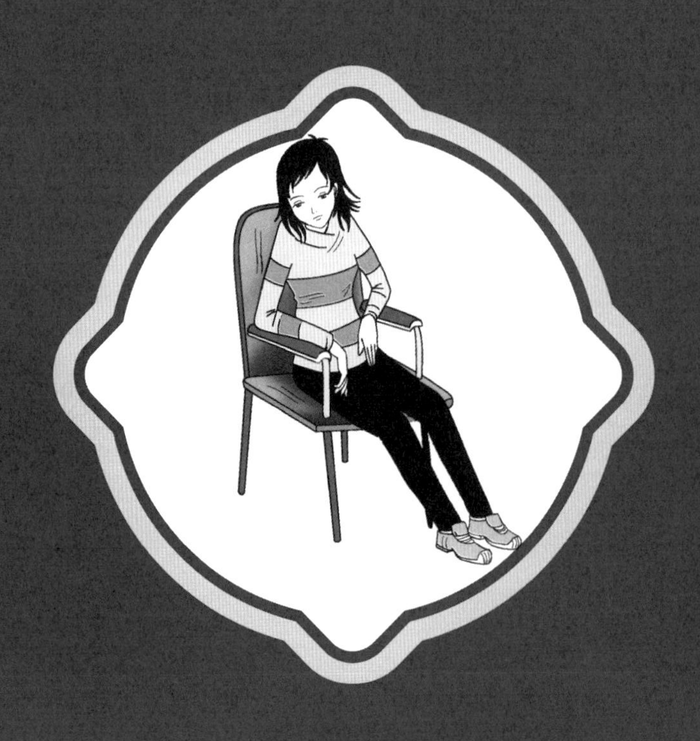

中醫認為，元氣對人體非常重要，「氣聚則生，氣壯則康、氣衰則弱，氣散則亡」，氣虛者體內元氣不足，身體較為虛弱，總給人一副羸弱的印象，常受感冒困擾，甚至可能還有一些慢性炎症。氣虛體質的調理，也應從飲食、藥物、精神、經絡等方面著手，尤其是飲食、藥物方面，應多多進補。

本章圖說目錄

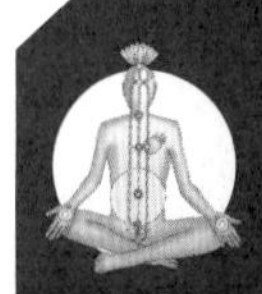

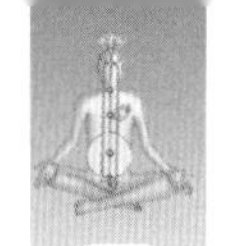

他動不動就出汗

早上起床後，我喜歡出來散步，呼吸新鮮空氣，偶爾也打幾下拳。幾乎每天早上，我都會看見一個穿黃背心的年輕人在跑步。見面次數多了，也經常打招呼，或者隨便閒聊幾句。

「黃背心」告訴我，他很喜歡運動，除了每天早上大汗淋漓地跑半小時步外，下午有時間還會打籃球或騎自行車。他還說：「我就喜歡運動，生命不止，運動不息。」可自從他知道我是一名醫生之後，就成了我的常客。

他第一天來我的診所時，我看到他額頭細珠般的汗粒，還以為他剛運動回來。他卻說：「今天沒有，可能因為我老是運動，就容易出汗受涼，結果感冒了。反正我經常感冒的。」

旁邊其他病人就接口道：「那你運動完就趕緊穿上外套，別讓自己受涼啊！」

「黃背心」無奈地說：「我有啊！可奇怪的是，我就是經常感冒。而且我懷疑感冒病毒實際上已經熟悉我了，我還沒開始運動就出汗，我從家裡慢步走到公園都會出汗，有時候明明一點都不熱的。總不能一出汗就趕緊準備厚衣服吧？這也太奇怪了，而且有時手邊不見得有厚衣服可穿啊！」

我以中醫特有的敏感，馬上就捕捉到關鍵，問：「你是不是經常動不動就出汗？」

「黃背心」點頭說是。

我對他說：「伸出舌頭給我看看。」

他伸出舌頭，我看到舌頭邊緣有明顯的齒痕。

我又問：「是不是容易累？」

「黃背心」瞪大了眼：「你怎麼知道的，我這兩天還好一些。我家在三樓，每次我走到家裡時都氣喘吁吁的，我媽還說我年紀輕輕的，怎麼像老人一樣。」

我拿出聽診器，果然心跳比較快。

「黃背心」緊張地問：「怎麼？我是不是病得很嚴重？我以前感冒，從來都沒見醫生對我用過聽診器。」

我說：「沒事，我只是聽聽看。」又問他：「你吃飯怎麼樣，胃口好不好？」

這個問題似乎讓「黃背心」有些迷惑，他思考了一下後，說道：「還好，有時候能吃一整碗飯呢！」

飯量不是很大、把一下脈後發現脈象有點弱，而且我注意到，他的聲音有些偏低沉，這些都是一種偏頗體質的明顯表現。

因此，我以十分肯定的語氣告訴他：「你這是氣虛了！」

「黃背心」顯出難以置信的樣子：「我氣虛？這怎麼可能？我經常運動，身體怎麼可能會虛？」

我十分堅定地告訴他：「就是因為你經常運動，經常感冒，傷害了元氣，才導致氣虛！所以待會兒你不但要吃感冒藥，回家後最好也吃一些補氣的食物調理一下，否則還會反覆地感冒！」

說完我就準備開方子，剩下「黃背心」錯愕不已。

氣虛有這些特徵表現

其實，像「黃背心」這種好動的人得氣虛，只是少數。一般氣虛者恰恰相反，多是全身疲倦乏力，不愛動。

1. 愛出汗只是氣虛的一般表現

氣虛體質者，很容易出汗，就像上文的「黃背心」，動不動就出汗。還有的人，甚至自汗，就是自己就算什麼都沒做，也會出汗，而且汗的溫度並不高，不像一般人是因為熱而出汗，氣虛的人甚至會出冷汗。

正常的出汗，是因為太熱，所以毛孔張開，讓汗流出來，帶走一些熱量，讓人感覺涼快一些，這是人體的自我調節功能。

但氣虛者出汗，根本不是這麼一回事。人根本就不熱，但毛孔卻張開了，津液也往外流失，結果元氣不再溫煦，人就感到冷，而不是感到涼快。毛孔為什麼會自己張開？這是因為衛氣太弱了。

什麼是衛氣？

顧名思義，它是衛護、保衛人體的。根據中醫理論，衛氣存在於皮膚之間，有三大作用：一是專門護衛肌表，防禦外邪入侵；二是溫養臟腑、肌肉和皮膚，三是調控腠理的開合、汗液的排泄，以維持體溫恆定。

衛氣太弱，這就好比守衛城門的士兵兵力、武力不強，不能很好地掌控局面，所以外不能抵禦外邪入侵，內不能管制津液的流失，對臟腑、肌肉、皮膚也無法產生很好的溫養作用，完全就是一個失職的衛兵，所以一旦稍有外邪入

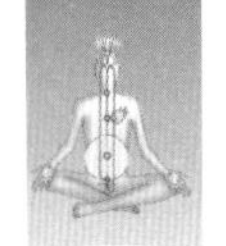

侵，人就感冒了。因為衛氣本身具有寒涼的性質，因此當衛氣被外邪傷害之後，就不再流動，而是鬱積在人體表面，人也就會感覺身體表面是冷的，所以就算出了汗，也是冷汗，身體更覺寒冷。

如果反覆地出冷汗，人就會感冒。氣虛的人容易感冒，原因就在於此。

2. 容易氣短，懶得說話

一位病人說：「我不知道自己是怎麼回事，年紀輕輕就經常覺得沒精神，整天都覺得很累。和公司員工開會的時候，除了覺得自己體力不濟外，連說話也費力，聲音一點也不洪亮。只要稍微用力點，還沒說上幾句，就上氣不接下氣地說不下去了。我的副總聲音比較洪亮，結果風頭都被他搶去了，之後我就不太願意參加這些活動了。」

這位張總，就是典型的氣虛體質。

氣虛的人，特別容易累，嚴重時，甚至說幾句話就要好好喘一口氣，他們的聲音又很輕，讓人聽得很費力。實際上，他說得也很費力，你看他上氣不接下氣的樣子就知道了。最令人煩惱的是，就算他本人不想說話，不想表現出上氣不接下氣的樣子，但只要到了夏天，天氣一熱，他也會感到心慌氣短，喘不過氣來，一爬個樓梯就喘個沒完，彷彿哮喘發作的樣子，樣子真是嚇人。

為什麼有的人會氣短、動不動就喘氣？這是因為他們的心肺功能有些衰

小知識 什麼是衛氣？什麼是營氣？

中醫將人體內循環運行的氣分為衛氣和營氣兩種。從現代醫學來看，衛氣就是人體的免疫系統，包括吞噬細胞系統、體液免疫、細胞免疫等。《黃帝內經》指出：「衛氣者，所以溫分肉、充皮膚、肥腠理、司開合者也。」

衛氣之外，還有營氣，從現代醫學來看，營氣也就是各種營養物質，如：蛋白質、胺基酸、醣類等，是人體各項新陳代謝的基礎。

營、衛氣雖然運行途徑不同，但其「陰陽相隨，外內相貫」（《黃帝內經》），營、衛氣的相互協調是保證衛氣發揮正常生理功能的前提條件。如果攝入營養不足，就會導致營氣虛，營氣虛則衛氣虛，這時人也就更容易被各種疾病所侵襲了。

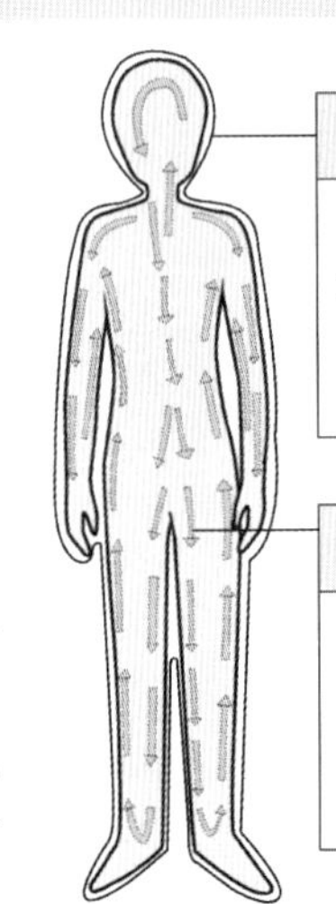

衛氣

中醫認為，衛氣運行於脈管之外的皮膚肌肉之中，其作用在於抵禦外邪，保衛臟腑。

營氣

中醫則認為營氣是水穀精氣中的精華所化，分布於血脈之中，隨血液循環營運於全身。

弱，肺氣虛弱。

根據現代醫學的相關理論，肺是進行氣體交換的器官。肺活量越大，呼吸系統就越強大，越容易為身體提供足夠的氧氣，身體也就越強壯；反之，肺活量不足就不是什麼好事。中醫所說的「肺」雖然不等同於現代醫學中的肺，但總有一些相通之處，所以有時候中醫會說，氣虛的人早上起床後，可以找一個空氣新鮮的地方做深呼吸運動，以此來增加肺活量。

3. 容易少氣無力，凡事都沒興趣

相對於男人，女人天生總是比較容易安靜。我認為之所以會出現這種情況，除了文化傳統習慣上的原因之外，還有一定的生理因素。

根據我的經驗，我發現氣虛體質有一定的族群特徵。老人和兒童容易氣虛，成年人不易氣虛；女人容易氣虛，男人相對不易氣虛。女人們之所以比較安靜、更容易靜下來，就是因為她們氣虛了，所以電視廣告上經常誘導女人補氣補血——正是因為她們更容易氣虛、氣血兩虧，所以才需要補。

氣虛體質者的特徵之一就是容易乏力、容易累、無力做事，所以不得不安靜下來，這點與陽虛體質有些相似。

這點也很好理解，所謂的「氣虛」，就是元氣不足，而元氣在中醫理論中，就是生命之本，決定著生命的全部，平常所說的陰氣、陽氣都屬於元氣的範疇。元氣充足，人的免疫力就強，人體就健康；反之，元氣不足或受損，人體就不能有足夠的抗體或免疫力去戰勝疾病，元氣消耗殆盡，生命就走向死亡。換句話說，元氣就是生命活動的根本，是生命存在的保障。

氣虛者就是因為元氣、能量不足，不能滿足生命活動的全部需求，人體出於本能將能量優先使用在最需要的地方，比如生存所必需的吃、喝、拉、撒、睡，而其他相對來說不重要的活動，如：說話、運動，則能省就省，於是就形成了氣虛者愛靜不愛動的特點，造就了一大批安靜溫和的淑女。

4. 形體多瘦弱或虛胖

元氣不足，生命活力就不強，氣的推動、溫煦、防禦、固攝和氣化的功能都隨之減退，於是人就很容易有這樣或那樣的毛病。

比如說，有的氣虛者消化功能很差，因此每每吃過東西後，上腹就有飽脹感，很少感到餓，所以食欲就不好，人就胖不起來。原本就已經氣虛，身體已經衰弱了，又因為食欲不振使能量沒有得到及時的補充，人就更加虛弱，也就形成了瘦弱的體質。

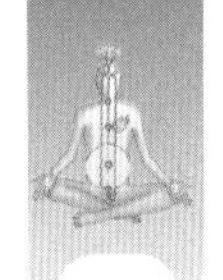

再比如說，有的人腎氣虛，氣化功能較弱，則體液代謝失調。體液不化，體內的能量循環就不通，血液循環就不好，結果凝痰成飲、水邪氾濫，又形成水腫，造成虛胖。這種體質的人因此稍微受凍或吹到涼風，不但會手腳冰冷，表現出寒邪入侵的樣子，身體還特別容易浮腫，人更是毫無氣力，多走幾步路就氣喘得很厲害。這就是為什麼有些肥胖的人，本應該能量充盈、體格健壯，但實際上卻很虛弱，我們經常把這種情況稱為「虛胖」。

而健康的人則元氣旺盛，看起來都很健壯。又總有些人，不論胖瘦，雖然什麼病也沒有，給人的感覺卻總是有些不太陽光，顯得有些羸弱，如：面色、口唇淡白或面色萎黃。詳查之下，他還會出現舌體胖大、舌邊有齒痕，把手放到他的脈搏上，可能半天也察覺不出有什麼動靜。事實上，他就是容易感到乏累、情緒容易消沉低落，更進一步了解的話，他可能還會有大便不正常、性欲減退的跡象。這種人多半臟腑虛弱，某些功能活動低下或衰退，抗病能力下降——雖然他沒有生病，但他氣虛了。

5. 其他

以上只是一般氣虛者的表現，還有一些人雖然沒有上述特徵，但跟常人也不太一樣，比如勞累之後，很想吃甜食。還有的人雖然沒什麼明顯的病態，但皮膚缺少彈性與光澤、牙齒易鬆動；也有人雖然從表面看來是一副很健康的樣子，但總是覺得哪裡不對勁，心神不定的，大便時間稍微長一些，不但下腹會

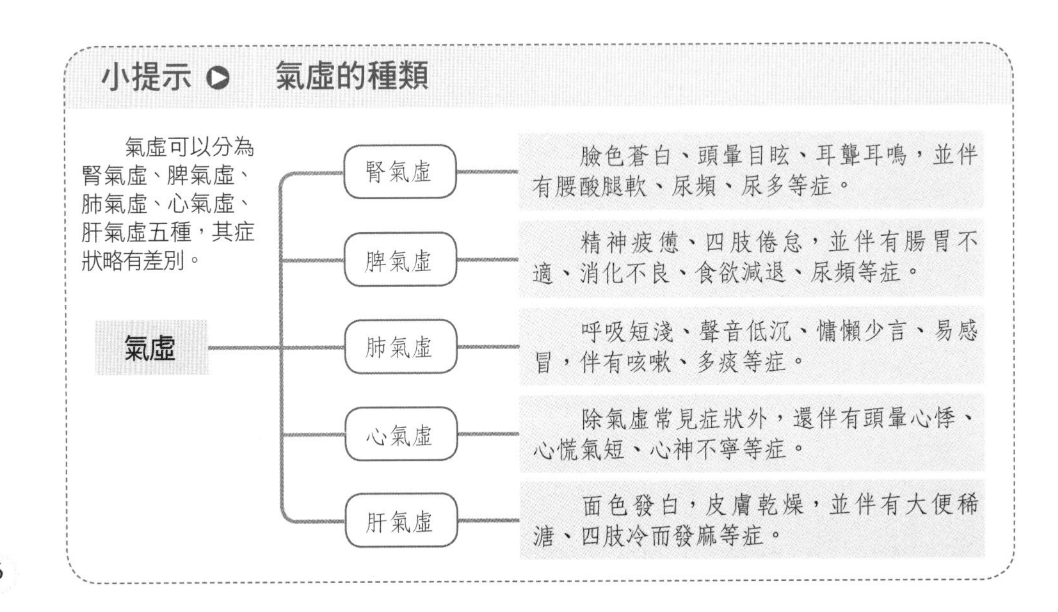

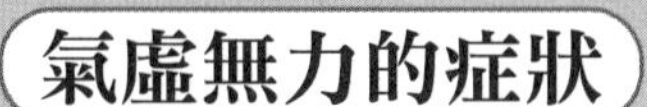

氣虛無力的症狀

氣虛無力者的症狀與陽虛有些類似，但主要展現在臟腑功能低下，尤其是肺臟和脾臟的功能相對較弱。以下這些氣虛症狀，主要就是脾肺較弱所引起的。

非正常出汗

經常動不動就出汗，汗液帶走體內熱量，容易感冒。

氣短，呼吸輕淺

肺臟功能較差，說話聲音低怯，氣息輕淺，稍微運動就容易氣短。

面色萎黃、口唇色淡

脾虛則氣血化源不足，導致面部缺乏血色，面色發黃、口唇色淡。

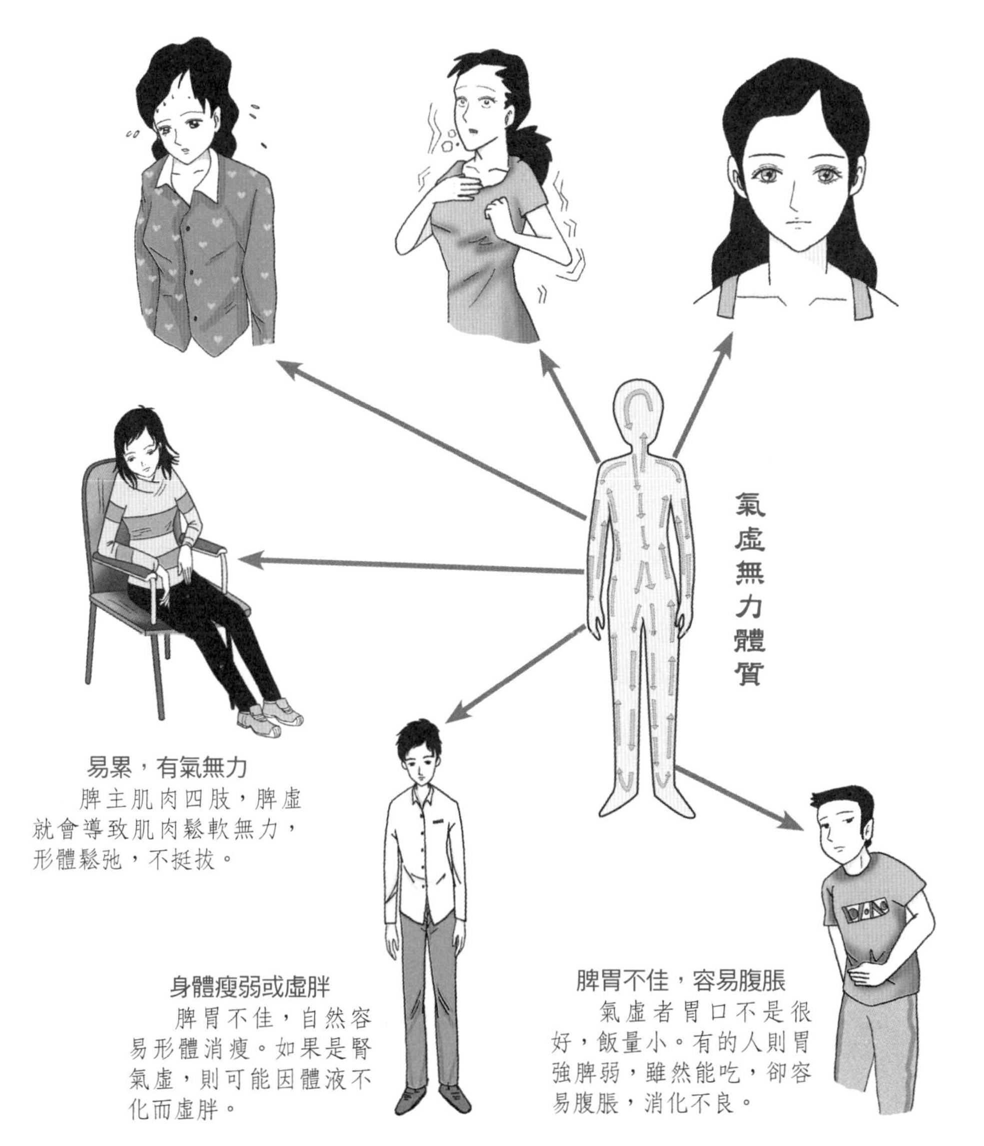

易累，有氣無力

脾主肌肉四肢，脾虛就會導致肌肉鬆軟無力，形體鬆弛，不挺拔。

身體瘦弱或虛胖

脾胃不佳，自然容易形體消瘦。如果是腎氣虛，則可能因體液不化而虛胖。

脾胃不佳，容易腹脹

氣虛者胃口不是很好，飯量小。有的人則胃強脾弱，雖然能吃，卻容易腹脹，消化不良。

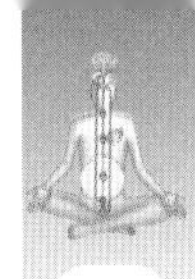

覺得很空虛，還會渾身軟弱無力，不似健康的人那樣大便之後全身輕鬆。有的人還容易心悸頭暈、虛熱等等，這些其實也都是氣虛的症狀。這時人體雖然沒大病，但是總覺得不舒服，因此需要適當地進行補氣。

究竟什麼是「元氣」？

有網友在論壇上提問：

「我生完孩子後臉色一直不好，卻也說不上哪裡不舒服，總覺得沒有以前健康。醫生說我這是傷了元氣，要多補氣。

請問，元氣是什麼氣？怎樣才能快速補充元氣呢？食補、拔罐、艾灸、運動這些方法可以補充元氣嗎？

還有，我聽說拔罐的原理是透過調動元氣來治病的。本來就元氣不足，用拔罐的話元氣不是就更不足了嗎？誰能幫我解答一下，這到底是怎麼回事？」

相信很多人經常聽到中醫說什麼陰氣、陽氣、精氣、衛氣、元氣的，那麼這些「氣」究竟是什麼呢？氣虛中的「氣」與這麼多的「氣」有什麼關係？相信很多人都有這樣的疑惑。

簡單地說，氣虛，就是元氣不足。元氣不足，人就容易處於所謂的亞健康狀態。元氣對於人體，那是片刻不可缺少的。

元氣是人體各種「氣」中最根本的氣，先天秉承於父母，後天自飲食中獲得。它是生命活動的動力基礎，是讓人能吃、能喝、能消化、能唱、能跳、能喘氣的基礎，就像人要呼吸、要喝水、要吃飯一樣，每天都不能少，沒有了它，生命將不復存在。

深入一點講，人的元氣是由元精（父母之精）所化生，由後天水穀精氣和自然清氣結合而成陰氣與陽氣。其中陰氣又包括精、血、津、液四種形態，陽氣又包括衛氣、宗氣、營氣、臟腑之氣、經脈之氣等幾種形態，陰氣主物質，陽氣主功能，二者可以互相轉化，新陳代謝因此而運轉不息。

再具體點說，「氣」還有虛、實、強、弱、滿、絕等各種存在形態，還有耗、散、消、泄、聚、集、合、結、固、閉、脹、厥、逆、收、亂、升、降、沉、浮等各種運動變化（比如說陰氣具有沉降的特性，陽氣具有升浮的特性），又有寒、熱、溫、涼、辛、甘、酸、苦、鹹等諸性味，這些都屬於「氣」的範疇，它們在特定的場合會發揮特定的作用。

人體內的「元氣」

傳統中醫認為，人體內有氣血運行，才保證了人的生存，「氣聚則生，氣壯則康，氣衰則弱，氣散則亡」。

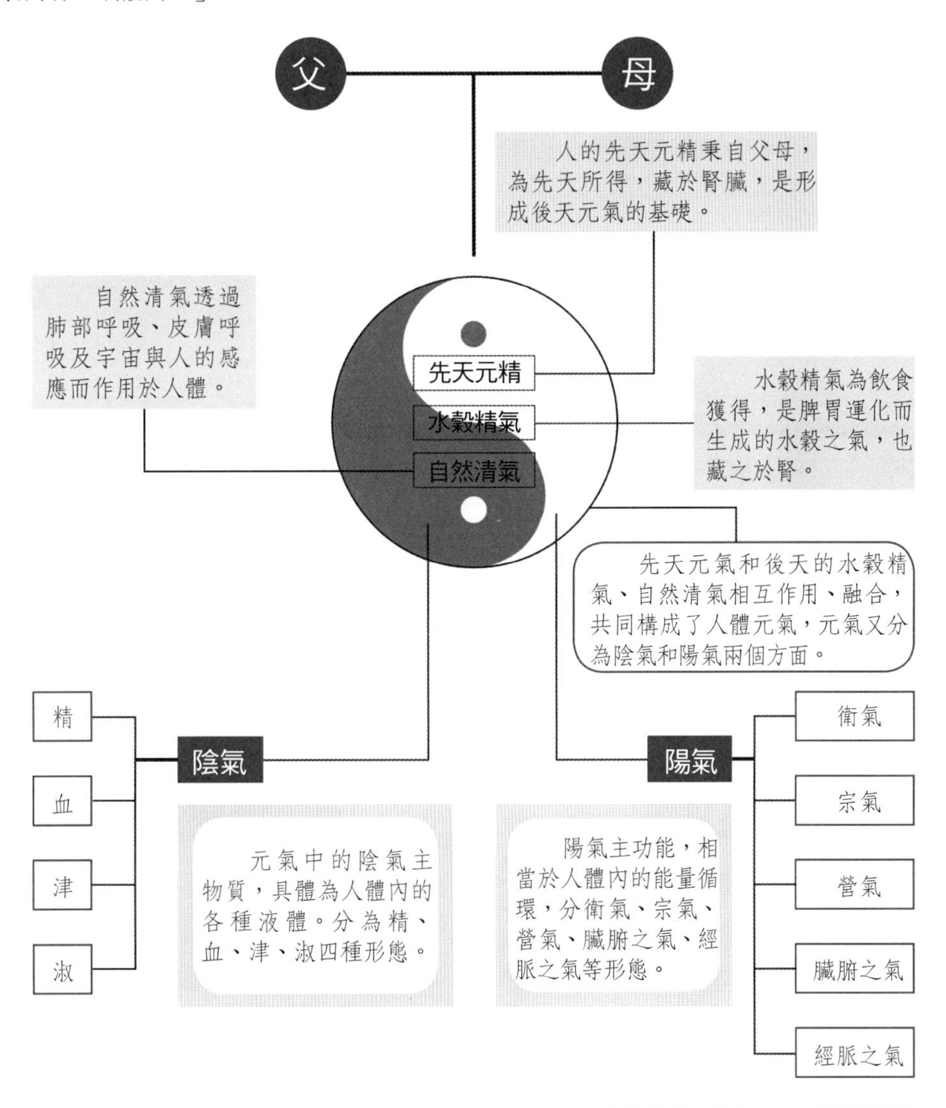

陰陽二氣可以相互轉化，新陳代謝也因此而運轉不息，人也因此而得以生存。元氣的虛實、強弱、聚散、順逆、升降等運行，都與人身體狀況的變化有著密切關係。

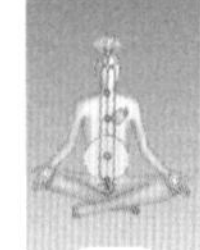

根據中醫理論，氣為血帥，血為氣母，氣無血不存，血無氣不行，二者相互依存。氣、血的共同存在，形成了心臟的跳動和血液的流動，所以說，元氣是生命的原動力，元氣充裕則身體健康，元氣不足或受損則生病。

以上這些都是中醫特有的辭彙，一般人不需要了解它們的意思，只要知道氣虛就是上述所說的各種氣不足，人體的各種器官都變得衰弱、功能相對低下、新陳代謝緩慢、生命活動不旺盛，因此人雖然沒病，但卻總無法陽光起來，呈現一種病態的虛弱。

既然元氣對人體有這麼重要的作用，所以人們都要愛護自己的元氣，不要傷到元氣，以免使自己變得氣虛。

人為什麼會氣虛？

相信現在許多人都明白了元氣的重要性，也知道要愛護自己的元氣，但是又有新的問題出現了，元氣這種看不見摸不著的東西要怎麼愛護呢？很多人對此有心無力。

現實情況是，人們不但不知道怎樣愛護自己的元氣，反而在不經意間做出許多傷害元氣的不良舉動：

1. 不良舉動之一：手淫和縱欲

我有一位年輕患者，是個十幾歲的少年，在父母的陪同下來到我的診所。這個少年的問題是長青春痘，什麼方法都用了，依舊沒治好，他自卑得不得了，學習成績也下降了。

我看他的痘根比較深，顏色也有些淡紅，又在幫他把脈的同時，發現他雙眼矇矓，好像沒睡醒一樣，加上頭髮很長，所以整個人看起來精神很差。我讓他伸出舌頭看看，舌苔發白。

因此把脈完畢後，我就斷定，這個孩子是氣虛了。這麼年輕就氣虛，典型的傷精症狀，而原因只有一個，所以我刻意迴避其他人，把這個孩子叫到裡間，問他：「你是不是經常小便？比如說每節下課都要去廁所？」

他回答說：「是的」。

「小便是不是很黃？」我問道。

「嗯，」他老老實實地回答：「我在廁所裡觀察過其他同學，好像不像我這樣。」

我又問：「你是不是常常雖然已經尿完了，但總覺得還有，比如說內褲上就有？」

孩子很奇怪：「的確是這樣，你是怎麼知道的？我都沒讓我爸媽知道。」

我直截了當地問：「你這是腎氣虛，原因是手淫太頻繁。你經常看黃色網站吧？」

孩子一下子就臉紅了，但依舊辯解道：「我聽說手淫對身體沒傷害的。」

我嚴肅地告訴他：「你臉上這些痘痘，實際上就是痤瘡，就是腎氣不足造成的。你這個年紀就腎氣虛，肯定手淫了，我以前治過幾個這樣的年輕人。」

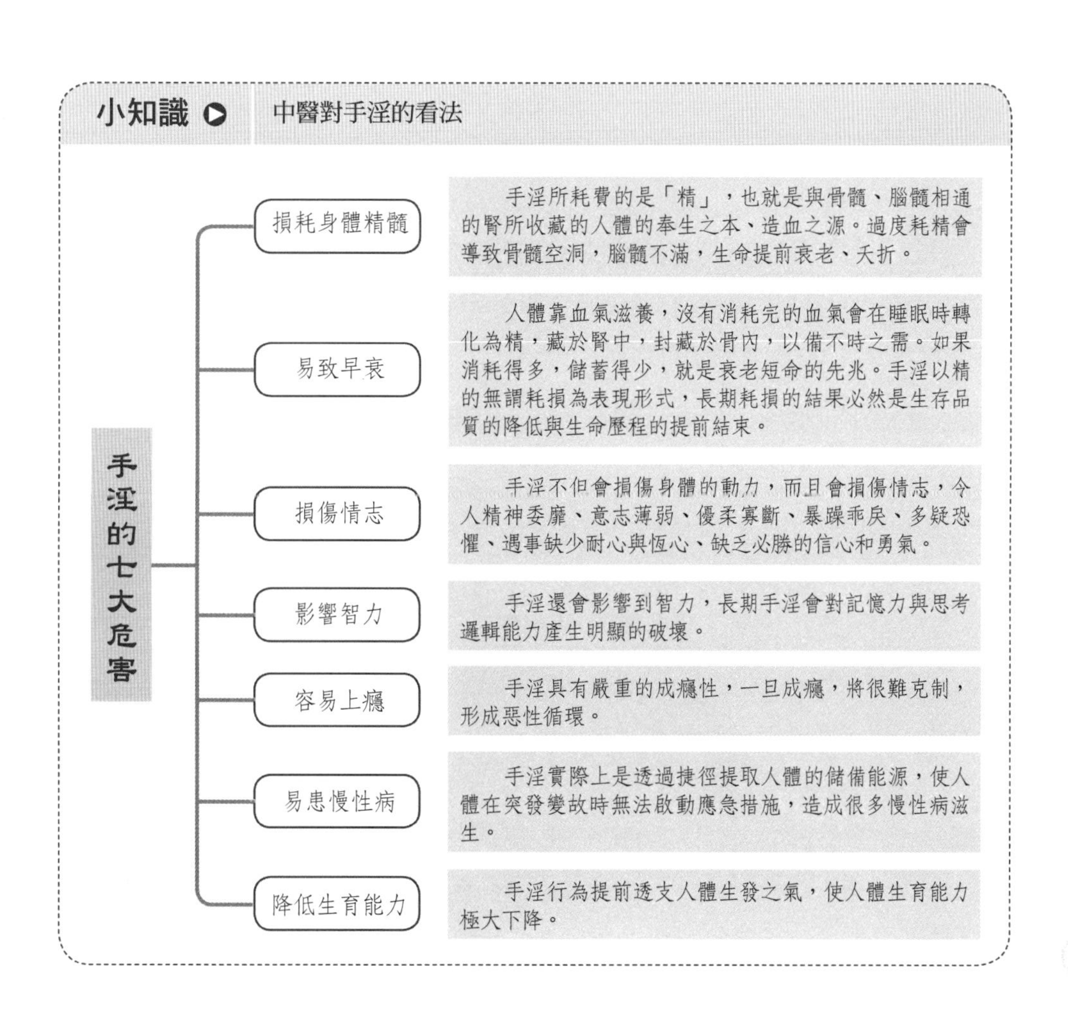

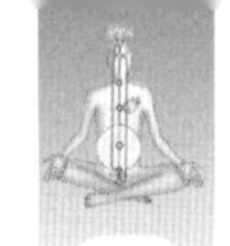

男孩不吭聲了。

我又加重語氣說道：「經常手淫不但傷害身體，還會讓你有壞想法，這對你的學習十分有害。我相信你現在一定沒有以前記憶力好、精神也不集中、學習成績也下滑了，對吧？」

男孩老老實實承認了。他慌亂地哀求我：「你可別告訴我爸媽啊！這些事是不能讓他們知道的。」

「我可以不告訴他們，但你一定要改掉這個壞毛病，否則不管我用多麼好的藥幫你調理，你的身體仍然不會好，青春痘也消不掉。」

他乖乖地答應了，於是我就幫他開藥。他的父母問起病因時，我當著孩子的面告訴他們：「這是由於夜間上網太厲害，以後別讓他上網了，晚上督促他早點睡覺。」

經過兩個月的調理，男孩的青春痘果然消掉了，臉色也好了不少，脈象也有力了，成績也恢復了班級前五名的位置。由於我一直為他保守祕密，他也十分感激我。

民間有這樣一種說法：「一滴精，十滴血。」意思是說，精液是男人身上的精華，損失精液則元氣大傷。古代的皇帝之所以多不長壽，其根本原因就在於後宮嬪妃太多，幾乎沒有哪個皇帝不縱欲的，結果損傷了元氣，導致短命。

與縱欲相比，手淫似乎來得更簡單些，所以有些男人，尤其是處在青春期的男孩子便以手淫為樂，於是久而久之，輕則腰膝痠軟、頭暈無力；重則體質下降、免疫力降低，人也變得體弱多病，影響工作、學習和生活。

2. 不良舉動之二：熬夜

還有一個病人張先生，三十多歲，一看就是作風正派的人，但他卻有疲勞、眼圈烏黑、臉色蠟黃、頭昏腦脹、腰痠背痛這些氣虛症狀。

年紀輕輕就氣虛了，是縱欲過度嗎？

縱欲過度會導致腎氣虛，其症狀是小便頻繁、腰痠、氣短、脈象細弱等等。

而張先生的症狀是面色發白、皮膚乾燥，而且據他所說，他的大便有些稀，四肢冷而發麻。這些都是肝氣虛的典型症狀（肝氣虛也是氣虛的一種）。

他為什麼得了肝氣虛呢？

細察之下發現，原來張先生是高三學生的導師兼數學老師。眼看快要大學聯考了，高三畢業生的模擬考試不斷。張老師負責兩個班將近一百名學生，每週都有兩天批改考卷到深夜，平常既要批改作業，又要以導師的身分處理各種大小事務，因此凌晨一、二點睡是很正常的。

張老師的生活狀況又讓我想起另外一位病人——朱總。朱總也是我的老病人了，不是我沒辦法治好他的病，而是他沒辦法改掉引起他身體不適的壞習慣。朱總是兩家飯店的總經理，同時自己還有一個廣告公司，他不得不每天工作十幾個小時，常常熬夜到凌晨兩、三點，早上八、九點又得去上班。時間一久，就氣虛了。儘管我為他拿最好的藥，他也吃最好的補品，卻因為他就是沒辦法改掉熬夜這個習慣，所以一直處於氣虛的狀態。

張老師果然是一位學者，有研究精神，他聽完朱總的遭遇後好奇地問我：「熬夜為什麼會氣虛呢？」

我一邊寫藥方，一邊告訴他說：「熬夜會讓人過度疲勞，疲勞就容易傷害元氣。」

張老師又問：「元氣不是可以補充嗎？比如說熬夜的時候喝點枸杞菊花茶、喝點咖啡，不都可以提神嗎？為什麼還會氣虛？」

看樣子，這位張老師有點見識，於是我停下筆來，細細地將這其中的原理和奧妙講給他聽。

「元氣，就好比我們存在銀行裡的錢。我們可以大手大腳地花掉後再存進去，表面上看起來似乎沒有損耗什麼錢，實際上卻並非如此。你再存進去的錢，只是補了你花掉的錢的漏洞，並沒有賺到新的錢，但你卻消耗掉本該賺到更多錢的時間，所以總體來說，你的金額仍然是處於減少狀態。更何況有時你補進去的錢，根本就補不上那個漏洞。」

「元氣的消耗也是這樣的，本來存在我們體內的元氣是充足的，雖然我們的工作、運動會消耗掉一部分元氣，但按照正常的生活規律，我們又透過吃飯、睡覺等行為補了回來。但是，在本應該補充元氣的時間，比如說晚上11點之後，有的人卻仍舊在消耗元氣，上網、工作、看電視等，既消耗了元氣，又沒讓元氣得到補充，這相對下的虧損就留下了一個很大的元氣漏洞。你怎麼補這個漏洞呢？正常的情況下，元氣的消耗與補充是大致相等的。你喝點咖啡、喝點枸杞菊花茶，暫時的確能產生補充元氣的作用，但它們的力量是很微小的，根本無法填補長期的壞習慣所造成的巨大漏洞。這個虧空存在久了，銀行就不樂意了，於是就氣虛了，人的體質就下降了，身體就容易得病了。」

張老師聽到這裡就笑了。

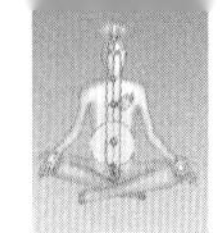

我接著說：「所以我們醫生的作用，就好比病人的貴人。當病人無力賺取『元氣』這種財富時，就得靠我們投資，也就是治病調理，將大筆金額的『元氣』輸到病人體內，也就是銀行。輸入多了，銀行就滿意了，身體也就調理好了，但沒有哪個貴人會整天就守著你，不停地幫你輸『元氣』。這就好比將水裝進會漏水、有破洞的水箱，若人們不將水箱的洞補上，而只是不停地往水箱裡灌水，結果只會是灌得越快，漏得越快；灌得越多，漏得越多。長此下去，缺口越來越大，元氣也就流失得越來越快。漸漸地，這個水箱就壞得不能再使用了，也就意味著這個人的身體已經糟得沒法補了。」

聽了我這樣的比喻，張老師很滿意：「嗯，關鍵就是要先堵住那個漏洞。熬夜這個壞習慣就是那個漏洞，自己要先改掉這個習慣，醫生才好看病，不能像那位朱總一樣。老是看病不是什麼好事。」

為什麼有的人會反覆發作某種疾病、不得不「老來」找醫生？其根本原因就是致病的壞習慣一直存在。

據統計，現代青年人 70% 處於亞健康狀態，而這 70% 中，白領族佔了很大一部分，而白領族的一個共同特徵就是夜生活豐富、喜歡熬夜。希望人們能從中得到警示。

3. 不良舉動之三：久臥傷氣

既然熬夜會過度消耗元氣，導致傷氣、氣虛，那我就整天躺在床上，什麼消耗行為也沒有，把元氣都存起來，這樣元氣總該充足了吧？

非也。

有一天，一個柔弱的女孩子走進我的診所，診斷結果也是氣虛。

她的作息習慣比較好，下班回去做飯、吃飯、看一會兒電視後，就躺在床上看書，每天11點就準時睡覺。週末，別的女孩子都出門去逛街，她也不去，說是「省得累著了」，週末一整天也是安安靜靜地待在床上看書，或躺在床上看電視。放長假時，別人都去購物、旅遊，她卻說：「平常上班太累了。這麼難得的假期，當然要好好補充一下睡眠。」於是在假期中，她每天都睡到中午 11 點，下午沒事時依舊躺在床上看書、看電視，如此一來「假期過完後就可以精神抖擻地去上班」。

可是她卻沒有精神抖擻地去上班，而是少氣無力地來到我的診所。

《黃帝內經》中說：「久視傷血，久坐傷肉，久立傷骨，久臥傷氣，久行傷筋。」這是非常著名的「五勞所傷」，久臥是其中一項。

為什麼會出現「久臥傷氣」這種情況？

這是因為「氣」這種東西，無時無刻不在運動，所以才有升、降、逆、收這些存在形態。人若一直躺在床上，氣就不能正常地運動，運氣過程就會因此而減緩，就會出現氣機阻滯、氣機失調這些病理活動，直接後果就是傷害脾胃、消化不良，而脾胃又位於身體的中間，是氣機的中轉站，決定著氣的升降運動，所以氣的運輸功能就大大降低，生成的新氣不能及時補充到身體，自然也就氣虛了。

同時，因為久臥會造成消化不良，人感覺不到餓，自然就打破了一日三餐的規律，結果又會引起脾胃功能紊亂。

即使用現代醫學來解釋，久臥傷氣這個原則依然能解釋得通。經常窩在床上，人就容易處於睡眠狀態，血液循環因此而減緩，心跳因此而減慢，於是就引起大腦供血不足，人就容易懶洋洋的，民諺所說的「越睡越懶」就是這樣來的。

此外，如果長期躺在床上，人的臟腑之氣就不容易通暢，而人的排便中樞也在脊背部，久臥會壓迫到它，導致腸蠕動減弱，人也就容易便祕，結果每次排便完畢，都會累得出汗、喘氣、乏力、面色發白、懶得動彈，這就是氣虛型便祕的由來。

再者，經常躺在床上，人就經常昏昏欲睡，結果就打亂了人正常的生理時鐘，於是日夜顛倒，久而久之，就容易導致失眠，引起疲勞、乏力、反應遲緩、精神不集中、膽怯心悸、遇事易驚等典型的氣虛症狀。

所以，久臥、睡覺過多非但不能補充元氣，反而還會傷害元氣，讓人處於氣虛的不健康狀態中。週末或節假日增加睡眠是可以的，但不能睡太多了，否則便會產生氣虛這樣的假期後遺症。

補充元氣，休息是很重要的一個方面，但休息不等於睡覺。休息能夠包含的範圍要大得多，散步、旅遊、聊天、下棋、打球、書法……這些有益於身心的活動，相對於我們日常的工作，都可以算是休息，因此節假日期間，習慣靠睡覺來打發時間的人完全可以換個方式，多做一些有益於身心健康的活動，這樣既有利於補氣，又豐富了個人生活，何樂而不為？

久臥傷氣，一定要改掉臥床的壞習慣！

4. 不良舉動之四：怒則傷氣

人們經常說：「為人要平和，心態要放平，這樣才會在人際交往中遊刃有餘，自己也容易得到快樂。」

實際上，不僅人際交往重需要這樣的準則，出於身體健康的需要，人們也

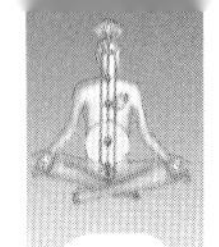

應該保持平和的心態，與之相反的喜、怒、憂、思、悲、恐、驚等七情，都會傷害人的身體，所以有「七情內傷」這一說法。

就「怒」來說，主要傷肝。肝位於人體上腹部，人大怒時，肝氣就會上逆，血隨之也上溢，就傷了肝。在中醫學上，肝的主要功能之一就是主疏泄，因此只有保證肝氣的疏通、暢達，才能使肝臟調節精神情志、促進消化吸收、維持氣血、津液的功能正常運行。

反之，如果肝的功能不正常，氣就運行不暢，人就很難調節自身的精神情志。如果肝疏泄不及，人的情志受阻，就會導致胸悶、抑鬱；若疏泄過火，則又亢奮過度，容易煩躁、頭脹頭痛、失眠多夢。

因為肝受傷而處於亞健康狀態的人，在性格上的主要表現為內向、情緒非常不穩定、易發怒而不自知、一會兒沉悶、一會兒亢奮、平常比較膽小、不愛冒險。實際上，這也是氣虛體質者的典型性格特徵。

我曾透過網路接待過這樣一位病人。她發郵件詢問我：

王醫師，您好：

我最近有些情緒問題，不知該找醫師還是該找心理醫生。下面是我的情況，請您幫忙分析一下，看看我這是怎麼了。

我經常多夢、緊張、易怒、沒有安全感。

晚上睡覺，我剛躺下時總會有一會兒睡不著，在似睡非睡之間，總聽到各種各樣的聲響，樓上的人走動的聲音或釘子掉在地上的聲音、隔壁的敲門聲、外面的風聲、走廊裡的走動聲……有時，我似乎還聽到有人在敲我的門，仔細一聽又沒了。偶爾一次就算了，但我確實每天晚上都能聽到這些聲音，這些聲音每響一次，我就心驚肉跳一次，然後驚出一身冷汗，再慢慢陷入似睡非睡的狀態，然後再被驚醒，直到我累得睡著。

即使睡著了，我也不覺得自己睡著了，整夜整夜地做夢。我最近常做的兩個夢，分別是爬梯子和蛇。每次在夢裡，我都會見到類似梯子的東西，我一直爬到頂端，然後梯子突然要倒了，我就在半空中害怕不已，但在夢中，那些梯子一次也沒倒下來過，我整夜都在半空中心驚膽顫。還有就是夢見蛇，有時是蛇追我，眼看就要追上了；有時則夢見蛇要吃我的家人；不然就是夢見我的房間裡掛著一條蛇，牠伸著舌頭虎視眈眈地盯著我。在這個夢中，我也是心驚膽顫的。但更多時候，我不記得自己做過什麼夢了，但是肯定整夜都在做夢，因為有時候我記得夢境，講給別人聽時，都要講述好半天，幾乎可以拍一部好萊塢大片了！

不知是因為晚上我沒睡好，還是我情緒不好的緣故，總之白天我很容易發怒。我是一名文字工作者，喜歡安靜，但辦公室總有些吵鬧。有時我不覺得吵，但有時別人不小心發出一點什麼聲響，我都煩得不得了，結果現在看見誰都煩，都覺得別人在打擾我。聽到別人嗡嗡地說話聲，我就暴躁得不知怎麼辦，真想那人突然死掉。我本來不願意得罪人的，結果現在我在辦公室的人際關係卻很緊張。

這些焦慮和恐懼，我不知可以對誰說，也沒有人可以幫我分擔。我曾戀愛過三次，但每次都以失敗告終，現在我一個人住，再也不想談戀愛了，我怕我再次受傷。但若是一個人這樣恐懼和暴躁下去，我真怕我會變成那種性格怪異的老女人，我渴望健康積極地工作和生活！

我心驚膽顫地看完這封信。

根據她敘述的內容，她應該去找心理醫生；根據她目前的狀態，她應該去找醫師。她這種性格和狀態是典型的氣虛體質：心悸多夢、膽小內向、易怒、情緒不穩，於是我給她開了一些補氣的藥，並囑咐她平常多吃些蘿蔔、山藥、芹菜、茼蒿、番茄等具有疏肝理氣作用的食物，平時多吃些好的，把自己養得結實一些。

過了一段時間，她又 E-mail 感謝我，說她按照我說的去做後，晚上已經不那麼常做夢了，白天精神也好了一些，不再那麼神經質了。

所以我想說的是，怒則傷肝氣，氣虛則百病生，包括心理上的疾病。幸福的生活首先應該是健康，這裡的健康包括心理上的健康，所以即使氣虛暫時沒有讓人生病，但我們至少也應該獲得心靈上的平靜，讓自己有一個舒暢的心情和穩定的情緒。

5. 不良舉動之五：不經意傷氣

有的人雖然並沒有上述那些壞習慣，但不經意間也會損傷氣。

有一個病人年紀輕輕就氣虛了，可奇怪的是，他卻沒有什麼不良習慣，而且我給他開了藥後，他仍舊不見好轉。哪裡出了問題？我對自己的醫術產生了懷疑，病人似乎也挺懷疑的。

考慮到飲食不當也會傷氣，於是我便詢問了他的飲食情況，喜歡吃什麼樣的飯菜搭配。這一問，還真就找到了癥結。原來，這位病人喜歡吃一道菜：雞肉炒芹菜。他說雞肉比其他肉類香，芹菜清爽又降血壓，所以他喜歡把這兩種食物一起炒著吃，幾乎每天晚上都吃。「真的，營養又美味，我老婆把這道菜

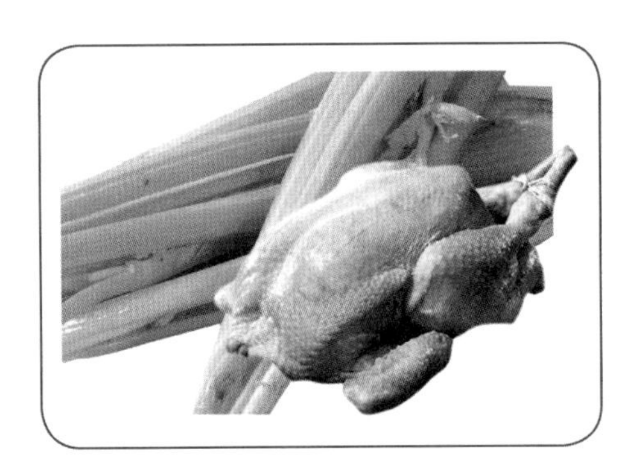

雞肉、芹菜

同時食用會傷元氣的，除了雞肉配芹菜外，還有雞肉配鵝肉、羊肉配西瓜、蕃茄配綠豆等等。在日常生活中，應多多注意這些相剋的常識，不要吃出毛病來。

做得可好吃了。」他最後一本正經地說。

眾所周知，雞肉不僅美味，還是很好的補品，所以對身體不好的人，我們會為他熬製雞湯。芹菜也是一種很好的蔬菜，有降血壓和減肥的作用，因此有些人就想當然地認為：好＋好＝更好，將這兩種食物放在一起炒著吃一定更營養。其實不然。這兩種食物是相剋的，如果將它們分開來吃，各有各的好處，但要是放在一起吃，菜餚裡的有害物質會提高幾十倍甚至上百倍，很容易傷腎，大傷元氣。

我將這個道理解釋給病人聽，他很是驚訝：「想不到一道菜也會吃出病，我還真應該找一些相生相剋的食物搭配資料，列印出來貼在廚房裡。」此後，他果然不再吃這道菜，也注意了一下其他可能傷氣的行為，加上我給他配的藥，調理了一段日子後，體質也就慢慢恢復了。

此外，不經意間引起氣虛的行為還有運動過量，這個話題我已經在《他動不動就出汗》裡講過了。與此類似的還有勞累過度、營養不良，經常有這些行為，也會導致氣虛。

引起氣虛的原因，除了上述不良習慣，還有一些不屬於這個範疇的原因，如：久病引起的體虛、年老體弱引起的體虛、先天體質較差而體虛等等，這裡就不再過多討論。

氣虛容易得這些疾病

1. 月經提前

有一位女孩子來信詢問我：

我聽說女人的卵子數量是一定的，每月經一次，就會掉一顆卵子，卵子掉完，就停經進入更年期。若是月經經常提前的話，那月經的週期就縮短了，卵

造成氣虛無力的原因分析

氣虛體質者主要來自先天稟賦，也可能是由後天不良的工作和生活習慣所造成的。

得自父母

母親懷孕時進食較少，營養不足，或父母有一方是氣虛體質。

熬夜傷神

經常熬夜容易傷神、勞傷心脾。重體力勞動者則會傷形，長期神形過勞都會耗氣，加重氣虛。

七情不暢

長期七情不暢、抑鬱或暴怒都容易導致肝氣鬱結，肝木剋脾土，從而促生氣虛。

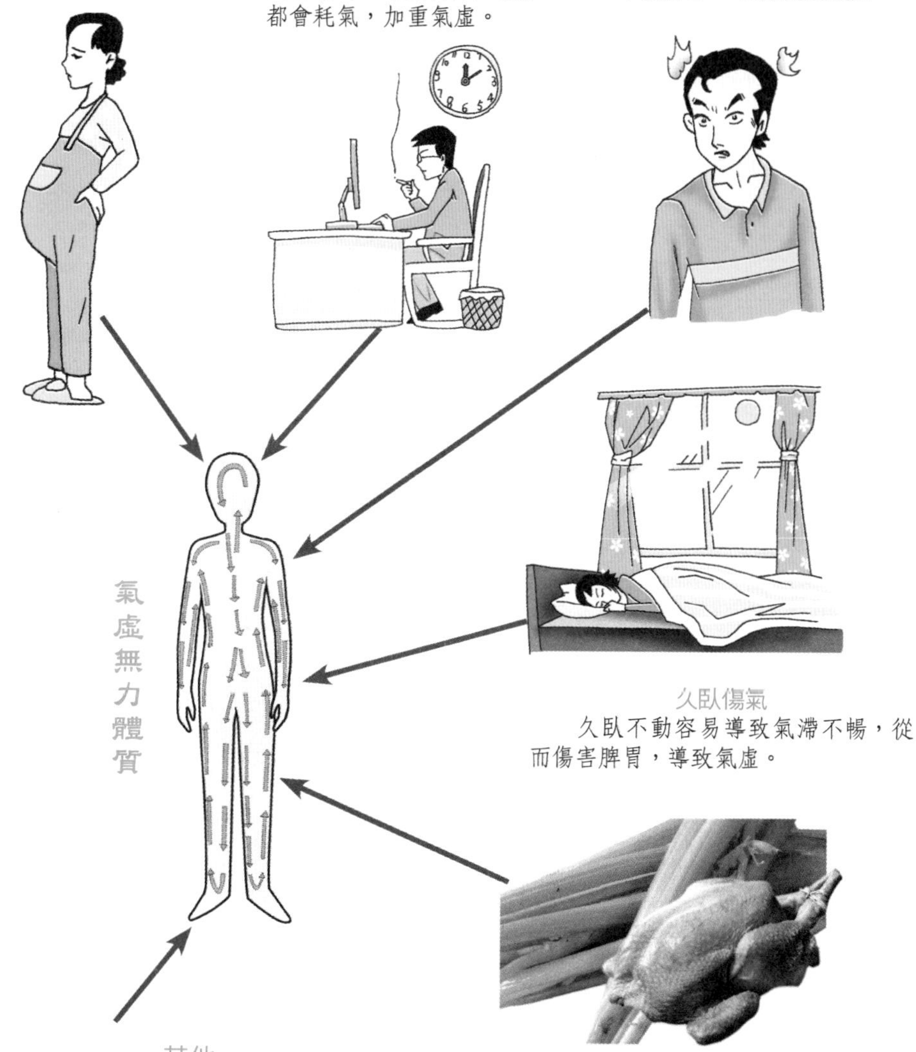

久臥傷氣

久臥不動容易導致氣滯不暢，從而傷害脾胃，導致氣虛。

其他

大病、久病容易傷元氣；手淫、縱欲也會消耗元氣；長期服用清熱解毒的中藥或抗生素、消炎藥、激素等，則會促生或加重氣虛。

長期節食或食用傷氣的食物

長期節食會導致營養不足，形成氣虛。長期食用一些傷元氣的食物，也會導致氣虛。

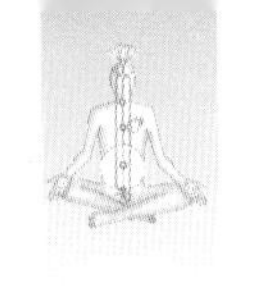

子就掉完得快一些，就快些停經進入更年期。請問事實是不是這樣呢？吃什麼才能讓我的月經推遲一些，讓年輕保留得更久一些？

正常來說，女性的月經週期為28天左右，偶爾提前一次，或提前的時間在三、五天又無其他明顯不適者，都屬於正常情況；但若每次提前都在7天以上，甚至一個月來兩次，這就屬於「經期提前」了，這是一種病態的反應。一般月經容易提前的女性，可能會容易長色斑、有暗瘡，或出現痛經。一個人若經常處在這種病態中，自然老得快，比別人更快進入更年期。

為什麼有的人月經總是提前？

中醫認為，月經是否正常，與肝、脾、腎及沖、任二脈關係密切。具體來說，是由這些原因造成的：

1.腎氣虧損。房事過度會傷害腎經，導致腎陰不足，虛火浮現，火氣的存在和推行會使月經量少、月經提前，外在表現為皮膚乾燥。

2.肝氣鬱結。肝氣受損者、性格內向抑鬱者，久而久之，鬱滯化熱，進而灼傷陰血，引起氣血失和，月經不調。

3.脾胃不調。飲食或作息不規律者，容易傷脾氣，脾胃功能失調，則氣血不能正常運轉，表現為月經失調和皮膚暗黃。

由此看來，月經提前的根本原因就是氣虛。女人如果還沒出現自汗、氣短等明顯的氣虛症狀，就要檢查下自己的月經是否正常，如果總是提前就要當心了，可能是氣虛，該補氣了。

2. 落枕

王先生來到我的診所，碎碎唸著：「我就奇怪了，這晚上睡得好好的，起來之後怎麼會覺得脖子痠疼。你若要說我睡眠姿勢不好，我老婆就在旁邊，我們一樣地睡覺，怎麼她沒事？若是偶爾一次也就算了，關鍵是，這一個月，我已經有四、五次落枕了，這一定跟睡眠姿勢沒有關係，搞不好是哪裡出了問題。你幫我檢查看看，為什麼我會經常落枕？」

我一邊為他把脈，一邊問：「你有沒有頸椎病或最近脖子哪裡受傷了？」

他說沒有。

我又問了其他一些問題，最後得出一個結論：他氣虛了。

晚上睡覺時，人體陽氣衰弱，陰氣旺盛。如果人體氣虛了，氣就無法推動血脈正常運行，頸部可能就會受到寒邪入侵，引起氣血淤滯，經絡痹阻，脖子因此就會感覺痠痛，這就是平常我們所說的落枕了。

我一邊囑咐他多吃白蘿蔔、紅薯、馬鈴薯、山藥、洋芋、香菇、紅棗、雞肉等補氣食物，一邊為他開藥。我給他一瓶正紅花油，囑咐他在痛處擦揉，每天擦兩、三次。然後，我走到他跟前，準備為他按摩。我問清楚他哪些地方比較痛，然後用力按摩那地方。一邊按摩一邊問他：「什麼感覺，有沒有覺得痠脹？」他說是。這表明我的按摩力道可以。按摩了兩分鐘，我又用空心拳叩剛剛按摩過的部位，同時問他的感覺，他說感覺舒服多了，好像一股清涼從那裡流過一樣。

這就對了！正是氣虛不通讓他感覺到疼痛。臨走時，我還告訴他，回去後，經常用熱毛巾或熱水袋熱敷一下，驅除裡面的寒邪，慢慢就會好了。

氣虛不暢，有的人瘀滯在腹部，這就是痛經；瘀滯在頭部，這就是頭痛；淤滯在脖子或背上，就可能形成落枕，這就是致病的經過。這種推拿或者按摩的方法，只能產生治標的作用，讓病人暫時忘記疼痛。關鍵還是要治本，而治本的關鍵，就是養氣、補氣，只有血氣正常流通，人才不會有各種各樣的疼痛感，所以我斷定他是氣虛了，讓他多吃一些補氣的食物。

3. 皮膚搔癢

一到冬天，仔細觀察，人們可能會在自己顏色比較深的內衣上發現很多皮屑，拿出來曬一下被子，陽光下可能還會見到皮屑到處飛的情景。有的人會這樣解釋：冬天嘛！天氣比較乾燥，人體缺水，掉皮屑是正常的。但如果這些皮屑不是自發掉下來的，而是人因為搔癢抓下來的呢？缺水就這麼嚴重嗎？

實際上，這很有可能就是氣虛導致的。

小提示 落枕了怎麼辦？

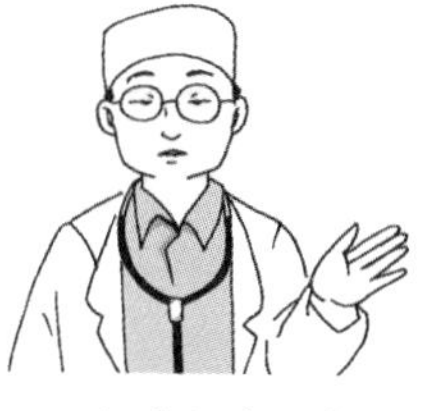

治療落枕的三個方法：

⑴**局部熱敷：用熱毛巾或熱水袋敷患處，一天多敷幾次，效果較好。**

毛巾或熱水袋的熱氣會促進頸部的氣血運行，從而達到通氣減輕疼痛的作用。

⑵**按摩、推拿局部痛點或穴位，同時配合慢慢活動。**

按摩推拿也會促進頸部的血液循環，如果在按摩時擦一點紅花油，效果會更好。或者以指壓腫下、天牖、風池、啞門、天柱、肩中腧、肩並、秉風、乳突、髮後、手三里等穴位，見效很快。

⑶**貼傷濕止痛膏，必要時針灸，效果都比較好。**

止痛膏的見效時間會比較長，如果要用針灸的方法，最好找專業醫師操作。

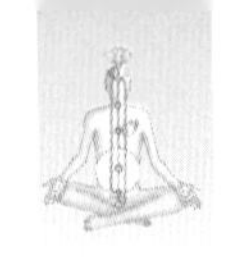

中醫認為，風盛則癢。意思是說，人體感染了邪氣，而邪氣不外乎內邪和外邪，或內風、外風，風盛則水少，致使陰虛陽亢，皮膚乾燥，人就感覺搔癢。

人之所以容易受到邪氣侵襲，是因為氣虛，衛氣不固。正如前面我所說的那樣，衛氣這個衛兵太衰弱了，不能有效地保衛城池，所以外邪就容易就侵入人體。外邪的種類有很多，有時可能讓人感冒，有時可能讓人氣血不暢而出現某個部位疼痛，有時也可能讓人陽亢、皮膚乾燥搔癢。

不過，除了氣虛特別嚴重者，否則一般人不會因為氣虛而導致皮膚搔癢，最多引起一場感冒，但老年人除外。

一方面，老年人皮膚退化，衛氣防衛外來侵襲的能力更弱，更容易受到邪氣的侵襲；另一方面，老年人體質衰弱，皮膚含水量更少，更容易受到風邪的影響。這兩個原因決定了老年人比一般人更容易皮膚搔癢，所以老年人平常進食時，應該補著吃，補氣、補虛，同時還要注意疏散風邪，避免讓自己著涼。此外，由於飲食不節、情緒不好或過度疲勞都會導致氣虛、引起搔癢，所以家人還要在多方面照顧老人，儘量避免他由於氣虛而導致搔癢。

4. 反覆感冒

有的人跟別人就是不一樣，稍微一變天，別人加件厚衣服也就行了，他卻會感冒。這種情形不是一次兩次，而是任何時候，只要天氣有變化，或他本人受了點涼，都會感冒。也就是說，無論發生什麼變故，感冒這個病症，總是第一時間找上他。

這就不是簡單地受了風寒那麼簡單了，勢必跟體質有關係。很明顯，他這是氣虛體質。

《黃帝內經》中說：「勇者氣行則已，怯者則著而為病也。」意思是說，衛氣充足的人，氣血運行很順暢，衛氣比較英勇，將身體這個城池捍衛得十分穩固，任何邪氣都進不來，身體自然健康，不容易生病；而怯者，就是衛氣不足的人，衛氣比較軟弱，無法與邪氣抗衡，外邪因此就很容易侵入人體，稍微受些寒涼，身體就招架不住，人就得病了。

比如說，兩個人同樣淋了些雨，體質健康的人，衛氣比較充足，身體比較結實，不容易受到外邪的侵襲，所以雖然淋了點雨，身體卻沒什麼問題；氣虛的人卻因衛氣不足，一旦遭遇到同樣的風、寒外邪，就很輕易地繳械投降，寒邪就侵入人的腠理或更深，人就感冒了。

一般人治療感冒，可能就是打針、打點滴或吃幾粒藥，感冒確實也能很快康復，但是下次稍有外邪入侵，氣虛體質者就又感冒了，於是再來打針、吃藥。如此反反覆覆，疾病雖然被趕跑，但只是暫時的，一旦又有寒邪這樣的誘因，疾病很快就捲土重來，而且久病傷氣，氣更虛，之後就更容易感冒。這就好比兩軍對壘，守衛城池者，只是暫時把敵人趕跑，但並沒有對對方產生震懾作用，只要條件適當，敵人很容易再次發動新的進攻。敵人每發動一次攻擊，守城的人就要損兵折將，如此一來，城池的守衛力量更加薄弱，而邪氣是源源不絕的，所以此後城池就更容易被攻破了。

根本的解決辦法，就是讓敵人不敢來犯，而非暫時打退敵人。補氣的目的，就好比在城門口安插一位英勇的將軍，讓邪氣一看就聞風喪膽，從此繞道走。外邪不來犯，城池自然不會遭到破壞，身體自然安然無恙。

5. 發低燒

有一次，兩個感冒病人同時來到我的診所。他們二人的症狀基本相似，都是鼻塞、流鼻涕，喉嚨痛，不同的是，其中一個人發高燒，39.7°C，所以看起來很虛弱。

另一個病人同情地對他說：「感冒雖然是小病，但折磨得人很難受，發燒肯定更不舒服了，沒有一點力氣。」

發高燒者氣虛無力地「嗯」了一聲。

沒發高燒者有點慶幸地說：「現在我的身體可能強壯一些了，以前我感冒的時候也容易發高燒，現在不了。」

事實上，他剛好說反了，他的身體反而可能比以前更虛，而且是氣虛。

對氣虛體質者來說，伴隨著反覆感冒的，一般還有些發低燒（一般體溫在37.3°C～38°C）或者不發燒，而且也容易反覆，表現為持續時間較長，比如說持續一、兩週低燒。

氣虛體質者感冒，之所以容易發低燒或不發燒，同樣也是因為衛氣太虛弱，外邪力量相對較強。發燒就好比衛氣與外邪在打架，雙方旗鼓相當，戰鬥就比較激烈，可以用發高燒來形容，但若雙方力量懸殊，衛氣較弱，戰鬥要緩和得多，就表現為發低燒。

之所以會持續一段時間，因為相對而言，高燒雖然可能有時候體溫高得嚇人，但退燒也快，可能兩瓶點滴打下去，第二天病人又能像正常人那樣活蹦亂跳了，這是因為病人本身體質好，加上醫藥的支持，正氣的力量遠遠大於邪氣的，而對氣虛引起的發燒，雖然醫藥能產生增援作用，但因衛氣本身不夠英勇，不能速戰速決打倒對方，只能慢慢打，拉長了時間打，也就表現為發低

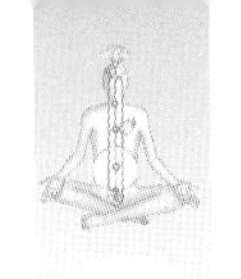

燒。這就好比守城者雖然比較懦弱，但人數眾多，外邪即使以一對二甚至對三，但架不住對方的人數多，打倒1000個人絕對比打倒10個人用的時間長，所以戰線拉得很長。

即使最後退燒了，但由於衛氣不夠英勇的緣故，這種低燒浪費了很多「兵力」，所以氣虛型病人雖然最後燒退了，但身體虛弱得厲害，不像正常人高燒退後馬上就能活蹦亂跳了。

所以，從某種程度上來說，感冒時發高燒的病人，比感冒時發低燒甚至不發燒的病人，體質反而要健康一些。

6. 得鼻咽癌

最近，有專家研究發現，鼻咽癌患者不但具有明顯的家族聚集現象，而且這些家族還有一個共同的特性，即容易自汗、疲勞、舌頭淡胖，這些都是氣虛的典型症狀。

這些專家還舉了一個例子：有一個家族，母親是由於鼻咽癌去世的，結果她的七個兒女中，有三個都是氣虛體質，其中兩個已經患上了鼻咽癌。

雖然目前沒有任何權威的統計或研究能證明氣虛體質者容易得鼻咽癌，但這些事實多多少少能說明一些問題，而且用相關的中醫理論也能解釋得通。

中醫認為，氣虛者體內氣的推動能力減弱，而血是在氣的推動作用下運行的。正常人氣血通暢、新陳代謝正常，所以很少得病；而氣虛的人，全身的血氣及津液不能在氣的推動作用下正常流動，從而出現所謂阻滯現象。

比如說，痰受阻（注意！中醫上所說的痰，並非單純地指咳嗽出痰，而是氣機鬱滯或陽氣不足而不能正常運化津液，由津液聚積所致），如果痰熱瘀毒等長期阻滯聚集在鼻竅，堵塞經絡，久而久之，必然形成鼻咽癌腫，患鼻咽癌。

氣虛體質者容易感冒，一般感冒都有鼻塞、流鼻涕或者有濃痰的現象，如果按照一般的感冒治，病人的不適感雖然消失了，但可能治療不徹底，濃痰或鼻涕之類的黏稠物體可能仍堵塞在鼻腔或淋巴。這些病人當然看不見，也不覺得自己有病，結果由於氣不足，這些有害物可能就滯留在那裡。前面提到，氣虛體質容易感冒，如果每次感冒都在鼻腔或淋巴留下這麼一堆東西堵塞「交通」，氣血運行將更加不暢，久而久之，必然引起疾病。

因此，我們在治療患鼻咽癌患者時，還可以嘗試一下補氣的方式，首先調理病人的體質，比如說：喝一些補中益氣湯，補充病人的正氣，正氣充足和氣的運化作用強，有助於推動全身的津液氣血暢通無阻地運行，從而緩解或消除瘀腫。

氣虛無力容易導致的疾病

氣虛體質所導致的，大多是一些不太嚴重的慢性病，然而如果任其發展，久而久之也會形成像鼻咽癌這樣的惡性疾病。

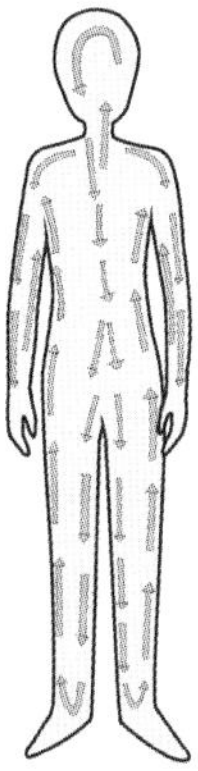

氣虛無力 →

- **月經提前、量少** → 氣虛導致臟腑失調，從而引起月經紊亂，有時是提前，有時則是量少，但持續很久。
- **落枕** → 氣滯不暢，集中在某處就容易形成疼痛，如：落枕、腹痛、頭痛等，透過按摩可以緩解。
- **皮膚瘙癢** → 氣虛較為嚴重時，體內衛氣較弱，很容易引發皮膚瘙癢。
- **反覆感冒** → 氣虛者抵抗力較差，很容易感冒，而且感冒還不容易好。
- **發低燒** → 氣虛者衛氣太弱，容易發低燒，且痊癒後依然是病懨懨的，非常虛弱。
- **鼻咽癌** → 氣虛者經常感冒，從而導致反覆鼻塞，再加上氣滯於此，久之容易致病。
- **高血脂** → 氣滯也會導致血流不暢，減緩了血流速度，導致血脂堆積，從而引發高血脂。
- **易致肥胖** → 脾虛者吃得少則瘦弱，如果胃口好則虛胖，這是因營養吸收不了，堆積在體內所致。
- **內臟下垂** → 氣虛不能升提，肌肉無力，易致胃下垂、眼瞼下垂、子宮脫垂、脫肛等病症。
- **排泄不適度** → 氣能產生固攝把門的作用，氣虛者此項功能較弱，因此容易導致尿多、汗多、大便次數多、月經崩漏、白帶過多等症。
- **慢性炎症** → 氣虛者一旦染上炎症，很容易轉成慢性病，如：慢性骨盆腔炎（女性）和慢性支氣管炎。
- **長色斑** → 氣虛者氣血化源不足，面色就會發黃、缺乏血色、甚至長色斑。

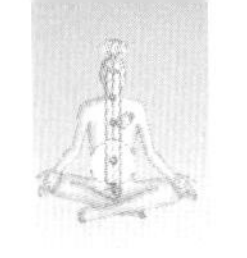

由於南方地區比較潮濕，煙霧重，得鼻咽癌的機率大大增加，因此南方人應多進食一些補氣的食物，謹防氣虛，從而降低鼻咽癌的發病率。

7. 容易患高血脂

中醫上雖然沒有血脂、高血脂這類的名詞，但運用中醫的理論，完全能解釋得通這個病的發病經過，也能有效地治療高血脂。

高血脂，就是指血液中脂肪的含量過高，超過正常標準，血液比較稠，所以引起全身動脈粥狀硬化，進而引發腎功能衰竭，包括膽固醇、三酸甘油脂及磷脂質。而腎關乎人的生長發育及衰老的全過程，也關係著人的生殖能力。所以許多人一聽說自己血脂高，都害怕得不得了，沒有罹患高血脂的人，也忙著預防高血脂。

其實大可不必這麼緊張，只要能保證自己正氣充足，一樣可以預防高血脂，也可以治療高血脂，因為血脂高很可能就是氣虛造成的。

正常來說，血漿中的脂類含量比較少，它們往往隨著血液的運行在全身發揮各自的功能，但若正氣不足，氣的推動力大大降低，血氣的流動將會減緩，血脂的運送速度也將會減緩。結果前面的血脂還沒運送走，後面的血脂就又來了，久而久之，形成堆積，血液中的脂肪含量自然就高了。

所以我們經常聽到醫生對高血脂病人說：不要熬夜，不要飲酒，不要亂吃東西，要養成良好的飲食和作息習慣——其實這就是要人不要做出傷氣的行為，要吃些營養的食物，補充正氣。只是由於高血脂已經成為事實，所以多加了一條但書：不要吃熱量高的食物，要多吃具有降脂作用的食物。其實降脂不是根本目的，其根本目的是要保證氣血運化正常，讓多餘的血脂隨著氣血的流轉而快速移動，進而產生降脂的作用。

所以說，引起氣虛的那些壞習慣，如果不加以改正的話，很可能就發展成為高血脂。預防高血脂，就該從養氣、補氣入手，防止氣虛。

女性與氣虛關係密切

一位網友發 E-mail 告訴我：

我剛生過小孩，本以為吃一些好東西補一下就行了，誰知道坐過月子之後，還是有一些後遺症，比如：頭暈、乏力、沒精神、不想說話。我這種情況應該怎麼調理？

她這是氣虛，我讓她買些黨參煎一下喝，或者將紅棗、黨參跟雞一起燉著吃，效果也會很不錯。

女人身體比較特殊，與男人相比，體質弱，更容易氣虛。

上述這位病人，屬於產後氣虛，許多女人生孩子的時候，由於用力過度或產後出血，很容易傷元氣，這是無法避免的。

引起女人氣虛的第二個原因，就是月經。一般人認為，失血只會引起血虛。實際上，氣虛必然導致血虛，血虛的時候必然已經氣虛。這是因為，氣有攝血作用，氣虛時，氣的能力不足，將出現「氣不攝血」的情況，從而引起人體血、津液等物質異常流失，表現為月經過多、出血不止、會自汗、盜汗等氣虛症狀。

過度減肥也是導致女人氣虛的一個原因。我在網上看過一個新聞，有一個女孩子為了減肥，每天只吃兩顆蘋果，然後就是不停地喝水。一個月下來，體重倒是減下來了，疾病卻上來了，頭暈得不行，這也是氣虛引起的。人的五臟六腑是靠氣血津液滋養的，氣血津液則由水穀精微化生而來。「水」，通俗地講，就是食物中的水分，「穀」就是我們所吃的食物，「精微」就是人體從食物中吸收的有益成分。一味地顧著減肥的人，長期攝食不足，氣血生化無源，必然會導致血虛、氣虛。

除了上述三個原因，現代快節奏的生活也容易讓女人氣虛。相對於傳統女性，現代女性除了需操持家務，還要出去工作，面對來自各方面的壓力，在這種情況下，女人也很容易出現臉色暗黃、疲乏無力、精神倦怠、腰腿痠痛、失眠健忘等氣虛特徵。

此外，某些女人還有一些壞習慣，如：熬夜、縱欲、愛躺在床上、容易生氣等，這就更容易氣虛了。所以說，氣虛與女人關係密切，十個女人，至少有七個是氣虛的，因此女人更應該注意養氣、護氣。

補氣的N種辦法

氣對人體是非常重要的。俗話說：「人活著就是一口氣」。古人試探一個人是否還活著，就是摸一摸這個人看是否還有氣。所以，人活著，要保證基本的健康，最關鍵的就是要養氣、護氣。氣虛者，就更應該補氣。長久以來，人們發現了很多補氣的方法。我翻閱了大量的資料，現歸納如下：

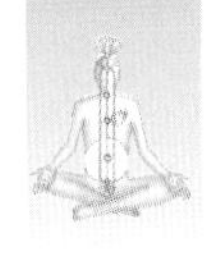

氣虛無力者的飲食宜忌

氣虛體質者的飲食養生原則

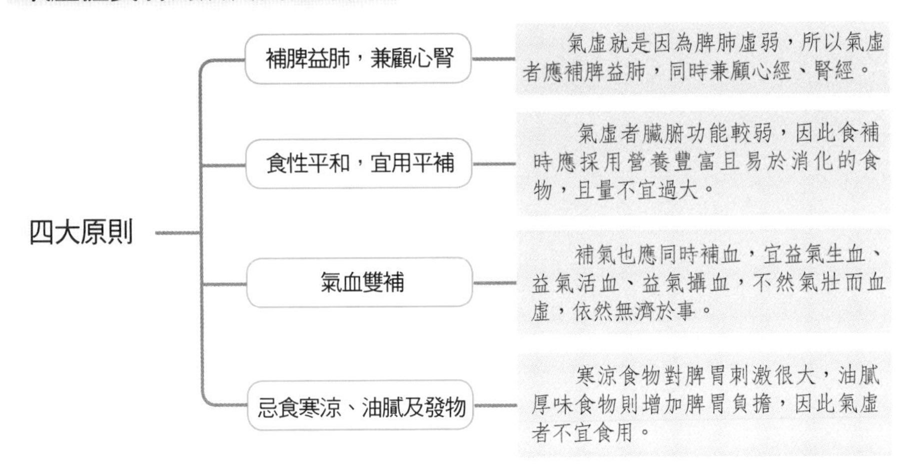

蔬菜類宜忌

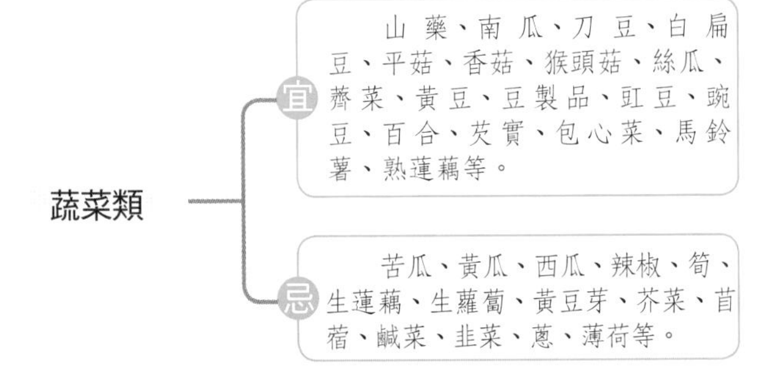

蓮藕生則寒涼、清熱涼血但不利脾胃；熟則甘溫、健脾益氣。其他食物最好也不要生吃，儘量用燜、蒸、燉、煮、熬、燉等方式加工後再吃。

葷腥類宜忌

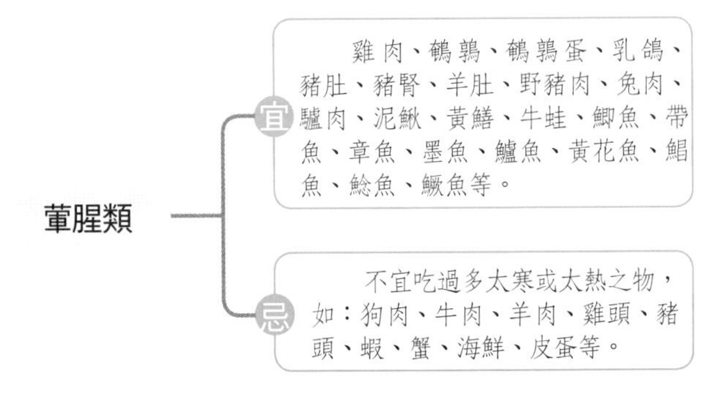

在吃溫熱之物時，如：羊肉，可以放一些麥冬、白芍之類的藥材，平抑羊肉的熱性。另外，雞頭、豬頭、鹹菜、牛羊肉、蔥薑、韭菜、蝦蟹、海鮮等都是發物，氣虛者應少吃。

水果乾果類宜忌

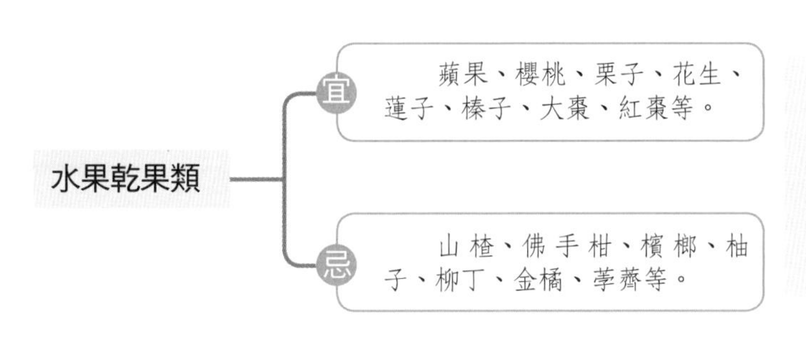

即使是適宜的果品，也不宜猛吃，應細水長流，否則容易積滯脾胃。一些酸性水果（如山楂）切忌空腹食用。

適宜氣虛體質者的膳食單

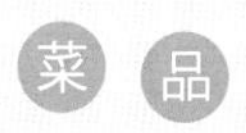

豬肚湯、牛奶羊肉湯、山藥紅燒牛肉、栗子燉雞、猴頭雞絲、山藥燉羊肉、絲瓜肉片、香菇肉片、榛子炒牛肉絲、汽鍋鵪鶉、炒三菇（猴頭、香菇、口蘑）、刀豆鯧魚絲、刀豆炒肚絲、扁豆燉牛肉等。

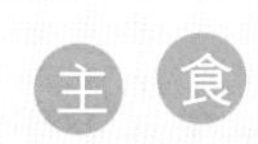

氣虛者最適宜粥補。大米粥、山藥粥、人參紅棗粥、豆漿白米粥、黃耆白米粥、十寶粥、扁豆粥、薺菜粥、鵪鶉粥、黃豆粥、馬鈴薯粥、栗子粥、木耳粥、高粱米粥、紅棗粥、白果粥、山藥扁豆糕等。

1.食補

食補是最基本、最常用的補氣方法。常見的補氣食物有：白蘿蔔、紅薯、馬鈴薯、山藥、洋芋、香菇、紅棗、雞肉、牛肉、豬肚、牛肚、羊肚、泥鰍、鰱魚、青魚、墨魚、鱖魚、白米、糯米、蜂蜜、扁豆、豇豆、菜花、胡蘿蔔等，這些食物都有很好的健脾益氣的作用。

需要說明的是，這些食物雖然都有健脾益氣的作用，但不宜食用過量。

我曾遇到過一個女孩子，她總覺得燒心，上腹部燒灼的感覺和一股股往上湧的酸水，使她不得不經常直挺著身子端坐起來，甚至不能坐在沙發上看電視。

仔細詢問下才知道：原來她聽說劉嘉玲連吃一個月的紅薯，結果減掉 28 斤，便效仿她，每天洗兩個大紅薯，放在微波爐裡烤熟後吃掉。

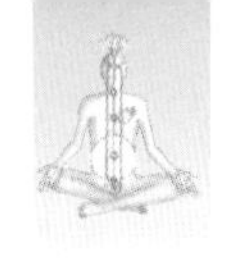

這就是癥結了。紅薯雖然美味、可以減肥，但吃多了，容易讓人感到燒心。這是因為，紅薯含糖量較高，吃多了容易產生胃酸。胃由於受到胃酸的刺激會加劇收縮，導致胃與食道連接處的賁門肌肉放鬆，導致胃酸倒流，進入食道，人就開始吐酸水。

此外，紅薯中還有一種氧化酶，這種氧化酶會在人的消化道裡產生大量的二氧化碳，一般人可能都知道，紅薯吃太多，就會有腹脹感，除了會不停地打嗝外，也很不舒服。

因此，中醫典籍中對紅薯這樣描述：「紅薯，味甘、性平，歸脾胃經，補脾胃、益氣力、寬腸胃。宜於脾胃虛弱、形瘦乏力、納少泄瀉。多食易引起反酸燒心、胃腸道脹氣。」

其他補氣類的食物，雖說常食可以調理身體，但補氣的同時，可能又傷害了其他地方，所以一次也不宜多吃。比如白蘿蔔，有「小人參」之稱，但這麼好的蔬菜，脾胃虛寒、胃不好者及容易流產的人卻不宜食用。所以人們在補氣的時候，要根據自己的身體情況適當進補，也可以配合藥膳偏方，這樣效果會更好。

補氣食療推薦

【山藥粥】

配方：山藥30克、白米100克。

作法：將山藥削皮洗淨切塊，白米淘洗乾淨後，將二者一起放入鍋中煮熟即可食用。

用法：每天晚飯時食用。

功效：補中益氣、益肺固精。

【人參紅棗粥】

配方：人參6克、紅棗10枚、白米80克。

作法：紅棗洗淨去核，人參用溫水泡10分鐘，白米淘洗乾淨。將上述三者及泡人參的溫水一同入鍋煮熟即可。

用法：每天午飯後或晚飯後食用。

功效：補中益氣、強身健體。

【豆漿白米粥】

配方：豆漿200克、白米80克。

作法：將白米淘洗乾淨，放入鍋中煮至八成熟後，加入豆漿繼續煮，煮熟後加少許白糖即可。

用法：每天早晚兩次。

功效：補中益氣，適合體質虛弱者食用。

【黃耆白米粥】

配方：生黃耆50克、白米100克、碎陳皮1克。

作法：將生黃耆用水煎兩次，取兩次煎汁水。白米淘洗乾淨。將黃耆藥汁和白米同煮，煮熟後加入陳皮末、紅糖，煮沸後即可食用。

用法：每週三次。

功效：健脾養胃、補益元氣，適用於氣虛不足者。

【十寶粥】

配方：芡實、山藥、茯苓、蓮肉、薏苡米、白扁豆、黨參、白朮各6克，白米100克。

作法：將大米淘洗乾淨，上述八味中藥加水共煮半小時後，撈出藥渣，放入大米同煮，煮熟後加少許白糖即可。

用法：每週兩次。

功效：健脾益氣、溫陽利濕，適用於氣虛體質者和痰濕體質者。

【豬肚湯】

配方：大蔥1棵、生薑適量、豬肚一副。

作法：把豬肚清洗乾淨，塞入切碎的生薑。將豬肚放入鍋內，加入清水，用小火煮至豬肚熟爛。熄火後，加入蔥花，調味料烹調入味即可。

用法：喝豬肚湯，不吃薑，每週吃二副豬肚。

功效：營養補虛，適合體質虛弱者，但熱症及感染性疾病患者除外。

【牛奶羊肉湯】

配方：羊肉200克、牛奶200克、山藥100克。

作法：羊肉洗淨切塊，山藥洗淨切片，生薑洗淨切碎。將羊肉和生薑同入沙鍋，小火燉二到三個小時，直至肉爛，然後加入山藥同煮，直至山藥熟爛，最後加入牛奶，煮沸即可。

用法：吃肉喝湯，可每週食用一次。

功效：溫中補虛、益精補氣。

此外，還可用其他食物原料，按照類似的方式做成粥、飯，經常性食用，氣虛者可以調理身體，正常人食後也可強健身體。

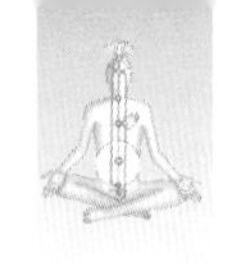

2. 藥補

氣虛嚴重者，就需要靠中藥調理了。具有補氣作用的中藥，有下列幾種：

人參：人參的好處就不用我多說了。人參最主要的作用，就是補充元氣，尤其適合各種元氣不足者。

需要提醒大家的是，人參不能濫用，尤其不能與蘿蔔同食，否則就好比酸與鹼發生中和反應生成水一樣，兩者對人體有益的成分剛好抵消，白白浪費了兩種好藥材。

此外，食用人參時，無論是煎服還是燉服，都不要使用五金炊具。

我曾接待過一位老人和她的兒子。這位兒子是個富翁，且十分孝順，經常拿人參來孝敬自己的母親，他們家的人參就像尋常人家裡的蘿蔔一樣平常，但老人不管吃了多少人參，身體依舊很虛弱。我說開一些好的中藥補補，孝子無奈地說：「人參都當飯吃了，還有什麼更好的藥？」於是我就詳細詢問了老人的日常起居及飲食特點，這才知道，原來他們經常用家裡的不鏽鋼炊具燉人參。

這不糟蹋東西嗎？五金炊具屬金，人參屬木，金剋木，木的效果就會降低，人參是不能用五金炊具來燉煮的。不僅是人參，中草藥最好都不要使用五金炊具，否則藥效會大大降低。

出於同樣的原因，吃過人參後，也不要立刻喝茶，否則也會降低人參的藥效。

黃耆：黃耆與人參一樣，都是補氣的良藥，但二者又有各自的側重點。人參適用於大補元氣，多用於虛脫、休克等急症，能產生民間所說的「起死回生」的作用，但平常不宜多用，否則容易上火。黃耆則剛好彌補了人參這方面的不足。它可以經常食用，對虛症有較好的療效，很有些細水長流的味道。

有些人，天氣稍微有些變化，就會感冒或反覆感冒，這在中醫上稱為「表不固」，也是氣虛引起的。這類人就可以經常服用黃耆來避免經常性的感冒。

說到這裡，順便提一下「玉屏風散」這個藥方。它是預防氣虛引起的經常性感冒專方，幾乎任何中藥典籍，只要提到補氣，第一個談到的肯定是這個藥方。這個藥方的主要作用，就是透過提升人的正氣來抵禦外邪，對鼻塞、怕冷等輕微的感冒症狀也有很好的治療作用。

之所以將「玉屏風散」放到這裡，是因為此藥方只有三味中藥：黃耆、白朮和防風，其中黃耆是主藥，對內可大補脾肺之氣，對外可固表止汗，尤其適合肌表衛氣不固導致的氣虛盜汗；輔藥是白朮，幫助黃耆加強益氣固表的功

氣虛無力者的藥物養生

適宜氣虛無力者的扶補藥材

藥材	性味	功效	藥材	性味	功效
人參	性味甘微苦	微溫，大補元氣、固脾生津、健脾養肺、寧心	黨參	性味甘、平	補中益氣、健脾養血
淮山	性味甘、平	補脾養肺、益腎澀精、厚腸胃	黃耆	性味甘、微溫	補中益氣、固表止汗、升陽舉陷、利水
黃精	性味甘、平	補氣養陰、健脾養肺、益腎補精	紫河車	性味甘鹹，溫	補氣養血、補腎益精、養肺定喘
茯苓	性味甘淡、平	利水滲濕、健脾化痰、寧心安神	白朮	性味甘苦、溫	健脾益氣、燥溼利水、止汗安胎
薏苡仁	性味甘淡、微寒	利水消腫、健脾去濕、舒筋除痹、清熱排膿	白果	性味甘苦、平	斂肺定喘、止帶濁、縮小便

常用補氣中成藥

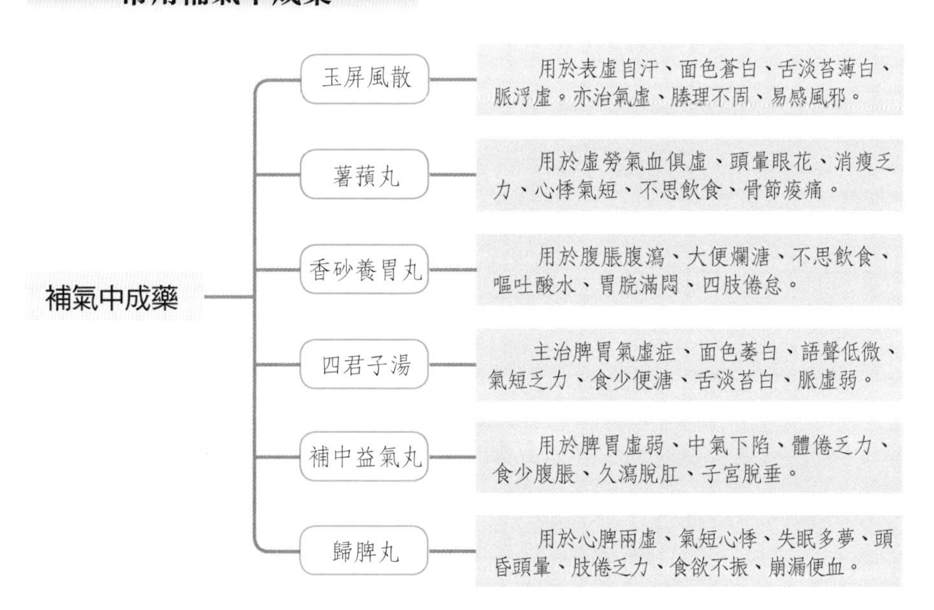

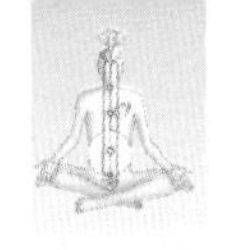

能；防風又叫屏風，發揮解表祛風的作用；因此那些經常感冒的患者，可以經常服用玉屏風散，既可治療感冒，又可調節氣虛。

黃耆除了可以補氣固表外，還有利尿排毒、斂瘡生肌等作用，對於氣虛引起的水腫也有很好的作用，所以我推薦人們經常飲用黃耆紅棗湯。

西洋參（花旗參）、黨參、太子參：它們的作用與人參類似。不同的是，人參藥性較強，常人食用後容易上火，西洋參卻要溫和得多，適合氣虛、陰虛體質者經常食用。黨參、太子參的作用也類似，都有補中益氣、健脾等功效，但藥效相對要溫和一些，適合常人食用。

白朮：白朮也是健脾益氣的主要藥物，尤其適合治療氣虛型便祕。有胃脹、打嗝、飯後脹滿、消化不良、乏力等症狀的胃氣虛的人，還可靠經常服用參苓白朮丸來調理。更難得的是，白朮還有一定的安胎作用。

曾經有一位高齡孕婦來到我的診所。她已經懷孕三個多月了，總是吐不說，又不想吃東西，整天懶洋洋的精神不振，有時候還乾咳。她這個樣子，家人都擔心她無力生孩子，況且生孩子時又要傷元氣。她這也稱不上有病，但一定是不正常的，西醫也無法用藥，因為怕影響胎兒。她聽人家說中醫可以調養身體，便拖著笨重的身體來到我的診所。我為她開了黃芩和白朮，囑咐她沖水喝。這兩種藥物都有安胎作用，而且白朮還可以幫她調理氣虛的問題。

這樣喝了兩週後，她的精神果然好了很多，她由衷地說：「因為之前一直聽人說孕婦不能隨便用藥，所以不管哪裡不舒服也都一直忍著。早知道中醫調理這麼簡單，我就不用受那麼多苦了。」

其實中醫調理也不是什麼時候都這麼簡單，只是白朮這種藥材功能多樣、藥效強大而已。孕婦一般容易氣虛，所以對孕婦來說，白朮確實有點「萬金油」的意思。

典型而常用的補氣藥，基本上就這幾種，此外還有甘草、黃精、五味子等等。氣虛不太嚴重的人，可到附近的中藥店買一些這類藥材，做粥湯時順便放一些做成藥膳，也能產生很好的調理作用。

3. 保持心平氣和

我曾在網上看到一篇文章：到哪裡找一個甘草型的女孩？因為這類女孩比較平和，「所以容易讓人感到放鬆、舒服，無論身邊的男人多麼刻薄、衝動、狠毒、狂躁，抑或消極、沉淪，她都能坦然應對，適時調劑，使事情向良性循環的方向發展。」

我不知這是什麼理論，但甘草在中藥中確實有這樣的作用：調和百藥，緩

適合氣虛無力者的藥膳

將前述補氣藥材加入食物中烹製，做成藥膳並經常服用，也能產生很好的補氣健脾效果。

藥膳處方

類　別	名　稱
藥酒類	人參酒、黃耆酒、參耆酒、松子酒、白朮酒、茯苓酒、荔枝酒、山藥酒、三聖（人參、白朮、山藥）酒、定志酒等。
藥膳類	蟲草汽鍋鵪鶉、黃耆汽鍋雞、栗子茯苓燉雞、五味烏骨雞補血湯、人參菠菜餃、耆杞燉乳鴿、黃耆猴頭雞片、砂仁肚片、人參山藥燉豬肚、參耆鯉魚湯、耆地燉雞肉、參棗燉鴨、薏苡仁羊肉湯、參耆玉米排骨湯、十全大補烏骨雞湯、蓯蓉黃精骶骨湯、參苓芙蓉羹等。

藥膳推薦——蓯蓉黃精骶骨湯

材料

豬尾骶骨一副、胡蘿蔔一段、鹽適量。

藥材

肉蓯蓉 15 克、黃精 15 克、罐頭白果 1 大匙。

做法

1. 將豬尾骶骨洗淨，切段，放入沸水中氽燙，撇去血水備用。胡蘿蔔削皮，洗淨切塊。
2. 將骶骨、胡蘿蔔、肉蓯蓉、黃精一起放入鍋中，加清水蓋過所有材料。
3. 先用大火煮沸，再轉小火煮約 30 分鐘，然後加入白果再煮 5 分鐘，加鹽調味即成。

評析

此湯可以補腎健脾、益氣強精，對於男性陽痿早洩、性欲減退、風濕痠痛、筋骨無力等症狀有不錯的補益作用。肉蓯蓉可以壯陽，而黃精則可以補中益氣、強心潤肺，白果則可以斂肺定喘。

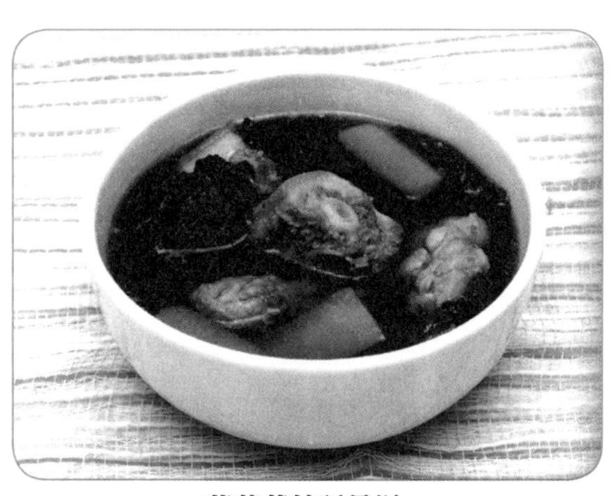

蓯蓉黃精骶骨湯

氣虛無力

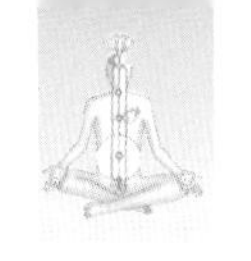

和諸藥毒性，據說當年神農嘗百草時，都要再吃點甘草緩和體內毒性。因為這「中和之性，調補之功」，所以中醫的很多方子裡都有一味甘草。

我不得不佩服這個人的比喻。如果每個人都能像甘草那樣，努力調和虛榮、驕傲、冷漠、易怒、小心眼等諸類心靈「毒草」的毒性，讓事情向有利的方向進行，同時又保留自我的甘甜（甘草的甜度是甘蔗的幾十倍），這不是一件很好的事嗎？

可惜的是，很多人都無法克制自己的不良情緒，或爭強好勝、自以為是，或斤斤計較、疑神疑鬼，或嫉妒賢能、睚眥必報等等，這些都屬於不良情緒。長期處於其中一種或多種情緒中的人，必然有心理上的疾病，而心理疾病又容易導致生理上的不適，比如前文所說的易怒則傷肝氣，肝木剋脾土，肝有問題，必然導致脾胃不佳，久而久之就形成或加重了氣虛體質。

閒暇的時候，我歸納了所有亞健康症狀的起因，發現幾乎都能與心態扯上關係，例如：口臭。

陰虛、氣虛都可能導致口臭，但引起口臭的原因，除了生理上的，還有就是心理上的。因為一般有口臭的人，都有一個通病，就是容易上火。而上火，通常與「火大了」、「火爆脾氣」、「發火」相連，這些都屬於心理上的。因此性格暴躁、容易發怒的人，比較容易產生口臭。

再比如說，一般月經不正常的人，通常都是暴躁易怒的女性。這類女性更容易煩躁、焦慮、易怒、疲勞、頭痛、乳房脹痛、腹脹、浮腫等，所以她們常常以「要倒楣了」來形容月經的到來。統計顯示，很大比例的女性暴力犯罪活動和自殺都發生在經期前 4 天到經期結束這段時間內，將近半數的女性精神病患者也都是這幾天入院，將近半數的婦女意外事故也發生在這幾天，因為這段時間內她們的情緒波動特別厲害。

究竟是因為性格暴躁導致了她們月經的不正常，還是月經不正常讓她們如此暴躁？這讓我想起哲學上的一句話：內因透過外因產生作用。誰是因，誰是果，這並不是問題的關鍵，關鍵是，為什麼這些不適感會讓自己產生那些不良情緒？難道沒辦法讓自己忍耐並克服過去嗎？我相信，如果女性不能在這幾天調理好自己的情緒，很可能陷入越難過、越暴躁、越暴躁、越難過的惡性循環中。

不僅僅是月經的問題，男人也要學會控制自己的情緒。我們經常在電視或電影中看到這樣的鏡頭，一怒之下中風的，多是那些身為一家之主的大男人。他們總是自我感覺良好，容不得別人冒犯自己的權威，所以一旦自己的權威受到挑戰，總是氣得犯病，而心態平和的人，我們很少聽說他們因為血壓突然升

氣虛無力者的精神養生

暴怒、思慮過度、七情不暢都會導致氣虛，因此，氣虛者應該儘量避免出現這些情緒，多做舒緩運動，保持自己的心情舒暢。

思慮過度、七情不暢

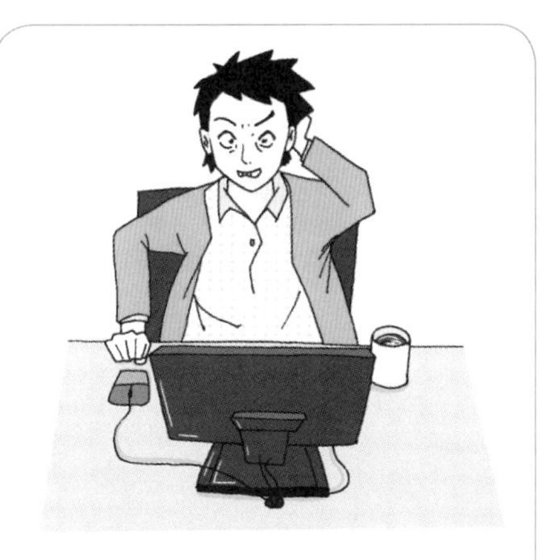

可能是因工作所需，殫精竭慮，也可能是遇事鑽牛角尖，越想越消極，最後陷進去出不來。

對策

1. 自我紓緩。可多做運動、唱歌跳舞，增加肺活量，使人更加精神。
2. 奉獻社會。轉移對自己的注意，可做義工、志願者等，以奉獻來充實自己。
3. 陶冶情操。移情於琴棋書畫、交友等積極向上的活動，提高修養。

易怒、賭氣，肝氣鬱結

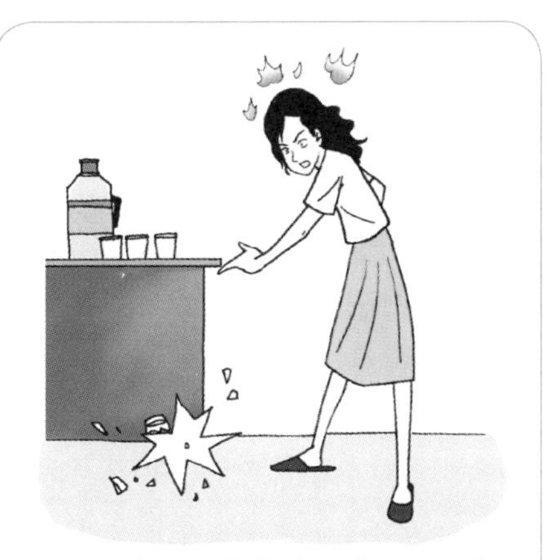

發怒、賭氣都容易傷肝，肝木剋脾土，傷肝則轉而傷脾，從而加重氣虛。

對策

1. 合理計畫。合理安排工作，多留餘地，使工作有條不紊，不至於著急上火。
2. 修身養性。凡事看開些，多寬容，不應過度苛責他人。
3. 紓緩運動。打太極、練養生操、八段錦等，調和身心，平心靜氣。

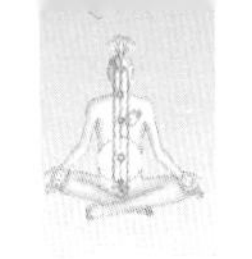

高而生病就醫的。

從表面上看來，剛才我所舉的這些例子，跟氣虛並沒有直接關係。其實不然，撇去易怒本身就容易導致氣虛，即使是其他不良情緒所導致的陰虛陽亢或其他什麼疾病，遲早也會傷氣。因為性格的原因造成的疾病，必然是不容易根治的，久病必然耗血傷氣，氣虛則血運受阻，氣虛不暢，人就更容易出毛病。

所以歸根究柢，有些病的源頭，就在於病人的心態不好，不能夠做到凡事心平氣和，這才有了「養生先於養心」這樣的說法。

因此，不管是男人還是女人、老人還是小孩，都要善於克制自己的情緒，這不僅是擁有良好人際關係的前提，也是氣機通暢、調節陰陽、益壽延年的前提。

4. 保持良好的性生活

前文說了，縱欲傷氣有害健康。但是節欲也不好，因為如此一來人的心情就會變得很煩躁，動不動就發脾氣，久而久之必然也會影響身體健康。正如良好的性生活需要好的技巧一樣，健康的性生活也是需要科學的，這在中醫典籍中，稱為「房中術」。

古人云：「房中之事，能殺人，能生人。」意思是性生活能使人受傷，也能使人歡愉，因此夫婦雙方在行房時要注意身體健康，順者延年益壽，逆者早衰早夭。我根據古書總結出古人的房事養生宜忌，講講讓大家了解一下，在意的可作為參考來指導自己的生活，不在意的當故事聽聽也無妨。

首先是房事養生的基本準則，即「欲不可絕，欲不可早，欲不可縱，欲不可強」，什麼意思呢？「欲不可絕」是說房事不可少，禁欲是要不得的。這個很好理解，因為「食色，性也」，人跟世界上任何生物一樣，有追求情色的本性，禁欲就是壓制人順應自然的本性，壓抑就不利於身心健康。「欲不可早」，意思是年齡尚小不宜行房。古代的皇帝為什麼很多夭折的？很大一部分原因就是行房過早，許多小皇帝十一、二歲就有豐富的性經驗了，這是很傷身體的。年齡不成熟的時候，身體各項器官都尚未發育好，而性生活本身又很傷身，所以要「欲不可早」。「欲不可縱」的意思則是不要放縱自己的情欲，縱欲傷身眾所周知，我這裡就不多說了。「欲不可強」即不可勉強行房，任何一方情緒不佳或沒有興致，對方就不能強求，否則非但不能達到預期的歡樂，還會影響雙方的心情。

其次是講究行房時的環境，古人行房還講究天時地利人和，並據此提出三忌：「當避大寒大熱、大風大雨，此天忌也；醉飽、喜怒、憂愁、恐懼，此人忌也；山川、神、社稷、井灶之處，此地忌也。」這是因為人也是自然界的一部分，人類活動當然也要按照自然規律進行。就以風雨天來說，空氣濕度大，風邪活動比平時要猖獗，而行房時，人的抵抗力本來就差一些，各種邪毒乘機而入，人體就很容易致病。

第三是講究房事前的準備。《素女經》、《玉房指要》都明確指出，行房前先嬉戲，使神和意感，此後才可結合，這與現代性保健提倡的性準備、性愛撫思想是一致的。

第四是講究恰當的行房時間、方位。《洞玄子》說：「夫婦行房，春季頭宜朝東、夏朝南，秋朝西，冬朝北；單日有益，雙日有損；從半夜到中午有益，從午後到半夜前受損。」這裡的養生學涉及陰陽五行、人體生理時鐘、醫學、氣候學、天干地支等較專業的學說，我就不一一解釋了。

第五是講究房事的「度」。《千金方》說：「人年二十者，四日一泄；年三十者，八日一泄；年四十者，十六日一泄；年五十者，二十日一泄；年六十者，即畢閉精，勿復再施也。若體力猶壯者，一月一泄。」

不能不說我們的先人是智慧的。古代養生家根據四季的變換，認為人的生理狀況應隨著春生、夏長、秋收、冬藏的特點來行房，還提出「春二夏三秋一冬無」的理論，即春天每 7 天可行房 2 次，夏天可增為 3 次，秋天應減為 1 次，冬天就該儘量避免房事。

由此可見，古人的房事養生亦有自己的理論支撐，有些在今天看來還十分有道理，大家完全可以拿來指導自己的「性福」生活。

5. 常掐足三里

足三里穴位於外膝眼下，具體在什麼部位，讀者可參考之前的人體穴位圖，對照著摸索一下。

在中醫學中，足三里穴的功能非常強大，它具有調理脾胃、補中益氣、通經活絡、疏風化濕、扶正祛邪等功能，現代醫學研究還發現，經常刺激足三里穴，還能增強食欲、提升消化能力、提高大腦的活性、促進腦細胞機能的恢復。

這些醫學理論概括起來，其實就是一句話：提高人體的免疫力，增強體質，足三里就是一個強壯身心的穴位。俗話說：「每天拍打足三里，賽吃一隻老母雞」，講的就是這個意思。

所謂亞健康，也就是氣虛的人，之所以經常感覺身體不適，就是身體的免

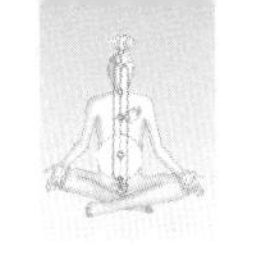

疲力變得低下了，這時候就可以透過刺激足三里來調節。所以中醫說：「如果你氣虛或消化不良，就經常刺激一下足三里。」在這裡我就告訴大家怎樣做。

第一種方法：

1.端坐於椅子上，讓上身與大腿呈直角，大腿與小腿呈直角。
2.左腿微向前屈，右手張開，大拇指放在足三里穴上。
3.右手握住左腿小腿內側，大拇指用力按揉擠壓或輕彈。
4.按摩的力道以局部有痠脹、發熱為宜，如此按摩約 5 分鐘。
5.換右腿，方法類似。右腿微向前屈，左手張開，大拇指放在足三里穴上，然後左手握住右腿小腿內側，大拇指用力按揉擠壓或輕彈。

第二種方法：

1.端坐於椅子上，讓上身與大腿呈直角，大腿與小腿呈直角。
2.左腿微向前屈，上身微前俯，左手握拳捶擊足三里穴。
3.按摩的力度，以局部有痠脹感為宜，如此按摩約 5 分鐘。
4.換按摩右腿，方法類似。

第三種方法：

這種方法要用艾條。
1.捲起褲子，點燃艾條。
2.將艾條對準左腿足三里穴進行熏灸，艾條與腿的距離，以灸烤局部皮膚發紅為宜。
3.移動艾條，使艾條沿著足三里穴上下移動，如此進行 10 分鐘。
4.換右腿，方法同上。

以上三種方法，操作起來非常簡單，每週做兩三次即可。我有一個病人，氣虛，容易感冒，又不喜歡記那些食物補氣，我就建議他採取第一種方法，一週也就忙那麼兩三次，而且過程又不繁瑣。結果每天晚上洗完澡或泡完腳，他就在床上按摩一下。這樣持續了三個月，效果非常明顯，精神好了，臉色也紅潤了，也不容易感冒了。

事實上，別看按摩穴位這個方法簡單，好像沒治病一樣，其實作用很明顯，氣血兩虛者可經常按摩一下自己的足三里，可以治療易感冒、盜汗、痛

氣虛無力者的經絡養生

除了足三里穴之外，還有任脈的中脘、神闕、氣海，督脈的百會、大椎，足太陽膀胱經的風門、肺腧、膈腧、脾腧，以及足陽明胃經的天樞穴都是氣虛者的主治穴位，對其進行點按、艾灸也可達到很好的效果。

氣虛者養生穴位表

穴位	位置	穴位	位置
中脘	臍上 4 寸，胸骨下端至臍連線之中點	脾腧	背部第十一胸椎棘突下旁開 1.5 寸處
神闕	腹部，肚臍中央	肺腧	背部第三胸椎棘突下旁開 1.5 寸處
氣海	體前正中線，臍下 1 寸半處	膈腧	背部第七胸椎棘突下旁開 1.5 寸處
百會	頭頂正中線與兩耳尖連線的交點處	風門	背部第二胸椎棘突下旁開 1.5 寸處
大椎	頸部下端，第七頸椎棘突下凹陷處	天樞	腹中部，平腹中，臍中左右兩寸處

對症治穴

以上穴位對氣虛體質者很有用，如果出現了多種病症，則可以數個穴位搭配，來對症按摩或針灸。

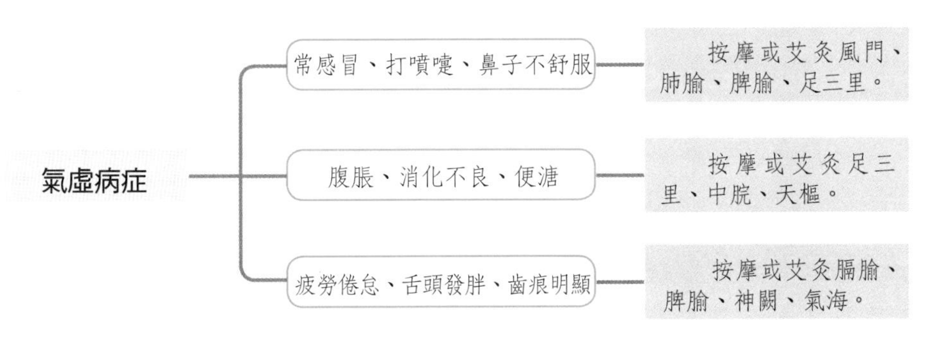

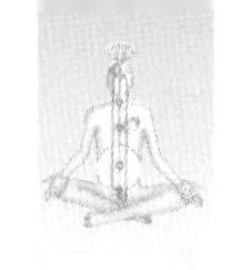

經、氣短、神經衰弱、消化不良、視力減退及貧血、腰痛等不適，既方便又不痛苦，效果絕對比打針吃藥好得多。

6. 養成良好的生活習慣

養成良好的生活習慣，這方面能包含的東西就很廣了。

比如說，每天早上起來深呼吸，保證氣血通暢。

每天早上起來，選擇一些舒緩的運動以養真氣，但切記，運動不宜太劇烈或過度運動，否則出汗過度帶走津液，最終也會傷氣。

不要過度減肥，否則人體的正氣都會被減肥減掉，身體將難以抵禦外邪。

平常注意修身養性，做一些有益身心的活動，如：練習書法、旅遊、打球、找人下象棋等等。

飲食規律，少吃辛辣、寒涼或口味過重的食物，以養脾胃之氣。

作息規律、不熬夜，否則勞累過度，也會快速消耗正氣。

順應四季氣候特點，選擇不同的養氣食物，如：春季吃甜養肝補脾、夏秋吃酸補充津液、冬季少吃鹹。

總之，「百病生於氣」，氣是生命活動的基礎，關係到人的健康與壽夭；因此，無論出於養生，還是調理氣虛體質的需要，人們都應該了解一些養氣、補氣的方法，如此方能達到養生和治病的目的。

氣虛與陽虛的區別

有一位張先生來到我的診所，苦惱地說：「我最近有些失眠，而且有時候出冷汗。我在網路上問了一下，有人告訴我說這是腎虛了，所以我就去買了桂附地黃丸來吃，因為聽說這是補腎的必備藥，但吃了之後沒有半點效果。我又在網上問了這個問題，但是別人吃了都有效，為什麼我吃了就沒效果？」

我問他：「你實際有哪些不舒服？」

他不好意思地說：「除了失眠，我還有些尿不淨，內褲上老是有東西。而且還有些早洩傾向。我自己知道，這一定是腎出了問題。」

我趕緊告訴他說：「你別再服用桂附地黃丸了，你沒吃出副作用就算運氣好了。」

他感到很疑惑。

氣虛無力者的四季保養

要注意防寒保暖，但春季畢竟陽氣開始生發，因此在飲食方面，不宜再吃一些大熱大補的食物。春分時宜灸曲池穴以明目。

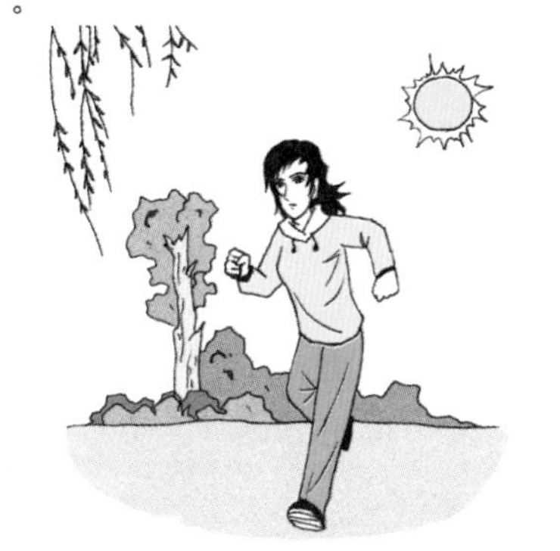

不宜再吃大辛大熱的藥物或食物，少吃冰凍寒涼或不潔的食物，以免拉肚子，可喝些酸梅湯、竹蔗水、西洋參茶，吃點綠豆、扁豆、黃鱔。可艾灸中脘穴。

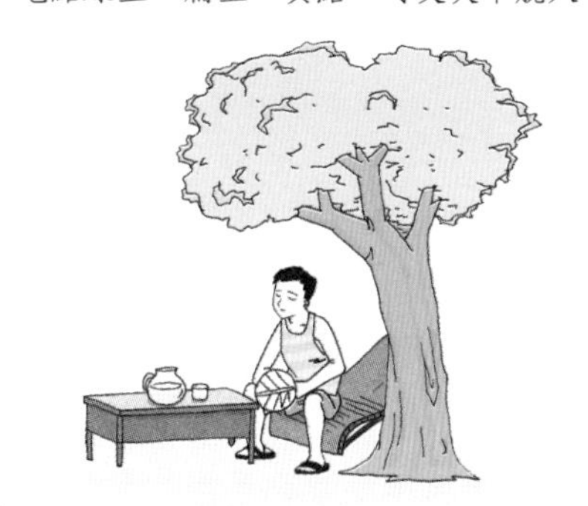

春季乍暖還寒，晝夜溫差較大，氣虛者體質虛弱，很難適應。

春　夏

夏季炎熱，一般都是「無病三分虛」，因此氣虛者往往會比較難受。

冬季寒冷，要注意防風禦寒，避免感冒，一般冬至之後就可以慢慢進補了。

冬　秋

初秋晝夜溫差大，注意秋老虎。此時經過一個夏天，人的身體較為虛弱，不適應氣侯變化就極易感冒。

適當補氣，大寒可吃薑歸羊肉湯，冬至可以吃老母雞湯，艾灸關元穴。

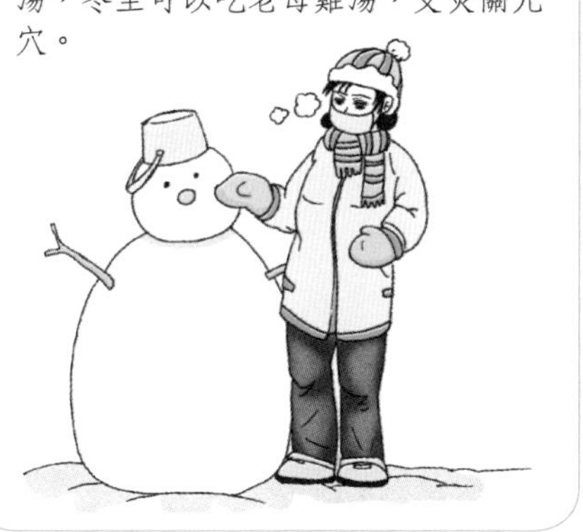

秋季脾胃稍好，可適當進補，但剛入秋則應吃點清淡的食物，讓脾胃得到休息。秋分時可灸足三里以健脾養胃。

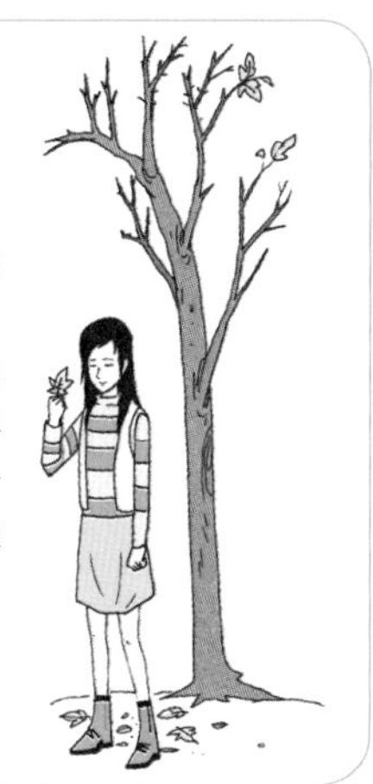

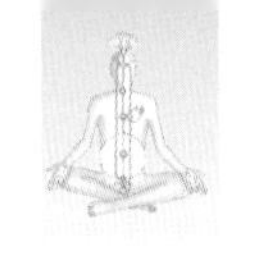

我對他說：「吃藥要對症。腎虛也有不同的病症，桂附地黃丸是治療腎陽虛的。你這是腎氣虛，此外還有一種腎陰虛。人們只是習慣上把它們都稱為腎虛，但腎虛只是一個籠統的說法，治病時可不能籠統地拿治療腎虛的藥，得對症，你得吃玉屏風散。」

他不吭聲了。

其實我知道，男人好面子，這種病一般不願意讓外人知道，以為自己找點資料拿些藥就行。這種想法是要不得的，腎陽虛和腎氣虛是完全不同的兩個病症，亂吃藥的結果，很可能就是出現賠了夫人又折兵的狀況，更糟蹋自己的身體。

不僅僅是腎陽虛和腎氣虛人們容易把它們弄混。我發現，推而廣之，有些人沒有某種體質的典型特徵，比如說怕冷是典型的陽虛、反覆感冒就是典型的氣虛，他沒有這些狀況，但可能會有某種體質非主流的症狀；比如說頭暈，陰虛、陽虛、氣虛都有可能頭暈，所以許多人可能根本無法知道自己的體質，此外，我曾仔細比對過陽虛和氣虛的表現，發現陽虛體質與氣虛體質確實有很多相似的地方，不仔細分辨，可能分不出來某個人究竟是陽虛還是氣虛。

陽虛與氣虛實際上是有關係的。簡單地說，它們的共同點是：導致人體免疫力下降，更容易衰老。確切地說，氣虛體質比陽虛體質要好一些，氣虛沒有得到很好的調理，繼續惡化，導致臟腑功能嚴重衰弱，這才形成了陽虛。氣虛者免疫力下降，人體的臟腑功能也會減弱，但程度較輕，不至於導致關節炎、水腫等嚴重的疾病，只是會引起感冒發燒這些小毛病。陽虛的調理關鍵是護陽保暖，氣虛的治療關鍵是不使身體過度勞累。兩下比較下來，很容易就發現一個體質對健康危害較小，一個危害較大；一個容易調理，另一個相對來說較難調理。

要判斷一個人的體質，分別對照一下陽虛與氣虛的表現，很容易就能判斷出來。

比如說，陽虛和氣虛，都會導致心「虛」，但仔細觀察，二者還是有所不同。心陽虛者：心慌心悸、氣短憋氣，活動後加重，畏寒肢冷、心胸部發涼、臉色蒼白、脈弱無力、舌白舌淡。心氣虛者：心慌心跳，稍累即加重。

再比如說，腎虛也有陽虛與氣虛之分。腎陽虛者：頭昏神疲、腰痠膝軟、精神委靡、畏寒肢冷、下肢發涼、精冷帶涼、陽痿、小便清長、夜尿多，或有大便稀溏、脈沉弱或浮腫。腎氣虛者：精神萎靡、頭暈乏力、腰痠膝軟、夜尿多、滑精帶下。

其他的症狀，比如肺氣虛與肺陽虛、脾氣虛與脾陽虛等等，也可以透過這樣的比較發現。人若想判斷自己的體質類型，需要一一對照自己的症狀，仔細分辨，不可粗率定論。

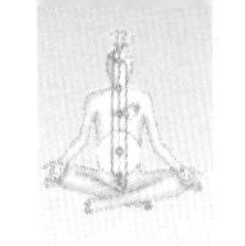

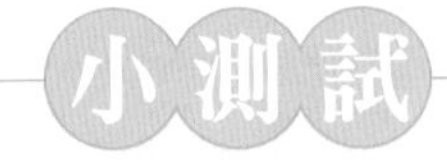

你是氣虛體質嗎？

氣虛體質自查，請做以下測試題。

1.是否經常稍微一受刺激就出冷汗？ ○是 ○否

2.你是否經常莫名其妙地出汗？ ○是 ○否

3.你是否經常感冒？ ○是 ○否

4.假如你家住在五樓，你是否還沒爬到五樓就氣喘吁吁？ ○是 ○否

5.你是否經常感覺沒力氣，懶洋洋的不想跟人說話？ ○是 ○否

6.伸出舌頭，你的舌頭兩側是否有齒痕？ ○是 ○否

7.晚上睡覺時，你是否特別容易被驚醒？ ○是 ○否

8.你是否經常莫名其妙地心驚膽顫、害怕？ ○是 ○否

9.你是不是很沒有安全感？害怕被人拋棄？ ○是 ○否

10.有人在你旁邊交談，你沒參與其中，你是否會覺得他們很吵？ ○是 ○否

11.你有沒有經常做噩夢、從噩夢中驚醒？ ○是 ○否

12.早上起來，你是否覺得自己「腫了」？ ○是 ○否

13.你是不是體質偏瘦，怎麼吃也吃不胖？ ○是 ○否

14.你是虛胖嗎？ ○是 ○否

15.與別人相比，你感冒的時候很不容易發燒嗎？ ○是 ○否

16.如果發燒，你一般是持續地低燒，而非發高燒嗎？ ○是 ○否

17.大便完畢，你是不是覺得很累？

○是 ○否

18.晚上下班，公車上鬧哄哄的，你是否會覺得頭暈？

○是 ○否

19.你喜歡吃甜食嗎？

○是 ○否

20.你是不是經常喜歡賴在床上、節假日都是在床上或者沙發上度過的？

○是 ○否

21.與別人相比，你的皮膚夠紅潤嗎？

○是 ○否

22.有沒有感覺自己的皮膚缺乏彈性、乾巴巴的？

○是 ○否

23.你的牙齒容易鬆動嗎？或者你是否做過掉牙的夢？

○是 ○否

24.工作的時候，身體或精神狀態不佳會讓你對工作力不從心嗎？

○是 ○否

25.你的脾氣如何？非常容易生氣嗎？

○是 ○否

26.即使沒有感冒，你的喉嚨裡會不會經常有痰？

○是 ○否

27.你經常容易有濃鼻涕嗎？

○是 ○否

28.你的月經經常不按日子來嗎？

○是 ○否

29.與別人相比，你比較容易落枕嗎？

○是 ○否

30.與別人相比，你的月經時間比較長嗎？

○是 ○否

結果分析

在上述30個常見的氣虛症狀中，如果你：

1-5個「是」	說明你的身體已經有點氣虛了，但還不嚴重，完全可以藉由良好的作息習慣來改善。
6-10個「是」	說明你已經有了明顯的氣虛跡象，該重視這個問題了，除了要養成良好的作息習慣，還要注意在飲食上多選擇有利於補氣養氣的食物。
11個以上「是」	說明你的氣虛已經相當嚴重，應儘快就醫，在醫生的指導下進行藥補，否則身體會每況愈下，影響工作和生活。

第四章

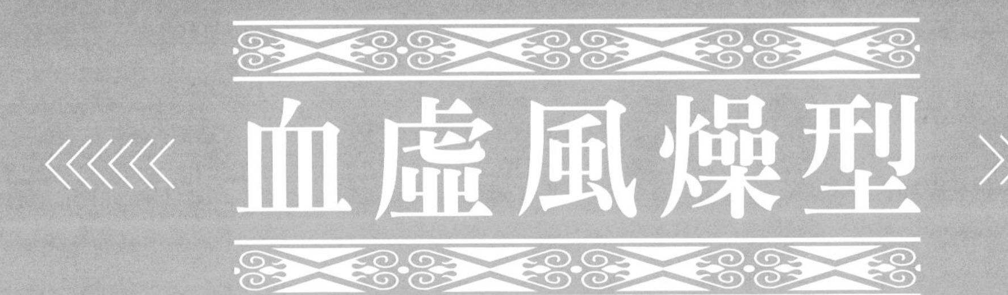

血虛風燥型

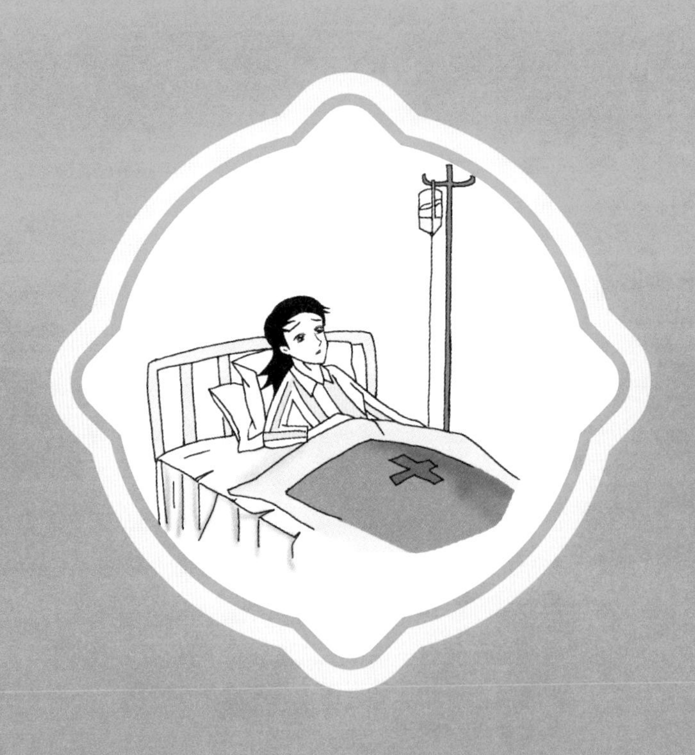

血虛體質是體內供血不足所導致的，身體器官得不到血液提供的足夠營養，從而表現出多種不適，如：皮膚發癢、氣色差、乾燥等等。營養不良、過度思慮、過度勞累等原因都可能導致血虛。調理血虛的關鍵就在於補血，多吃一些益氣補血、含鐵量較高的食物。另外，還可以透過經絡進行調養。

本章圖說目錄

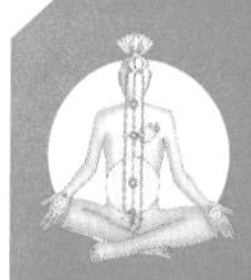

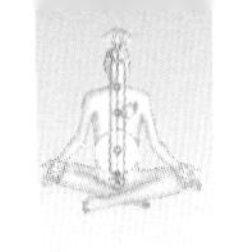

血虛讓她渾身發癢

一位女病人愁眉苦臉地來到我的診所。

她說：「我現在總是全身發癢，去過很多地方看，醫生都說是蕁麻疹，怎麼看也看不好。你看看我這是怎麼了。」

她捋起袖子，給我看她胳膊上的抓痕。

奇怪的是，她的胳膊上並沒有皮疹，皮膚的色澤與常人也沒什麼不同，這絕不是蕁麻疹。

我問她：「你從什麼時候覺得癢的？」

她回答道：「生完小孩之後。」她一邊回答，一邊抓，抓出一道道血痕，顏色鮮紅。

我又問：「除了癢，你還有沒有覺得有什麼地方不舒服？」

她一邊輕撓了一會兒，似乎在思考我的問題，然後才回答說：「沒有了吧！只顧得癢了，其他什麼不適都顯得無足輕重了。」

這次她撓得比較輕，不過也有一道道明顯的抓痕。

我問她：「最近你有沒有感覺到睡不好覺、心慌、頭暈眼花？」

她回答道：「有啊！小孩子太鬧人了，而且一閒下來就會覺得癢，自然睡不好覺了。」

我當即斷定，這是由於生產後導致的血虛所致。

中醫認為，血虛生燥。女人在生孩子的過程中因為大量失血，精血不足，就容易導致血失所養，皮膚因此而燥熱瘙癢。

為了進一步確認我的判斷，我又問她：「月經怎麼樣？正常嗎？」

她老老實實地回答：「日子一般還正常，就是有些少了，我用的衛生棉都沒以前多了。」

我又仔細觀察她的臉色，果然淡白無華，頭髮乾枯無光澤，我又讓她伸出手來，發現她的指甲也很蒼白、很薄。檢查舌頭，舌體略大，舌尖發紅。

我胸有成竹地對她說：「不用擔心，你這不是蕁麻疹，只是生孩子的時候失血過多，有些血虛了，我給你開些藥，平常你多吃些補虛的食物就可以了。」

她驚訝地說：「確實是這樣的呀！生孩子那次，確實大出血了，還好撿回一條命，沒想到還留下了後遺症。」

我一邊寫藥方，一邊對她說：「這也算不上什麼後遺症。女人生完孩子本來就容易血虛，只是有的輕微，不會影響生活，就是有些頭暈眼花精神不好而已。但像你這樣就有些嚴重了，血虛內熱，皮膚失去養分就會發燥，所以你會覺得癢。」

我給她開了當歸、川芎、生白芍、生地黃等中藥，囑咐她回去之後將這些中藥煎水兩次，第一次用兩碗水熬成一碗水，第二次用三碗水熬成一碗水，將這兩次的藥汁混在一起攪勻喝，每天兩次，連喝一星期。然後又交代她平常多喝紅糖水，多吃些紅棗、豬肝、菠菜、木耳等補血的食物。

果然，兩週後，這位病人打電話告訴我，現在身上一點都不癢了，人也有精神了。她問我，以後如果不常吃這些東西的話會不會還癢，自己要注意些什麼。我一一告訴了她，她這才千恩萬謝地掛了電話。

血虛體質者是這樣的

每種體質，都有特定的特徵表現，血虛體質也不例外。但目前大多數人對於血虛的了解，就是認為臉色不夠紅潤就是血虛，所以人們往往透過觀察一個人的氣色來判斷他的血氣是否充足。實際上，血虛的特徵表現還有很多，有些病徵一般人還看不出來，實際上它可能就是血虛的訊號，需要及時地補血。一般來說，血虛有以下兩大特徵：

1. 第一個特徵：燥

燥是血虛體質者的最大特徵。為什麼血虛會有諸多燥症？前面我們解釋了陰虛，這裡可以用陰虛輔助解釋，知道陰虛是怎麼回事之後，就容易了解血虛了。

陰虛是陰不足，就是津液不足，也就是人體正常的水液不足。津液的主要作用，就是對五臟六腑及孔竅起滋潤和濡養作用。津液不足，人體就會感覺乾，因此有皮膚乾燥、便祕、眼睛乾澀等症狀。

血液是最重要的津液，其在脈絡中運行，對五臟六腑及孔竅發揮非常重要的滋潤和濡養作用，同時它還負責運輸營養物質。血液充足、滋潤功能正常時，不但血液中的體液會滋潤身體各個器官，血液中所運輸的營養物質也會滋養人體，所以人體會呈現臉色紅潤、肌肉豐滿壯實、皮膚毛髮潤澤有華、感覺活動靈活自如等健康特徵。反之，就會出現出乾燥症狀，如：面色蒼白、唇色與指甲淡白無華、大便乾燥等等情況。

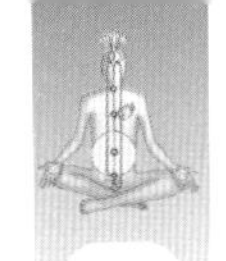

2. 第二個特徵：氣色差

正常的氣色，應該是面色紅潤剔透，白得均勻，黑得有光澤。

血虛體質者，即使他本人覺得自己沒什麼不適，跟健康的人沒什麼區別，但在他人眼中，一眼就能看出這人臉色很差，給人一種沒休息好或營養不良的樣子，實際上，這正是血氣不足造成的。

說到氣色，這裡不得不解釋一下氣和血的關係，否則很多人弄不清楚自己到底是氣虛還是血虛。

中醫認為，血為氣之母。這裡包含兩個方面的意思。

一、血能生氣。我們已經知道，氣對人體來說須臾不可缺少，它為生命活動提供了動力支持。氣的產生，就靠血的正常運行。打個比方來說，如果說血是一條流淌不息的河流，那麼氣就是河中的魚蝦。河流給牠們活動的空間，又為牠們提供各種微生物。魚蝦的生長和繁殖，就靠河水所提供的各種微生物。反之，如果河水乾枯，不再流動，或者變得腥臭，那麼河水將無法提供有利於魚蝦生長的各種食物，魚蝦將無法生存。換言之，如果人體中的血不足，或者血本身出了問題，那麼暢遊於血中的氣，將無法得到血本該為氣的生成和功能活動提供的水穀精微。水穀精微對於氣，就像水中微生物對於魚蝦一樣重要，沒有了這些食物精華，氣將無法生存，也就無法為生命活動提供能量支持，所以人會變得疲倦乏力、懶得說話，實際上，還會有月經不調、頭暈、頭痛等內在不適，所以血虛必然導致氣虛，二者會表現出相同的特徵。不同的是，血虛的人，會有頭暈眼花、月經量少等臟腑缺少濡養的特徵，而氣沒有濡養的功能，所以氣虛者不會有這些表現。

二、血能載氣。氣在我們體內不斷地運行，推動和激發著人體的各種生理活動。氣的運動通暢時，身體各項機能都會正常運作，人體就是健康的。反之，氣的運動失調時，比如局部發生阻滯不通，人就會出現頭痛、痛經、腫瘤、憂鬱症等病症；而氣的上升運動太劇烈或者下降不及時，就會產生氣逆，人就會覺得頭暈眼花、手腳麻木；反之，如果上升運動不及時或者下降運動太劇烈，就會產生氣陷，人就會表現出精神不振、面色萎黃、腹部墜脹、臟器下垂等病症。氣的升降出入運動還有很多表現形式，只有這些運動都暢通無阻，生命活動才有規律，人才會呈現出健康的狀態。

所以說，氣的正常運行，對於人體非常重要，但這一切的前提，就是血的流動正常，因為氣只能依靠血的流動而運行，正如風的產生是由於有氣壓差的存在，氣的流動是由於有血壓差的存在。當人體血不足、血虛時，就好比一條

血虛風燥的症狀

血虛即體內供血不足，供血不足後一是會導致身體出現各種燥症，另一方面會導致精神委靡無力、氣色差，具體說來，其症狀的主要表現如下：

血虛症狀

身體部位	症狀
頭髮	毛髮稀疏、乾枯、枯黃、無光澤，脫髮，掉髮，少年白頭
皮膚	乾燥，蒼白或萎黃，沒有光澤，掉皮屑，經常瘙癢
氣色	面色蒼白無華或萎黃
指甲	指甲薄，沒有血色，呈現淡白色
口唇	口乾舌燥，唇白無血色
舌	舌淡，苔少，舌質發白
眼睛	眼睛乾燥少津，癢、痛或者眼皮跳，看東西模糊，容易疲勞
大便	乾燥，排不淨
四肢	肢端麻木，手足時常發冷
精神	心悸失眠，頭暈眼花，多夢，健忘
其他	月經色淡量少，脈細無力，血液檢查常見為紅血球、白血球、血小板數量減少

血虛、氣虛與陰虛的比較

血虛、氣虛與陰虛的形成往往都和血液相關，因此其症狀也有一些相似之處，極易混淆，下面就對其各自特點進行比較。

脾胃氣虛可能會引起血虛。
陰虛也會有缺血的症狀。
氣虛
血虛
陰虛

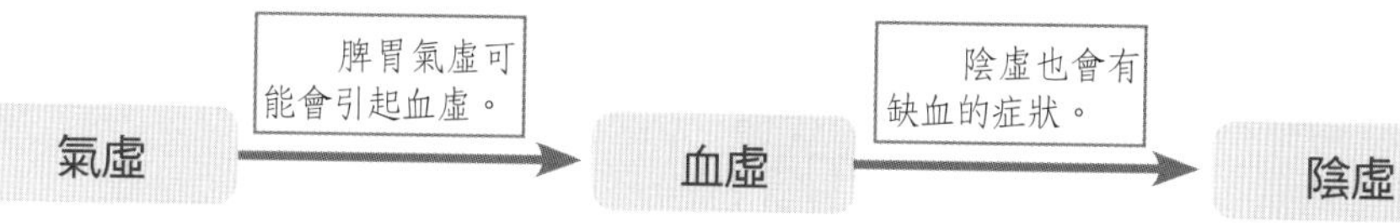

氣虛主要是元氣不足，表現為倦怠乏力、氣短頭暈、食欲不振、腹脹便溏，氣虛與血虛、陰虛的最大區別就是氣虛者不缺水。

血虛主要表現為面色蒼白無血色、心悸頭暈、手足麻木等，其與陰虛的區別主要在於血虛是虛而無內熱。

陰虛主要是陽氣太盛消耗陰氣所導致，表現為皮膚乾燥、手足發熱、口乾唇紅，陰雖然虛，但有內熱。

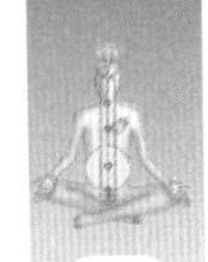

河流近乎乾枯，雖然有地勢高低的不同，但河水已經少得不足以從高處流到低處，那麼河水中的生物也就無法隨之流動。所以血虛後，氣因為無法隨之流往各處，久而久之，氣也虛了，人體又表現出氣血兩虛的病症。

因此血虛體質者常常表現為臉色蒼白或暗黃、眼圈發青或發黑、指甲沒有血色、嘴唇不紅潤、頭髮乾枯等症狀、雙眼乾澀迷離，總是一副睡眠不足的樣子，這就是我們所說的氣色差。詳查之下，還會發現，此人懶得說話，看起來很疲倦。再進一步調查，發現他還有出虛汗、大便乾燥、手腳易麻等毛病，晚上會失眠多夢易醒，白天則容易頭暈目眩。如果是女人的話，必然有月經不調的問題，嚴重者甚至出現閉經的情況。

總之，血是生命活動的物質基礎，有兩大生理功能。一是對五臟六腑及全身的器官發揮重要的濡養滋潤作用，如果濡養滋潤不足，則表現出一系列燥症；另一方面，它又是神志活動的主要物質基礎，血的運行失常，人就會表現出暈眩、昏迷、失眠、多夢等神志方面的症狀，氣色很差勁。判斷一個人是否是血虛體質，主要結合這兩方面的特徵綜合考慮。

好好的，為什麼會血虛？

前面我講過，女人很容易血虛，是因為女人有月經和生產等大量失血的經歷，但是男人只是勞累了一些，怎麼也會耗血？

這就需要了解血虛的起因。

1. 脾胃虛弱，消化吸收功能欠佳

有一位媽媽帶著女兒來到我的診所。看得出來，女兒是很不願意來的。

這位媽媽碎碎唸著：「我這孩子不知怎麼了，總不像別人家的孩子氣色那麼好，她自己也沒覺得哪裡不舒服。可她的朋友來找她時，我比較來比較去，我孩子哪裡都挺好的，就是臉色不好，整天看起來跟有病一樣，將來找工作時一定會受到影響。去醫院檢查後雖然也沒什麼問題，但我就是覺得她的臉色不正常。」

女兒不耐煩地說：「我都說了我沒病，我天生就是這樣的。」

媽媽堅持讓我給診治、調理一番。

可憐天下父母心，懷著對這位母親的敬意，我耐心地對這個女孩子做了一個全面的檢查，仔細地詢問了各種生活細節，希冀能從中發現些什麼。

很快，結論出來了，這孩子確實沒什麼大問題，只是消化吸收功能不夠好，多少有點血虛。

這位母親很驚訝：「我這孩子還小著呢（她的意思是還沒來過月經），怎麼可能血虛？」

沒什麼不可能的。

血液的生成，既有先天的腎精作用，也與後天精氣密切相關。後天精氣的形成又與水穀精微有關，人體只有吸收足夠的食物精華，才可能精氣充足、血氣旺盛。相反地，如果不能夠吸收足夠的營養，就很可能血氣不足。

除了減肥會讓人不能吸收足夠的營養外，還有一種情況就是人本身脾胃虛弱，消化功能不好。因此儘管他吃了很多營養豐富的食物，但食物的精華並沒有被吸收進人體內轉化為氣血，也就發揮不了滋養的作用。所以有的人去醫院檢查後，儘管沒有任何地方有問題，但人看起來就是一副病態或營養不良的樣子。其根本原因就在於造血的機器——脾胃出了問題，久而久之，必然導致血虛。

需要說明的是，有的人天生脾胃虛弱，比如說上面這個女孩子，拿中藥調理一下就好了，但大部分的脾胃虛弱，卻是後天的壞習慣所導致的。

比如說，有的人喜歡吃油炸的食物，一大早起來就吃油條、蔥油餅；有的人挑食，不吃葷或者很少吃素；還有的人好吃涼，無論冬夏，整天吃著冰淇淋或冰飲料；還有的人總是暴飲暴食，或者不停地吃零食。這些不良飲食習慣，都會導致脾胃虛弱。

所以，要避免血虛，至少要養成良好的飲食習慣，改掉以上的壞毛病，多喝粥，少吃刺激性的食物，飯後吃一些山楂、柚子等有助消化、減輕脾胃負擔的食物，同時儘量保持飲食的多樣化。只有這樣規律的飲食，才有脾胃規律的運作，血氣才會正常，才能完美地將營養物質運送到身體的各個部位，如此一來，各個器官都將得到滋養，人體對外就會呈現出健康的神色。

2. 過度勞累而耗血

過度勞累容易傷氣，也容易耗血。

五臟六腑在發揮各自作用時，一方面需要動力支援，這就是元氣，一方面還需要運輸者，這就是血。只有二者同時發揮作用，身體才會得到滋養，才能正常運作。人體就好比一個等待發動的機器，既需要動力——電，又需要動力的運輸工具——電線或者線路。生命活動開始運行時，電力充足，線路通暢，人體這台特殊的機器，才能正常運轉。

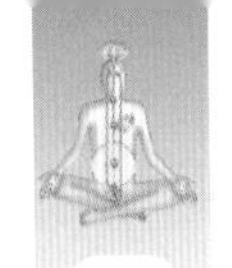

所以，當人生活規律、起居正常時，氣和血也能發揮正常的作用，工作時精力充沛，休息時此二者也各自休養生息，為第二天的工作儲備新的氣血。當人過度勞累時，就是在過度地使用氣和血，今天的氣、血已經用完了，需要休息一下再造，但人體卻沒有給它們重新生發的時間，所以第二天人體再用到氣、血時，已存的氣、血就會出現供不應求的情況。久而久之，氣虛了，血也虛了。

過度勞累引起的血虛，最初展現在這幾個方面：

⑴用腦過度導致脫髮、白髮

這次也是一位母親帶著孩子前來求診，說是家裡經常美食佳餚不斷，按理說應該不會營養不良，但孩子卻老長白頭髮。「我跟他爸爸都將近五十了，一根白頭髮都沒有，他不到二十，倒是少年白頭。」母親憤憤然地說道。

我看這孩子的年齡，問道：「快聯考了吧？」

母親說：「可不是？高三了，今年七月份就得參加考試。學習這麼緊張，他還有空因為白頭髮而自卑，給我鬧起情緒來。」

「這也難怪，學習壓力太大，孩子用腦過度是會有白頭髮的。」我解釋道。

母親似乎仍然不平：「我們也知道他壓力大，什麼家事都不讓他插手，每天做好的魚都給他端過去，牛奶遞過去，還給他買各種補腦口服液——營養一定是非常充足的，怎麼好端端的仍然長白頭呢？」

「有的孩子是天生的，比如說媽媽懷著的時候缺了什麼東西。聯考壓力這麼大，孩子一定很費腦子——你這孩子成績不錯吧？」

這下母親得意了：「那當然。明星高中，全校前 10 名。」

我誇讚了兩句，然後對她說：「你們也不要給他太大的壓力，休息好了才能精神好。多吃魚對孩子確實比較好，但你若給孩子多吃一些補血的食物，比如說菠菜、木耳、枸杞紅棗粥什麼的，血氣充足，白頭髮慢慢就沒有了。」

然後又對孩子說：「晚上十點以後就不要再看書了，用熱水泡泡腳，躺在床上閉目養神，一邊回憶白天的功課，一邊準備休息，慢慢就睡著了。這樣能睡得很好，白天精力更充沛，比晚上學習的效率更高。」

這樣的患者我也接觸過，有些是成年人，三十多歲就長了白頭髮，或者年紀輕輕就掉髮掉得禿頂。究其原因，就是因為工作壓力太大，用腦過度。其實用腦是一件很耗血的活動。據研究顯示，腦的重量只佔人體的 2%～3%，但它所需要的血流量卻佔心臟輸出量的15%～20%！所以從某種意義上來說，過度用腦，就是過度用血；耗腦，就是耗血，長期用腦過度，必然導致血虛。

血也是一種津液，所以血虛必然產生類似於陰虛的乾燥症，比如說皮膚乾燥瘙癢、頭髮乾枯等。而頭髮主要靠血液滋養，所謂「髮為血之餘，血為髮之本」，講的就是這個道理。血氣不足將導致頭髮失去滋養而脫髮、早白，所以人年少血氣旺盛時，頭髮就會黑而密、有光澤；年老肝血不足時，頭髮就會變得蒼白，且容易脫落。

女人年紀輕輕就大把大把地掉頭髮，說明就是血虛，需要補血了。需要注意的是，女人產後容易血虛，所以也很容易掉頭髮，坐月子期間要多吃些補血的食物。

⑵用眼過度導致眼皮跳、眼睛乾澀和頭暈

一位年輕人找到我，雙眼迷離地問我：「我最近總是覺得頭暈，是頸椎出了問題還是休息不夠？」

我問他：「為什麼會休息不夠呢，晚上做什麼了？」

年輕人回答：「我喜歡打遊戲，下了班回去就打遊戲，不過睡覺也不是很晚，11點就上床了。」

11點，對現在的年輕人來說，確實不算太晚。

我又問：「一連打三、四個小時，中間也不休息一下嗎？」

「差不多吧！最多上個廁所，反正身邊有吃的，也不用做飯。」

然後我就告訴他：「知道嗎？你頭暈的原因，就是因為不停地打遊戲，以後不要長時間盯著螢幕了。」

一說打遊戲，我就知道怎麼回事了。不知道遊戲對年輕人怎麼會有那麼大的吸引力，我見過網咖裡的孩子，雙眼一眨不眨地緊盯著電腦螢幕，惟恐漏掉一個環節。殊不知，這也是十分耗血的活動。

五勞所傷：久視傷血，久臥傷氣，久坐傷肉，久立傷骨，久行傷筋，這第一傷就是久視傷血。

人體五臟的精華都注於目，其中尤以肝與目的關係最密切，所以有「肝脈繫目」、「肝開竅於目」的說法。中醫認為，肝主藏血，意思是說，肝有貯藏血液和調節血量的功能。當人體休息或情緒穩定時，人體就需要較少的血量，多餘的血液就儲藏在肝中；當人體工作或者情緒激動時，肝就排出所儲藏的血液供人體活動。而「肝脈繫目」，所以當人用眼過度或者一眼不眨地盯著什麼東西時，肝就不停地排出血液，久而久之，必然造成肝血不足，無力濡養於

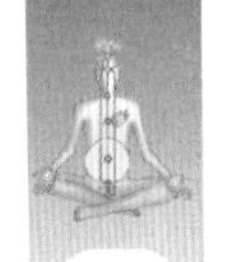

目，所以人就會感覺眼睛乾澀，或者眼皮不停地跳。同時，由於肝主藏血，所以肝血不足時，全身血流量也會不足，必然影響其他臟腑功能的正常發揮，從而導致頭暈。

實際上，在資訊社會，人們每天坐公車上看手機，上班時看電腦，下班後看電視、電腦，有時候還要熬夜看電視、打遊戲，這些螢幕對眼球能量的消耗遠遠高於書報、花草。人若長期處於這種視覺環境，必然會傷及肝血形成血虛，導致乾眼症。

至於為什麼會頭暈，這依然與血虛有關係。前面說了，腦部的耗血量是很大的。肝是血的儲藏室，肝血不足會引起全身血液的不足，腦部的血液供應必定受到影響。一旦腦部出現供血不足，就會導致頭暈。

因此你若曾經仔細觀察過經常泡在網咖專注於打遊戲的人，就會發現當他們走出網咖時總是雙眼迷離，一邊揉眼睛，一邊拍自己的頭，好讓自己的意識再清醒一些。這才僅僅是血虛的初級階段而已，如果他們不改掉這個壞習慣，不但會影響眼睛的健康，肝血不足還會影響到心臟，引起消化系統方面的疾病。這也是為什麼經常坐在電腦前面打遊戲會產生消化不良、面容瘦弱、憔悴等症狀的根本原因。

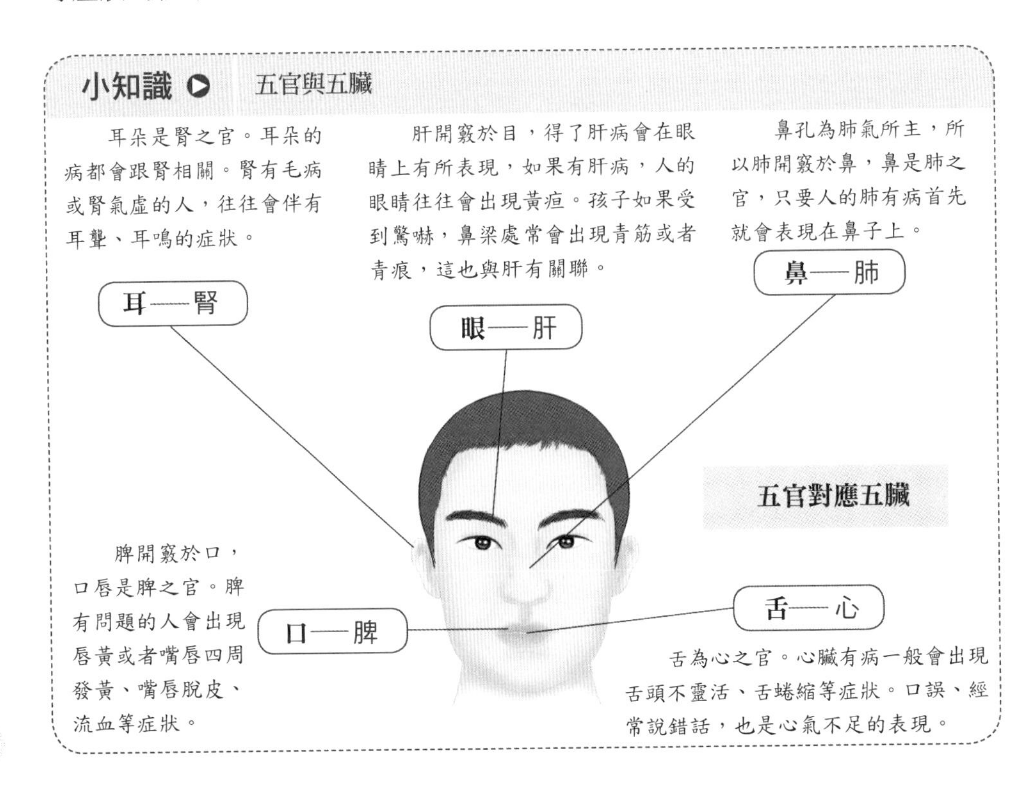

造成血虛風燥的原因分析

血虛體質除了稟自父母外，在日常生活中，過度耗血也容易引起血虛。具體來說，主要有以下幾個原因。

慢性消耗

大病、久病消耗精氣，或大汗、嘔吐、下痢等耗傷陽氣陰液之行為，易導致氣虛血虧。勞心太過，也易使陰血暗耗，從而導致血虛。

過度用腦

腦部用血佔心臟供血的比例很大，工作學習中用腦過度極易造成血虛。

用眼過度

久視傷血，因為肝脈繫目，用眼過度容易造成肝血消耗，使眼睛乾澀，甚至頭暈乏力。

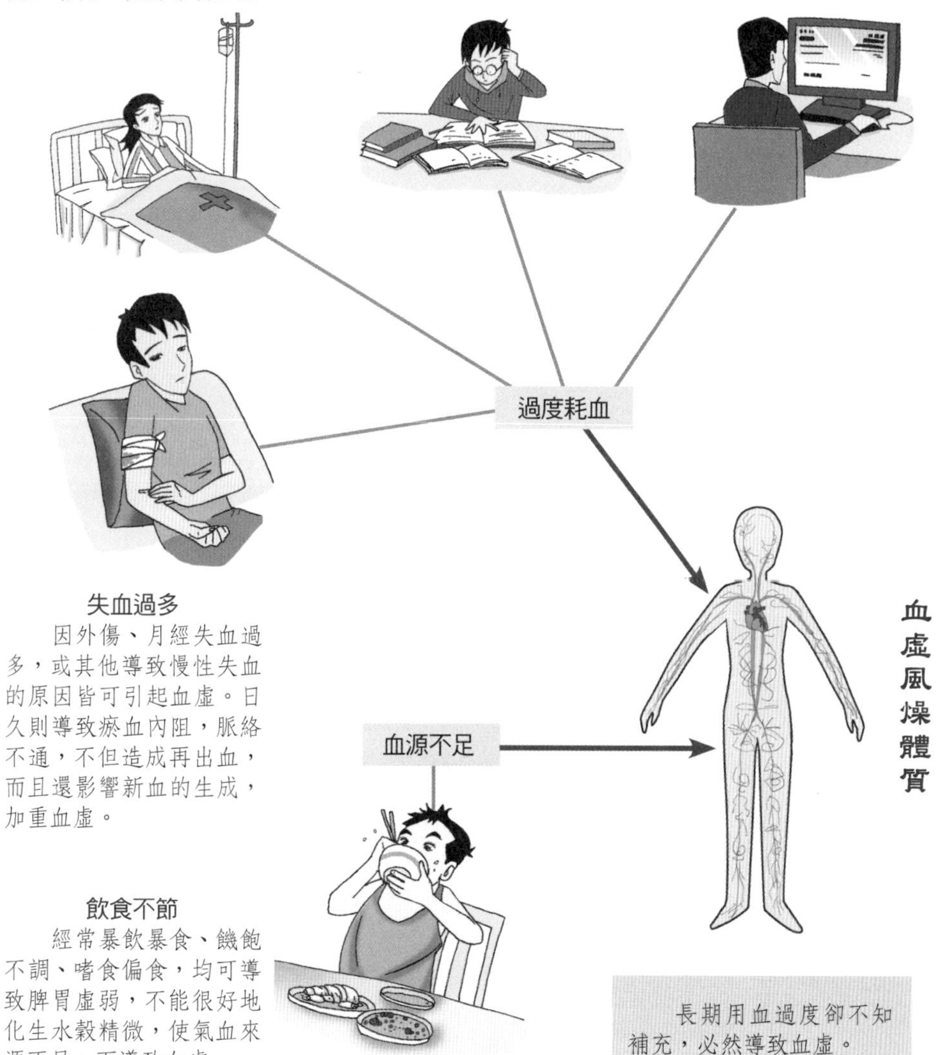

失血過多

因外傷、月經失血過多，或其他導致慢性失血的原因皆可引起血虛。日久則導致瘀血內阻，脈絡不通，不但造成再出血，而且還影響新血的生成，加重血虛。

飲食不節

經常暴飲暴食、饑飽不調、嗜食偏食，均可導致脾胃虛弱，不能很好地化生水穀精微，使氣血來源不足，而導致血虛。

長期用血過度卻不知補充，必然導致血虛。

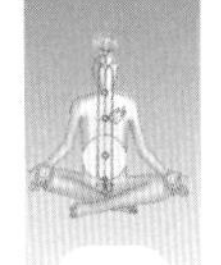

所以無論任何時候，不管是工作還是看電視，最好經常活動雙眼、做做眼睛保健操、看看遠處的綠葉，平常多吃些對眼睛、肝臟或血氣有益的食物，避免因眼部疲勞而導致血虛。

減肥過度也會造成血虛

都說血虛是女人的「專利」，這種說法不是沒有道理的。

沒有一個女性不愛美，沒有一個女性不追求苗條的身材。於是絕食、吃藥、吃蟲子等瘦身方法成為流行，真是無所不用其極。

22 歲的田女士，總嫌自己不夠骨感。她從網上看到一種瘦身方法，一個月能減掉十幾公斤，於是依法照做。每天早餐只吃一顆蘋果，中午只喝一小碗粥，晚上再吃一顆蘋果，餓了就喝水，除此之外再不吃其他的東西。一個月下來，果然減重不少。

如此進行了三個月之後，田女士發現，一向準時到訪的「大姨媽」開始爽約了，不但到訪的日期毫無規律可言，且逗留的時間也越來越短，量也越來越少。以前她差不多要用兩包衛生棉，漸漸地改為一包，甚至一包也用不完，到最後乾脆用不著了，因為她已經閉經了。與此同時，她的氣色也越來越差，面色萎黃無血氣，頭髮乾枯無光澤，人也變得少氣無力，話都懶得說——這些都是血虛的典型特徵，就是去醫院打點滴、吃藥，也無法消除這種不適感，只能依靠中醫調理。

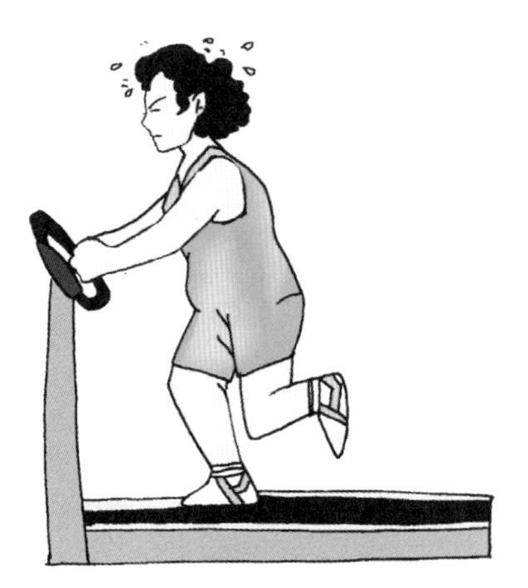

減肥應注意營養，不可因單純求快而節食，應與運動相結合，並配合藥物調理身體。

像田女士這種情況，我在接診過程中遇到很多次。她們為了保持一個所謂的好身材，每天只吃一點東西，結果身材達到了預期的想像，卻成了一個病美人。病美人那樣的氣色，是值得欣賞的嗎？在我看來，生病的人，無論五官多麼標緻，都不能算是美麗。

前面說過，人體的血液，既有先天來自父母的腎精，也有來自後天的精氣。後天精氣的形成，就在於飲食，在於從糧食中吸收營養精華。只有精氣充足了，血氣才能旺盛。

但是那些想要減肥的女孩子，不去運動、不戒掉吃零食的壞毛病，卻從節食開始。營養攝入減少，直接後果就是導致後天精氣不足，血氣不旺盛，而生命活動所需要的養分卻是不變的，人體要滿足正常的活動，必然動用全身儲藏的血氣。當肝臟中再無血液儲藏時，身體想要再次用血，就會無以為繼，這時就形成了血虛。

我再次奉勸那些減肥的女孩子，身體肥胖，不是因為體質的原因，就是因為疏於運動，或貪嘴亂吃零食。想健康減肥，就應該從這幾方面入手，改掉引起肥胖的不良習慣，而不應該亂吃減肥藥或節食。因為你們減掉的不僅僅是脂肪，更多的是減掉了身體的水分、體液，缺少了這些體液，就等於白白流失掉了血液，喝再多的補血、補鐵口服液也無濟於事。

性事總會惹禍

這個問題，要從以下三個方面講起。

1. 流產會導致血虛

現在很多年輕人觀念開放，認識不久就住在一起，這種現象，原本應該是倫理範疇的事情；但其實從醫學角度來看，這種習慣也不好，因為太傷身體。我聽說過許多未婚男女同居而孕，最終流產的事情，而流產對女人身心的傷害，是無法估量的。

就從傷身這方面來說，根據中醫的說法，胎兒的形成，也就是西醫上所說的受精卵的形成，要耗費女性很多元氣和精華才能產生；而流產，等於將女人耗費了大量精華的部分拿走，所以女人會流失很多元氣、血氣。這跟生孩子會耗費精血是一樣的，不同的是，生孩子是耗費了這部分精華，得到了一個孩子，而流產則是將這部分白白浪費。這還不是最要緊的，孩子生出來是大功一件，會坐月子好好補養；而流產的女人，卻沒有這樣的待遇，所以就更容易血虛。

危害更大的是習慣性流產。流產本身非常容易造成氣虛、血虛，每流產一次，身體裡的精和血就會受損一次，身體就會更虛，血氣更加不足。結果氣虛到不能載胎，血虛到不能養胎的時候，也就無法再生育了，所以有的女人流產幾次後，就無法再懷孕了。儘管可以吃很好的補品來補血、補氣，但人體就是很奇怪，有時候吃了很多好東西，但就是無法再填補那個漏洞，因為身體器官

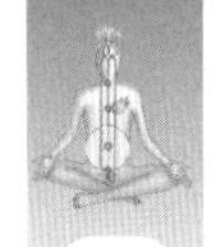

已經嚴重受損了。

實際上流產所造成的危害，遠非血虛這麼簡單，它可能會造成你終生無法彌補的遺憾，所以再次奉勸女孩子，最好還是傳統一些、自愛一些，既能維持自己正確行為，也是日後美好生活的保障。

2. 縱欲會導致腎虧血虛

有一天，有一位年輕人來到我的診所，一檢查，居然是血虛。按理說，這麼年輕的年輕人，是不容易血虛的。

於是我問他：「最近新認識了女孩子吧？」

他害羞地說：「是的，我很喜歡她，這是我的初戀。」

這就容易解釋了。

無論是觀念保守的古代還是思想開放的現代，處於新婚的年輕人，總是容易成為別人打趣的對象，尤其是還未嘗房事的年輕人，更容易如此。新婚燕爾揭開男女間神祕的面紗，小夫妻感情熾熱，如膠似漆，春情不斷，所以往往蜜月過後，一對新人總會感覺乏力，男子可能還會覺得腰膝痠軟，頭暈眼花，造成腎虧血虛。

中醫認為，腎藏精，精生髓，髓養骨，骨造血，所以精能化血，血能生精，腎精心血互生，共同參與神志活動。由於血能生精，血旺則精充，血虧則精衰。房事過度會引起腎虛，腎虛則導致精不足，精虧則血虛；所以血虛的表現之一，就是腎精虧損而形成腎血虛。

腎血虛的主要症狀，就是容易疲勞、頭暈目眩、心慌失眠，這是新婚的新人最容易出現的情況。嚴重時，新娘度完蜜月回來，可能還會發現皮膚變得乾燥瘙癢，容易失眠多夢，可能還會出現月經量少的情況，這些歸根究柢還是性事惹的禍。

但這種事，有時候也不好拿捏，究竟怎樣才叫過度、縱欲？各人體質不一樣，需要多長時間來一次也不一定。這時候就可以透過自己的身體來檢驗，如果一切健康，那就是正常的。反之，如果出現上述腎血虛的狀況，很可能就是縱欲造成的，該節制點了。

3. 少吃緊急避孕藥

某天，有一個女孩子驚慌失措地寫信向我求助：王醫師，我這個月來了兩次月經，嚇死我了，這究竟是怎麼回事啊？

我不知道具體情況，於是要求她詳細地告訴我她的生活起居習慣，是否挑

人工流產後的飲食調養

婦女在人工流產後必須對飲食做出合理安排，以滿足身體對蛋白質、碳水化合物、脂肪、維生素、礦物質、水和纖維素的需求，如果營養不良，就容易加重體質偏頗，留下後遺症。

應該多攝入的食物

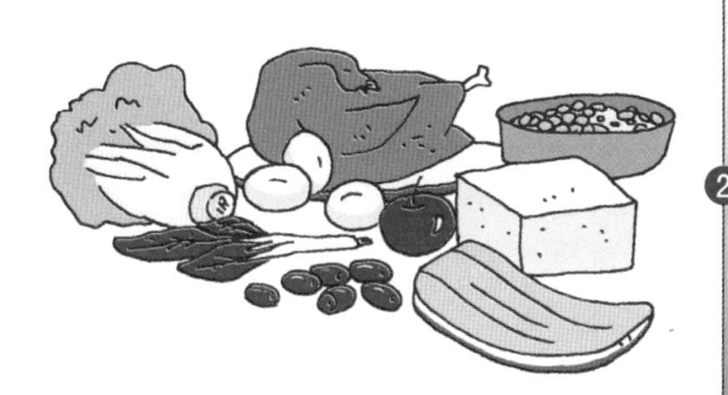

❶ **補充蛋白質**

人工流產後應每日補充 100～150 克的蛋白質，可多吃雞肉、瘦肉、蛋類、豆類、奶類等食物。

❷ **補充維生素**

人工流產後身體虛弱，容易出汗，汗液排出的維生素較多，應適當補充，尤其是維生素 C 和維生素 B 群，應多吃蔬菜、水果。

應該控制的食物

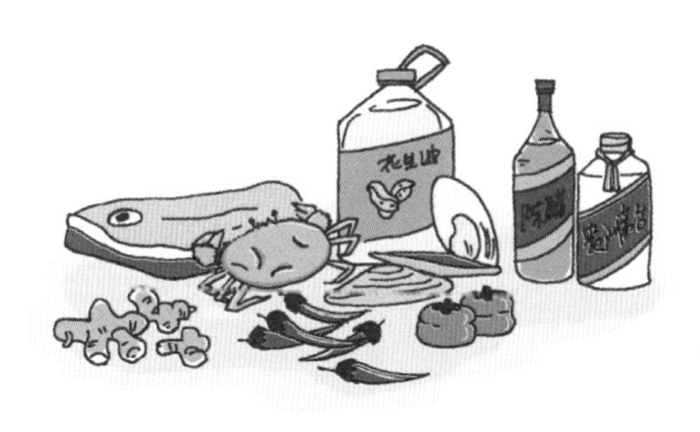

❶ **限制脂肪的攝入**

術後一週內脂肪的攝入量應控制在每日 80g。

❷ **忌食刺激性食物**

辣椒、酒、醋、薑、胡椒等刺激性食物會刺激器官充血，增加月經量。

❸ **忌食寒性食物**

如：螃蟹、河蚌、田螺等食物應忌食，否則易引起陽虛體質。

其他注意事項

1.人工流產後應在家休息幾日為佳，放鬆心情，避免疲勞。2.術後 2 週內，應適當臥床休息，避免過於激烈、重體力的活動與工作。3.多吃些富有營養的食物，使身體儘快恢復正常。4.保持外陰部清潔衛生，每天用溫開水清洗 1～2 次，勤換衛生棉。5. 2 週內或陰道流血未乾淨前，不要盆浴。6. 1 個月內禁止性生活，以防生殖器官感染。如果有發熱、腹痛等症狀或陰道分泌物有異常氣味時，要及時就診。7.陰道流血的狀況一般在 3～5 天就會漸漸停止，最多不超過 10～15 天。如果陰道血流量超過月經的血量，持續時間過長，這時必須及時就診治療。8.人工流產後只要恢復性生活，一定要採取避孕措施，避免再次懷孕。

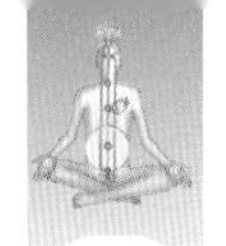

食，是否有男朋友，是否流過產，是否生過小孩等等問題。女孩給我回了一封E-mail，詳細地回答了我的問題。這才發現，原來都是事後避孕藥惹的禍。

稍微有點醫學常識的人都知道，事後避孕藥對身體其實有副作用，藥品說明書上多少也有相關的說明，比如說會出現頭暈、噁心等情況。事實上，它的副作用不只這些，皮膚瘙癢、疲倦、虛弱、婦科病、月經不正常、嘔吐、水腫等等，這些都是可能會出現的情況；因此真正對女人好的男人，不會讓她吃避孕藥，而是自己帶上安全套。

避孕藥是西醫裡的東西，我查了相關的資料後，發現避孕藥的作用原理主要是抑制排卵，同時改變子宮頸的黏液性質，讓精子不易穿透，受精卵不易存活，由此達到避孕的目的。

任何藥物內服之後，最終都需要透過肝臟解毒、代謝，最終透過腎臟排出體外。由於藥的特殊性，避孕藥是對腎毒性較大的藥物，使用後必然對腎臟造成一定的影響，有的女孩子可能只吃過一次避孕藥後就導致腎虛了。

所以說，事後服用避孕藥很容易損耗腎的精氣，進而影響血氣，導致血虛。因此許多女性服用過緊急避孕藥後都會發現，自己的月經不正常了，要麼來了兩次，要麼就是量特別大，或者發現婦科病復發。

因此，女孩子要自愛，不但不要讓自己輕易懷孕和流產，還要記得攜帶安全套，做好自我保護工作。

由此可見，好好的沒有受傷流血、沒有疾病耗血，人依然會血虛，而導致血虛的元凶就是這些不良的生活習慣。因此養血補血，首先要從改掉耗血的壞習慣開始，然後再補血，這才是有意義的。

血虛女人與她的後代

女人長期血虛，不僅使自身的形象和健康受損，對下一代也有著非常大的影響。

1. 危害之一：易生多動兒

某天，有一位年紀輕輕的母親憂心忡忡地來到我的診所，愁眉苦臉地對我說：「醫師，我的孩子智商絕對沒有問題，這個我已經做過測驗了，但我的孩子學習成績就是不好，這倒也罷了，可老師向我反映說他太調皮了，她無法管教，一開始我還不是很在意，小孩子嘛！都有這樣的問題。但老師告訴我，我的孩子可能有過動症。過動症！多麼恐怖的字眼。將來這孩子很可能會被留級、開除，以後還可能比其他孩子更容易走向犯罪的道路。我聽說中醫善於尋找病因，能治本，而且副作用比較小。我的孩子現在還小，您看看是不是能透過中醫調理治好他。」

我就問她：「病因可能就在你身上。你生孩子前，有沒有月經不調或者失眠多夢這類血虛症狀？」

她驚異地說：「你是怎麼知道的？早幾年我經常減肥，結果減得身體氣虛、血虛，調理了很長一段時間。懷他那一年還有些血虛，月經總是往後推遲。我感覺反正不疼不癢的，就沒當一回事，就決定要孩子了。」

我嚴肅地說：「血虛可不是鬧著玩的，你的孩子肯定也血虛，他的好動症就是這樣引起的。我給你開一些補血的藥，平常你給孩子多做些補血的食物，此外，還要耐心教育孩子，先這樣治療一個月，一個月後你再來，我再看看，不行的話就得採取心理方法治療了。」

為什麼有的小孩會有好動症？

中醫認為，好動症的根本原因是先天稟賦不足，加之後天失調及父母教育不當，最終導致了孩子注意力渙散和情緒不穩定，如果不及時治療，隨著孩子的成長，孩子很可能漸漸發展成具有破壞性和攻擊性的性格，影響日後的工作和生活。

好動症的根本原因在於血虛。我發現，患有好動症的兒童，一般個子矮、營養不良。正常的孩子，注意力比較容易集中，上課能專心聽講，而患好動症的孩子，上課時卻安靜不下來，安心聽課不到10分鐘。結果，一節課45分鐘的內容，正常的孩子可以完整地記下來了，患好動症的孩子卻只記了不到10分鐘。其原因可能是若正常的10歲兒童，骨長1尺，患有好動症的兒童，由於先天沒有從母親那裡得到足夠的營養精華，骨長可能只有8寸。我們知道，骨是造血的，1尺長的骨頭與8寸長的骨頭所造的血量怎麼可能相同？孩子注意力不集中，就是因為沒有更多的血滋養大腦，大腦營養不足，所以他的神志就無法安定下來，也就表現為動來動去，上課時碰碰這個，摸摸那個，老是打攪別人。這在中醫裡有一個專有名詞，叫血不養神。根據中醫理論，心主血，有藏神功能。精血不足，就不能濡養心臟，心的藏神功能就受到影響，從而導致心神失寧。患有好動症的兒童，雖然表面上看起來氣色還可以，但由於從娘胎裡帶來的精血不夠，先天稟賦不足，所以與其他的孩子相比，體內總是缺少了滋養的精華，顯得營養不良。

說到營養不良，有的父母可能不服氣，因為中國的父母，向來都是比較疼

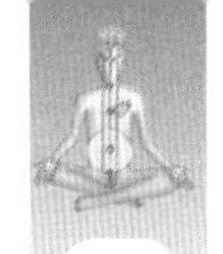

愛孩子的，最好的東西自己都捨不得吃，直接給了孩子。我這裡所說的營養不良，是先天稟賦不足，從娘胎裡帶出來的，後天的補養哪比得上有個好的身體底子呢？這就是為什麼有的人從小就體弱多病，怎麼治也無法讓他像正常人那樣陽光。

所以，準備要孩子的年輕父母，不但要提前檢查一下，確認雙方的身體沒病沒災，還要檢查下雙方的體質是否偏頗，尤其是血虛、氣虛體質，最好能調理好了之後再要孩子。否則，孩子一出生就輸在起跑線上，這完全是父母的過錯。

2. 危害之二：孩子易偏食、挑食

兩位母親一邊守著吊點滴的孩子，一邊聊天。

穿紅衣的母親說：「我的孩子四個月大了，已經會吃饅頭了。看見我們吃飯，就伸著頭要吃，給他一口饅頭，他一會兒就吃完了。」

穿紫衣的母親說：「你的孩子太好帶了。我這個就不行，吃個飯，你端著碗得等著他半天，還不見得能嚥下去一口。就是吃奶的時候，也不好好吃。不像別人家的小孩，吃什麼都很香。已經五個月大了，肯吃一口粥我就謝天謝地了。剛出生時人家還都誇我的孩子胖，現在直誇他苗條了。」

紅衣母親奇怪地說：「這麼小就挑食？是不是太慣他了？」

紫衣母親無可奈何地說：「他這麼小，知道個什麼，怎麼會覺得自己被慣呢！」

我想起什麼，對她說：「等他稍微大一些，能自己吃飯了，你得多給他做一些補血的粥和菜，你的孩子很可能是血氣不足引起脾虛，否則將來他會跑了，你還得前後追著叫他吃飯，即使他肯吃，絕對也會挑食，不吃這個不吃那個的。」

「這麼小，怎麼就脾虛呢？懷他的時候，就怕他營養不夠，我可是吃了不少好東西，生了孩子減肥都減不下來。」紫衣母親奇怪地說。

「那麼」，我想想該怎麼說起這個話題才不唐突，「你年輕的時候，體質好不好？比如說月經正常不？」

紫衣母親想了想，說道：「沒有什麼特別不好的，只是夏天的時候睡不好，醫生說有些氣血虛。我最煩過夏天了，一到夏天我就覺得自己病了，月經都忽前忽後的。」

這句話終於印證了我的想法。「這就是了。如果我沒說錯的話，你還有些挑食。你屬於血虛型體質，肯定會影響到孩子，造成孩子先天脾虛，脾胃不

和。」

紫衣母親懊悔地說：「我是有些挑食，不喜歡吃肉，不過平常也沒覺得自己哪裡不舒服，沒想到影響了孩子。還好，現在知道了，將來一定讓孩子吃得均衡些。」

女人在年輕時，為了追求苗條或個人習慣的原因，喜歡暴食暴飲，或偏好於吃自己喜歡的食物，結果導致脾的功能虛弱。打個比方來說，如果將脾比喻為公司的員工，那麼個人習慣就是公司的規章制度。當某個公司規章制度明確、獎懲分明時，員工工作就比較認真踏實，能夠將手中的工作做好。反之，如果一個公司制度不明確、朝令夕改，必然影響員工的情緒，打擊員工的積極性，他也就不會好好工作了。同樣的道理，如果一個人的飲食、作息規律，脾也就會好好地工作，每天規律地將食物消化完畢；反之，如果這個人作息不規律、吃飯不規律、營養不均衡，這樣的生活將會讓脾不知所措，自然工作效率就降低了，從而導致脾虛。

脾虛必然導致血虛。中醫認為，脾是主運化的。意思是說，它的作用就是將人吃的食物給消化完畢，保留其中的精華，化成血運送到全身，非精華的部分則變成垃圾，經由大腸排出體外。如果脾虛了，我們吃的食物就消化不掉。所以有的人大便不成形，根本原因就在於此。但大便不成形還不是問題的關鍵，關鍵是脾虛會導致人無法吸收食物的精華，水穀精微也無法轉化為氣血。人體長期處於脾虛缺少氣血的狀態，必然引起血虛。

血虛最直接的反應，就是月經不正常。好多未婚女人沒病沒災，只是月經忽前忽後。如果這種不正常是由於脾胃不和、飲食不節引起的，那麼將來她生的孩子，必定也會脾胃虛弱，容易挑食。因此奉勸那些想要當媽媽的女人，飲食一定要規律，不要偏食，否則將來孩子一定會遺傳你的這個缺點，影響生長發育。

3. 危害之三：孩子容易尿床、得疝氣

一位母親牽著她六、七歲的孩子前來看診，孩子一直低著頭不吭聲。表面上看來，孩子除了瘦弱，沒有其他毛病。這位母親小聲而無奈地說：「我的孩子也不知怎麼了，現在還會尿床，晚上他都不敢喝水，尿床了也不好意思告訴我們，天天躺在濕被子上，也不敢跟別的小孩子玩，怕大家笑話他。老這樣下去必定是不行，您幫他看看，這該怎麼調理？」

小孩尿床的原因有很多，這麼大的孩子還尿床肯定是體質原因。我開了幾劑中藥，囑咐她回去為孩子熬幾個療程，回頭看效果。

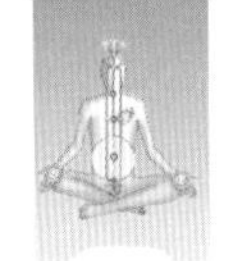

不過孩子都這麼大了，我也不好多說什麼，其實有一部分原因仍然出自母親。我曾經在一本中醫雜誌上看到過這樣一個案例，作者也是一位醫師，拿出來給大家分享一下：

兒子尿床直到五歲，當時我還以為是他白天玩累了，晚上懶得起床的原因。現在才知道，媽媽孕前月經不正常沒有得到及時調理，生出來的孩子也會經常尿床。我兒子不但尿床，還有挑食的毛病，生下來就這樣，為此我不知道說過他多少次。前兩年我不太忙了，重拾課本，考上河南中醫學院的碩士研究生，於閒暇時讀了很多中醫典籍。這才發現，孩子之所以尿床很久，最初原因還是我這個媽媽做得不合格。

我剛踏入社會工作的時候總是很忙，幾乎不能好好吃頓飯。白天因為忙碌，總是隨便打發，也不管吃得是否營養，是否有吃飽，晚上下班後又累，胡亂煮了些東西吃後就睡了，有時甚至根本沒時間做飯，只好忙裡偷閒胡亂吃些零食。那兩年，我的月經量雖然比較正常，但總是忽前忽後，我還以為是工作壓力太大造成的，對人體的原理也沒做過多的研究。匆忙中，兒子便在那兩年降生了。

現在我才知道，原來月經不正常是因為氣血不足造成的。兒子之所以挑食、尿床，就是因為先天不足，結果小小年紀就體質虛弱。想到這裡我就萬分愧疚，晚上特意為兒子做了他最愛吃的菜以示彌補。

令我害怕的是，幸虧當初我只是月經日子不規律，有的女人不但日子忽前忽後，而且量還很少，這種情況就更糟糕了，這是肝腎虧虛的表現，是血虛的表徵之一。肝主情志，所以肝虛的女人生下的孩子，自我掌控能力差，容易自閉甚至腦癱。還有的情況是，有的女人月經反覆，一個月甚至來兩次，她沒在意，結果生了疝氣兒子。雖然後來做了手術，但也不敢確保孩子將來是幸福的，因為做小兒疝氣手術往往會對日後的性功能產生一定影響。

我一邊為兒子感到幸運，一邊為一些女性朋友們憂心。我知道現在很多女孩子的生活習慣並不好，過度減肥、暴食暴飲、亂交朋友、墮胎流產等等，過早地損耗了自己的身體，等懷孕生孩子的時候，已經沒有好東西留給他了。這些雖然可以靠後天彌補，但我們都知道，後天得來的東西，遠不如從娘胎裡帶出來的東西好。因此，如果你想擁有一個健康可愛又聽話的孩子，最好早在懷孕前就做好一切準備，不僅僅要保證身體健康，更要擁有一個好的體質。

望此文能給女性朋友們一些警示！

實際上，這篇文章的作者仍然沒說完整，月經不調的女人，還不宜懷孕，

血虛容易導致的疾病

很多人對血虛不以為然，以為就只是臉色不太好而已，事實上，如果任由血虛發展，將會產生一系列病症，甚至影響後代的發育。

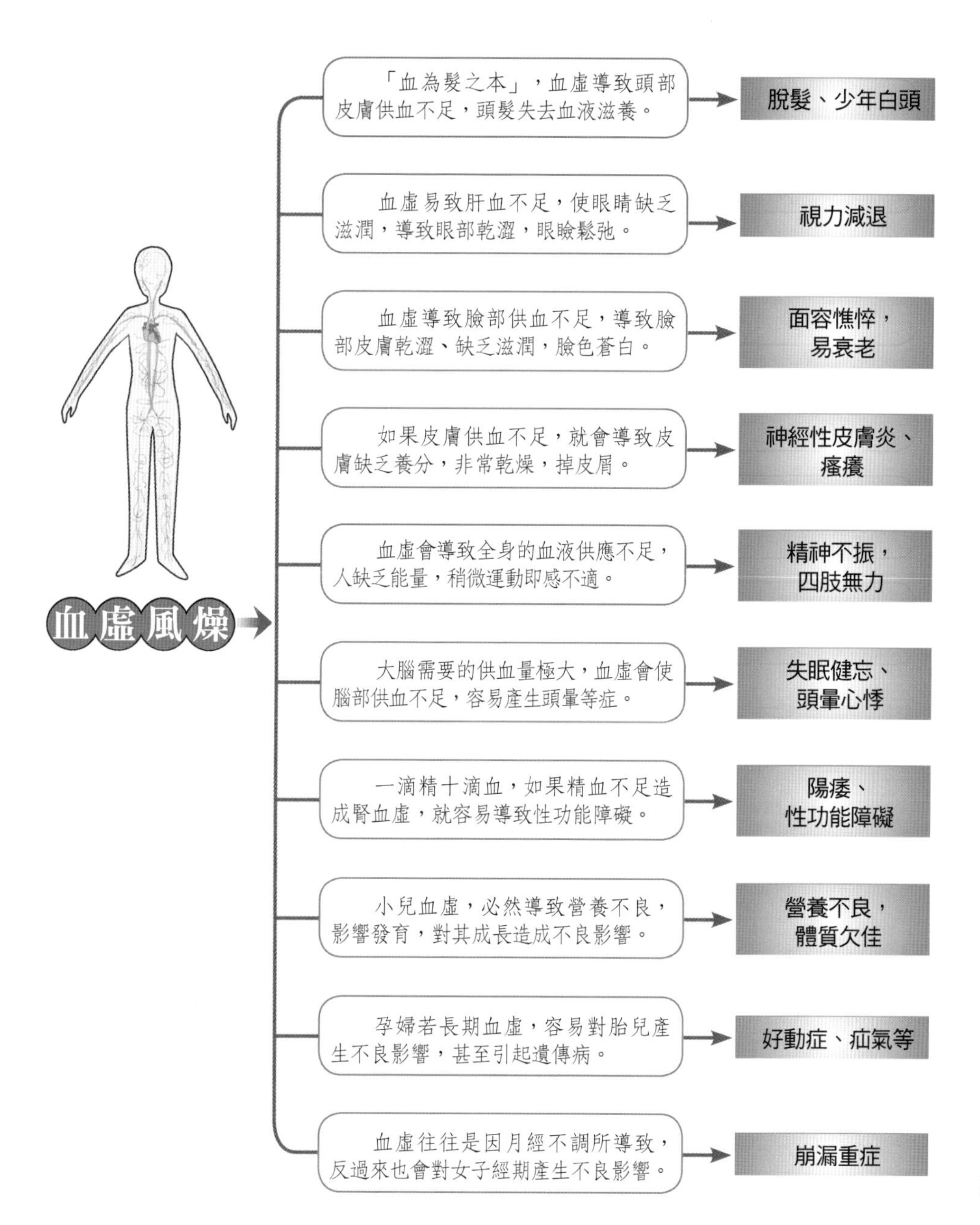

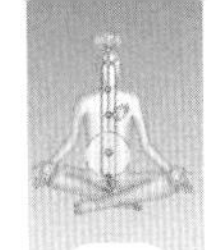

即使懷孕了，生的男孩容易尿床，生的女孩容易像母親那樣痛經，如此代代遺傳。

多數氣血兩虛的母親一般不會這麼倒楣恰好生下有病的孩子，但孩子的體質相對來說就會差一些，可能有感冒、拉肚子這些小毛病。避免這些失誤的根本辦法，就是母親首先調理好自己的體質。血氣對女人至關重要，所以一定要讓自己血氣充盈，這不僅僅是膚色紅潤、健康美麗的需要，更是擁有健康後代的關鍵前提。

為什麼會月經不調？

曾經有一位女孩子發郵件給我說：

我8月7日來月經，14日結束，但一直到17日內褲上還有少量淺咖啡色的東西。19至20日正常。22日又有月經出現。請問，我這樣的情況就是月經不調嗎？以後會不會都是這樣啊？我該怎麼治療呢？謝謝！盼回覆！

類似的信件，我接到過很多。月經不調會為本人及後代造成很大的影響，為什麼這麼多女人有月經不調的問題？

用中醫的話來說，月經不調的發病原因是由於人體正氣不足，腎氣虧損，這會導致卵巢、體內激素的調節功能紊亂，使沖、任二脈空虛，血海不能按期滿溢，行經規律失常，所以調理月經一般從補腎扶脾、理氣活血開始，只有氣血得到調和，陰生陽長，精血才能旺盛，月經自然流暢，不會出現痛經、少經或日子紊亂的現象。

說到具體原因，如果純粹拿古老的中醫理論解釋，大部分的人可能會看不懂，因此在這裡我就參考了部分西醫的內容，歸納了一下引起月經不調的原因，大概有以下幾點：

1. 壓力

精神壓力大是現代人的特點，女人若長期處於重壓下而鬱悶、情緒不佳，必然會導致肝氣鬱結，時間久了就會氣虛、血虛，月經就開始紊亂。

2. 輻射

隨著家用電器的增多，各種電子設備在運行過程中會源源不斷地產生電磁波，這些輻射會影響女性正常的內分泌，對生殖機能也會造成一定的影響，導致內分泌不正常、月經失調。

3. 便祕

直腸內大便過度充盈，會導致子宮頸向前推移，子宮後傾，又會使闊韌帶內的靜脈受壓而不暢通，子宮壁發生充血並失去彈性，繼而引發腰痛、月經紊亂。

4. 貪涼

若在經期間受寒，會導致骨盆腔內的血管收縮、卵巢功能紊亂，導致月經量過少，甚至閉經。

5. 濫用抗生素

過量的抗生素會抑制、傷害人體自身的免疫力，引發功能障礙，對女性而言可能引起月經失調、不排卵、甚至閉經等等問題。

總之，很多原因都會引起月經紊亂，不少女人都會遇到這種問題。這種有時提前、有時推後、有時又毫無規律的狀況最能影響人的情緒，時間久了也傷身體。所以要趕緊調理。

平常多吃含鈣高的食物，如：牛奶、豆製品、魚、蝦、蟹、芝麻等，或適量補充鈣和維生素D，多吃蔬菜，少吃生冷或燥性的水果，如：瓜類、橘子、梨、番茄、椰子、楊桃、葡萄柚、荔枝、芒果、香蕉、龍眼等。

同時，也可以喝一些花茶，如用玫瑰花、月季花、苦丁、佛手、枸杞等沖泡茶飲，也能在一定程度上改善月經紊亂的症狀。

平常還要多多運動，這有助於增強體力、促進血液循環，還可以減少服藥時間。注意不要經受寒涼，改掉吸菸、喝酒、熬夜等不良的生活習慣，保持情

小知識 玫瑰花茶、佛手茶

玫瑰花茶、佛手茶

玫瑰花茶是用玫瑰花苞或花瓣所製，用其泡茶，可理氣活血。佛手則是佛手柑的果實，味辛、苦、酸，能和中理氣、消痰利膈，二者混在一起泡茶，補氣又活血，效果會更好。

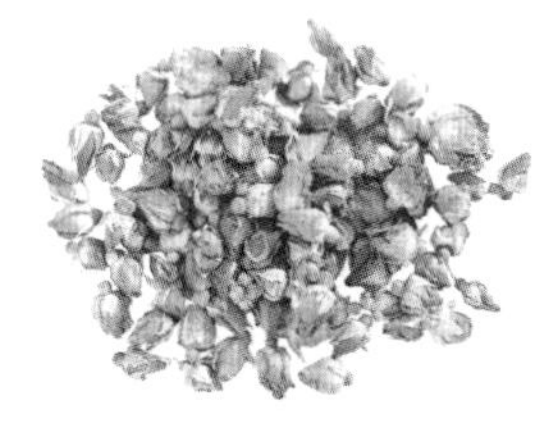

玫瑰花茶

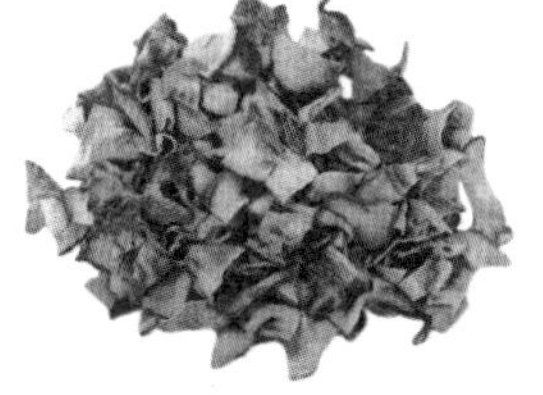

佛手茶

緒的平和。

需要指出的是，調經需較長時間的配合，請耐心服用藥物。即使月經恢復正常後，也要特別節制生冷瓜果、冰涼飲料，以免復發。

血家百病通用方——四物湯

我曾經收到這樣一段留言：

王醫師您好：

聽說「四物湯」對女性很好，還有豐胸的作用，我想試試。

我想用藥膳、食補之類的來改善體質，同時本人常常因胸部過於袖珍而懊惱不已，聽說藥材比例不同，作用也會不一樣，不知道針對我來說，具體藥材的比例應該是怎樣？

我的體質：面黃，唇黯淡。常常胃脹，總有黑眼圈。月經推遲，量少，痛經，冬天手腳冰涼，就是身體素質很差啦。胸部也平平，呵呵。

我想問的是，我該具體用什麼藥方？每種具體多少克，還有具體應該怎樣服用？

她後來還來了個問題補充：

沒辦法，就是想要變漂亮些。我的胸部實在有點那個，穿衣服都不漂亮，呵呵。

女生都希望能夠漂亮、身材好，這是天經地義的。這來信的女孩子尤其愛美。怎麼看出來的呢？因為一般外行人只知道美容和減肥，很少有人知道「四物湯」這個方子，看來這個女孩子是用了一番心思的。

有「婦科第一方」的四物湯是中醫補血調經的經典方劑，對於調理女性陰陽失調、治療婦科血症都有非常好的療效。

傳統的四物湯由川芎、熟地、白芍、當歸四味中藥組成。其中川芎作用於肝膽，有行氣活血、鎮定安神、去風濕止痛、舒肝解鬱等作用；熟地作用於心、肝、腎，有補血滋陰、補精益髓等作用；白芍作用於肝、脾，有補血滋潤、緩解疼痛、舒肝健脾等作用；當歸作用於肝、心、脾，有補血調經、活血止痛、促進傷口癒合的作用。這四味中藥聯合使用，有助於精與血的相互轉化：補血的同時促進精的生成，填精的過程又有養血的作用。

四物湯的作法與吃法

四物湯由白芍、川芎、當歸、熟地四種中藥一起熬煮而成，其補血效果非常好，被中醫界譽為「婦科養血第一方」，可長期服用，對血虛者尤其適合。

四物湯的作法

備料：當歸、熟地、川芎、白芍各 15 克。

熬煮：在沙鍋中放入藥材，加入半碗酒，再加水煎煮。

份量：用中等大小的飯碗裝 4 碗水，煮到最後只剩一碗水的量即可。

用法：早晚空腹飲用，但藥材煮過後最好不要放置隔夜再煮。

功效：補血調血，不僅能改善面色蒼白、肌膚粗糙等狀況，還能使髮質變得潤澤。

當歸
補血調經、活血止痛、促進傷口癒合。

熟地
補血滋陰、補精益髓，並能增強當歸的補血效果。

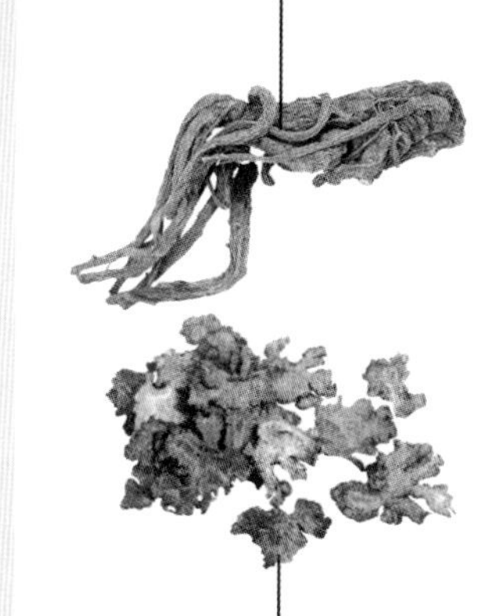

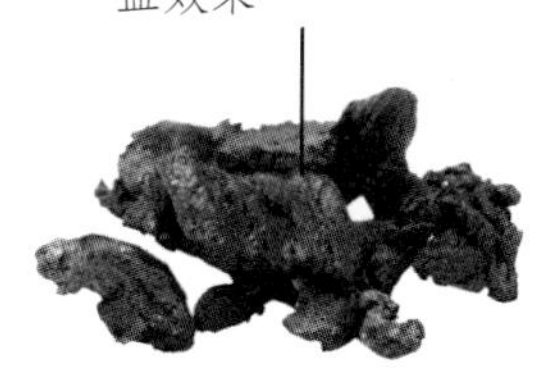

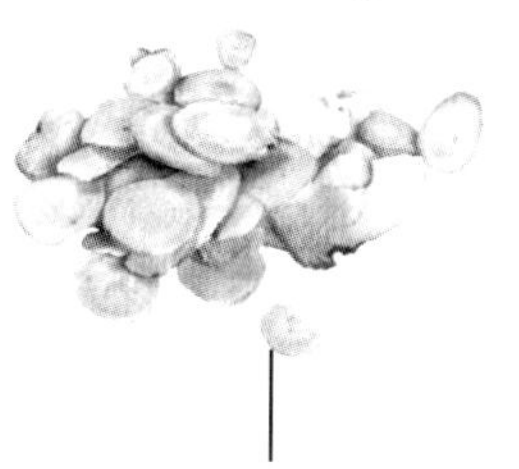

川芎
行氣活血、鎮定安神、去風濕止痛、舒肝解鬱。

白芍
補血滋潤、緩解疼痛、舒肝健脾。

注意事項

1.煮藥時最好使用砂鍋，不要用五金鍋具。

2.如果嫌藥苦，可適當加入紅棗、枸杞，或直接放冰糖、蜂蜜。

3.可將這四味中藥與排骨、烏骨雞等一起燉煮，滋補功效更為顯著。

4.陰虛內熱、濕熱內蘊體質者少用此湯，以免上火。

5.四物湯必須在經期結束後才能開始喝，經期時喝有反效果。

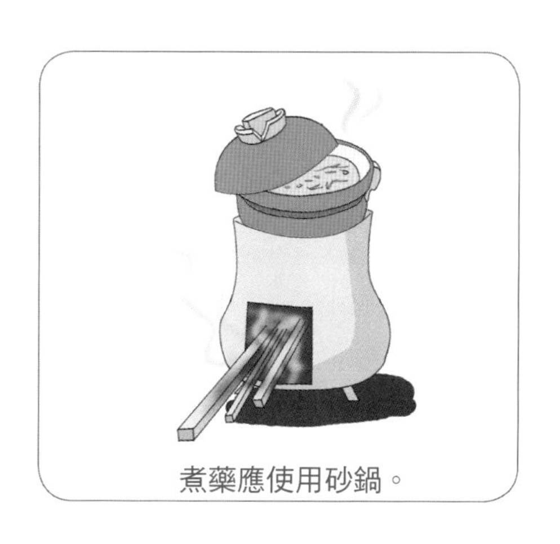

煮藥應使用砂鍋。

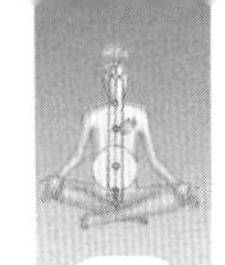

該方劑更神奇的地方在於，四味藥物的比例不同，所發揮的藥效也不一樣，如重用熟地、當歸，輕用川芎，則是一個補血良方；當歸、川芎輕用或不用時，可以幫助孕婦保胎；重用當歸、川芎，輕用白芍則能治療月經量少、血瘀型閉經等。有些體質類型的人不適合傳統四物湯，這就可以根據個人體質適當調配，對症補益。因此，四物湯又衍生出無數的「子方」、「孫方」，著名的八珍湯、十全大補湯都是由此衍生而來。據不完全統計，四物湯系列的方劑達 800 多種，堪稱方劑中的「祖師爺」。每位女性都可以針對自己的問題尋找對症的方子，不過這一切還應在醫生的指導下進行。

有趣的是，有人還發現四物湯不僅僅是女人補血的專用方子，男性也同樣適用。據報導，男人服用四物湯，可改善禿頂的症狀。台灣一位 35 歲的侯先生，原本頭髮稀疏、禿頂，屬於遺傳性禿頂，他服用四物湯調理了兩個月之後，不但禿頂得到控制，還長出了新頭髮。

傳統認為，四物湯是女人的專用藥，因此侯先生最初服用四物湯的時候，心裡還彆彆扭扭的。他說：「一個大男人如果長期喝四物湯，會不會頭髮沒有長出來，反而變得很娘娘腔？」事實證明，他的顧慮完全是多餘的，不但沒有娘娘腔，反而讓他變得更男人。

這也很好理解。中醫認為，髮為血之餘。意思是說，毛髮的生長要靠血液供給養分，所以我們看一個人血氣是否旺盛，從他的毛髮品質上就可以看出來。氣血充足，則毛髮有光澤；反之，血虛了，就會掉髮、脫髮甚至少年白頭。

前面講了，血有濡養和滋潤五臟六腑的作用。腎是五臟之一，男人掉頭髮，有時候是因為陽氣不足，腎虛了。喝了四物湯，不但能長出新頭髮，而且會使腎變得更健康，從而保證了房事的和諧。

血虛這樣調

一般認為，西醫治病快，但不容易根治。中醫見效慢，但中醫能根治。這個觀點有一定的道理。現代人對治病的理解，無非是打針吃藥或動手術，因此嚴格來說，中醫的治療方法，甚至稱不上治病。它只是透過調理，使人體恢復陰陽平衡，病邪得到驅除，進而達到治病的目的。也就是說，中醫治病的關鍵，就在於調理。加上中醫治病副作用小，人即使沒病，只是體質有些偏頗、不太健康，也可以透過調理來保持身體康健。

血虛症多見於肝、心疾患。因此，補血養肝和補血養心應為血虛體質者的主要養生原則。另外，補血要注意健脾與益腎。因為氣能生血，故補血應兼以益氣，以達到補氣生血的目的，因此血虛的養生之法與氣虛有頗多相似之處。

血虛的調理方法有以下幾種：

1. 食養

常見具有造血作用的食物有這些：大棗、枸杞子、桑葚、豬肝、豬血、紅糖、菠菜、牛肉、牛肝、雞蛋、羊肉、阿膠、黑芝麻、海參、荔枝、桂圓、胡桃、赤豆、蓮子、鱔魚等。

這裡我特別提一下紅糖。

俗話說：「男人不可百日無薑，女人不可百日無糖。」這是我四歲孫女毛毛都明白的道理。喝稀飯的時候，她老是要加糖，媽媽怕她壞牙就不大樂意加，這時她就會說出「女人不可百日無糖」這樣的話來。這裡的糖，主要是指紅糖。

自古以來，紅糖就因「溫而補之，溫而通之，溫而散之」，而被視為養血、補血的必備品。

我有一個女患者，經常光顧我的診所。並不是說我沒治好她的病，癥結是她身體瘦弱，一百六十五公分的個子卻連四十五公斤都沒有，整天這病那病的，我給她開了中藥調理，她吃的時候也總是虎頭蛇尾的，一旦覺得身上好過了就停藥。後來她懷孕了，不敢亂吃藥，又擔心孩子生不下來，心理壓力很大。我就用傳統的食療方法，讓她吃糯米酒釀打雞蛋及加有紅糖和芝麻的小米粥等食物，反正不離紅糖就是了。不久，她不但自己身體結實健康，還生下了健康可愛的孩子，還能用母乳餵養孩子。此後，她就養成了常吃紅糖的習慣。

紅糖是未經精煉的粗糖，富含多種維生素和礦物質，月經不調者及產、孕婦經常食用紅糖，可以明顯緩解經期或孕、產期的不良症狀。紅糖還有較好的補血效果，每一千克紅糖含鈣900毫克、含鐵100毫克，紅糖中的某些微量元素還有刺激造血的功能。因此，女人多吃紅糖可以補充血氣，緩解貧血的狀況。

可見紅糖具有獨特的滋補保健功效，是女人補血的必備之物。在中醫學上，紅糖性溫、味甘、入脾，具有益氣補血、健脾暖胃、緩中止痛、活血化瘀等多種功用，對於維持正常的人體代謝、延年益壽都有莫大的好處。

需要注意的是，陰虛內熱者、消化不良者和糖尿病患者不宜食用紅糖，否則會加重病情。平常用藥時也不宜用紅糖水送服，以免影響藥效發揮。

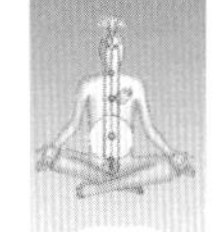

血虛風燥者的飲食宜忌

血虛者的飲食養生原則

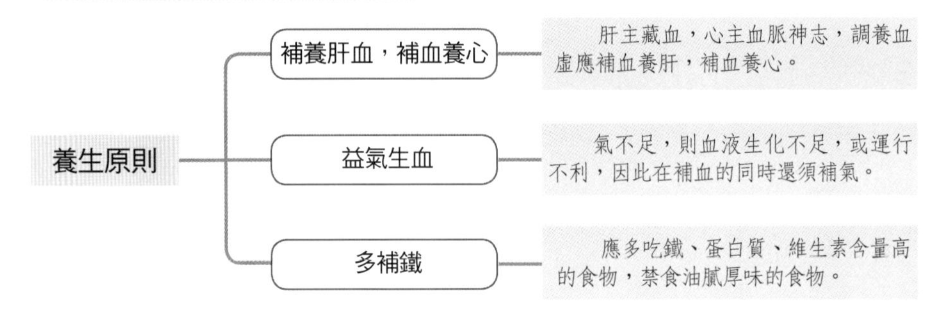

蔬菜類宜忌

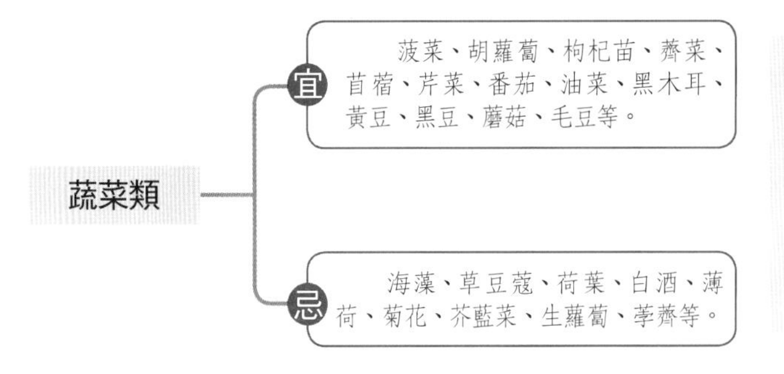

《本經逢原》中說：「荸薺兼耗營血，故孕婦血竭忌之。」大蒜辛辣，多吃易動火耗血，《本草經疏》中明確告誡：「氣虛血弱之人，切勿沾唇。」

葷腥類宜忌

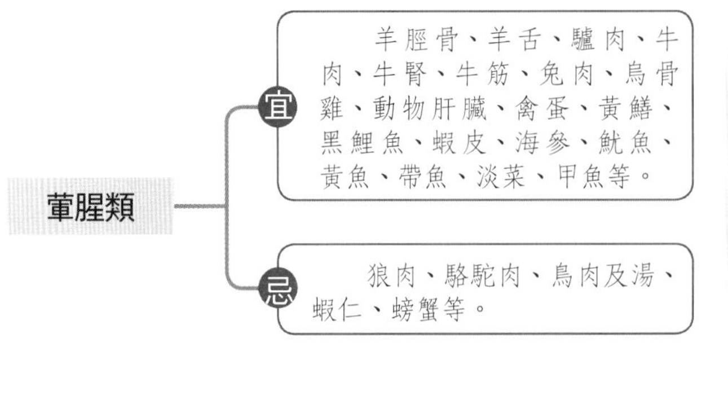

以上補血之物，也不宜常吃、久吃，尤其是驢肉、海參、甲魚、烏骨雞等高蛋白食物，吃太多容易補養太過，反而傷及脾胃。

宜 紅糖、薑。少吃辣椒、花椒、蔥、蒜等。

水果乾果類宜忌

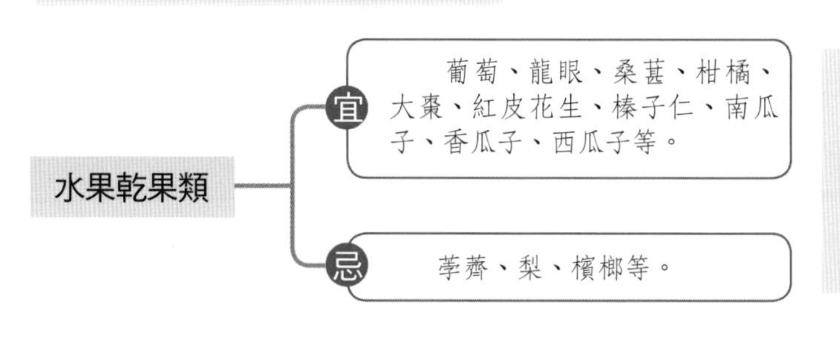

血虛的飲食宜忌應具體依據其緣由來定，如脾胃不佳致血虛者，就不宜吃山楂、梨、香蕉。

適宜血虛體質者的膳食單

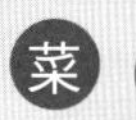
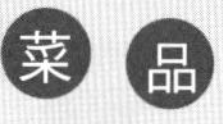

菜品

黑木耳魚肚羹、牛腎羹、胡蘿蔔鱔絲羹、枸杞苗炒牛肉、烏骨雞絲瓜湯、芹菜炒魷魚、芝麻牛肉、山楂肉乾、木耳燒牛筋、菠菜豬肝湯、豬肝木耳湯。

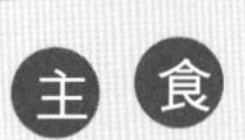

主食

薺菜粥、薺菜豬肉餛飩、芹菜粥、芹菜牛肉餃、豬肝粥、黑木耳粥、牛腎粥、鱔絲面、豬肝麵、豬心麵、黑豆粥、枸杞苗雞肉餃、菠菜炒麵、牛肉湯麵、淡菜粥、桂圓蓮子粥。

2.藥養

藥養，即用中藥調理。具有補血作用的中藥主要有當歸、阿膠、熟地、白芍、何首烏、枸杞子等。具體如何用藥，是醫師的責任，一般人不需要了解，只要知道，這幾種藥材具有補血作用，平常熬粥燉湯時，能稍微加一些就可以了。

比如說，有的病人血虛，但又同時擁有跟血虛無關的其他疾病。為了減輕病人吃藥的痛苦，我就經常採用這種方法讓病人調理。我經常推薦病人用的方子是當歸生薑羊肉湯，效果很不錯，既補血又補氣。

它的具體作法是：準備 20 克當歸、15 克生薑、250 克羊肉。先將羊肉、生薑清洗乾淨，然後將當歸、生薑、羊肉一起放在鍋裡燉，燉至羊肉熟爛就可以了。食用的時候吃肉喝湯。每週燉一次這種湯，必定烏髮紅顏，令人眼睛一亮。

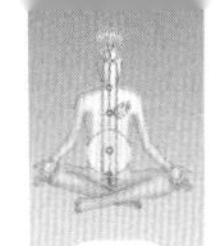

除了在飯食中加入特定的藥物藥養，還可以根據方子藥養。比如前面我們所提到的四物湯，類似的還有十全大補湯、四君子湯、當歸補血湯、歸脾湯等。具體的使用方法，不同的病症，還應區別對待。

看了《好好的，為什麼會血虛？》的讀者可能還記得，脾胃虛弱、腎氣不足會引起血虛，血氣不通暢也會造成血虛。所以我們還可以透過調節脾胃、補腎，或者透過袪瘀、解毒的方法生血。

比如說山藥本身是補氣的絕佳食物，沒有補血作用。但我們經常講益氣生血，所以因腎虛而造成的血虛，就可以在飲食中加入山藥，先補氣，然後產生補血作用。因此有時候補血，不一定要吃補血的食物或中藥。

我這裡講一個透過解毒生血的案例。

有一位林女士，也是血虛，才 25 歲，她的頭髮就十分稀疏。她每天花在頭髮上的工夫，至少也要半個小時，否則頭髮無法蓋住頭皮。到後來，她甚至不敢梳頭，因為每次梳頭，頭髮就大把大把地掉，令人觸目驚心。她來過我診所兩次，第一次，我給她開了一般的補血藥，狀況有所改善，但依舊沒恢復昔日一頭黑髮時的風采。

這究竟是什麼原因？我詳細詢問了林女士的生活狀況後，這才發現，她是一個性子急躁卻內向的人，動不動就生氣，但又不肯說出來，這些壞情緒都憋在她心裡很久，憋久了，也就生病了。

中醫認為，氣機鬱結，鬱久化火，灼傷陰血，血行不暢，可導致顏面氣血失和、脾氣虛弱，進而運化失健，不能化生精微，以致氣血不足。通俗地講，就是經常生悶氣會上火，火會損耗陰血，一方面導致陰血不足，面色不佳；另一方面導致脾胃虛弱，不能消化食物並將其精華轉化為氣血，最終導致血虛。

林女士就是這樣的情況，所以雖然我給她開了補血的藥，但也只是暫時產生補充作用。她依舊喜歡生氣，體內依舊有火，與一般人相比也就更容易損耗陰血。於是，第二次她再來到我的診所時，我一方面叮囑她不要生悶氣，一方面給她開了一些具有清熱解毒作用的藥，當然，也開了補血的藥。一個月之後，她掉頭髮的症狀徹底得到了遏制並逐漸生出了新的頭髮。

3. 穴養

所謂穴養，就是透過穴位按摩達到養血的目的。三陰交是養血調經的重要穴位，對緩解和治療月經不調、痛經、陽痿、遺尿、疝氣、失眠、神經衰弱等有較好的作用。女人養血貴在調經，更應該重視對三陰交穴的按摩。

三陰交穴位於小腿內側，腳踝以上 3 寸的地方。氣血不暢、月經不調的女

血虛風燥者的藥物養生

適宜血虛風燥者的扶補藥材

藥材	性味	功效	藥材	性味	功效
當歸	性味甘辛、溫	補血活血、調經止痛、潤腸通便	**熟地**	性味甘、微溫	補血養陰、填精益髓
白芍	性味苦酸、微寒	養血柔肝、緩中止痛、斂陰收汗	**何首烏**	性味苦乾澀、溫	益氣血、黑髭鬢、悅顏色
阿膠	性味甘、平	補血止血、滋陰潤燥	**雞血藤**	性味苦甘、溫	補血、活血、通絡
枸杞	性味甘、平	補腎益精、養肝明目、補血安神	**雪蓮**	性味甘微苦、溫	除寒壯陽、調經補血、暖宮散瘀

常用補血中成藥

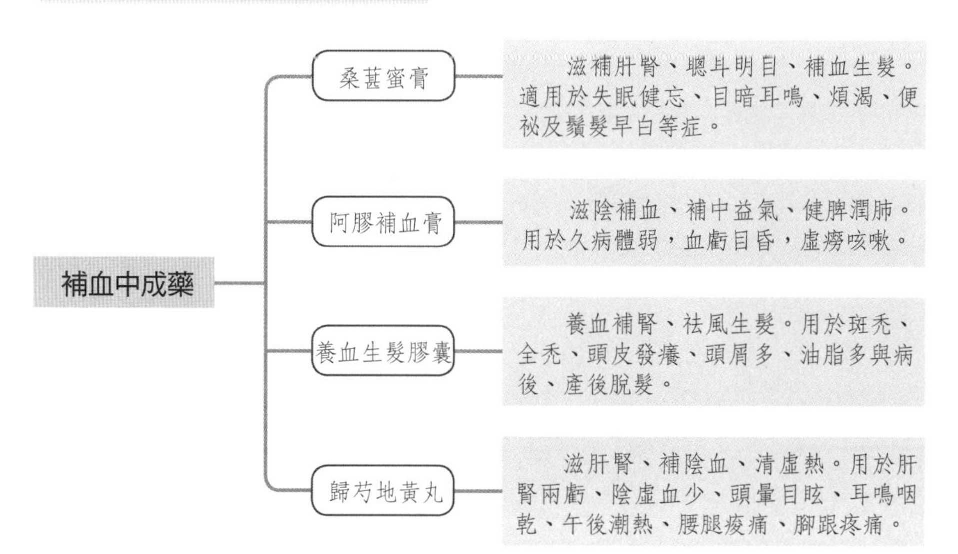

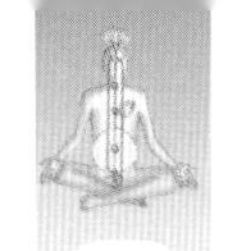

性，平常用手按這個地方，會有酸脹感。

按摩三陰交穴，具體又可分為按、掐、揉、點四種按摩方法。

按：雙手放在三陰交穴處，拇指輕按，然後逐漸用力並深壓捻動。

掐：雙手放在三陰交穴處，拇指指甲按掐，反覆掐、提。

揉：拇指放在三陰交穴處，輕輕地揉動。

點：食指彎曲，用屈曲處骨突部對準三陰交穴點壓。

以上這四種方法，選用任意一種，效果都是很好的，我就經常囑託病人在吃藥和注意飲食之餘，還可在空閒的時候按摩此穴位。身體健康的人常按摩此穴，可保經絡的暢通無阻。

此外，關元、氣海、足三里等穴位，對補氣養血也有一定的輔助作用，閒暇時按摩這些穴位還有延緩衰老的作用。

4. 睡養

「美麗是睡出來的」，這是女人們一貫的口號。充足的睡眠對於保持旺盛的精力、改善人的精神風貌和形象氣質都是有幫助的。更深入地說，充足的睡眠還是身體健康的保障，對體虛者大有裨益。

人們常說：「日出而作，日落而息。」站在中醫的角度，這是很好的養血方法。暢銷海峽兩岸的養生書籍《人體使用手冊》的作者吳清忠認為，每天晚上 11 點睡覺，同時敲擊膽經，能使血氣能維持基本平衡，略有剩餘；每天晚上 10 點睡覺，人體血氣會呈上升趨勢，使偏頗體質者可逐漸走向健康。原本略微血虛的人，如果能保證每天晚上 10 點睡覺，一個月後，體重一般可能增加 1 公斤左右，而增加的這部分，就是血液。

這話說得很有道理。天黑之後至晚上 1 點，是人體的造血時間，但在造血的同時，生命活動仍在進行，人體也在消耗血液。人體所造的血與所消耗的血會有一個差額，這個差額最大的時候，也就是人體儲血量最大的時候，也是深睡的時候。

我們經常發現，那些常熬夜的人，身體總會有這樣或那樣的不適，或容易頭暈頭痛、或容易上火、或容易掉頭髮，臉色總是十分蒼白。這些都是血氣不足的症狀，熬夜就是在耗血。

若想調養血虛體質，首先至少應該養成早睡早起的習慣，該睡覺時就睡覺，給身體造血的機會。

說到睡覺，我再講一些題外話，因為，有的人根本不會睡覺。先別急著反駁，先看看下面這段文字：

適合血虛風燥者的藥膳

血虛者除了吃一些補血食物外，也可以將一些補血藥材加入平時的食物中製成藥膳，不時服用，更安全也更有效。

藥膳處方

類別	名稱
藥酒類	當歸酒、十全大補酒、何首烏酒、玫瑰花酒、雞血藤酒、白芍酒、八珍酒、龍眼肉酒、五味當歸酒、熟地酒、巨勝酒、種玉酒等。
藥膳類	十全大補烏骨雞湯、枸杞蛋花湯、參歸豬心湯、四物湯、歸薑羊肉湯、黃耆當歸牛筋湯、熟地牛脊湯、首烏肝片、補血肝片、當歸熟地燒羊肉、雞血藤肉餅、枸杞當歸燉雞、何首烏燉蛋、雪蓮燉烏骨雞等。

藥膳推薦——十全大補烏骨雞湯

材料

烏骨雞一隻，也可只用烏骨雞腿一隻，紅棗10克。

藥材

當歸、熟地、黨參、炒白芍、白朮、黃耆、川芎、甘草、茯苓、肉桂、枸杞各10克。

作法

1. 將烏骨雞腿洗淨斬塊，放入沸水中汆燙血水，撈出沖淨。藥材用清水快速洗淨。
2. 將汆好的雞腿和所有藥材一起倒入燉鍋，加7碗水，然後用大火煮開。
3. 轉小火燉煮30分鐘即成。

評析

十全大補湯既能補氣，又能補血，可促進血液循環、利尿消腫、提神醒腦，還能滋腎補血、調經理帶，兼顧調理氣血、經脈。此湯搭配烏骨雞燉製，非常適宜產後坐月子食用，同時，也可治療男女氣血失調、氣血虛弱導致的性功能失調等症。

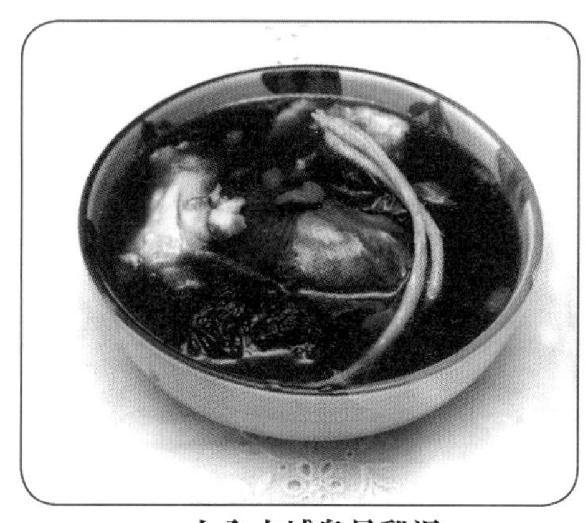

十全大補烏骨雞湯

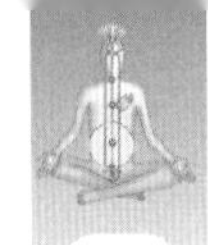

睡眠十忌

一忌睡前吃東西：睡眠狀態時人體部分的活動節奏放緩，老年人更甚。若睡覺前還吃東西會加重腸胃的負擔，既影響入睡，又影響健康。

二忌睡前說話：說話太多容易使大腦興奮，思維活躍，容易失眠。

三忌睡前過度用腦：睡前做了緊張而傷腦筋的工作，會使大腦處於興奮狀態，難以入睡。

四忌睡前情緒激動：睡前應遠離喜怒哀樂、憂思惱怒等情緒的起落，否則容易失眠。

五忌睡前飲濃茶、喝咖啡：這兩種飲料都具有使人亢奮的作用，飲之則失眠。

六忌張口而睡：張口睡不但會導致肺、胃部受涼，而且容易使空氣中的病毒、細菌從口而入，影響身體健康。

七忌蒙頭而睡：蒙頭睡會造成空氣不流通，使身體吸入過多的二氧化碳，缺乏新鮮的氧氣，不利於健康。

八忌仰面睡：仰臥時全身骨骼、肌肉仍處於緊張狀態，不利於消除疲勞。正確的睡眠姿勢應該是向右側身而臥，全身自然放鬆，但男性則適宜採用仰面睡、雙腿分開的姿勢，因為這種姿勢不會對陰部造成壓迫，還能緩解心臟的壓力。

九忌眼對燈光而睡：對著燈光睡容易使人心神不安，難以入睡，即使睡著也容易驚醒。

十忌當風而睡：睡覺時，人體對外界環境的適應能力降低，當風而睡很容易引起冷邪入侵，引發感冒、風寒等疾病。

怎麼樣？上面這十忌中，自己是不是曾經犯過幾忌，快快改掉才好。

5. 動養與靜養

除了上述幾種養血方式，還可透過動養與靜養兩種方式養血。

所謂動養，就是透過運動養血，多多參加戶外運動，如：跑步、爬山、打球、做健身操、練氣功等。關於運動的好處，前面已經說過很多。這裡只提一點，就是運動可以促進體內的血液循環，強化骨髓的造血功能。

所謂靜養，就是透過精神、身體的休息達到精神充足、促進健康的作用，如：練習書法、養花、下棋、閉目養神、進行日光浴、做森林浴等。這些活動

血虛風燥者的經絡養生

血虛者常按三陰交穴，對補血養血有很好的療效。此外，常按關元穴、氣海穴、足三里穴對補氣養血也有輔助作用。下面著重介紹三陰交穴。

三陰交穴

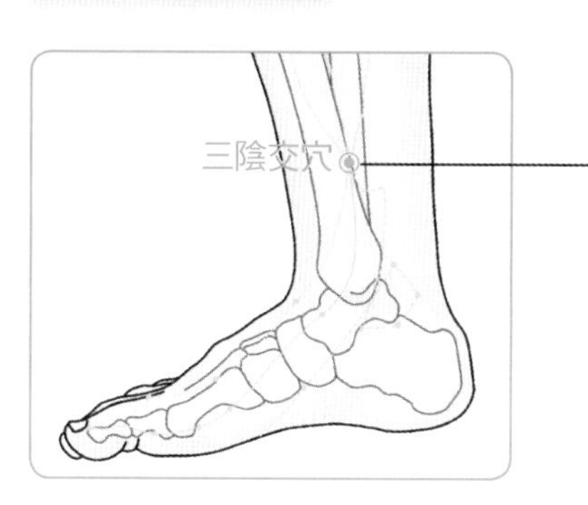

位於小腿內側，腳踝以上 3 寸，脛骨內緣後方。

三陰交穴屬足太陰脾經穴位，是足部的三條陰經的氣血交會之處，包括脾經的濕熱之氣、肝經的水濕風氣和腎經提供的寒冷之氣，常按此處，可補脾、肝、腎三經的氣血，益壽延年。

取穴技巧

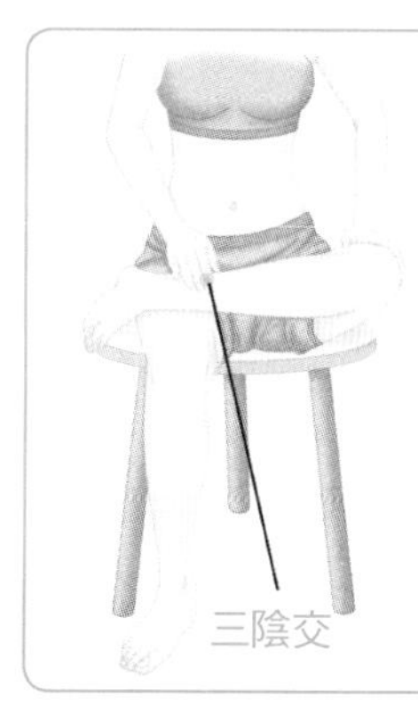

正坐，抬一腳放在另一腿上，以另一側手除拇指外的四指併攏伸直，並將小指置於足內踝上緣，則食指之下、踝尖正上方脛骨邊緣凹陷處即是三陰交穴。

功能主治：調經通絡，養血止血。主治月經不調、痛經、不孕、產後血暈、陽痿、遺尿、疝氣、神經衰弱等症。

治療方法：每天早晚各按一次，每次按揉 1～3 分鐘。

注意事項：孕婦禁按此穴位。

按揉手法

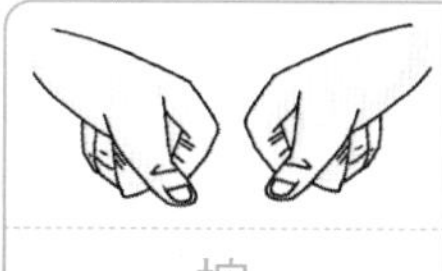	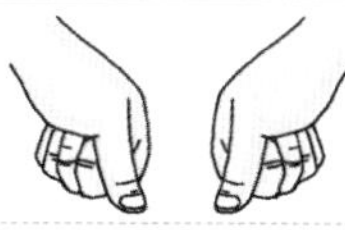	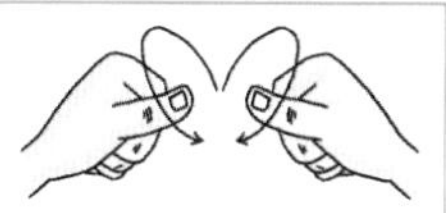	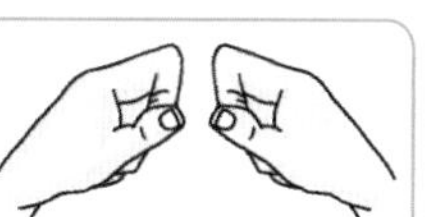
按	掐	揉	點
拇指輕按穴位，然後逐漸用力並深壓捻動。	拇指指甲按掐穴位，反覆掐、提。	拇指放在穴位處，輕輕地揉動。	食指彎曲，用屈曲處骨突部對準穴位點壓。

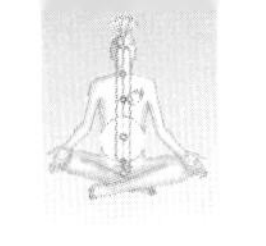

有利於調節情緒，消除疲勞，驅除體內各種邪氣。

靜養時，還要注意，要保持心情愉快和樂觀的情緒，保持精神上的愉悅，免得內傷七情，這樣就可以增強人體的免疫力，使皮膚紅潤，面有光澤。

血虛與貧血

有一位女士來到我的診所，她說自己最近經常感到頭暈，晚上也睡不好。

經過一番詢問和觀察後，我對她說：「你這是血虛了，多吃點補血的食物調理一下就好了。」

她似乎很不以為然：「我禮拜天才剛做過體檢，紅血球數和血紅蛋白含量都正常啊！沒有貧血。」

為了證明我所言不虛，我詳細地告訴她貧血是怎麼回事，血虛又是怎麼回事，她這才心悅誠服。

人們經常搞不懂什麼是血虛，什麼是貧血，經常籠統地將二者等同起來，表達的時候想起那個就說那個，其實這是不正確的。

準確地說，貧血是西醫的名詞，它指的是一定容積的血液內紅血球的數量和血紅蛋白含量低於正常值。比如說，正常成年男子的紅血球數為 400～550 萬／立方毫米，血紅蛋白含量為 12～16 克／ 100 毫升；正常成年女子的紅血球數為 350～500 萬／立方毫米，血紅蛋白含量為 11～15 克／ 100 毫升。低於這個數值，就是所謂的貧血，主要表現為面色蒼白、頭暈乏力。

血虛，則是中醫的專有名詞，指的是血量不足、血質失常或血液功能失常的病理現象，臨床表現為面色無華、皮膚乾燥、大便乾結、頭暈頭痛、失眠多夢、雙眼乾澀、指甲菲薄、四肢麻木、經少或閉經、可能伴有脫髮或白髮等多種症狀。它不需要任何化驗證明，醫師透過望聞問切就能診斷出來這些病徵的起因。

由此看來，血虛的範圍要比貧血的範圍大得多，有貧血一定會血虛，但血虛不一定貧血。所以即使體檢時紅血球數和血紅蛋白含量正常，只能說明此人不貧血，但不能說明他沒有血虛。

這也就是為什麼有時去醫院檢查，人體一切正常，什麼也檢查不出來，但他本人明明就覺得有什麼地方不對勁，比如說手腳容易麻木，睡覺時容易做噩夢。這些現象在西醫那裡是正常的；但這一切在中醫這裡，卻是一種不健康的表現，如不及時調理，可能病症就會加劇，最後導致更嚴重的疾病，對身體造

血虛風燥者的運動與精神養生

運動養生

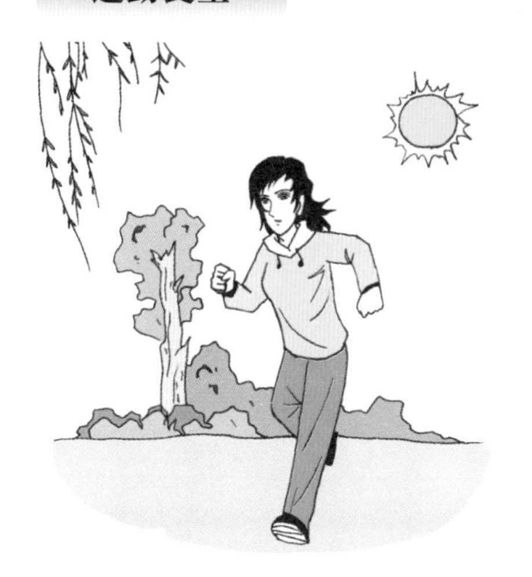

運動量可以稍大一點，以促進體內的血液循環，還可以增強骨髓的造血功能。可以選擇跑步、爬山、球類運動、健身操、氣功等。

精神養生

對治血虛，精神養生也非常重要，具體來說，應做到以下幾點：

❶ 保持心情愉悅

此項最為重要，心情不暢極易導致氣滯血虛。當煩悶不安，情緒低落時，可聽聽相聲、找朋友談談心，使精神儘快振奮起來。

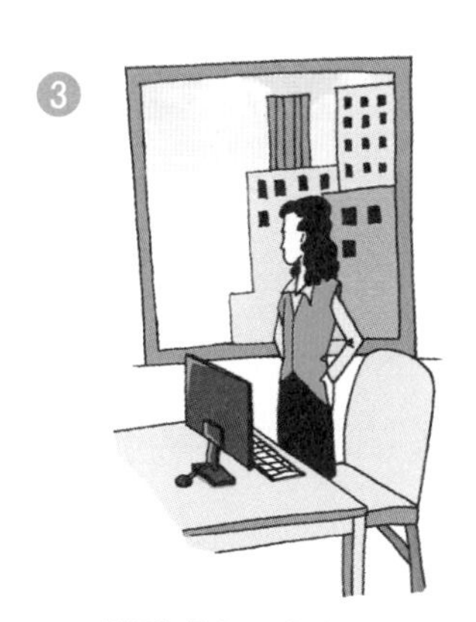

❸ 謹防「久視傷血」

用眼過度會消耗肝血。因此看書、看報、看電視的時間不宜過長，一般每目視一個小時就應適當活動一下，使眼部肌肉得到放鬆。

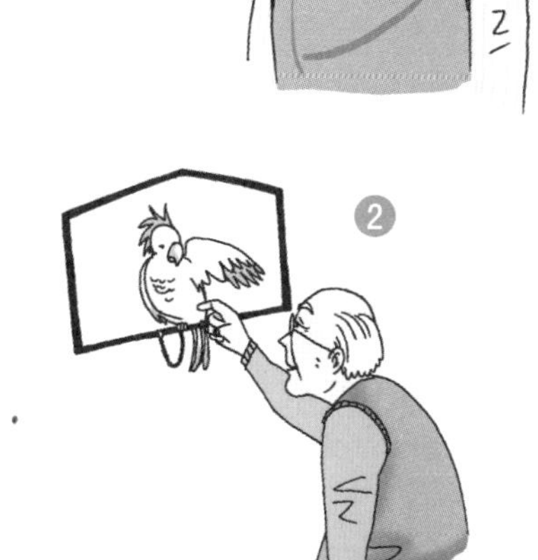

❷ 不可勞心過度

大腦耗血很大，思慮過度，就會耗傷心血，特別是老年人，一旦感到大腦疲勞，就要進行放鬆與調節，可以養些貓狗鳥魚之類的寵物進行放鬆。

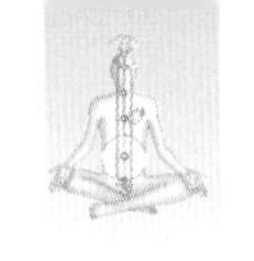

成更大的傷害。

這點就展現出中醫「治未病」的思想。

通俗地講，「治未病」，就是在病人還沒發病前，醫師就要看出病人可能出現的病症，從而加以調理，防止發病後對身體造成更大的傷害。所以治未病包括未病先防、已病防變、已變防漸等多個方面的內容。中醫非常看重治未病，甚至把一個醫生是否能對疾病做出早期診斷和治療當作判斷醫生醫術是否高明的標準。

據說，魏文王曾問扁鵲：「你們三兄弟都是名醫，究竟誰的醫術最好、最高明？」

扁鵲回答道：「大哥的醫術最高明，二哥次之，我是我們兄弟三人中最差的。」

魏文王很奇怪，因為扁鵲的名聲，明顯要比兩個哥哥大得多。

扁鵲解釋道：「病人自己還沒覺得有病時，大哥就及時發現並幫他剷除了病根，病人就不會發病，所以大家就不覺得大哥醫術高明，也就不認同他。病人剛發病時，症狀並不是十分明顯，病人還沒覺得痛苦，二哥就能藥到病除，將疾病扼殺在萌芽狀態，所以一般人認為，二哥只會治療這些小毛病。病人病情十分嚴重，已經痛苦難當時，我才發現病情並為大家治病，於是大家都看到我在病人的經脈上穿刺、用針放血、在患處敷藥，病人嚴重的病情得到緩解或治癒。正是這些大手術讓我名聞天下。」

話題雖然扯遠了，但卻能讓我們更明白地認識血虛和貧血。血虛這種症狀或體質，實際上就是一種需要治未病的狀態，要及時加以調理，將疾病扼殺在萌芽狀態，避免此後的「穿刺」、「放血」等大動作。否則症狀一旦加劇，不僅患者會感到痛苦，對身體的傷害也很大。

養血不僅僅是女人的「專利」

健康美麗對每個人、尤其是每個女人來說，都是永遠追求的目標，皮膚水嫩、膚色紅潤更是每個女人終生的夢想。之所以稱之為「夢想」，就是因為實現起來有一定的難度。實際上，現實生活中，很多女人離這個夢想有相當大的距離，她們膚色蒼白，面容憔悴，無論用多麼好的化妝品，都不能將面容打扮得水水嫩嫩的。僅僅皮膚乾燥無光澤也就算了，更糟的是，她們的頭髮也乾枯易掉，不得不大把大把地花錢去做護理，稍有疏忽，便很可能像一尊木乃伊一樣，乾巴巴地呈現在眾人面前。我絕對有理由相信，她們一定還有其他的問題，比如說失眠健忘、月經不調、頭暈眼花、手足冰冷易發麻等。

這些都是血虛的表現。

女人經過月經、懷孕、生產等耗血和失血的過程後，極易引起貧血。貧血不僅會頭昏眼花、心悸耳鳴、失眠夢多、記憶力減退，而且會引起紅顏失色、面色萎黃、唇甲蒼白、膚澀髮枯，皮膚過早出現皺紋、脫髮、色素沉澱等。血足皮膚才能紅潤，面色才有光澤，所以貧血是女性美麗健康的天敵，女人的美麗要從養血開始。

看到這裡，男人們會想，女士就是靠血氣滋養的，所以她們更容易血虛，自己堂堂七尺男兒，充滿陽剛之氣，可不能像女人那樣，整天用當歸、川芎、四物湯吧？

話是這麼說，一個男人終年臉色紅潤確實給人稚嫩的感覺，但血虛並不僅僅指這一方面。

曾有一位楊先生來到我的診所看診。

「醫師，您看我這是怎麼了。我也沒有哪裡不舒服，但就是經常手腳發麻。我是一個司機，經常需要注意路況的。經常手腳發麻可不是件好事，該踩煞車了踩不下去，該拐彎了手不聽使喚，這樣下去一定會出問題的。」

我問他：「你會不會覺得手腳冰冷？」

他想了一下，回答：「偶爾會。就是手腳又冷又麻，那種感覺奇怪得不得了。」

我又問：「有沒有腰酸背痛、容易疲勞的症狀？」

「有時候會，開車時間長了會這樣，我以為是累的。」

我又問：「睡得好嗎？」

他想想，說：「按理說白天很勞累的話，晚上應該睡得很香，不過有時候確實睡不著，可能心裡積事太多了。我已經習慣了。」

我對他說：「這可不是什麼好習慣。你可能血虛了，得補血。」

正如大多數男人的反應一樣，他奇怪地問：「怎麼會？男人也會血虛。這太不可思議了。」

沒有什麼不可能。生命活動都要靠氣血的正常運行來保證，這點男人和女人都是一樣的，女人會血虛，男人也會血虛。雖然男人沒有月經，不用生小孩，沒有這些耗血的行為，但作為一家之主，男人的壓力更大，出於應酬的需要，生活習慣往往更不好，熬夜、菸酒、飲食不規律、營養不均衡，都會導致人體化生血液的功能減退而導致血液化生產生障礙，造成血虛。

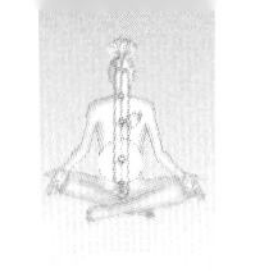

男人多少都有腎虛的毛病，引起腎虛的原因是多方面的，其中一個原因就是由於氣血不足。正是上述這些不良習慣過多地消耗了氣血，進而引發腎虛。許多男人還未到中年就掉頭髮、禿頂，這不是沒有原因的。一個男人可以不需要臉色紅潤，但若是提早就禿頂了，30 歲像 60 歲，這不但是體質不好的表現，也影響男人的形象，對工作和事業肯定也會造成影響。

所以，無論男人還是女人，人人都要有養血的意識，不要讓血虛影響自己的生活和事業。

血虛與陰虛的區別

血虛和陰虛其實有很多相同的地方，都有很多乾、燥的表現。有人也許就要問了：「既然二者有這麼多相似的地方，我怎麼知道自己是陰虛體質還是血虛體質？」這裡我就對二者的區別簡單講解一下。

之所以血虛與與陰虛一樣表現出乾燥特徵，是因為津液的另外一個功能是滲入到血脈中，構成血液的一部分。當一個人血虛並且口乾時，是因為血液嚴重缺乏，血管外的津液滲入到血管中補充血液的緣故。由於津液大量滲入血管內，就會導致津液不足，出現口乾、皮膚乾燥等乾燥症。

血液的特殊滋養作用決定了血液不同於津液，所以一個人因為血虛而乾燥時，使用補充津液的藥來補陰，是不能對症的，而要先從源頭上補起，先要補血，由於津液不足而引起的乾燥症自然能得到治療。這就好比我們拿水壺澆花，結果水壺上有破洞，因此還沒走到花園，水就漏光了一樣，這時我們單純地往水壺裡加水是沒用的，應該先把水壺補好，水壺的完好才是水運送成功的關鍵。

這就是為什麼我們說血虛與陰虛是完全不同的兩個概念，血虛與陰虛是完全不同的兩種體質。

二者最大的區別，就是陰虛者一般體內有內熱，經常手、足心發熱，虛火攻心，但血虛者則沒有這樣的發熱症狀。除些之外，二者均表現出乾燥的症狀，但只要仔細對比，仍會發現二者之間的細微差別。

陰虛體質者，從表面看起來，跟健康人沒什麼太大的差別，而血虛體質者卻很容易就被人發現他面色無華、氣色差，給人一種病態的感覺。有時候陰虛是由於血氣不足、津液不得不大量滲入血脈中而造成的。所以血虛會引起陰虛，血虛的人一般容易陰虛，而陰虛的人，不一定有血虛的症狀。但久而久

血虛和陰虛的區別

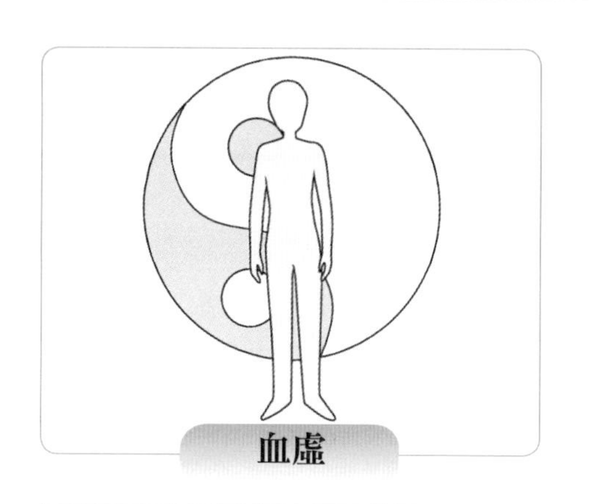

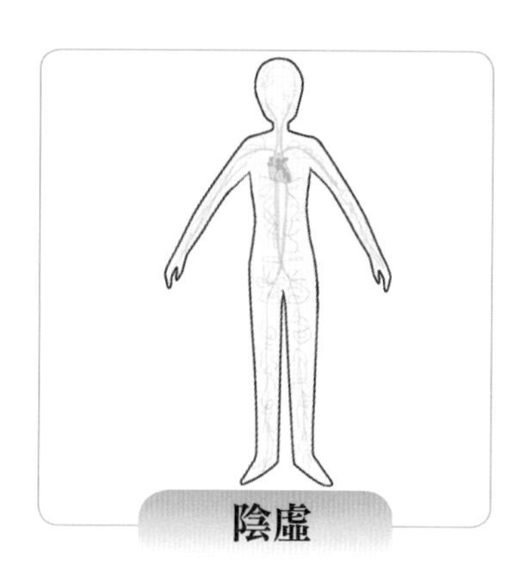

特徵表現	身體部位	特徵表現
毛髮稀疏、乾枯、枯黃、無光澤，脫髮，掉髮，少年白頭	頭髮	乾枯
乾燥、膚色白或萎黃沒有光澤、掉皮屑、瘙癢	皮膚	乾燥、瘙癢
面色蒼白無華或萎黃、憔悴、精神不振	氣色	面頰發紅，五心煩熱，脾氣暴躁
薄、脆，呈現淡白色	指甲	色紅
口乾舌燥，唇白無血色	口唇	口乾
舌淡，苔少，舌質發白	舌	舌尖紅，舌苔白
眼睛乾燥少津、癢、痛或者眼皮跳，看東西模糊，容易疲勞	眼睛	乾澀
乾燥，排不淨	大小便	容易便祕、尿黃
月經紊亂、月經量少、閉經	月經不調	月經
經常手腳麻木、少氣無力	四肢	手心、腳心無故發熱

之，津液長期不足，則無法滲入血脈，也會引起輕微的血虛。所以，無論是血虛體質者還是陰虛體質者，一旦有輕微不適，都要立刻進行調理，否則很容易導致陰虛和血虛雙虛。

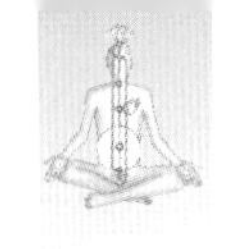

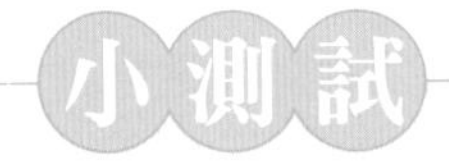

你是血虛體質嗎？

由於血虛與陰虛、氣虛都有一定的關係，表現出類似的症狀，很多人無法判斷自己究竟屬於那種體質。血虛作為一種獨立的體質，必然有很多屬於自己的特徵。做完下面的選擇題，你就可以判斷自己究竟是否屬於血虛體質了。

1.勞累過後，你經常感覺到頭暈或者頭痛嗎？
○是　○否

2.你是否容易手腳麻木？
○是　○否

3.與別人相比，你更容易小腿抽筋嗎？
○是　○否

4.每天早上起床照鏡子，你經常為自己面無血色而憂心嗎？
○是　○否

5.晚上睡覺時，你是不是沒完沒了地做夢、並且很容易被驚醒？
○是　○否

6.平常稍微聽到什麼動靜，你會嚇一跳嗎？
○是　○否

7.你經常需要用眼藥水來緩解你的乾眼症嗎？
○是　○否

8.伸出你的雙手，你是否覺得自己的指甲比別人的薄？
○是　○否

9.每次你的月經來臨，是不是都會遲到？
○是　○否

10.每次月經，你是不是只用幾片衛生棉就夠了？
○是　○否

11.每天早上梳頭髮，你是不是都要心疼梳子上或者地上大把大把的頭髮？
○是　○否

12.年紀輕輕，你就禿頂了嗎？
○是　○否

13.你是否發現，自己竟然比父母還先有白髮？
○是　○否

14.上完廁所，你是否發現，大便黏在便池上，怎麼沖也沖不掉？
○是　○否

15.或者大便的時候，你發現大便很乾？
○是　○否

16.大便完畢，你是否發現怎樣擦也擦不乾淨，往往需要用很多衛生紙？
○是 ○否

17.你的頭髮是否總是開叉？
○是 ○否

18.你是否皮膚發暗，不得不靠穿亮色的衣服來裝扮自己？
○是 ○否

19.無論冬夏，你是否比別人更少出汗？
○是 ○否

20.躺在床上，你是否翻來覆去睡不著覺？
○是 ○否

21.你是不是白帶比較少，內褲上總是乾乾淨淨，而自己又覺得很乾燥呢？
○是 ○否

22.晚上跟親愛的他纏綿時，你是否覺得下身不夠潤滑？
○是 ○否

23.即使剛洗完澡，你仍然覺得身上莫名其妙地癢嗎？
○是 ○否

24.仔細檢查自己的指甲，上面有橫紋、豎紋或凹面嗎？
○是 ○否

25.隨便碰到什麼東西，你的指甲都很容易斷嗎？
○是 ○否

26.你是否經常出現這樣的情況，明明記得要拿什麼東西，但別人一打岔，你就忘記了？
○是 ○否

27.不管用多好的護髮產品，你的頭髮是否仍然乾枯、無光澤？
○是 ○否

28.與別人相比，你的嘴唇顏色很淡嗎？
○是 ○否

29.蹲下後再起立，你會覺得眼前發黑、眼冒金星嗎？
○是 ○否

結果分析

在上述29個問題中，如果你：

1-5個「是」	說明你的身體已經有點血虛了，但還不嚴重，完全可以透過良好的作息習慣來改善。
6-10個「是」	說明你已經有了明顯的血虛跡象，該重視這個問題了，除了要養成良好的作息習慣，還要注意在飲食上選擇有利於補血養血的食物。
11個以上「是」	說明你的血虛已經相當嚴重，應儘快就醫，在醫生的指導下進行藥補，否則身體將每況愈下，影響工作和學習。

第五章

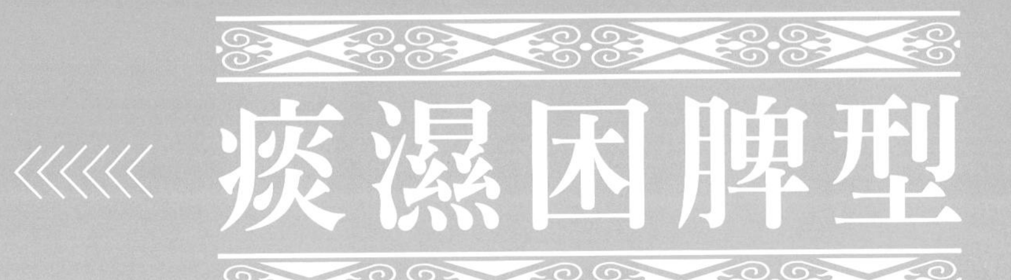

痰濕困脾型

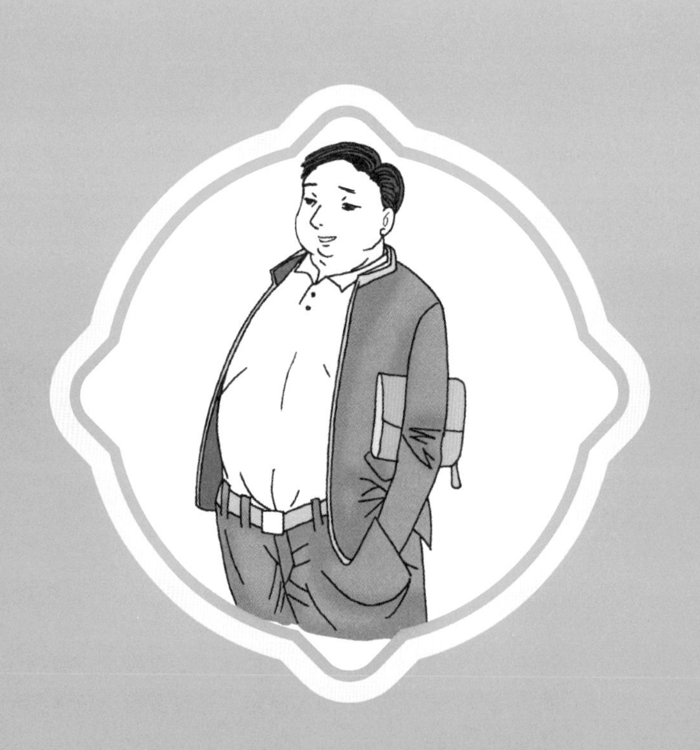

「百病皆由痰作祟」。現代人的一些不良生活習慣，如：飲食不節、生活不規律、多吃少動等，都是造成痰濕體質的溫床。痰濕容易使人發胖，患上「三高」和代謝綜合症，如果不及時調整，年紀一大，各種各樣的疾病就會隨之而來。調理痰濕，最主要的還是藉助藥物，另外，要嚴格控制飲食，多做運動。

本章圖說目錄

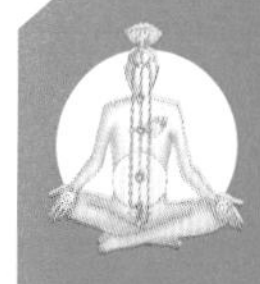

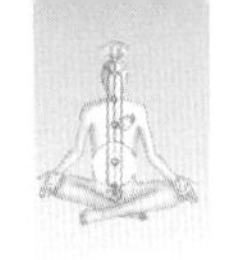

他喝涼水都會胖

侯先生是我的鄰居，看著他每次大腹便便地乘車來坐車走的，我都忍不住想提醒他，但終究沒有說，一是因為他太忙了，作為本市十大傑出企業家，整天那麼多應酬，他的家人都難得見到他，更何況是我。另一個原因則是，人都有諱疾忌醫的毛病，我總不能站在他家門口對他說：「侯先生，你身體有毛病了，快來給我瞧瞧吧！」

基於上述兩個原因，我一直都忍著沒有提醒他。終於有一天忍不住了，不過不是我，而是侯先生。

他來到我的診所看診，無奈地說：「我知道自己太忙了，身體遲早會出毛病。你看看，現在身體不是已經向我發出信號了？」

在他的述說下我了解到，侯先生最近總是睡不夠，尤其是下雨時，不但想睡覺，而且總覺得全身沒有力氣。

侯先生自我解嘲地說：「我老婆總說自己很難入睡，即使睡著也很容易醒。我就納悶了，我的苦惱怎麼跟她剛好相反，怎麼睡也睡不夠，要是讓我隨便睡的話，我想我一天睡十幾個鐘頭也不會醒，但奇怪的是，即使睡了這麼多，依然覺得睏，很沒有力氣。」

說完，他又補充道：「但別說我忙得沒時間睡了，即使有時間睡，我這麼胖，也不敢再睡了，要不會越來越胖。」

我仔細觀察侯先生的體形面色，他體型肥胖，腹部尤其突出，這是我早就知道的。再看臉部，有點油膩膩的感覺，眼泡微浮，面少血色，白中有些發青。胳膊是挺粗的，不過是浮腫，用手按下去時有凹陷。

我對他說：「你這可不僅僅是睡不醒的問題，而是太胖了。」

旁邊有人打趣道：「侯總走到哪兒吃到哪兒，而且都是好東西啊，胖也不為過。」

侯先生冤枉地說：「我那只是應酬，做的都是表面功夫，真正吃進去的東西卻很少。沒聽醫生說嗎？我這胖也是病，可不是吃出來的。」

「的確如此！」我表示贊同：「他的胖並不是吃出來的，有的人胖是因為體質不正常，喝涼水也會長胖。」

侯先生緊張地問：「我不怎麼吃飯，但也很容易發胖。是不是因為我的體質也不正常啊？」

我回答他說：「是的。現在你就是痰濕體質，再不抓緊時間調理，之後發展成為高血脂、糖尿病什麼的，就大事不妙了。」

侯先生聽到這裡，似有所悟，說道：「好像是這樣的，每天早上起來，我總覺得喉嚨裡有一口痰黏著。有時候正做事，它突然就湧上來。到醫院檢查，醫師說這是慢性咽喉炎，吃了藥也無濟於事，我還想什麼時候讓你給我根治一下呢！」

侯先生只說對了一半，痰濕體質者是容易有痰，但痰濕體質的「痰」，並非吐痰的「痰」，而是人體津液的異常積留，是一種病徵反映，這就是身體不再健康的一種信號表現。

痰濕體質者的三大特徵

與其他偏頗的體質相比，痰濕體質非常容易辨認，而且我們身邊也有很多這樣的人。他們通常有這三大顯著特徵：

1. 肥胖

一般來說，那些成功的企業家、名人，很容易給人大腹便便的印象。不知情的人會認為，他們生活條件好，有吃不完的山珍海味、忙不完的應酬，自然容易長胖。還有的人毫無根據地認為，這是一種富態的標誌，怪不得別人那麼容易成功。

這些豔羨最好還是摒棄的好。雖然富人易胖，但有時候這種胖，卻是不正常的。

中醫認為，胖人多痰濕。他們身體上比別人多出來的，不見得都是精華，而是積留下來的津液，即中醫所說的「痰」。如果身邊有這樣的人的話，不妨用手按按他們的身體，絕不像健康人那樣結實、健壯，而是人們所說的虛肉，軟如棉絮。更何況，痰濕體質者的胖，也不是均勻地胖，而是肚腹特別突出，像個氣球。這種胖法更沒道理，肯定是身體有病了。

富人之所以易胖，是因為他們的飲食、營養不均衡。普通的小老百姓，只有資格吃五穀雜糧，身體倒也健康，脾胃功能運作也比較正常，而富人們因為經常應酬，經常進食山珍海味等油膩不易消化的食物，營養是豐盛了，但卻容易造成營養失調、消化不良。

根據中醫理論，脾有運化食物中的營養物質、輸送水液以及統攝血液等作用。長期飲食不節就會導致脾虛，使脾胃運化功能相對不足，消化吸收能力降

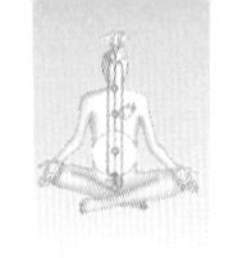

低，運輸分布水液的功能就下降，導致水液失於布散而生濕釀痰。

也就是說，脾就好像一個小組長，負責為營養物質、水液、血液分派工作。若是工作認真的組長，各項事務安排得井井有條，營養物質什麼時候該去哪兒，水液、血液該往哪兒做什麼，他都給予明確的分工。營養物質、水液、血液也在他的指揮下，聽話地去自己該去的地方，發揮自己該發揮的功能，人體這台精密的機器就得以保持正常的運轉。反之，如果脾這個組長能力低下，給下屬分派任務不明確，或者威信不足，不能統攝下屬，就會出現營養物質、水液、血液工作能力低下、不好好工作、工作效率降低等情況。之前我們在血虛中提到，血虛的原因之一就是脾虛，脾的統攝血液能力下降。痰濕，也是基於這個原因，只是這次工作沒分派好的是水液，水液工作效率下降，就表現為水液失於布散而生濕釀痰，這就是痰濕體質形成的根本原因。

所以有時候我們會發現，肥胖的人之所以胖，並不是因為吃香喝辣而吃胖的，恰恰相反，他們大多脾胃不好，吃什麼都沒胃口，他們的胖也只是痰所堆積出來的，他們一定有脾虛症。那些經常忙於應酬的人不像我們小老百姓這樣，看見美味食物就眼饞，不是因為他們吃多了好東西見怪不怪、食物不夠美味，而是體內淤積的痰濕讓他們沒有胃口吃東西——無論那是多麼美味的東西。

在此也大致解釋一下，痰濕體質的形成，其中一個原因就是飲食不節，平常吃了太多油膩不易消化的食物，或者喜歡吃辛辣刺激的食物、甜食，或飲食不規律，久而久之，必然引起脾虛，進而導致水液失於布散而生濕釀痰，形成痰濕體質。工作繁忙疲於應酬的老闆們，很容易給人大腹便便的感覺，就是因為他們飲食不夠規律造成了病態，並非人們所認為的「富態」。

2. 貪睡

有的人，由於經歷的原因，還沒形成大腹便便的形態，但也可能是痰濕體質。

我在電視節目中曾看到這樣一個案例：

大學生小黃，身體十分健康，沒有任何病，但就是十分愛睡覺，每天都能睡十五、六個鐘頭。別的學生課餘時間都去圖書館自習或參加社團活動，小黃的大學時光，卻幾乎要在睡覺中度過了。

按理說，休息夠了自然就精力充沛了，但恰恰相反，每天睡這麼多，小黃仍然覺得很累，「能坐著絕不站著，能躺著絕不坐著」，這就是小黃的真實寫照。因此每天上完課回到宿舍後，就是小黃最幸福的時刻，因為他又可以放心地休息了。

在最難過的夏天，午休時，別人往往睡到兩、三點就自動醒來，再睡晚上就睡不著了，小黃卻不，如果沒人叫他，他可能會一口氣睡到五、六點，晚上接著睡還能睡著。不睡覺的時候，小黃依然覺得自己全身疲倦，老想躺下，勉強看一會兒書後，就又想睡覺了。

「從沒見過這麼能睡的人。」大家都這麼說。去醫院檢查，也檢查不出什麼毛病。直到學校安排了一次特殊的中醫體檢後，這才找出小黃的毛病所在，原來他只是痰濕了，關鍵問題仍然在飲食上。

原來，小黃在上大學前，都是媽媽做飯，所以飲食比較規律，但上了大學，空閒時間比較多後，他就經常有事沒事去街上買些甜或辣的小吃，這一吃，就吃出毛病了。在中醫上，甜和辣都屬於肥甘厚膩難消化的食物，消化不了，就成了痰。消化系統就好比一台粉碎機，容易消化的東西，就粉得非常碎，血液很容易就能將它運送到身體需要的地方，而難消化的東西，即使經過粉碎機，留下的也都是大塊的粉碎物，血液無法運送走，它就長期滯留著不能參與新陳代謝，過了保質期後，它就成了人體中的垃圾，成了痰。消化系統不好，在中醫上，也就是脾的運化功能減弱。

可是，乍看之下，脾虛似乎只跟飲食有關，怎麼會讓人變得愛睡覺呢？

中醫認為，脾主思。意思是說，人的精神、思考方面的活動，最終要靠脾氣的健運作用完成，所以脾胃功能正常的人，酒足飯飽之後，人就有精神了，可以進行腦力活動了。

無論多麼苛刻的老闆，都要讓員工先吃飯，再工作，否則員工上班的時候就沒精神，反過來說，一個人如果脾虛了，必然導致脾的運化作用減弱，人體不能很好地吸收食物精華後，必然沒有動力基礎，進而乏力、犯睏、精神不集中，甚至想睡覺。

人體就是一台能思考的機器，機器的正常運轉，需要血、氣這些「潤滑油」和「電」，但「潤滑油」和「電」的生成，需要源源不斷的原料，這個原料就是食物精華。食物精華不夠用，機器一方面不能正常運轉，另一方面，身體的各部位器官就會出現爭奪資源的情況。當腦這個部位爭不過其他身體器官時，就會因為缺乏原料而無力工作，只有去睡覺了。身體其他部位原料不足，也會有各種不適，比如說渾身疲倦、全身無力，就想躺下睡覺，以少消耗一些能量。

細心的人會發現，如果午飯中含有甜食或辛辣的食物，脾胃不好的人吃過後，就更容易犯睏。西醫說，這是因為糖會使血液的黏稠度增加，血液流動不

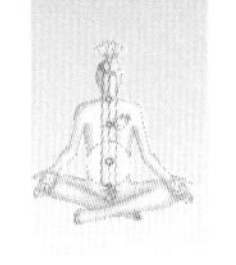

暢，不能快速高效地供應大腦氧氣和養分，所以也會犯睏。這與中醫上所講的肥甘厚膩難消化致使脾虛痰濕易犯睏的病理完全一致。

3. 油膩

閒來無事我也喜歡上論壇，有一次看到一個以第一人稱寫成的帖子：「老闆騷擾我，我要不要辭職？」

內容是這樣的：女祕書年輕漂亮，老闆忍不住想要非禮，但女祕書一時又沒有更好的工作，只好忍氣吞聲。說起自己對老闆的厭惡，該祕書這樣描述：

看著他氣球一樣大的肚子，像熊掌一樣的大手，還有他那汗濕黏在額前的頭髮，喉嚨裡不停作響的痰氣和吐痰聲，以及那油膩膩的臉，我都忍不住想吐。最讓我噁心的人，長得這麼噁心的人，還經常一邊用他熊掌一樣厚的手掌拍我的肩膀，一邊做作地對我說：「歌唱得好，人長得更好。」我真怕他渾身的油膩弄髒了我的衣服。真是快噁心死我了……

一直以來，有錢人一邊包養小祕，一邊又不放心小祕。這裡有年齡的問題，但我覺得，更主要的是，有錢人心底並不自信。因為在這個崇尚帥哥的年代，女孩子更喜歡陽光帥氣的男人，像這種大腹便便、渾身油膩膩的男人除了錢，根本不可能拿出任何可以吸引女孩子的資本，所以大家鄙視小祕的其中一個原因就是：那麼噁心的男人，你也要？

從中醫的角度上來看，大腹便便、渾身油膩膩的男人，不但形象不佳，而且身體也不佳，因為這實際上是痰濕體質。

前面多次提到，脾胃不佳的人消化能力低下。消化不了的食物，或者排泄出去，表現為大便次數多、大便不成形；或者漫溢於臟腑、肌理，形成水腫或虛胖，要麼透過皮膚排泄，痰濕漫溢於肌表，所以經常油光滿面、油光可鑒，給人一種油膩膩的印象。

另外，有些肥胖的人，很容易出汗，動不動就給人大汗淋漓的感覺，原因就在於痰濕體質。這是因為，他體內有大量的痰濕堆積，阻礙了氣道，氣道不暢，體內的痰濕鬱而化熱，熱又薰蒸津液，氣只有透過津液散發出來，化成了汗。如果沒有及時清理，這些汗長期滯留於皮膚表面，新汗加舊汗，就非常黏，又跟皮膚表面的油脂混在一起，確實很倒人胃口。

更嚴重的是，這種油膩感並不僅僅指面部皮膚，而是他整個人給人的感覺都是油油的。比如說，他的頭髮也會很油，不及時洗頭的話就會一縷一縷地搭在額前，除了剛洗完頭用吹風機吹乾後那一會兒比較乾爽外，其他時候都是油膩膩的。再比如說，痰濕體質者自己會覺得口中常有黏膩，很少口渴，不用喝

痰濕困脾的症狀

痰濕者最明顯的特徵就是肥胖、貪睡、油膩，除此之外，還有一些常見的症狀，也可以作為診斷的參考。

三大特徵

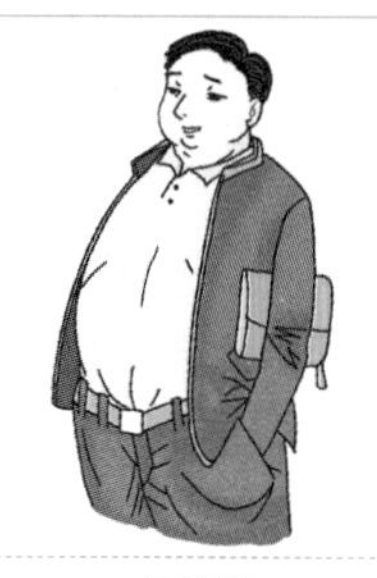	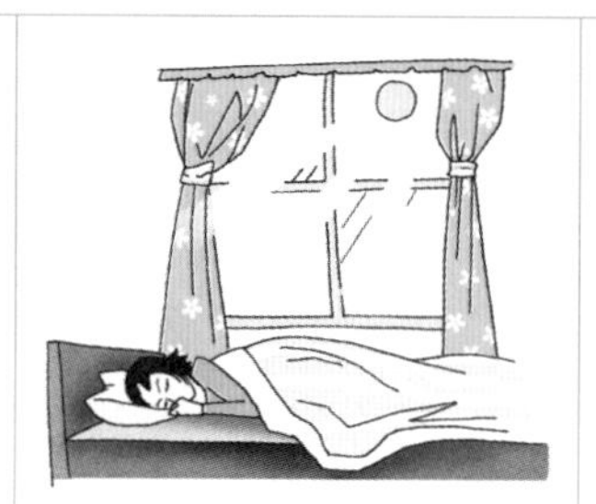	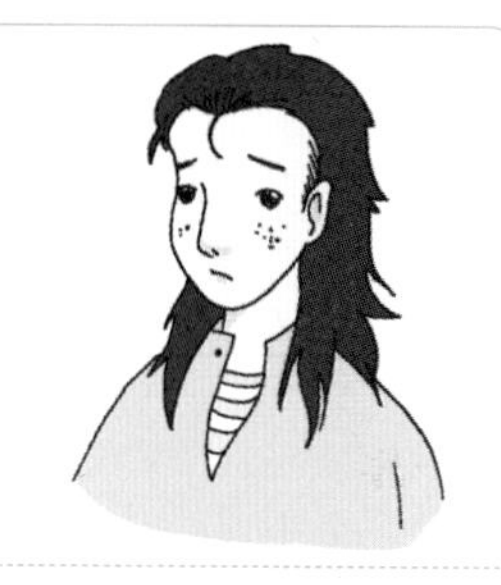
肥胖	貪睡	油膩
多表現為大腹便便，這是因為脾胃運化功能相對不足，導致體內水液失於布散而釀成痰濕。	脾主思，脾虛易致貪睡，且痰濕者血液的黏稠度較高，血氣運行不暢，腦部供血不足，因而貪睡無力。	皮膚毛孔也是人體代謝的通道之一，痰濕者的皮膚代謝物往往比較油膩、黏稠，極易形成痤瘡。

痰濕者的其他症狀

除了以上三種特徵外，還有一些症狀可以作為判斷痰濕與否的參考。

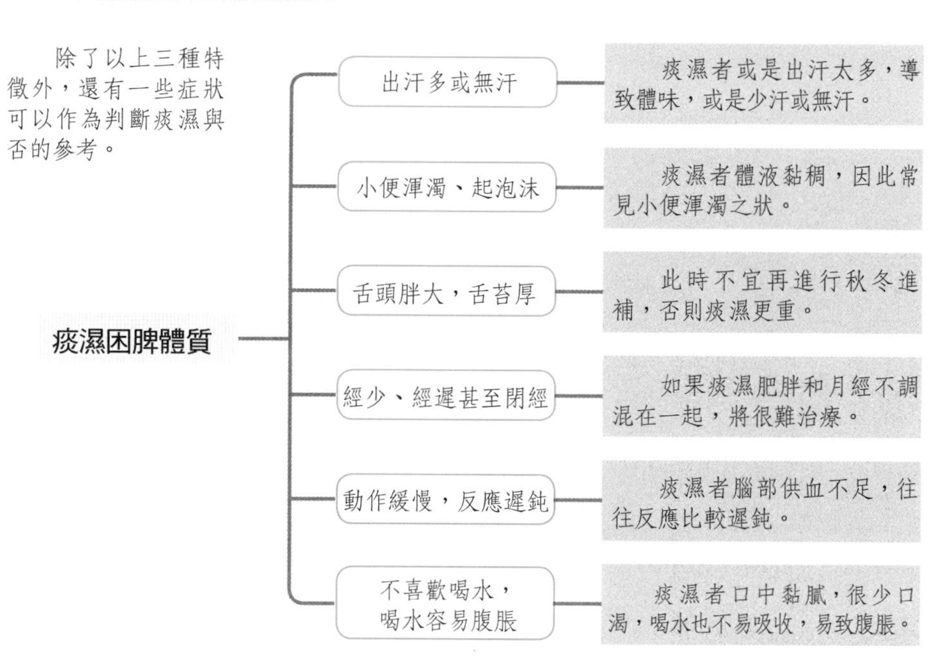

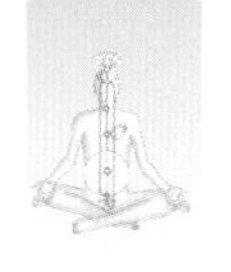

水，因為他的嘴裡也「油膩膩的」。

由此看來，如果你看到一個人大腹便便且油光可鑒，基本上就可以斷定他是痰濕體質。有的人即使沒有這些特徵，但透過進一步了解，如果發現他愛睡覺、容易睏、眼泡微浮、不喜歡喝水、容易出汗、好吐痰、不喜歡運動，也基本就能斷定他是痰濕體質。作為醫生，我們還會詢問他的大小便問題，如果他大便次數多、不成形，小便比較頻繁且尿量多、渾濁起泡沫，那麼他一定是痰濕體質，因為痰濕的特徵他都具備了。

再補充一點，有一句成語叫作「心寬體胖」，它們的意思是差不多的，所以痰濕體質者在性格方面是比較好的，脾氣較溫和，為人較豁達，善於忍耐，這點是陰虛內熱好上火的體質者無法相比的，因此痰濕的人，一般不需要透過改善自己的性格來調理體質。

由嶺南人說到痰、濕、熱

調查發現，嶺南地區因為環境潮濕，在這種環境中生活的人容易形成濕性體質，所以廣東、廣西一帶人多見痰濕或濕熱體質。

潮濕環境是如何影響人的體質的呢？

回答這個問題之前，讓我們先看看什麼是濕，什麼是痰，什麼是熱，順便也交待一下濕熱體質的成因。

1. 什麼是濕

中醫認為，傷害人體的因素有內因和外因之分，其中由外因引起的病症稱「外感六邪」，這六邪分別是風、寒、暑、濕、燥、火。痰濕體質和濕熱體質中的「濕」，就是外感六邪中的「濕」，其主要特點是黏膩不爽，所以痰濕體質或濕熱體質就會表現為小便不暢、大便黏滯不爽的特徵。又由於濕氣侵入人體比較柔緩，不易被察覺，所以又表現為患者病情容易反覆，不容易治癒，如：各種風濕病、濕溫病。

濕又有內濕和外濕之分，內濕是由於過度喝酒或經常食用生冷的食物所造成；外濕，主要表現為氣候潮濕、淋雨或居住在潮濕之地。嶺南人之所以易形成濕性體質，就是因為外濕經常侵犯人體，或傷人皮肉經脈，或積於皮下肌膜，嚴重時則侵入內臟，從而產生多種濕症。

如果濕邪侵入肌表，則會阻滯人體氣血營（營氣）衛（衛氣）的運行，導致陰盛陽鬱，所以人一方面會怕冷，另一方面，人體內的內熱不能暢快地抒發出來。人體出於本能，會透過排汗降熱，但排泄也不暢快，所出的汗就黏滯。由於濕的主要特徵是濁，進而更阻滯經脈氣血運行的通暢性，人就會覺得四肢如灌了鉛般的沉重。

如果濕邪侵入積於皮下肌膜，那麼水濕這種邪氣就會泛溢於肌膜，伴隨著四肢沉重，所以人的下身就會形成浮腫，用手按一下，就會出現凹陷。如果濕邪侵入皮肉經脈，人會覺得頭重；侵入五臟六腑，則直接影響脾胃的運化功能，人會產生各種胃病及小便不利、腹脹便溏等症。

簡單地說，嶺南人的濕性體質是這樣形成的：空氣太潮濕，渾濁的濕氣就慢慢將人體浸透了。人的四肢泡了濕氣，就相當於四肢裡灌了水，沉甸甸的；人的皮膚浸泡了濕氣，皮膚裡就灌滿了水，水往低處流，人的下身就形成浮腫；人的皮肉經脈中被灌了水，渾身當然像水一樣柔軟輕飄，而頭部皮肉經脈沒有水，全身上下不平衡，自然會覺得頭重腳輕；人的五臟六腑被灌了水，那麼五臟六腑就被泡壞了，脾胃消化及運輸食物的能力就會嚴重下降，所以與脾胃有關聯的器官就會生病，比如說胃。

所以痰濕體質的人，會有四肢沉重、虛胖浮腫、大便黏小便不暢、易出黏汗等特徵，這就是濕邪在作祟。

另外，形成濕的內因，是由於不良的生活習性引起的，比如說飲食不節、經常喝酒。飲食不節導致脾胃不好，導致脾胃功能下降，從而引起各種病徵。酒有使人發熱的功能，所以被稱作水中火、濕中熱，其熱性不能把水性，即濕氣散發出來，鬱結在體內，就形成了痰濕體質。

2. 什麼是痰

在中醫上，有「頑痰生怪症」、「百病皆生於痰」、「頑疾從痰治」等說法，由此可見痰症的複雜性和多樣性。中醫上所說的痰，絕非「不要隨地吐痰」的那個「痰」那麼簡單。

中醫認為，痰是一種因為人體臟腑氣血失和、津液運化失常而形成的病理產物，其主要特徵是黏稠。之所以有「痰症」這一說法，是因為痰不僅僅是人體臟腑氣血失和、津液運化失常的信號，由於其黏稠性質，它還會進一步阻滯氣血的運行，成為一種新的致病邪氣，致使人體產生其他疾患。

比如說：

痰迷心竅，人就會昏迷、癡呆；

痰入擾心，人就會失眠、驚恐；

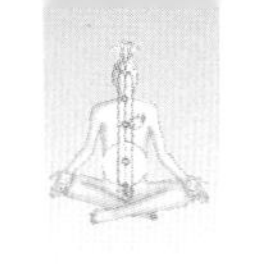

痰停於胃，人就會噁心嘔吐；

痰濁上犯頭部，人就會引起眩暈；

痰阻於胞宮，人就會見白帶多、月經不調或不孕；

痰在咽喉，人就會出現咽部梗塞或有異物感；

痰阻經絡筋骨，人體就會出現腫塊、結節、肢體麻木甚至半身不遂。

所以我們經常見到一些老人，很可能會被一口痰給憋死，原因就在於痰的阻滯性堵塞了氣道和血脈，致使生命活動不能繼續。

由於痰是津液運化的產物，所以保留了津液的流動性特徵，它可以流竄到身體各個部位，會造成患病處在全身變動，病症此起彼伏，所以痰濕體質相對其他體質來說，十分難調理。

之所以把「痰」和「濕」聯繫起來，是因為二者有相同的致病因素：津液。中醫有一句是這麼說的：「濕邪，是由於『津液不歸正化』而成。」意思是說，人體吸收的水分和食物精華，不能正常地轉化為對人體有用的津液，反而形成了水濕這種邪氣。我們看痰的概念，也與此類似，也是因為人體津液的異常引起的。這二者都有黏、濁的特點，進一步阻礙了氣血的正常運行，氣血不暢，人就容易生病。

實際上，將痰和濕歸結在一起還有一個原因，那就是，水濕黏稠不容易被排泄出去，只能滯留在體內，越積越多，又透過熱邪的煎熬，最終形成了痰。

也就是說，當人體吸收的水分和食物精華不能完全被人體所吸收時，有時形成糞便排泄出去，有時鬱結在體內形成水濕。糞便是人體的垃圾，水濕也是，只是因為濕邪屬濁，不容易代謝出去，只能憋著，結果越憋越多，最後因為內熱這個化學反應條件，垃圾進一步被腐化，形成了更壞的垃圾——痰。這就好比，清潔工人將垃圾放在馬路上，剛開始只放了一點點，但後來越堆越多，既阻礙了交通，且垃圾在太陽、水氣等外在條件的作用下進一步腐化，形成更臭的垃圾，結果不但道路不暢，道路也變得發臭了。人體內的濕邪，就好比這些垃圾，既阻礙氣血的運行，又對人體造成破壞和汙染，人就生病了。

所以，痰症之所以難治，不僅僅是因為它的複雜性，還因為它是一步步演化過來的。因此，從某種程度上來說，若想治痰，應先療濕；若想治濕，得先療脾胃；若想治療脾胃，先要保證氣血的通暢；若想保證氣血的通暢，先要調理氣虛、血虛；最後，還要尋找形成氣虛、血虛的病因，這樣才能對症下藥。

造成痰濕困脾的原因分析

痰濕體質的成因主要是體內濕邪無法代謝所造成的，除了與生活環境相關之外，後天的不良習慣對肺、脾、腎的損害也是重要原因。

不良習慣對肺、脾、腎的傷害

肺、脾、腎三臟對調節人體的水液代謝非常重要，如果一個人很少運動，又有一些不良習慣對肺、脾、腎造成了損害，那麼營養、水液將多進少出，就容易壅滯體內形成痰濕體質。

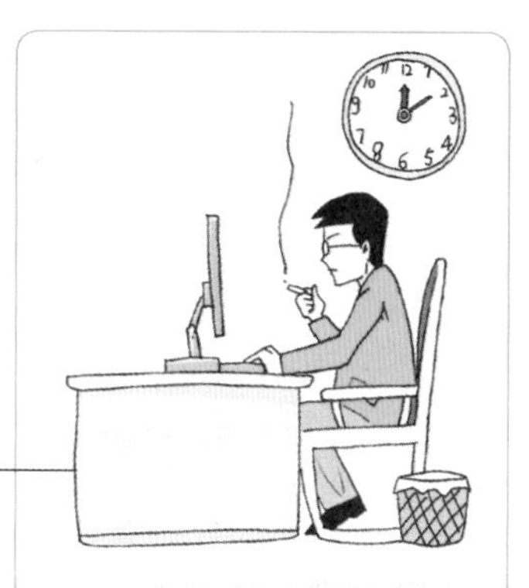

傷肺

久坐，長時間駝背，壓迫肺部。

呼吸淺，再加上有空氣汙染。

這樣的習慣會導致氧氣不足，體內的食物很難代謝，導致痰濕堆積於體內。

傷脾

長期飲食厚味肥膩、冰凍寒涼，或暴飲暴食，常吃減肥藥。

經常發怒，情志不紓展，導致傷肝，轉而傷脾。

不吃早餐、熬夜、常吃消夜，飲酒過多，傷肝轉而傷脾。

傷腎

長期口味偏鹹，食鹽太多。

口味過重，長期吃鹽太多也會增加水濕，既傷脾，也傷腎。

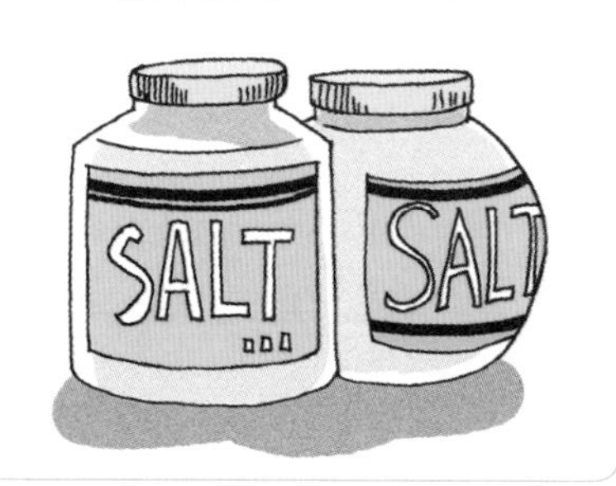

飲食不節易傷脾胃，發怒、熬夜則易傷肝，肝木剋脾土，傷肝就容易傷脾。

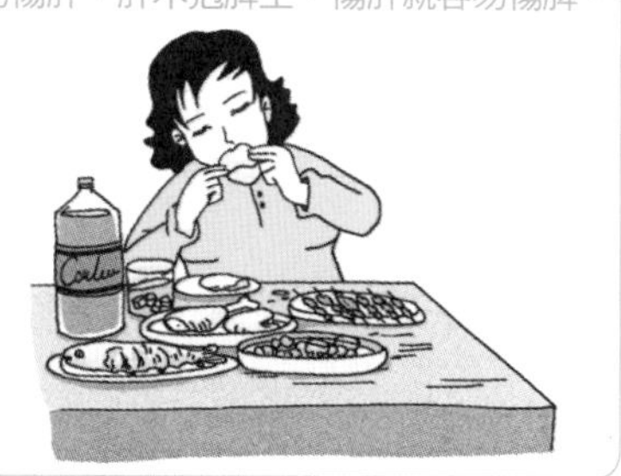

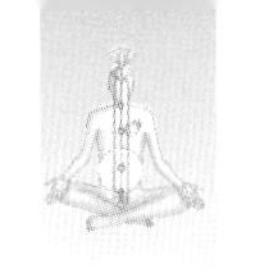

3. 什麼是熱

濕和熱常常是緊密相連的，所以就有人將痰濕體質和濕熱體質混為一談，這裡只說熱。

嶺南地區之所以潮濕，是因為濕氣在蒸騰作用下瀰漫於天地間，人就泡在這種濕氣裡，自然得各種濕症。

為什麼濕氣會蒸騰？是因為熱。我們都有這樣的經驗，每到夏季，人就感覺濕熱濕熱的，尤其是濕度比較高的南方，如：印度，每年夏天都會下暴雨，結果濕熱異常，每年夏天都熱死不少人，這就是因為濕邪和熱邪太嚴重所致。

如果說嶺南地區的濕是由氣候這個外因造成的，那麼熱就是內因，二者相互夾擊、侵襲人體，就形成了濕熱體質。

南方一到濕熱的梅雨季節，有些體質較弱的人，就會出現不想吃飯、乏力犯睏甚至發低燒的現象，這就是前文我們所說的「苦夏」。

熱邪一般有發熱息粗、紅腫、大便乾、小便黃等熱性特徵，所以濕熱體質一般容易長痤瘡粉刺、口乾口苦、心情煩躁，有舌質偏紅、眼睛紅赤等特徵，女性容易有帶下病，男性容易陰囊潮濕。由於濕熱常相偕而來，所以濕熱體質的人在午後氣溫比較高的時候，還會呈現四肢沉重、頭痛頭重等濕症特徵。

嶺南地區濕、熱的氣候特徵，決定了當地的熱邪和濕邪較為嚴重，這就為痰濕和濕熱體質的形成提供了外因。如果有的人個人習慣不好，比如說喜歡熬夜損耗氣血津液，或飲食不規律傷脾胃，或經常吃甜食或辛辣的食物，或說喜好喝酒等等，這些不良習慣會成為形成痰濕或濕熱體質的內因。久而久之，必然更容易成為痰濕體質或濕熱體質。

痰濕體質會帶來這些病

相對於陰虛陽虛、氣虛血虛，痰濕體質是一種更不健康的體質，所以容易導致的疾病也不似感冒發燒咳嗽那麼簡單，而是「病入腠理」，易患更嚴重的病症，如：高血壓、高血脂、糖尿病、動脈硬化、痛風、冠心病、新陳代謝症、腦血管疾病、腫瘤、肥胖症、哮喘、氣管炎、各種胃病等。發病原因也比較複雜，我這裡只舉一個現代人常犯的病症：高血脂。

每每說到高血壓、高血脂、高血糖這類疾病，前面都要加上一句：「隨著人們生活水準的提高。」那意思好像在說，生活水準高了，吃得好了，人就得病了。相反地，一個農村裡的老太太吃得不夠精美卻得了三高，那就是一件很稀奇的事。這裡就蘊含著一個十分怪誕的邏輯：吃得好＝得病。

乍看之下，這似乎很滑稽：吃得好只會讓人更健康，怎麼會得病呢？讓我們先看看高血脂的病因。

用西醫術語說，血漿中的血脂成分其濃度高於正常標準，就形成了高血脂。人們之所以害怕高血脂，並不僅僅在於高血脂本身，而是血脂濃度高、太稠了就會引起全身動脈粥狀硬化，進而引起心臟功能衰竭，所以治療高血脂的關鍵，就是努力降低血漿中的血脂。

在我看來，血漿中多餘、沒用的血脂，其實就相當於中醫中的「痰」或者「濕」，對人體有用的血脂，就是可吸收利用的津液。

有網友來信這樣詢問：「血看起來稠稠濁濁的，是不是就是高血脂？」

已經有醫生回答他這個問題：「不一定，靜脈血本身顏色比較暗，抽到靜脈血時就不一定是高血脂。」

回答這個問題的應該是個西醫。也就是說，只要不是靜脈血，血液黏稠或呈渾濁狀時，可能就是高血脂。這些讓血液變得渾濁的東西，就是多出來的血脂，也就是痰或濕，因為這二者都有黏稠的性質，且濕的特徵，就是濁。

中醫上沒有「高血脂」這個病症，但根據高血脂的臨床表現，如：頭暈、胸悶、心悸、神疲乏力、失眠健忘、肢體麻木等，與中醫中的眩暈、中風、腦痹等病類似，都屬於「痰濁」、「痰痹」等痰症範疇。因此若用中醫解釋高血脂，它就是因為臟腑功能失調、膏脂（類似於西醫中的血脂）輸化不利而致病。由於痰無處不在，所以有的人因為脾虛痰阻而肢體麻木，有的因肝腎不足，聚痰生瘀導致頭痛眩暈，有的人因心脾不足，痰瘀阻痹胸陽而致胸痹，有的因脾腎兩虛，痰瘀阻竅而成癡呆。所以在治療上側重於從化痰開始。

我這裡就曾有一位 70 多歲的高血脂病人，醫院的醫師告訴他說，高血脂無法完全治癒，只能透過藥物或其他辦法將血脂含量控制在正常範圍內，且藥物有很大的副作用。想到中醫習慣從病因上治病，所以他就找到我，希望我能幫他根治。

我了解了他的來意之後，為難地說：「我也不敢保證一定可以根治，現在還沒有任何人敢說這種話。我唯一可以肯定的是，用我的方法治療，副作用一定會小得多，雖然我不敢保證根治，但中醫治病更側重於從病根上治療。比如說你經常頭暈腦脹、胸悶，這是痰濕阻滯經絡造成的，我會從化痰開始治療，

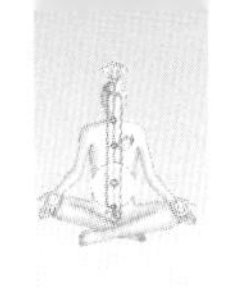

而不是純粹地降血脂或讓你控制自己不吃脂肪含量高的食物，否則降下來後再升上來還有什麼意思？」

他聽了我的話，覺得很有道理，於是就從我這裡拿了藥。果然，堅持服藥三個月後，他感覺自己輕鬆多了，而且不用像以前那樣提心吊膽地擔心犯病了。他知道高血脂病人應該注意什麼，除了服用我的藥外，平常還注意口味淡、不飲酒、不吸菸、不生氣、不吃刺激性的東西。

也許有人就奇怪了，我給他開了什麼藥，這麼神奇。我只是開了益氣化痰去濕的藥而已，因為他這個高血脂的病因，就是因為痰濕。

至於其他病症，比如說高血壓、糖尿病，有時候是由高血脂引起的，根據病人的情況，也可以服用一些化痰去濕的藥。氣管炎的發病原理也與此類似，是由於痰阻滯氣脈而成。各種胃病是由於脾胃運化功能下降引起的，根本原因也在於痰阻氣虛、津液運化不暢，仍然可以從治痰症入手。

治痰從治氣開始

一般人認為，既然痰濕體質是因為痰或濕太多，那就努力消掉這些病邪，我不太認同這種方法。

這就好比吃降壓藥一樣，你雖然吃了降壓藥，把血壓降下來，但由於致病因素仍在，你降下來後，它還會升上去，於是你再降……是藥三分毒，雙方如此反覆，即使沒有分出勝負，身體也經不起這樣的折騰，最後只會變得更虛弱。

所以治療痰濕，如果純粹地靠化痰去濕，雖然暫時可以穩定病情，但由於導致痰濕的因素仍然存在，痰邪還會重新捲土重來。打個比方來說，化痰去濕藥就好比一個守護城池的將軍，導致痰濕的因素則是皇帝。病邪不停地攻城，將軍雖然一口氣可以退軍一百里，解除危機，但皇帝卻不是一個好皇帝，不准許他繼續攻伐。於是，君主一聲令下，將軍只好乖乖地回城，而病邪依舊在城外不遠處虎視眈眈。因此，將軍雖然可以在一定程度上守衛城池的安全，但他不是決定因素，他得聽命於君主。城池的百姓若想獲得永久的安寧，不但需要一個英勇的將軍，更需要一位開明的君主，要先將導致痰濕的這個昏庸皇帝推翻，將充滿正氣的好皇帝扶上去，將軍才能發揮真正的作用。

而這位引起痰濕的昏庸君主，就是氣。若想調理痰濕體質，首先要調理氣，一身正氣，血氣通暢，病邪自然不戰而退。痰因氣生，治痰，要從治氣開

痰濕容易導致的疾病

中醫常說，「百病皆由痰作祟」、「頑痰生怪病」，痰濕體質是醞釀疾病的溫床，很容易引發肥胖、「三高」和代謝綜合症，具體來說，可能導致以下病症：

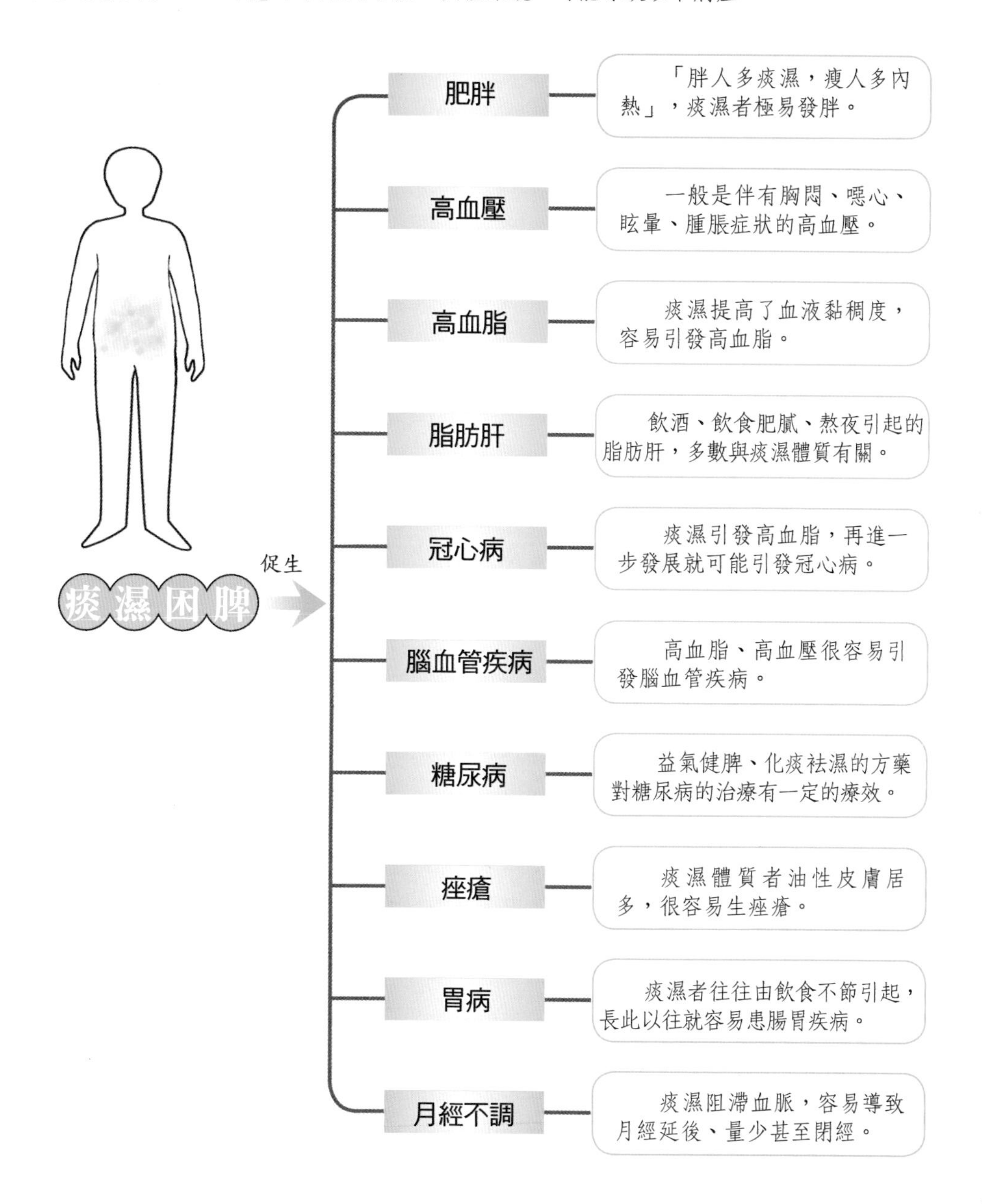

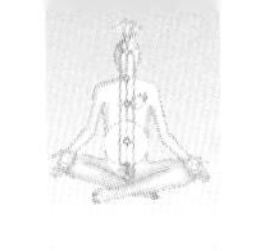

始。

痰並非人體固有的物質，而是體內津液運化失常、凝滯結聚而成的病理產物。健康的人之所以沒有痰，是因為體內津液運化正常，最終都轉化為營養物質被人體吸收了。所以說，原料是沒問題的，意即健康的人和痰濕體質者吸收的都是一樣的水分和五穀雜糧，出問題的是運化的過程，是主運化的脾。

這就好比我們熬粥，熬好了，吃進去就可以被人體所利用，但若沒熬好，燒焦了，水和米成為一坨黑乎乎的東西，自然就沒法吃了，只能倒掉。不是水和米不好，而是因為火候不好，鍋不好。

氣的運化出問題怎麼會導致痰的生成？

在人體這個機器中，脾分解消化完食物，自然需要將這些食物精華運送到身體各處，這樣人體各個器官才有能量來源，才能正常的工作。具體地說，脾就是一輛小卡車，上面裝滿了對人體有用的好東西。但卡車沒有油是不會動的，脾也是這樣，它需要一個動力，而這個動力，就是氣。中醫認為，氣具有推動作用，推動作用表現為推動精氣、血液的運行，以及津液的生成、分布和排泄。脾這輛小車之所以能行駛，就是因為有氣給它動力，推著它走。所以想像一下，脾這輛小車在氣的推動下，呼呼地將營養物質從一個地方運送到另一個地方，這種「呼呼」的感覺，就是氣血通暢。

反之，如果動力不足，推動脾的力量就不足，小車就走不快，沒有那種氣血通暢的「呼呼」感覺，車上的營養物質還沒送到地方就過了保質期，腐敗了，這就形成了痰。

這又導致了兩個後果：需要這些營養物質的器官，能量沒有得到及時的補充，就罷工不幹了，所以人就會乏力、懶得動、想睡覺的情形；第二個後果則是這些痰在體內成了垃圾，脾雖然有運送垃圾的責任，但是正常情況下應走排泄這條道路，但這堆本來應該成為營養物質的東西走的卻是另外一條道路，所以很難將它們代謝出去。到後來，垃圾越堆越多，一方面形成了水腫和虛胖，另一方面，人體出於本能，即使不能排泄也要努力地將它們排泄出去，所以人就會出黏汗，臉上油膩膩的。痰濕體質者的三大特徵，就是這樣形成的。

所以我調理痰濕體質者時，總要在裡面加入一味或兩味益氣的中藥，如：白朮、茯苓、甘草等。只有氣足、氣血通暢，脾的運化作用才會強，才不會產生痰。

了解脾臟

中醫認為，脾屬土，是人體最重要的臟器之一，是人體氣血的運化通道。痰濕者補氣，主要就是補脾之氣，但中醫所說的脾，和西醫或解剖學上的脾臟並不是一回事。

中西醫對脾臟的認識

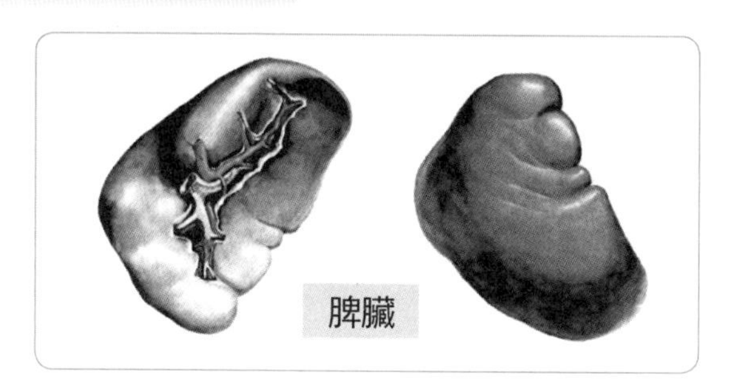

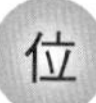

位置

西醫解剖學

脾屬於網狀皮系統，位於腹腔左上方，暗紅色，質軟而脆，是人體最大的淋巴器官。脾內部可分為紅髓和白髓。

中醫

位於中焦，膈之下，與胃互為表裡。也有學者認為中醫理論的「脾」對應的其實是現代醫學的胰臟，或二者的結合。

功能

西醫解剖學

1. **紅髓過濾和儲存血液**。由脾索及血竇組成，其中可儲存約 200 毫升的血液，當人體需要大量供血時，脾的平滑肌就會收縮，放出血液。

2. **白髓對抗外來微生物與病毒的感染**。其中的巨噬細胞能將衰老的紅血球、血小板和退化的白血球吞噬，還能吞噬血液中的病菌、原蟲和異物。

3. **脾中的淋巴細胞還能製造抗體**。摘除脾臟後，人的免疫力將大大下降。

中醫

1. **主運化**。運化水穀精微和水液，若脾運化水穀精微的功能失常，則氣血化源不足，容易消瘦倦怠。若脾運化水液的功能失常，則水液瀦留，聚生痰濕水腫。

2. **統攝血液**。脾與心、肝配合，統攝血液循環，使血不妄行。脾氣虛弱，則氣不攝血，易致月經過多、崩漏、便血等症。

3. **主肌肉四肢**。脾氣健運，營養充足，則肌肉豐滿壯實，四肢活動有力；脾氣衰弱，營養缺乏，則肌肉消瘦或萎縮、四肢乏力。

4. **開竅於口、其華在唇**。脾氣健運，則唇色紅潤，口能知五味。脾氣虛弱，則唇色淡白，飲食乏味。

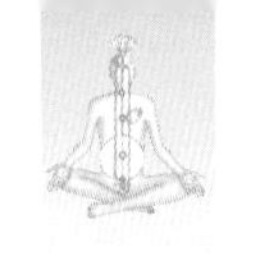

藥物調理是關鍵

一般偏頗的體質，透過食療就可以慢慢調理過來，比如說氣虛了就多吃蘿蔔；血虛了就多吃紅棗、木耳；陰虛就多吃梨；陽虛就多吃核桃、羊肉等溫補類的食物，但痰濕這種體質，不僅僅是虛，吃點東西補一補就可以，因為痰濕是由於氣虛引起的，所以單純地吃一些化痰去濕的食物作用並不大，單純吃一些益氣的食物，又似乎有隔靴搔癢的感覺，不能立竿見影。所以對於痰濕體質者來說，藥物調理才是關鍵。

1. 不可不提的平胃散

每種偏頗體質，都有一些有針對性的中藥或方劑，如：血虛可以喝四物湯、氣虛可以吃玉屏風散、陰虛可以吃六味地黃丸、陽虛可以吃金匱腎氣丸，痰濕體質也有這樣一個方劑，那就是平胃散。

〈他喝涼水都會胖〉裡提到的侯先生就是痰濕體質，只是還不太嚴重，當時我就為他推薦了平胃散。

前面多處講到，痰濕體質的形成與脾的關係密切，正是脾的運化能力下降導致了痰濕，所以調理痰濕體質，除了理氣之外，還需要悉心調理脾胃。可能外行人一聽「平胃散」這個名字還不以為然，平胃散自然是平胃的，怎麼可以調理脾呢？

這就要解釋一下什麼是脾。

我曾在網上看到這樣一個求助留言：「醫生說我脾不好，脾在什麼地方呢？我吃點什麼才能補脾呢？」

其中一個網友回答道：「你最好找醫生診斷後再用藥，中醫上所說的脾是很複雜的一個東西，不是學中醫的根本無法跟你說清。」

話雖然說得有些誇張，但也不無道理。中醫上所說的脾，並非特指那個器官，而是位於腹腔內藉由經絡分支與六腑把全身組織聯繫起來的一個系統，具有運化、統血等作用。脾虛，不但會引起各種痰濕症狀，且由於脾主肌肉、四肢，所以健康的人四肢肌肉發達豐滿，強勁健壯，反之則四肢肌肉痿軟，倦怠無力。

脾的另外一個重要功能在於「脾開竅於口、其華在唇」，意思是說，口與脾的功能是諧調統一的，脾運化正常，人的胃口就正常，食欲就正常，氣血就充足，人就表現為口唇紅潤光澤；反之，若脾失健運，胃口就不好，食欲就不

痰濕困脾者的藥物養生

治療痰濕，主要應從健運脾胃著手，以下這些中藥對調理痰濕體質有很好的效用，可以製成藥膳，也可以自製成一些小偏方，及時應付因痰濕造成的病痛。

適宜痰濕困脾者的扶補藥材

藥材	性味	功效	藥材	性味	功效
砂仁	辛、溫	化濕開胃、溫脾止瀉、理氣安胎	陳皮	苦辛、溫	理氣調中、燥濕化痰
赤小豆	甘酸、平	利水消腫、解毒排膿	白芥子	辛、溫	利氣豁痰、溫中開胃、散痛消腫
厚朴	苦辛、溫	燥濕消痰、下氣除滿	澤瀉	甘淡、寒	利水滲濕、洩熱通淋
生蒲黃	甘、平	止血、化瘀、通淋	冬瓜皮	甘、涼	利尿消腫
雞內金	甘、寒	消食健胃、澀精止遺	防己	苦、寒	利水消腫、祛風止痛

其他祛痰濕的藥材還有黨參、扁豆、淮山、薏仁、茯苓等。

痰濕藥物的不同功效

同樣是祛痰濕的藥物，其作用也存在著部分差別，進行藥物調理時要多加注意。

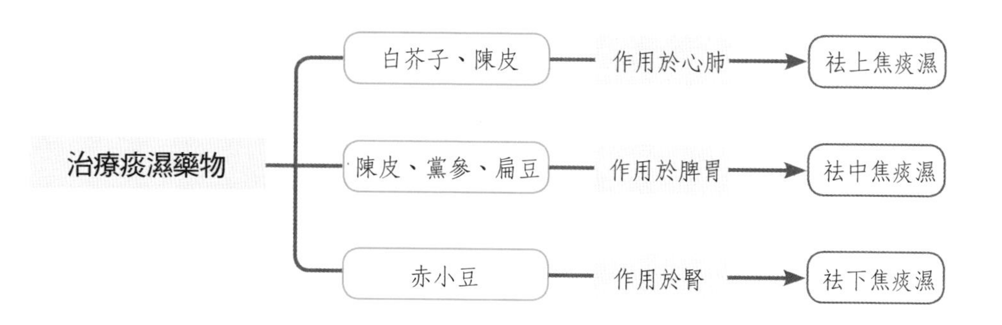

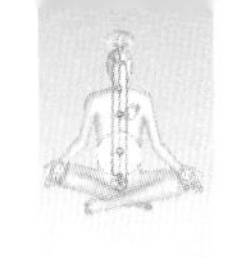

正常，水穀精微供應就不規律，人體就容易生病。

胃也是重要的消化器官，但沒有運化作用，食物經過胃和腸消化之後，必須依賴脾的運化功能才能將營養物質輸送到全身，所以中醫認為，脾與胃互為表裡，二者經常結合在一起，平胃散調理脾，就是這個道理。

痰濕不太嚴重尚未致病者，比如說只是感覺沉重，容易胸悶犯睏、喜歡吐痰、全身油膩不爽等症狀較淺者，平常就可以用平胃散調理。根據中醫典籍，平胃散是燥濕祛痰、行氣健脾的最好方劑，對於濕濁困中、胸腹脹滿、口淡不渴、不思飲食、噁心嘔吐、大便溏瀉、睏倦嗜睡等症狀有良好的療效，被稱為「治脾聖藥」，很多健胃的方劑都是從這個方劑演變而來的。

現在市面上就有賣平胃散的成品，您也可以自己照方配藥，具體配法是：蒼朮7錢、厚朴4錢、陳皮4錢、甘草2錢、生薑2片、乾棗2枚，一起用水煎了喝。由於病人各自情況不同，還可適當加些其他藥材，比如說有濕熱症的可加黃芩，有寒濕症的可加草豆蔻。

這個藥方裡的幾味中藥，都是很常用的調理痰濕的藥物：

蒼朮：常用的健脾燥濕藥，可調理痰濕體質的胸悶、腹脹、水腫等症狀。在平胃散中，它是主藥。

厚朴：常與蒼朮、陳皮等配合用於痰濕困脾、胸悶、腹脹等症，主要用作配藥，產生燥濕消痰的作用。

陳皮：主治理氣、調中、燥濕、化痰，對於腹脹、腹痛、消化不良有較好的療效。

甘草：多用於補脾益氣、祛痰止咳。

此外，用於調理痰濕體質的常用藥物還有白朮、黃耆、防己、澤瀉、荷葉、橘紅、生蒲黃、生大黃、雞內金等。

2. 其他方劑

平胃散用於痰濕體質較為輕微者，若痰濕體質較為嚴重，則還可使用二陳湯、六君子湯、香砂六君子湯、金匱腎氣丸等。

二陳湯主要用於理氣化痰，剛好符合治痰先治氣的原則。這個方劑的藥物組成主要是陳皮和半夏，這兩種藥材不但具有化痰的功效，而且性味都屬辛溫，辛散利於走氣，溫通則能開結，所以此方劑同時具有化痰、理氣、和中三種功效。

我有一位老病人，他身體沒什麼大病，就是三天兩頭覺得胸悶，悶得喘不過氣來。最初我想給他用平胃散，但考慮到他年紀大了，不管怎麼健脾，他全

常用祛痰濕的中成藥

痰濕者僅僅依靠食療來矯正體質偏頗會比較困難，必須配合藥物治療，以下幾味中成藥對祛痰濕有較好的療效，但都不宜久服，應「中病即止」。

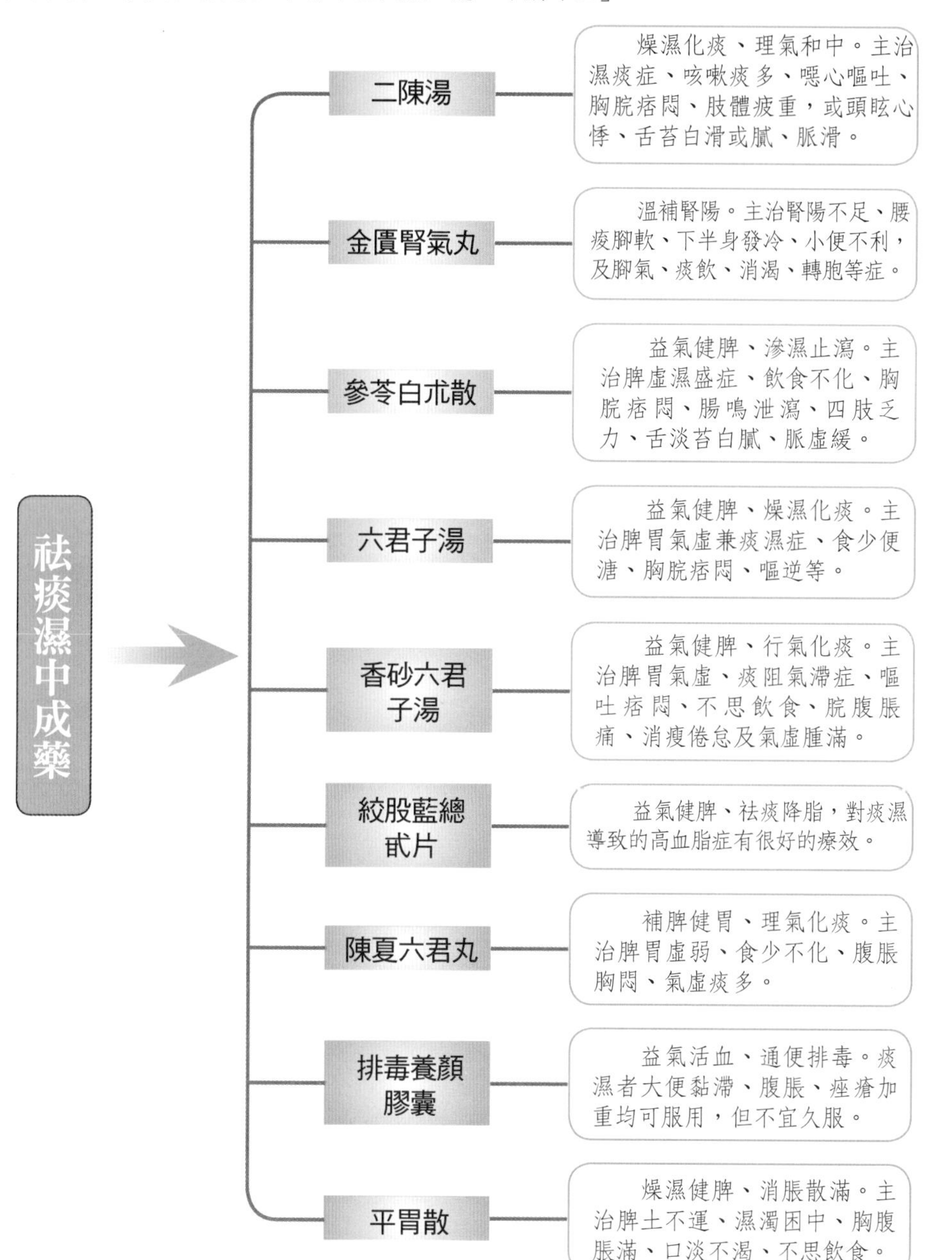

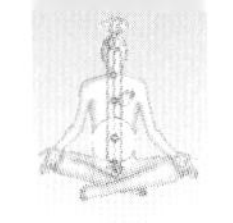

適合痰濕困脾者的藥膳

痰濕者在進行食療時，最好加入一些藥材，這樣效果會比較顯著。

藥膳處方

類別	名稱
藥酒類	痰濕者應儘量少飲酒。
藥膳類	白扁豆豬腿湯、山藥冬瓜湯、赤豆鯉魚湯、黃耆山藥薏苡仁粥、菊花薏苡仁粥、菖蒲薏苡仁粥、砂仁鱸魚、蝦馬童子雞等。

藥膳推薦——蝦馬童子雞

材料

蝦仁 15 克、童子雞 1 隻，米酒、蔥段、蒜、鹽、味精、生薑、太白粉、雞湯各適量。

藥材

海馬 10 克。

作法

1. 將童子雞洗淨斬塊，放入沸水中氽燙煮熟，撇去血沫，撈出放在盤中備用。
2. 將海馬、蝦仁用溫水洗淨，浸泡 10 分鐘，然後放在雞塊上。
3. 在雞塊中加入蔥白、生薑、蒜及雞湯適量，上籠蒸爛，然後把雞肉放入碗中，加入調味料後，淋上太白粉水勾芡即可。

蝦馬童子雞

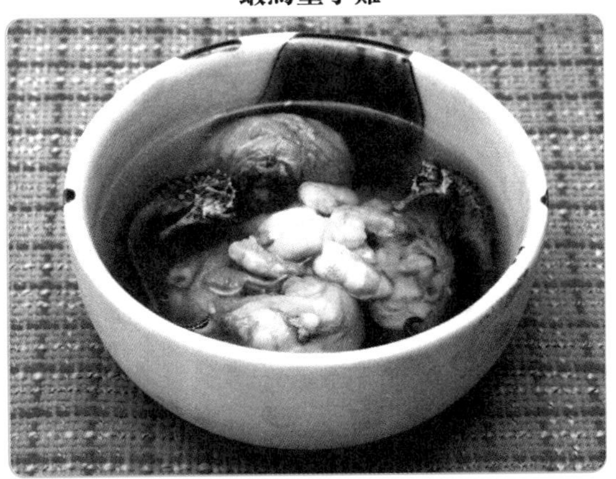

評析

生薑、蝦仁都是非常適合痰濕體質者的食物，中藥海馬則具有健身催產、消腫活絡、止咳平喘之功效，此道藥膳對於體力減退、性欲降低者有很好的功效，還可以溫腎壯陽、益氣補精、活血去痰濕。

身的器官都已老化，所以這劑藥對他沒什麼意義。於是我就想到這個辛散利氣、化痰解鬱的二陳湯。果然，他連續用了幾劑之後，症狀就得到了明顯的緩解。

六君子湯是補益類的方劑，這可以從它的成分上看出來。在這個方劑中，依然有陳皮和半夏，另外還有人參、白朮、茯苓、炙甘草，共六種藥材，所以稱為六君子湯。它的主要作用依然是燥濕化痰，尤其適用於脾胃虛弱者。它與二陳湯的區別在於，在理氣化痰的同時，又能補中益氣，先治氣虛。

香砂六君子湯與六君子湯類似，只是多加了一味砂仁，有時也加上一味藿香，這兩味藥主要是針對濕邪引起的濁，有化濁開胃的作用。

二陳湯、六君子湯、香砂六君子湯的共同作用在於從治氣入手，從根本上杜絕痰的產生，進而化濁消痰，避免痰濕體質的惡化，所以它們對痰濕體質者來說，都是非常重要的調理藥方。

金匱腎氣丸則主要用於調理陽虛體質，但它除了溫補腎陽的作用外，還有化氣行水的功能，因此對痰濕所引起的腎虛水腫、腰膝痠軟、小便不利也有很好的功效。其藥理作用是這樣的：腎虛，則不能制水，由此導致體內「水泛為痰」，應當溫陽化痰。因為痰濕體質的形成，不見得都是氣虛引起的，腎陽虛也會導致水腫、小便不爽等痰濕症狀。由於市面上有很多這些藥的成品，我這裡就不再多說。

痰濕菜餚推薦

痰濕體質是一種很不健康的體質，所以藥物調理是關鍵。不過痰濕不嚴重者，或長期生活在濕熱地區的人，還是可以透過食療來防病健體。我在這裡就大致介紹幾個痰濕的食療菜餚。

【茼蒿炒蘿蔔】

配方：白蘿蔔200克、茼蒿200克。

作法：白蘿蔔去皮洗淨切絲，將茼蒿洗乾淨後瀝乾備用。油鍋放火上燒熱，放入蘿蔔絲翻炒數下，加入鹽、清湯炒至七分熟，放入茼蒿，炒熟後加入少許雞精、香油即可。

用法：平常當菜餚吃即可。

功效：潤肺清痰、益氣降壓、開胃通便，尤其適用於痰濕導致的肥胖、嗜睡、便溏。

【韭菜炒蝦仁】

配方：韭菜200克、蝦仁100克。

作法：韭菜擇洗乾淨，切段，蝦仁洗淨。油鍋放火上燒熱，放入韭菜炒至七分熟，然後放入蝦仁，菜熟後加入調味料炒勻後即可。

用法：當菜餚用。

功效：健胃提神、消腫止痛。

【山藥冬瓜湯】

配方：山藥150克、冬瓜300克。

作法：山藥、冬瓜分別清洗乾淨、切好。鍋中放水燒開，加入山藥塊、冬瓜片，小火熬至冬瓜熟爛，加入調味料。喝湯吃山藥、冬瓜即可。

用法：平常當湯喝。

功效：利水消痰又益肺，健脾益胃助消化。

【芡實薏米粥】

配方：芡實30克、薏米100克、陳皮5克、蓮子20克。

作法：先將芡實、蓮子、薏米放在清水中浸泡半小時。鍋中添水燒熱，放入芡實、蓮子、薏米用大火煮開，然後轉小火燉半個小時，粥熟後加入少許鹽和雞精調味即可。

用法：兩天一次，當粥飲用。

功效：健脾利濕，有助於緩解痰濕體質的各種不適。

【山楂荷葉汁】

配方：荷葉一張、山楂20克。

作法：荷葉清洗乾淨。分別將荷葉、山楂切碎，然後放砂鍋裡煎水兩次，將兩次的藥汁混在一起飲用。

用法：當茶飲。

功效：有助於緩解四肢疲重、胸悶胃不適等痰濕病症。

此外，痰濕體質者宜吃一些味淡性溫平的食品，多吃些蔬菜、水果，多吃一些具有健脾利濕、化瘀祛痰的食物，如：韭菜、香椿、芥菜、洋蔥、蔥、生薑、蘿蔔、包心菜、山藥、扁豆、荸薺、紫菜、藕、魚蝦、赤豆、蠶豆、薏米、杏、檸檬、櫻桃、石榴等。

痰濕困脾者的飲食養生

調理痰濕體質應在平時飲食中加以注意，多吃一些味淡性溫平的食品，多吃蔬菜和水果。

痰濕體質養生原則

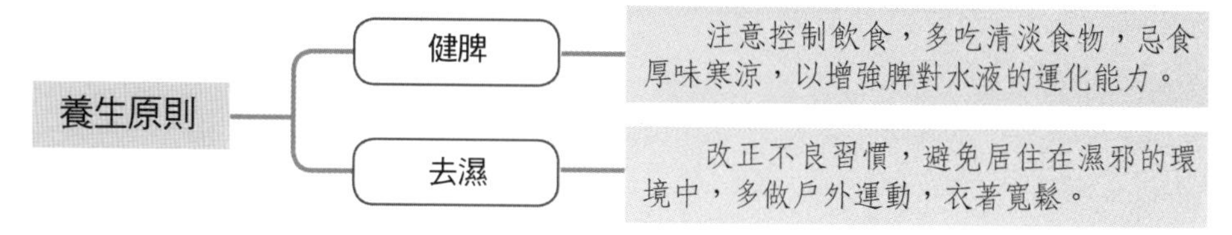

蔬菜類宜忌

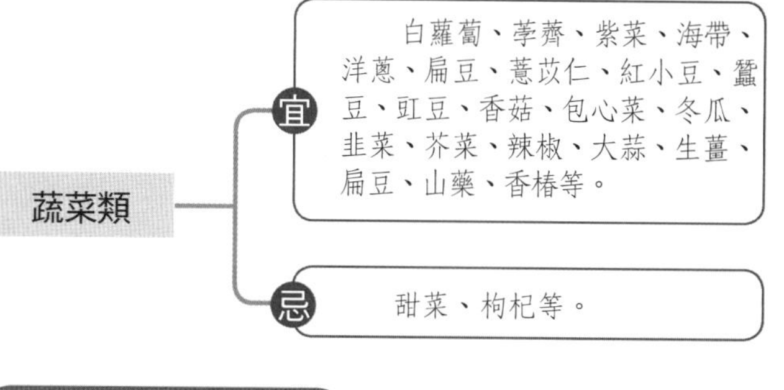

生薑的散濕作用非常好，還可暖脾胃、促進發汗，但儘量選擇夏天或起床時吃。

葷腥類宜忌

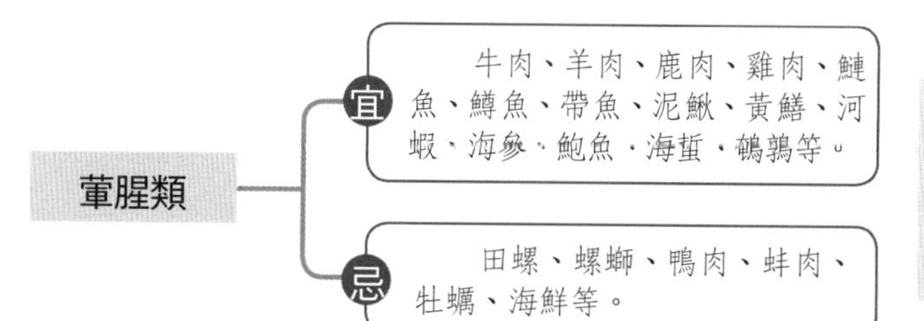

痰濕者應少吃寒涼、膩滯、生澀的食物，這些食物對脾胃不好，可能會加重痰濕。

水果乾果類宜忌

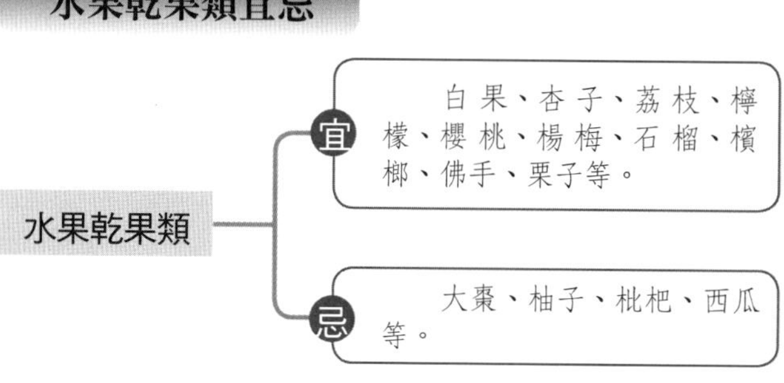

酸性食物容易加重痰濕，痰濕體質者應少吃。此外，含糖量高的飲料、果品等，也應少吃。

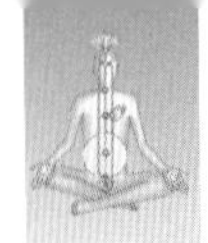

常按摩丰隆、陰陵泉

有一天，有一個中年男人到我的診所看診，看他大腹便便、油光滿面的樣子，我就猜到他是痰濕體質。隨便問了兩句，果不其然，他有胸悶、大便黏、小便不利的情況。由於當時我正忙著，因此就讓他對著牆上的人體穴位圖找到丰隆穴，先按摩一會兒，我先去給其他病人開方子。

等我打發完之前的病人後，還沒來得及說話，這位中年人就驚訝地問我：「我覺得現在都不用看病了。你讓我按摩這個穴位後，現在我覺得神清氣爽，就好像從來沒有胸悶過一樣。」

那是當然，每種體質都可以透過穴位來調理，能調理痰濕體質的穴位，就是丰隆穴。丰隆穴，顧名思義，就是把脾胃上的濁濕轟隆隆地像打雷下雨一樣排出去，用中醫的術語來說，經常按摩丰隆穴，可以祛濕化痰。

有意思的是，我發現調理前面幾種體質的穴位，都在腿上，丰隆穴也是如此。其具體位置可以這樣找：在腿的外側膝眼和外踝這兩點的中間取一點，在脛骨前緣外側兩指寬度的地方，再取一點。這兩點之間的位置，就是丰隆穴了。每天堅持在這個地方按壓兩分鐘，就可以驅除體內的濕氣，緩解痰濕體質之不適。因此，一般痰濕體質者找我看病，臨走的時候，我都會交代他們有事沒事就按摩一下自己的丰隆穴。

我有一位病人患了高血壓，她不喜歡吃降壓藥，說藥品的副作用會讓女人衰老得更快，也不願意喝中藥，說太難喝了。

「那你只有保持良好的飲食和作息習慣了，還不能讓自己動怒，不過這很難做到。」我無奈地對她說。

她說：「我年輕的時候聽說經絡療法對人體的副作用很小，也比較有效。我可不可以透過按摩穴位來調理高血壓？」

當時，我就說對她說丰隆穴有這個功效，讓她經常按摩。果然，她不用吃降壓藥也不會感到頭痛和眩暈。

中醫認為，高血壓是因為人體經氣運行失常造成的，氣運行不暢，則不能助脾胃運化，脾胃異常，則導致津液失常，津液失常則化為痰濕，所以透過按摩穴位改善血氣的通暢性，是可以治療痰濕引起的高血壓的。

如果不記得每天按摩的話，在丰隆穴上貼藥也能治病。痰濕體質比較明顯的人，可以準備一些膏藥，分別貼在可以去痰的丰隆穴和可以去濕的陰陵泉穴上，效果也不錯。

痰濕困脾者的經絡養生

除了文中介紹的丰隆穴、陰陵泉穴外，痰濕體質者常對中脘、水分、神闕、關元、足三里、脾腧、三焦腧等穴位進行調養，也能收到不錯的效果。

痰濕者的主治穴位

穴位	所屬經絡	位置	主治功效
丰隆	足陽明胃經	足外踝以上 8 寸處	化痰通絡、活血止痛
陰陵泉	足太陰脾經	小腿內側，脛骨內側髁後下方凹陷處	清脾理熱、宣洩水液、化濕通陽
中脘	任脈	在上腹部，前正中線上，當臍中上 4 寸	治胃痛、腹痛、腹脹、嘔逆等
水分	任脈	在上腹部，前正中線上，當臍中上 1 寸	治腹痛、水腫、蠱脹、腎炎等
神闕	任脈	人體的腹中部，臍中央	治中風虛脫、四肢厥冷、水腫鼓脹、便祕、小便不禁等
關元	任脈	在下腹部，前正中線上，當臍下 3 寸	治腹部疼痛吐瀉、遺精早洩、虛痨冷憊、下消、太胖太瘦等
足三里	足陽明胃經	外膝眼下 3 寸，距脛骨前脊 1 橫指	增強免疫力、調理脾胃、補中益氣、疏風化濕、扶正袪邪
脾腧	足太陽膀胱經	背部，當第 11 胸椎棘突下，旁開 1.5 寸	健脾和胃，利濕升清
三焦腧	足太陽膀胱經	第 2 腰椎和第 1 腰椎中間，旁開 1.5 寸	外散三焦腑之熱

艾灸

以上穴位除了按摩外，還可採用艾灸等方法進行調理。每次在腹部、背部、下肢各取 1 個穴位，用艾條溫灸。如出現口苦、咽乾等症狀，則減少穴位或停灸。

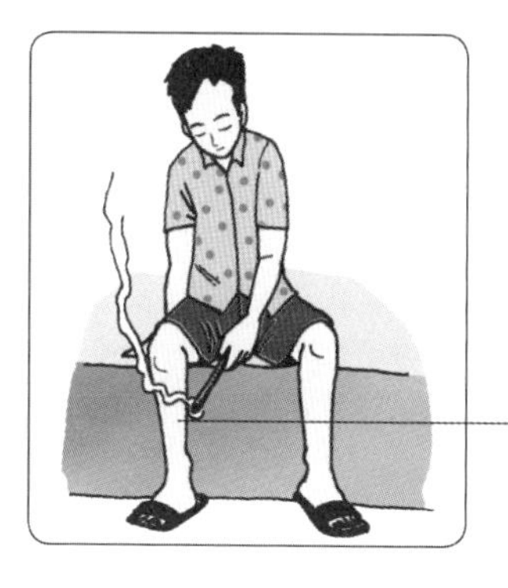

溫灸：點燃艾條，對準施灸部位進行熏灸，以病人感到舒適無灼痛感、皮膚潮紅為度。

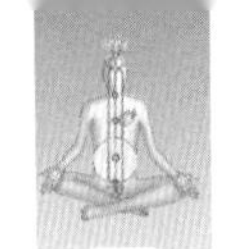

在這裡也大致介紹一下陰陵泉這個穴位。

按摩陰陵泉的主要作用在於可以通經活絡、健脾理氣，對於腹脹、下肢麻痺、失眠等症都有很好的療效，氣虛體質和痰濕體質者平常可多按摩陰陵泉。我就曾經用子午搗臼法刺激過病人的陰陵泉，幫助他消腫利水，效果還不錯，這可以從他面部不再油膩上看出來。

陰陵泉的位置這樣找：正坐屈膝或仰臥，脛骨內側髁後下方約脛骨粗隆下緣平齊處就是了。

少吃甜食多運動

我發現，痰濕體質者有一個共同特徵：都喜歡吃甜的東西。我們都知道，想保持身材的女孩子都會克制自己不吃甜食，因為怕發胖。而痰濕體質者的特徵之一，就是肥胖，這就看出了甜食對身體的影響。

事實上，吃甜食遠非發胖這一個影響。

中醫認為，脾喜甜惡酸，肝喜酸惡甜。也就是說，脾這個器官是很喜歡甜味的，所以痰濕體質者，往往很縱容自己的脾，生活中幾乎離不開甜食和甜點。但凡事都有個度，時間久了，脾也就被慣壞，變得不知足了。

比如說，有的人喝粥的時候一定要放糖，喝到嘴裡，甜甜的，十分可口，但最開始喝粥的時，可能只要一匙糖就夠，但時間一長，就可能要放兩匙糖才會覺得甜，時間再久一些，可能就要六、七匙，他才會覺得甜了。

任何事物都一樣，最喜歡的東西，有時可能變成對自己危害最大的事物。這就有點類似於電視中所演的那樣：背叛皇帝的，往往都是他最寵信的大臣。糖對身體的危害，主要就是針對脾，脾雖然喜歡甜，但凡事都有個度，吃多了

小知識 什麼是「子午搗臼法」？

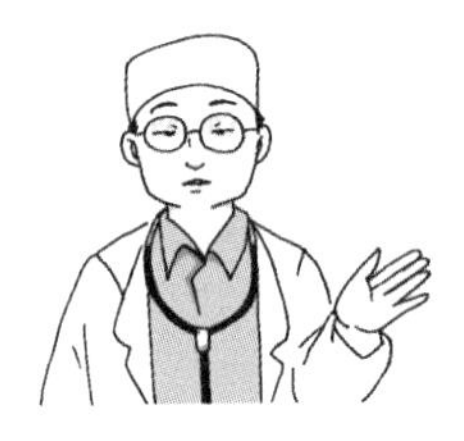

子午搗臼法是一種重要的針灸手法，是複式補瀉手法之一，綜合了提插、捻轉、九六等基本手法，專治水蠱膈氣，有引導陰陽、通利經氣的作用。

操作手法：進針得氣後，插針用左轉九陽數，提針用右轉六陰數，反覆施術至適當度數後出針。《針灸大成》卷四：「子午搗臼，上下針行，九入六出，左右不停。且如下針之時，調氣得勻，以針行上下，九入六出，左右轉之不已，心安陰陽交道。」

痰濕體質者的四季起居養生

四季養生

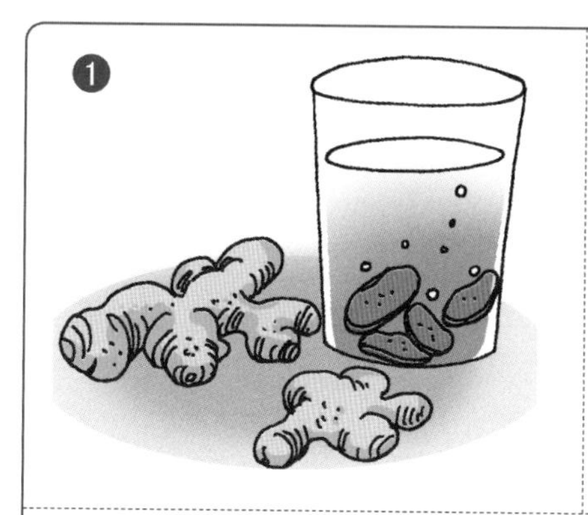

❶ 春夏：多吃薑，少寒涼

「冬吃蘿蔔夏吃薑，不找醫生開藥方。」痰濕者在暑熱季節應少吹冷氣，少吃冰凍食品，多吃生薑，適當曬曬太陽。

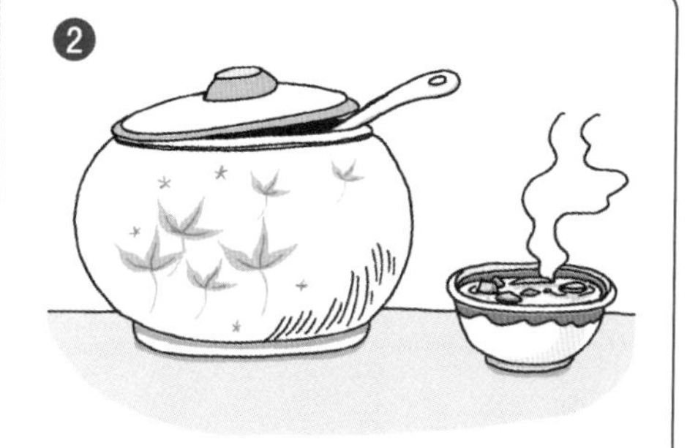

❷ 秋冬：味清淡，少進補

痰濕者在秋冬不宜跟流行進補，除非還兼有明顯的氣虛、陽虛狀況。痰濕者應該多吃清淡食物，如：山藥、蓮藕、扁豆等。

起居養生

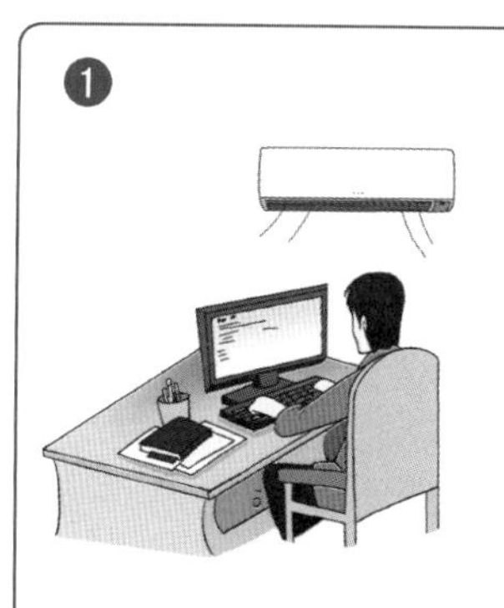

❶ 少用吹冷氣

夏季痰濕者應多出汗，吹空調不利於痰濕的消散，尤其是出汗後立即吹空調，更容易使內外濕相結合，從而傷身體。

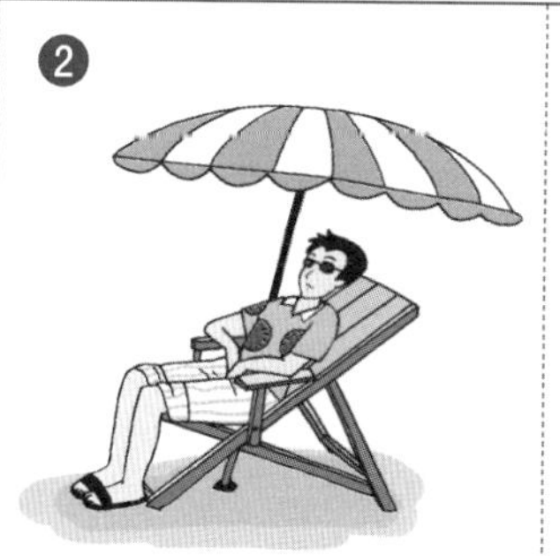

❷ 多曬太陽、洗熱水澡

陽光能散濕氣，振奮陽氣。洗熱水澡最好是泡浴，泡到全身發紅，毛孔張開，這樣最利於痰濕消散。

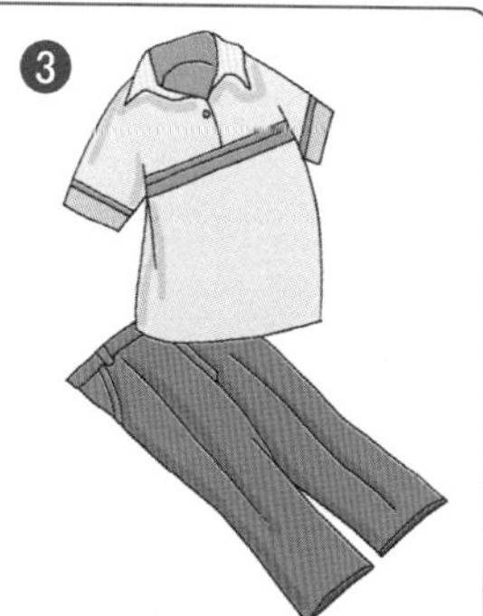

❸ 衣服寬鬆

適宜穿寬鬆的天然纖維衣物，這樣有利於濕氣的散發。痰濕者若長時間穿緊身塑形內衣，容易有明顯口臭。

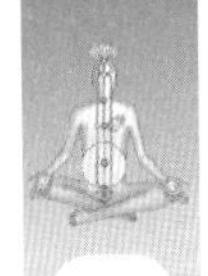

一樣會傷害自己，這在中醫上叫「滋膩礙脾」，太膩味了，脾消化不了，就轉化為痰，因此痰濕體質者除了發胖，還會出現四肢沉重、口舌黏膩、腹脹等症狀。

遺憾的是，很多人不明白這個道理，不但平常將各式各樣的糖當作不可缺少的零食，正餐時也不好好吃飯，只是吃塊點心、吃塊奶油蛋糕，還美其名曰：「吃甜食可以補充身體的能量。」即使不知道吃甜傷脾這個道理，也應該知道吃甜容易發胖啊？一味地吃甜食，其實是一種幼稚的表現。

細心的人可能會發現，小孩子最喜歡吃甜食，身邊不離糖果，所以我們經常聽到家長這樣哄他：「你做完這個（或者你聽話），待會兒給你糖吃。」為什麼小孩子這麼喜歡甜食？因為他自控能力較差，無法控制自己的脾。脾想吃甜的東西了，就直接向孩子發出信號，孩子就去找糖吃。成年人喜歡吃甜食，也是無法控制脾的表現。

中醫認為，甘能傷脾。而現實生活中，我們也常發現經常吃甜食的人，消化都不太好，食欲也不好，這就是脾胃受傷的表現。久而久之，可能就會導致痰濕。

此外，對痰濕體質者來說，除了少吃甜食，豬肉、肥雞、牛奶、甜食、濃茶、酒類、油炸品等這些食物也不易多吃，它們在中醫上被稱作是「肥甘油膩」之物，吃多了會助濕生痰，加重痰濕症狀。

在日常生活中，痰濕體質者除了注意不要吃甜食外，還要多運動。運動是最好的養生方法，對任何體質都適用，對痰濕體質者尤其如此。

痰濕體質者一般都比較胖，身重易倦，人就懶得動，而越不動，就越容易痰濕。前文我們就提到，治痰先治氣，先保證氣足、人體氣血通暢，只有這樣，人體的津液才能流暢地運行，而不至於經常阻滯而形成痰。

運動就剛好產生這樣的養氣目的。中醫說：「久臥傷氣」，人若一直窩在床上，氣就不能正常地運行，就會出現氣機阻滯、氣機失調的病徵，直接傷害脾胃。相反地，無論是散步、慢跑，或者其他任何運動，都有助於活躍筋骨，保證氣血的通暢。氣血通暢了，痰就不容易形成。此外，運動還可以促進發汗，幫助身體將體內的痰濕垃圾排出體外，這點對痰濕者非常重要。因此，痰濕體質者最好經常運動，散步、慢跑、球類、游泳、武術、太極拳、體操等均可，長期堅持，不但能減肥，還有助於調節體質。

促進發汗的四大方法

痰濕體質者一定要想辦法促進發汗，發汗將使部分痰濕排出體外，從而改善體質。一般來說，促進發汗有以下四種方法，痰濕者不妨試一試。

促進發汗的方法

❶

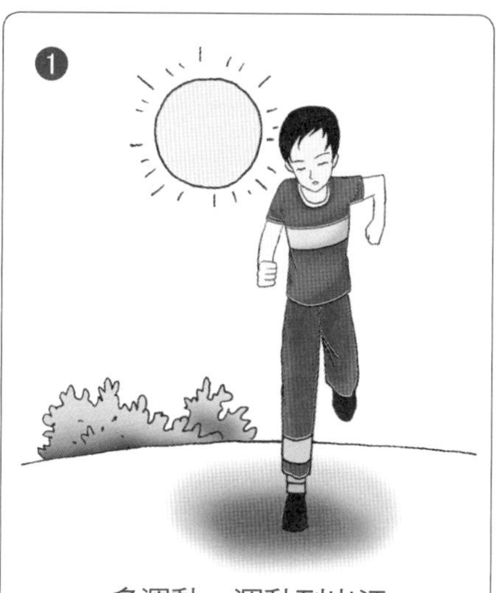

多運動，運動到出汗

每次運動最好堅持到全身微汗、面部發紅的程度，或者先洗熱水澡或喝熱水後再運動。

❷

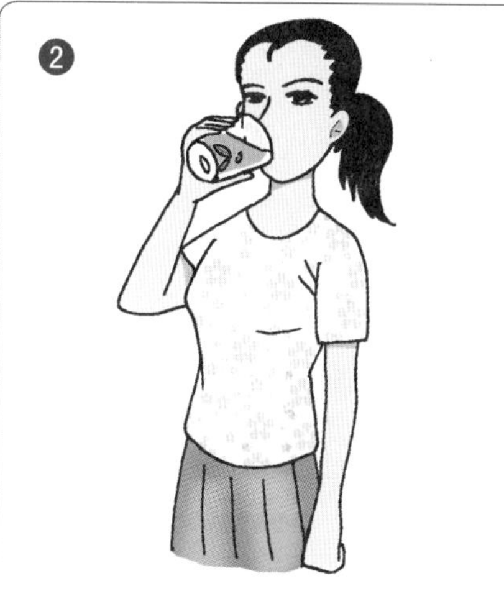

夏季堅持每天喝生薑茶

生薑具有良好的散濕作用，可暖脾胃、促發汗。在秋冬乾燥季節則不宜再多喝。

❸

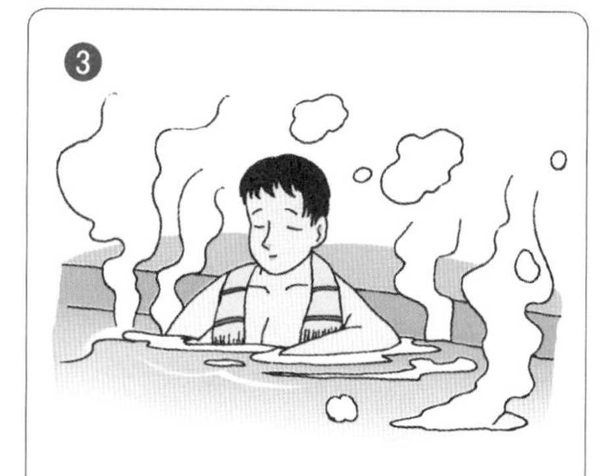

堅持洗熱水澡，即使夏天也不例外

最好是泡熱水澡或做桑拿浴，洗到全身微微發紅、毛孔張開，更利於發散濕氣。

❹

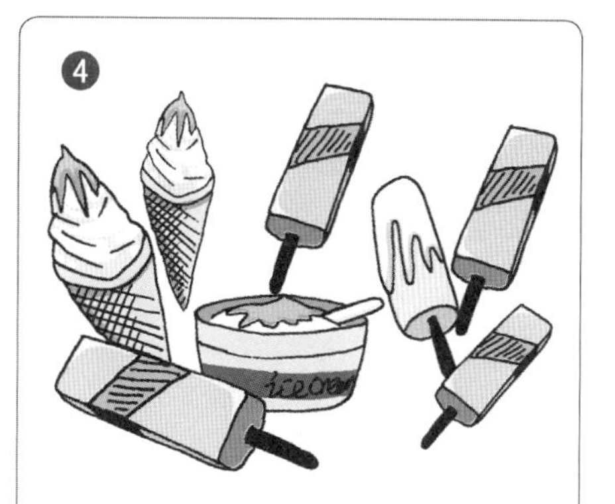

少吃冰凍寒涼的食物

尤其是夏季，應當少吃冰凍食品，這些食品將促使毛孔收緊，不利於濕氣發散。

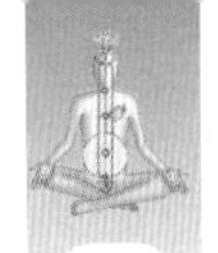

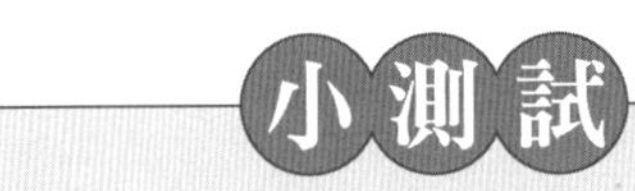

你是痰濕體質嗎？

跟其他體質的測試一樣，也是做幾道選擇題。

1.每天早上起來，你是不是總覺得喉嚨裡有痰？

○是　○否

2.與別人相比，你是不是不太喜歡喝水？

○是　○否

3.你是不是很容易拉肚子、甚至一天大便好幾次？

○是　○否

4.你是不是經常覺得自己渾身濕濕黏黏的，怎麼也不像剛洗過澡或洗過頭那樣乾爽？

○是　○否

5.你喜歡吃甜食嗎？

○是　○否

6.比較熱的午後，你是否更容易覺得頭腦昏沉、身有千斤重？

○是　○否

7.你睡覺的時候，很容易打鼾並且聲音很響嗎？

○是　○否

8.你是否經常懶洋洋的、只想睡覺？

○是　○否

9.無論什麼時候，你都很容易睡著並且怎麼睡也睡不夠嗎？

○是　○否

10.你是不是經常吃很多？

○是　○否

11.你經常在鏡子中發現，自己的雙眼泡是腫著的嗎？

○是　○否

12.仔細觀察自己的小便，它很渾濁嗎？

○是　○否

13.你家裡是不是經常有健胃消食片備用，以對付你的消化不良？

○是　○否

14.你在夏季是不是非常難受，並出現一系列病症？

○是　○否

15.你是不是經常白帶很多，甚至把內褲弄濕？

○是　○否

16.冬天到了，你是不是根本不需要用乳液，因為你的臉上總是油膩膩的？

○是　○否

17.你經常咳嗽、喘氣且多痰嗎？

○是　○否

18.稍微勞累，你是不是就會覺得頭重腳輕？

○是　○否

19.你是不是經常需要躺一下，來緩解你的胸部悶痛？

○是　○否

20.你是不是胖得很不均勻，尤其是腹部很胖？

○是　○否

21.用手指戳一下自己的皮膚，是不是一下子就凹進去了？

○是　○否

22.你經常出汗而覺得全身黏黏的嗎？

○是　○否

23.如果好久沒做運動，你會不會覺得關節疼痛？

○是　○否

24.工作久了，是不是覺得眩暈？

○是　○否

25.你在大家的心目中，是一個性格穩重、脾氣溫和的人嗎？

○是　○否

26.你喜歡淅淅瀝瀝的小雨天氣嗎？

○是　○否

27.你是否經常覺得嘴裡黏黏的？

○是　○否

28.你是不是經常需要應酬，以至於吃不下家中的粗茶淡飯？

○是　○否

29.儘管你每天洗頭，你仍舊覺得頭髮油膩膩的嗎？

○是　○否

30.你頭頂中央的頭髮，已經開始慢慢脫落了嗎？

○是　○否

結果分析

在上述30個常見的痰濕症狀中，如果你：

1-5個「是」	說明你的身體已經有點痰濕的傾向了，但還不嚴重，完全可以經由良好的作息習慣來改善。
6-10個「是」	說明你已經有了明顯的痰濕跡象，該重視這個問題了，除了要養成良好的作息習慣，還要注意在飲食上進行調節。
11個以上「是」	說明你的痰濕症狀已經相當嚴重，應儘快就醫，在醫生的指導下進行藥補，否則你離高血壓、高血脂就不遠了。

第六章

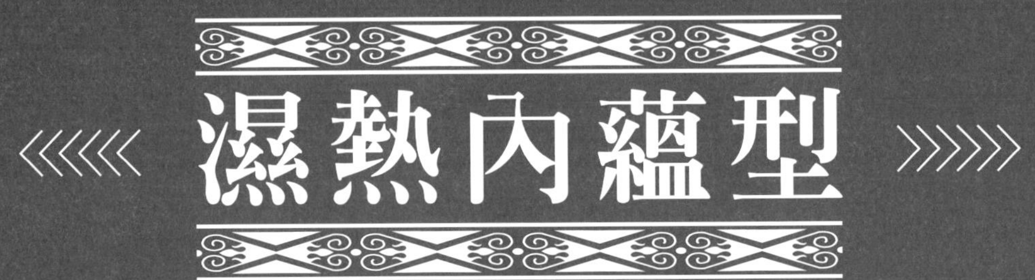

濕熱內蘊型

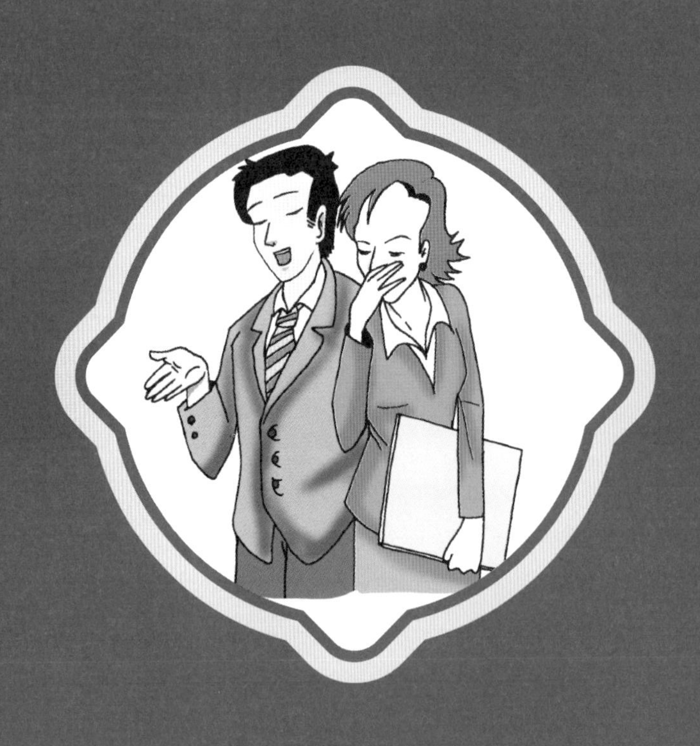

濕熱，顧名思義就是體內又濕又熱，排泄不暢。濕熱體質往往與抽菸、喝酒、熬夜等不良習慣為伴，易生痤瘡、體臭，是一種很難對付的體質偏頗，尤其對女性的容貌困擾很大。濕熱體質養生應該注意對生活習慣的調整，應戒菸忌酒，保持生活環境的乾爽清潔，飲食和藥療方面應著重疏肝利膽、清熱祛濕。

本章圖說目錄

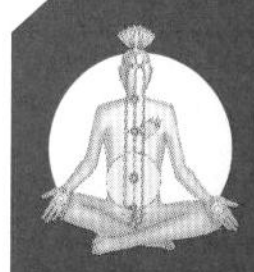

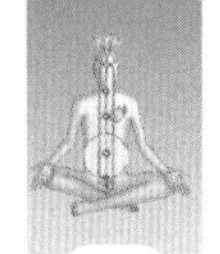

你是戰「痘」一族嗎？

著名作家劉墉很會教育自己的孩子，他在一本給自己兒女的書中寫道：

「你要變成戰痘一族了！」晚餐桌上，爸爸對你一笑。

你抬起頭：「什麼是『戰痘一族』？」

「就是跟青春痘長期抗戰的人。」

「我沒長青春痘。」你摸摸鼻子上的小痘子，不服氣地說，「這是疱，不是青春痘！我以前沒長過。」

「沒錯！是疱，但是長了又長，愈長愈多的就是青春痘。」

爸爸這麼說，絕對沒錯。

青春痘本來就是毛囊脂肪腺發炎的包，爸爸會長、媽媽也會長。但是爸爸媽媽現在年歲大了，脂肪腺沒那麼發達，偶爾長一個才叫「疱」。

你知道嗎？有時候媽媽看爸爸在擠「疱」，還笑著說：「這麼老，還長青春痘，真年輕，真讓人不服氣。」

所以長青春痘是好事，代表你青春了。

然後是一段關於青春的暢想，接著劉墉又提到自己，他這樣寫道：

爸爸十幾歲的時候，臉上經常又紅又白。尤其晚上洗完臉，皮膚血管擴張，每個痘子都好像要跳出來似的，怎麼看怎麼不順眼。爸爸就站在鏡子前面擠痘子，把裡面的粉刺全擠出來。

粉刺出來，痘子就更腫了。爸爸只好擦藥、消炎。有時候臉上東一塊西一塊塗滿了藥膏，你奶奶半夜看見，嚇一跳，差點不認識自己兒子了。

第二天起床，上學之前，爸爸還要站在鏡子前面再處理一遍，把前一天沒擠好造成發炎的痘子擠掉，再擦點藥，才出門。

……

更糟糕的是鼻頭上長痘子，腫成一個大大的紅鼻頭，活像馬戲班裡的小丑。

碰到這種情況，就再也不能擠了。你得看醫生，吃消炎藥，從裡面治起；嚴重的時候，甚至得動手術，把發炎的毛囊切開、清理乾淨。至於比較輕微的，則可以在外面擦消炎的藥物，等它慢慢消腫，露出毛孔，讓油脂自然排出。

不愧是作家，不但唯妙唯肖地描述了長痘的經歷，而且最終得出了這樣一個頗有意義的結論：

爸爸笑了，你猜！爸爸笑什麼？

爸爸笑你開始成為「戰痘一族」，爸爸也從你臉上，想到自己的少年時。

還有，你12歲，就要青春了。

然後，你的痘子會一一消失，你就將成為一個好美好美的大小姐了！

真是這樣嗎？我很敬佩劉墉的才情，但對他的判斷不以為然。有的人確實會在年少時候長痘，但這並不能說明成年之後他就不長痘了。我治療過很多病人，三、四十歲了，臉上還長痘，只是成年人的痘，劉墉把它叫作「疱」，自認為過了青春期，就不能叫做青春痘了。

不管痘也好，疱也好，其實這都是一種病理反應，根本上還是由濕熱體質引起的。

不僅僅是有礙觀瞻

有一個女孩子在我的部落格中留言說：

我究竟該怎麼辦？我臉上總長痘痘。各種去痘產品買了一大堆，整天塗

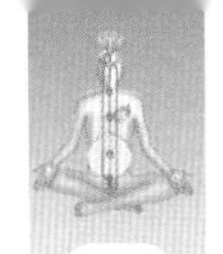

抹，也沒見產生過什麼效果。雖然我還是學生，沒什麼錢，但為了去痘，我也進了美容院很多次，但也只是當時好了那麼幾天，之後還是會長出來的。跟其他同學相比，我不吃辛辣，不吃油膩，吃飯、睡覺都很規律，即便如此，但臉上依然有痘痘。看著其他同學打扮得漂漂亮亮的出去約會，我心裡真的很不是滋味。即使不為了約會，自己這樣子走出去也有礙觀瞻，為此我自卑的不得了，不知道該怎麼辦才好。我聽說用中藥調理一下就好了，是這樣嗎？

儘管我知道許多人都有這方面的煩惱，但看了這條留言，我心情依然很沉重，為了女孩子的痛苦，也為大家的無知。因為我知道，這種頑固性的長痘，並不僅僅是皮膚一方面的原因，她肯定還伴隨有口乾口苦、不思飲食，容易胃脹、口臭、腋臭，性情比較急躁，容易發怒。若進一步詢問，可能還會有小便赤短、大便燥結或黏滯等症狀，嚴重時可能會出現白帶增多、發黃、陰道炎或前列腺炎等病徵，這些實際上也是濕熱體質的特徵。

痘痘是怎樣長出來的？

一般來說，人們是這樣理解青春痘的：

它是一種發生於毛囊皮脂腺的慢性皮膚病，好發於頭面部、頸部、前胸、後背等皮脂腺豐富的部位。因青春期的少男、少女特別容易長，故稱「青春痘」。

兒童進入青春期後，體內激素分泌增多。雄激素作用於皮脂腺，分泌的皮脂增多，排出皮脂的導管卻增生、變細，使皮脂不能順暢地完全排出。如果此時不注意清潔皮膚，皮脂就會淤積在毛囊中，細菌分解皮脂產生刺激毛囊的物質，這些物質就會導致毛囊和毛囊發炎，形成一個以毛囊為中心的疙瘩，這就是青春痘了。人到了 30 多歲以後，皮膚的油脂分泌會逐漸下降，皮膚慢慢由油轉乾，自然也就不容長青春痘了。

——這是已經被人們廣泛接受的解釋，所以有的醫生會提醒大家要用洗面

小知識 ▶ 長痘與濕熱

在一般人的印象中，長痘似乎是青春期少年、少女的專利，其實不然，有很多人到了三十多歲還在長痘，而且還不少，這可不是年輕的表現，而是一種體質偏頗，是體內的濕熱在作祟。

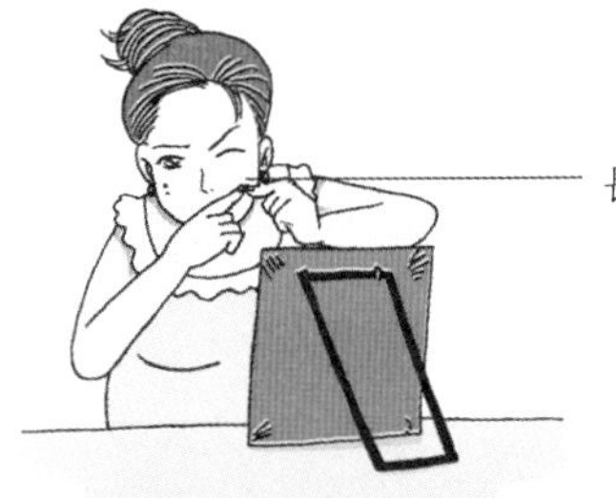

長痘並不只在青春期

乳洗臉以除去油脂。

既然是這樣，為什麼有的孩子不長青春痘？為什麼有的人已經過了青春期仍長青春痘？這實際上是體質的原因，因為容易長青春痘的，就是濕熱體質。

青春痘，在中醫上叫痤瘡，根本原因在於外邪囿於局部顏面或患者陽氣過剩，會導致鬱久化火致經絡不通，痰凝血瘀，生成痘痘。如果沒有得到及時的調理，進一步惡化的話，就會化膿，生成暗瘡或其他皮膚病。

比如說，有的人頸部或背部皮膚會莫名其妙的化膿，這就是長癰了，若不加以治療，不但化膿處會有疼痛的感覺，而且很容易惡化，導致水腫或者有淋巴結腫大，非常危險，與此同時，病人會有怕冷、發熱，食欲不振等情況。

膿之所以流出來甚至惡化，就是濕熱的表現。一般肥胖的人容易氣血旺盛，盛過火了，「濕」就會往外流。同時，由於癰屬於陽症，比較「熱」，熱到一定程度，就好比火山噴發一樣，衝破皮膚的束縛而潰爛、流膿。

還有的人，雖然體質偏瘦，但皮膚局部容易生腫脹堅硬而皮色不變的毒瘡，這叫作疽。它主要表現為根腳堅硬、發癢發痛，初期狀如米粒，此後根盤會逐漸變大，色紅灼熱，最終也會潰爛。

濕熱體質之所以容易得皮膚病，就是因為體內濕、熱兩種病邪太盛，人體出於本能向人發出信號，因此長痘或化膿。這就好比水果在夏季很容易腐爛，相反地，一顆堅果，如：核桃，如果能保持乾燥，就可以保存很久。

至於口乾口苦、不思飲食、容易胃脹、口臭、腋臭，性情比較急躁、小便赤短等其他病症，也是因為體內有濕。

中醫認為，濕屬陰，熱屬陽，二者融合在一起本身就是一對矛盾、敵對的雙方。人體就是二者廝殺的戰場，無論哪一方的力量較強，戰場所在地都是元氣大傷的地方。

熟知歷史的人都知道，第二次世界大戰獲益最大的國家是美國，其最大的原因就是，除了投入戰爭的兵力外，美國本土幾乎沒有受到任何傷害，而其他國家，如：英國、法國、德國，不管是戰勝國還是戰敗國，其作為戰爭的主要戰場，無一不遭到破壞。沒完沒了的轟炸既破壞了公共設施，又傷害了人民。也許這個比喻有些不恰當，但卻非常形象。我們的身體就是那個戰場，無論是濕邪盛還是熱邪盛，最終都會「轟炸」我們的五臟六腑，「殘害」對人體有益的器官，「殘殺」我們的元氣。長期這樣迫害下去，身體必然出問題。

由於濕、熱主要傷害的部位是脾胃，所以會有飲食不佳、口臭、口乾等症狀。脾的運化功能不好，必然影響其排泄功能，所以濕熱體質者會有小便發黃、大便燥結或黏滯等症狀。由於「濕」不是正常的津液，就像垃圾一樣堆積

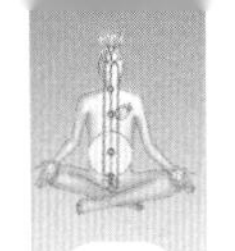

在人體內，垃圾長期擱置，必然產生毒素，人不能吸收，它就只能透過不正常的手段代謝出來，這便形成了痘痘、瘡、疥、黃疸等皮膚病。濕是可以流動的，所以濕邪可以侵襲人體的任何部位。

治療任何病症，都要從病根上尋求原因，所以，「戰痘一族」不僅是具有有礙觀瞻這一個麻煩，如果他的濕熱體質沒有得到及時的調整，身體不但會有上述種種的不適，還可能會有更大的危機，這就是我們下面要討論的問題。

濕熱更傷人

我認識一位黃金單身漢，這幾年基本上都沒怎麼交女朋友，但陰囊卻得了濕疹，結果下身總是奇癢無比。他也不好意思到大醫院治療，怕別人以為他濫交到什麼程度了呢！

「幸虧你找到我，」我對他說：「你這屬於慢性的，不太容易根治，透過中醫慢慢調理，效果可能會好一些。」

我安慰他說：「而且你這也不屬於性病，而是皮膚病的一種，用現在流行的說法，是前列腺出了問題。這也沒什麼好丟人的，很多中年人到了一定的年紀，多少都會有些這種情況。」

問起他日常的起居習慣，這才得知，他不但喜歡熬夜，還喜歡喝酒，幾乎把酒當飯吃。為什麼如此糟蹋自己的身體呢？這是因為三年前失戀，他苦悶得不得了，整日覺得生活無趣，只好用酒來麻痺自己。

我告誡他說：「這就是癥結了。你得趕緊改掉這個壞習慣。喝酒不僅傷肝，更重要的是容易形成濕熱體質，而這種體質的危害是相當大的，很容易有痤瘡、粉刺等令人厭惡的皮膚病和比成膽囊炎、前列腺炎，女人的話還會得陰道炎，都是非常難治癒的。」

具體到前列腺炎這一種病症，它的致病原因有很多，譬如：內褲設計不合理、長期精神緊張、居住環境潮濕、經常喝酒、患有慢性消化系統疾病等等，在夏天濕熱的氣候條件下，很容易發病。

愛喝酒的人，不妨做個自我檢查，看看自己是否有這些特徵：常常覺得嘴裡發苦；即使不停地喝水，也會覺得口乾；剛剛洗過臉，沒過多久，就又油光滿面；渾身不清爽，連小便也黏黏的；伸出舌頭來，舌苔特別厚；夏天稍微一出汗，體味就很大。可能有的人身體好一些，不太容易發病，但只要愛喝酒，就至少有上述一兩種症狀。如果這個習慣沒有得到及時改正，到了中年以後，

濕熱內蘊的症狀

濕熱體質是一種較為常見的體質偏差，主要表現為身體內外皆「不清潔」，具體而言，主要有以下一些症狀：

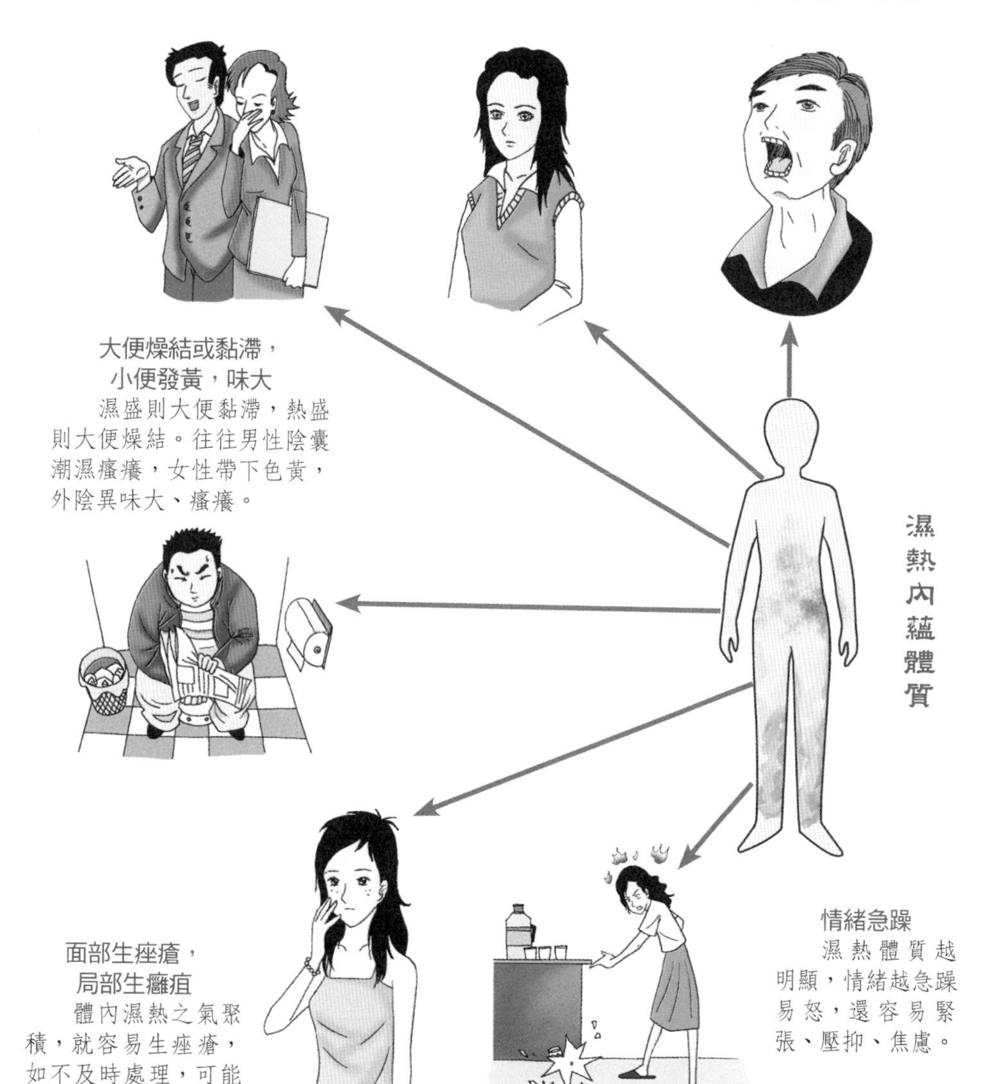

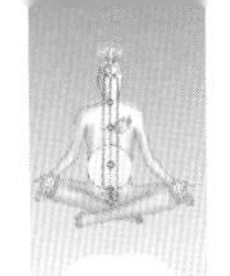

體質變差，就很有可能會出現這樣或那樣的不適。

至於喝酒為什麼會導致濕熱，這個也很好理解。濕熱，顧名思義，就是身體內的濕和熱太多，濕就是水多，熱就是陽盛。酒這種東西，本身是液體的，有濕；酒又是發酵而成的，有熱，所以熱量很高的酒被稱為「烈」酒。酒本身就包含了形成濕熱體質的兩個因素，人若長期飲酒，無異於加倍地將濕邪和熱邪導入體內，體內的濕和熱自然比正常人要高。

再舉一個膽囊炎的例子。

患有膽囊炎的人，一般會覺得胸悶、腹脹、嘴苦、噁心。用專業一點的語言解釋，就是因為情志不暢、過食肥甘油膩等的原因導致了肝氣不舒，脾失健運，濕熱內生，熱煎膽汁，凝結成石，石阻膽道，遂生諸症。所以一般來說，有膽結石就一定有膽囊炎。

簡單來說，人之所以會有這些症狀，是因為濕、熱太多，包圍了肝膽。濕、熱這時候所產生的破壞作用，具體一點說，就像夏日午後的沼澤地，不斷冒氣泡和散發陣陣難聞的氣味。人為什麼會覺得噁心、嘴苦，就是肝膽這個地方，已經變成了一個沼澤地，既不能通氣，又不能流動，這個地方已經被濕、熱給悶壞了。胸悶和腹脹還不是最嚴重的症狀，脹而不能順暢地出，必然鬱結再化熱，所以觀察膽囊炎患者，一定會發現他們的舌頭很紅，舌苔又黃又膩，這些都是熱的標誌。

中醫認為，肝膽的作用主要就是負責疏泄，保證臟腑功能的正常運行。一旦肝膽被濕熱圍困，肝氣下不去，氣就不通，大便就不順。如果濕熱面積更大，往下佔據人體更多地方，這就是濕熱下注，所以尿就被擠得沒地方了，於是尿少而黃，男人的前列腺就容易出問題，女子就容易得婦科病。再往上說，肝氣鬱結，人不但沒有食欲，還會噁心、腹脹。濕熱在下面不停地薰蒸著肝膽，生生地將膽液給蒸出來，人就容易得黃疸。

這一系列的病症，每種病症都不容易根治。如果未能及時發現始作俑者就是濕熱體質，找不到各個病症之間有什麼聯繫時，就更不容易根治。

濕熱體質的更大危害，還在於它的可遺傳性。醫生都知道，大多數小孩子剛出生時，很容易得黃疸。黃疸的起因有生理性的，也有病理性的，前者屬於正常情況，後者就是病症。

為什麼有的孩子是病理性的，有的只是生理性的，有的甚至都沒有這種現象。我覺得其原因之一就在於媽媽的體質。當媽媽是濕熱體質時，她所生的孩子剛出生時就很可能會得黃疸。

現代女性都有這樣的常識，只要得知自己懷孕了，都會趕緊找一些相關的

濕熱容易導致的疾病

濕熱體質如不及時矯正，就有可能引發多種疾病，主要有皮膚病、肝膽疾病、泌尿生殖系統疾病等。

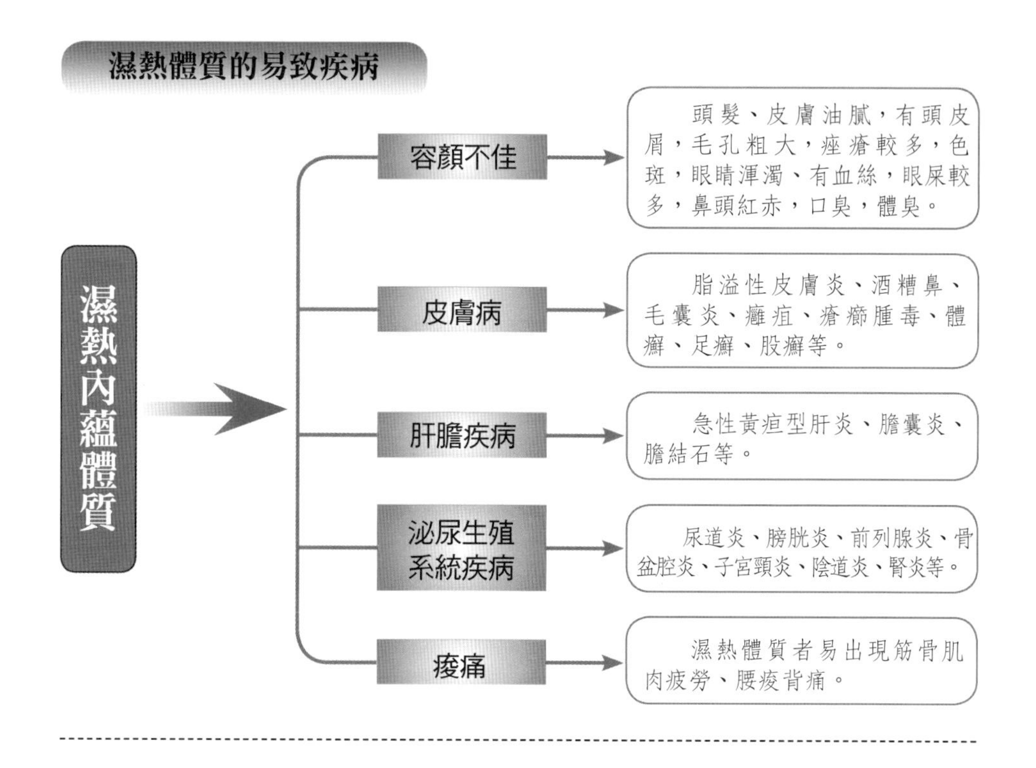

書籍和光碟，對腹中胎兒進行良好的胎教，希冀這種方法能引導孩子將來向好的方向發展——這是精神方面的。

母親對孩子生理方面的影響主要展現在胎養方面。也就是說，母親在生孩子之前的體質若是陽虛怕冷型，那麼她所生的孩子，陽氣生長必然也不足。母親生孩子之前若是濕熱體質，那麼她所生的孩子，濕、熱必然偏多，表現為容易得濕疹或長口瘡。也就是說，體質也是可遺傳的。新生兒之所以容易有這樣或那樣的疾病，根本原因不是抵抗力差，而是從娘胎裡帶來的偏頗體質讓他纖弱的身體無力招架。

所以總體來說，濕熱體質無論是對本人，還是對後代，危害都比較大。

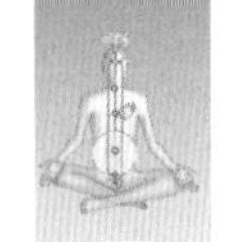

濕熱體質是怎樣形成的？

一兩個壞習慣可能會導致偏頗體質的形成，但一種體質的形成必定有很多原因。比如前面我們提到的，熬夜容易形成陰虛體質，但有的人經常熬夜，卻沒有成為陰虛體質，而是形成氣虛體質或血虛體質，甚至依然很健康，什麼偏頗體質也沒形成。

濕熱體質的形成也是這樣的，並不是說你多喝幾瓶酒或在濕熱地區住了幾個月，就形成了濕熱體質。它的形成，既有內因，也有外因。

濕，又可稱為水濕，有內濕和外濕之分。外濕，即通常我們所說的環境潮濕、氣候潮濕、空氣濕潤等外來的水濕入侵人體。前面講到嶺南人多容易形成痰濕和濕熱體質，主要就是受這種外濕的影響，但並不是所有的潮濕熱帶地區人都會形成這兩種體質。這時就要考慮內因了，即每個人身體狀況不同，容易形成這兩種偏頗體質的人，體內必定有內濕。

中醫認為，內濕是一種病理產物，它的形成一般與消化功能有關。脾主運化，一旦出現脾腎陽虛的情況，脾運化水液的功能就會受到影響，導致體內水濕滯留，人就會出現食欲不振、腹脹、腹瀉、尿少、面黃、浮腫、舌淡苔潤、脈濡緩等症狀。因此，調節濕熱體質的關鍵還是要從調理脾胃入手，平常注意養脾，不要暴飲暴食，或吃過多油膩、甜食，否則脾就不能正常運化而使「水濕內停」。

此外，脾運化功能虛弱不但會導致內濕，而且還容易招致外濕入侵。人體就好比一個國家，脾就是其中一個重要的部門，一旦能力下降，就會連帶導致國家的其他各項機能得不到正常發揮，國家就容易出亂子。內亂則容易招致外敵，敵國看見這個國家忙於內亂，便會乘虛而入，大肆入侵，這個國家因此而更亂。因此，一旦體內有濕得不到壓制，外濕就會趁亂而入，人體的保護系統（如：衛氣）就更加無力招架，招架不住，病邪就來了，人就生病了。

所以中醫常說：「外濕困阻脾胃使濕從內生」，內濕與外濕既是獨立的，又是相互關聯的。人若想避免各種濕症，既要防治內濕，也要防治外濕，一方面要避免飲食不節，一方面還要對居住環境實施保溫控濕的措施。

單獨有濕，人體可能還不會有什麼病症，但若加上了熱，人體必定會得病。

日常生活中我們都有這樣的經驗，若是冬天，一堆垃圾放在那裡，我們只會覺得它髒，不好看而已；但若是夏天，垃圾不僅有礙觀瞻，還會發出臭味，

導致濕熱內蘊的原因分析

濕熱內蘊體質的形成，先天遺傳是一部分原因，但更多的還是後天不良的生活方式所造成的。

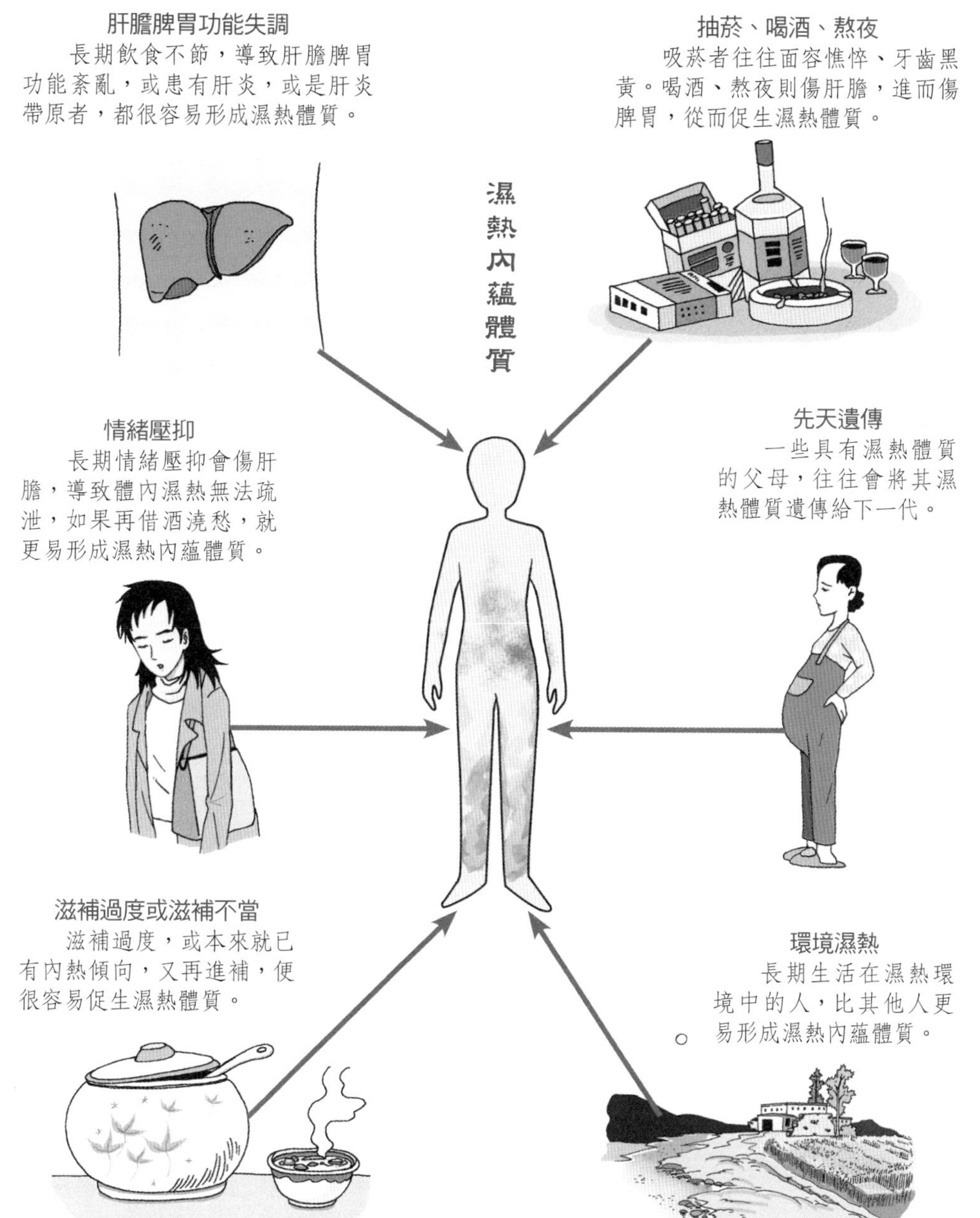

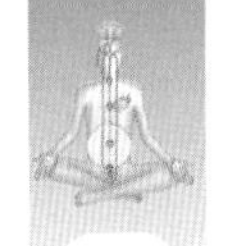

招來蒼蠅，更影響人們的生活。水濕就是冬天的垃圾，水濕加熱邪就是夏天的垃圾。

熱的作用，從大處來說，就是為各種反應提供條件。有點化學知識的人都知道，許多化學反應都需要加熱，保證一定的溫度，否則就不能生成新的物質，所以說，熱是一些化學反應的必要條件。如果具體地將水濕比喻為人體內的一灘壞水，存放在體內，人只會覺得脹滿，最多只是感覺器官被水泡著非常難受而已，但如果有了熱這個催化條件，壞水中的有害物質就可能會加速反應，這灘水就徹底成了一灘汙水，人體器官被長期泡在汙水中，怎麼可能不出問題？

實際上，濕熱體質並不是這樣單純地將水濕和熱邪加在一起，而是有濕，往往必然產生熱。

農村的麥秸堆乾燥的時候，並沒什麼特別，跟周圍其他東西的溫度差不多，但若是在雨後，你再把手伸進去，那裡面絕對是熱乎乎的，人若把頭探進去，絕對熱得喘不過氣來。

為什麼會這麼熱？

因為蒸騰作用。學過物理的人都知道，液體透過蒸發可以變成氣體，這叫作汽化，在此過程中要從周圍吸取熱量。蒸發是汽化的一種，所以水蒸發化成氣體就要從周圍吸熱。蒸發隨時隨地都可以進行，而且溫度越高，蒸發也就越快，從周圍吸收的熱量也就越多，所以夏季雨後的麥秸堆溫度尤其高。蒸騰是一種生物行為，與蒸發類似，所以濕熱體質的人，在夏天或溫度比較高的午後，就會感覺特別悶、難受，其原因就是體內的水在進行激烈蒸騰，吸收了大量的熱囤積在體內。

所以，水濕囤積在人體內必然要蒸發，蒸發必然要吸熱。雖然人體的毛孔可以散熱，但隔著水，還能散得快嗎？人體就像被堆得結結實實的麥秸堆一樣，成為一個相對密封的環境，濕就悶在這個環境裡不斷地化熱，這就是中醫上所說的：濕化熱，熱邪必然與水濕並存。實際上，熱不停地烘烤著水濕，時間久了，水濕就形成痰，這又形成了痰濕體質。前面說到嶺南人多痰濕和濕熱體質，就是這麼來的。

濕熱體質應服龍膽瀉肝丸

據報導，1990 年到 1992 年，比利時 100 多人在服用中藥龍膽瀉肝丸後，

濕熱體質者的藥物養生

部分清熱祛濕的中藥材

藥材	性味	功效	藥材	性味	功效
龍膽	苦澀，大寒	清熱燥濕，瀉肝定驚	**梔子**	苦、寒	瀉火除煩、清熱利尿、涼血解毒
茵陳	苦、微寒	清熱利濕、涼血散瘀、疏肝利膽	**溪黃草**	苦、寒	祛風濕、寒熱邪氣、熱結黃疸
雞骨草	甘苦、涼	和解表裡，疏肝升陽	**柴胡**	苦、微寒	清熱解毒、舒肝止痛
車前草	甘、寒	清熱除煩、利尿	**淡竹葉**	甘淡、寒	利尿通淋、清熱解毒、清肝明目、止瀉清肺
滑石	甘淡、寒	清熱、利濕、解毒	**木棉花**	淡澀、平	利尿通淋、清熱解暑、祛濕斂瘡

除了以上的中藥外，牛膝、黃芩、澤瀉、土茯苓、野菊花等藥材均具有較好的清熱祛濕功效。

清熱祛濕常用中成藥

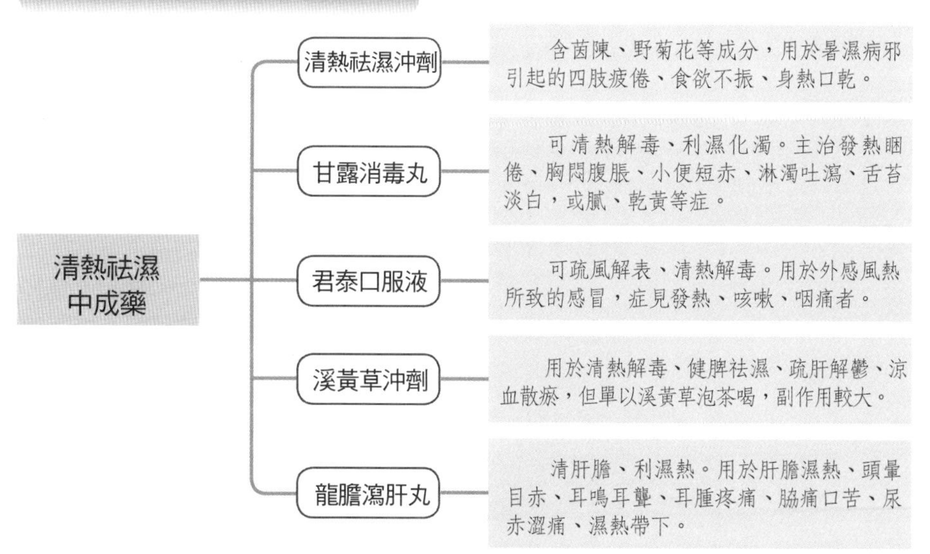

注意：以上中成藥藥性寒涼，有些藥物還帶有一定的副作用，因此不宜久服，症狀一旦停止，就應馬上停藥。

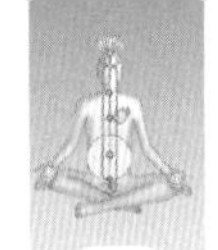

有十幾名患者被查出腎臟受到損傷，經調查這是龍膽瀉肝丸中的關木通所含的馬兜鈴酸所致。1998 年，英國又有兩人因服用了含馬兜鈴酸的中藥而引起腎衰。1998 年，北京中日友好醫院腎內科也發現，服用龍膽瀉肝丸會導致腎衰。此外，其他醫院也有類似的報告，結果龍膽瀉肝丸就成了導致腎病的元凶，各大醫院都提醒病人慎用龍膽瀉肝丸。

龍膽瀉肝丸的主要功能就是清肝膽、利濕熱，對濕熱體質所引起的頭暈目赤、耳鳴耳聾、脇痛口苦、帶下濕熱有很好的治療效果。經檢查，龍膽瀉肝丸的主要成分是龍膽、柴胡、黃芩、澤瀉、關木通、車前子、當歸、地黃、炙甘草等，其中導致腎衰的，就是關木通，目前，國家食品、藥品監督管理局已經取消了關木通的藥用標準，含關木通的藥物已被禁止生產。

實際上，這個藥方絕非藥廠獨創，而是先人留下的精華，只是現代人用錯了方子，這裡的木通應該是指白木通，而非關木通，但既然現在已經證實是木通出了問題，在沒弄清情況前，最好還是去掉這味中藥，而且這也不是很影響此方劑的療效。

我曾有一位女患者，孩子都上小學三年級了，她臉上還長痘。我一問，她果然有帶下病，午後還會覺得頭暈無力，當時我就按除去了木通的龍膽瀉肝丸方子為她開了藥，喝了幾劑後，她果然覺得身上輕鬆多了，臉上的痘也淡了很多，不再像以前那樣「灼灼生輝」。

其實這也很好理解，在中藥學上，龍膽草是瀉肝膽之火的，還有清濕熱之功效；黃芩、柴胡等藥材也有瀉火之功，有助於調理濕熱體質的熱症；車前子和澤瀉的主要作用則是清熱利濕，讓體內的濕熱從小便中排出。由於濕熱體質的熱症耗傷津液和血液，所以要用當歸、地黃來養血益陰；甘草具有調和作用，能調節上述各種藥材的毒性。所以說，這個藥方還是比較科學的，既能養肝，又能清利濕熱、滋養陰血。

據說，已經有醫師研究出中醫典籍上所說的木通，其實是指川木通或三葉木通，已經有專家申報國家藥品監管局，建議用川木通代替關木通，已經獲得了批准。

我也覺得應該如此，木通是一種很常見的中藥，其主要作用就是清熱利濕，主治小便赤澀、淋濁、水腫、胸中煩熱、喉痺咽痛、遍身拘痛、婦女經閉、乳汁不通等等症狀，對濕熱體質者來說是再好不過的中藥。

可惜的是，由於龍膽瀉肝丸用錯了一味中藥，導致與龍膽瀉肝丸相關的藥方都受到影響。好在現在已經查明了問題真相，換掉或撤掉了這個對人體腎臟有害的關木通，龍膽瀉肝丸仍然是調節濕熱體質的好藥方。

注：經反覆研究和實驗，有些中醫師已經用清熱瀉火力量較為緩和的川木通代替關木通。由於川木通藥性緩和，長於通利血脈，這對濕熱體質者來說更是一件好事，濕熱體質者或有此相關病徵者可以放心使用此方或中成藥調理體質。

芳香可調理濕熱

體內濕氣過重，最簡單的方法就是讓濕氣順著毛孔散發出來，但如果毛孔都被水濕給堵住了，沒了氣孔，濕氣就發散不出來了，就只好憋在人體內繼續做壞事。因此，要調理濕熱，首先需打通氣孔，增強氣的推動作用，而要做到這一點，就要用到芳香食物。

我們都有這樣的經驗，將一朵香味濃郁的花放在鼻孔刺激一下，人就容易打噴嚏。對花粉過敏的人在踏青回來後，也容易打噴嚏、流鼻涕。小孩子體質較弱，家中若放一瓶芳香劑，他也會不停地打噴嚏。

除了過敏和感冒的人，我們平常人突然打一個噴嚏後，就會覺得很舒服，好像哪裡感覺輕鬆了一些。實際上，這就相當於大大喘了一口氣，憋悶的人不再覺得憋悶，正常的人也會覺得身體更通暢，因為噴嚏就是被猛烈的氣流給沖出來的，我們透過噴嚏排出了一口濁氣。

為什麼花香可以讓我們打噴嚏、可以讓我們更舒服一些呢？中醫認為，芳香行氣，芳香具有補氣開竅的作用，所以經常鬱悶氣不順的人，有的醫生就建議他多到外邊走走，看看花草，聞聞芳香，其中有一個原因就在於芳香氣味的刺激可以讓他體內的濁氣排解出來，沒了這些濁氣，人自然就心情舒暢了。

由於濕必然產生熱，所以要調理濕熱體質，只要能除去「濕」，熱自然也就消了。濕熱體質的人若想要排解濕氣，首先就要打通氣孔，多吃一些具有芳香氣味的食物。

在痰濕體質中我提到平胃散，它還有這樣一種方歌：

除濕散滿驅瘴嵐，調胃諸方從此擴。
或合二陳或五苓，硝黃麥曲均堪著。
若合小柴名柴平，煎加薑棗能除瘧。
又不換金正氣散，即是此方加夏藿。

這裡提到的夏藿就是藿香，它是一種很有名的芳香物，有行氣之效，類似

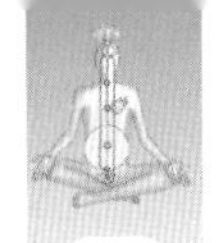

的還有香菜、荊芥，河南人夏季喜歡吃荊芥，其中一個原因就是出於避暑的需要——前文說過，濕熱和痰濕體質最怕過夏天。

無獨有偶，長沙馬王堆一號漢墓曾出土一批中藥，能辨認出來的有辛夷、佩蘭、茅香、花椒、桂皮、杜衡等十幾種藥材，多數是芳香類藥物。這些芳香類藥物有化濕、醒脾、和胃等作用，古人用這些藥材製成藥枕，就是為了清暑利濕，辟穢安神。

中醫認為，芳香能助脾健運，燥可以去濕，所以芳香具有化濕、辟穢除濁的作用，芳香類的藥物、食物就適用於濕濁內阻導致的胸悶脇滿、少食體倦、喉不渴、舌苔白膩等症，實際上這正是濕熱或痰濕體質的症狀。

常用的芳香藥物有：佩蘭、蒼朮、白豆蔻、藿香、草豆蔻等，濕熱體質嚴重者，醫生自然會開藥方，其中必然有這類藥物。濕熱不嚴重者，則可買一點上述香料，製成枕頭，在夏季的晚上枕著睡覺，既有利於化濕，又有助於提高睡眠品質。

在日常的飲食中，有芳香作用的食物有：香菜、生薑、大茴香、桂皮等，將艾葉、佩蘭泡茶沖飲也很好，其他食物，如：茯苓、白朮、小米、大米、冬瓜、排骨、赤小豆等，分別煮粥或熬湯喝，也有助於健脾祛濕，對濕熱體質也有很好的調理作用，夏季不妨多喝些此類食物做成的粥和湯。

常喝土茯苓草龜湯

相傳，三國時期，蒼梧郡（今廣西梧州）的土著造反，諸葛亮就帶領巴蜀將士南下平叛。由於廣西一帶多瘴氣，且濕氣很重，很多將士水土不服，出現渾身乏力、心煩懈怠等濕熱症狀，加之人心渙散，嚴重影響了蜀軍的戰鬥力。當地人告訴諸葛亮，這不是什麼中毒症狀，而是嶺南地區濕熱的氣候特點造成的，並獻上一良方。諸葛亮大喜，忙吩咐軍中將士按照此良方熬藥，將士服用之後，果然精神大振，一舉平叛。

這個良方就這樣流傳下來，演變到今天，就是我們非常熟悉的龜苓膏。它就是專門用來祛濕熱解內毒的，所以直到現在，有些嶺南人還保留著濕熱季節吃龜苓膏的習慣。

我在這裡介紹的土茯苓草龜湯，與龜苓膏的作用其實是一樣的，專門調理和改善濕熱體質。

土茯苓主要生長在嶺南地區，現在已經成為一種重要的中藥，有清熱、祛

枕頭的選擇

枕頭是人們不可或缺的睡眠工具，其適宜與否，直接關係到人的睡眠品質。

選擇方法

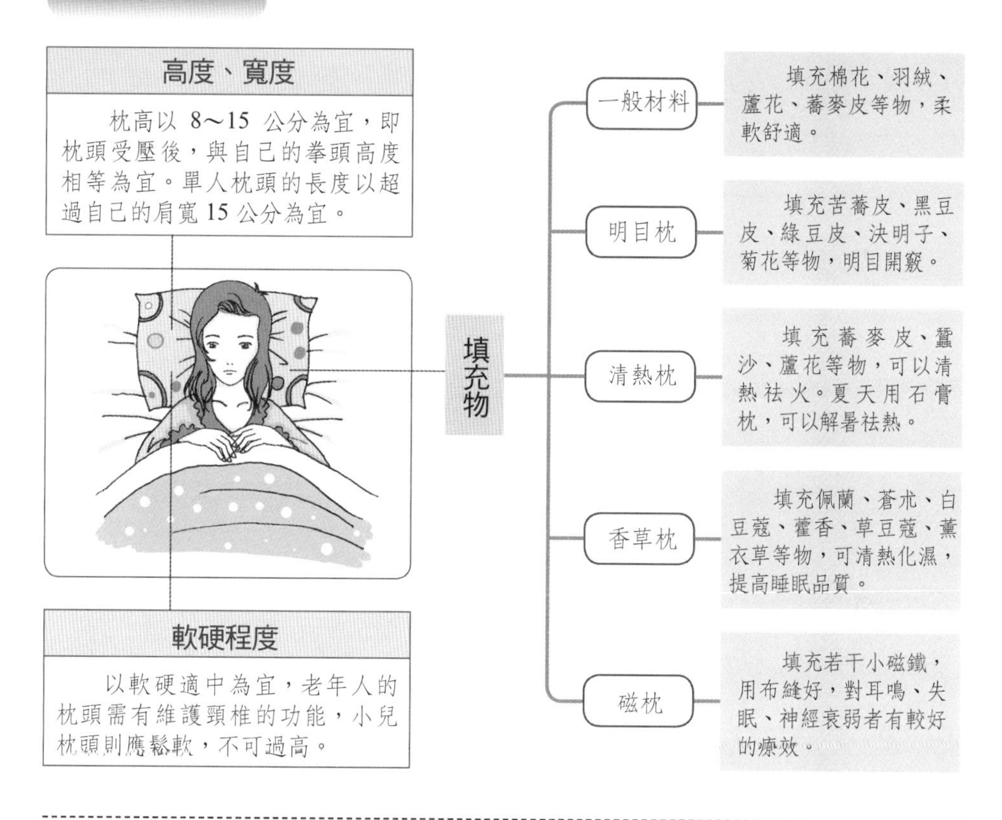

濕、解毒之功效，它的優點在於不僅為了祛濕而祛濕，而是直接治療引起濕熱的病根，即具有健脾和胃的作用。

現在我們已經知道，脾胃主運化，即將吃進人體的食物都吸收了並運送到身體的各個部位。脾胃好，消化系統就好，身體器官吸收營養也快；反之，脾胃不好，消化慢不說，有些原本可以消化的東西它也消化不了，這些東西在體內就會慢慢變成濕，變成痰，人就得病了。土茯苓的作用就在於補益脾胃，恢復脾胃正常的運化功能，從根本上杜絕了濕和痰的形成，人也就不會有濕熱或痰濕的症狀了。

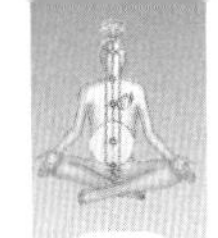

土茯苓草龜湯

配方：草龜1隻，鮮土茯苓100克，茯苓50克，瘦肉100克，薑、蔥適量。

作法：瘦肉洗淨切塊，草龜清洗乾淨。鍋裡添適量水，燒熱，放入瘦肉和草龜氽一下，除去血汙，再撈出瀝乾。土茯苓切片，蔥、薑洗淨切碎。將草龜、瘦肉、土茯苓、生薑、蔥都放入砂鍋中，加入適量清水，燒開，放入料酒和其他調料，轉小火燉2個小時，熄火後再燜幾分鐘就可以了。

用法：吃肉喝湯。

濕熱體質常喝土茯苓草龜湯就可以調理體質。我曾有一個病人，總是長痘。他唉聲歎氣地說：「我這說是病也是病，說不是病也不是病。」既然他這麼認為，我就不按牌理出牌，沒給他開藥，就告訴他說：「你回去讓你太太給你熬土茯苓草龜湯喝，天天喝，以後就不長痘了。」結果他喝了一個多星期後，長痘情況就好了很多，堅持喝了一個月後，臉上就再也沒有痘子了。我告訴他說：「你這是體質原因造成的，要徹底扭轉過來，不要一好就不管了。」於是他又繼續喝了兩個月，雖然最後一看見這個湯就覺得煩，但此後卻再也沒有長過痘子。

土茯苓這個方子雖然最早是從嶺南一帶傳下來的，主要針對當地的濕熱氣候，但不管是南方人還是北方人，都有好吃火鍋、好喝酒的，且北方人喝酒更是豪爽，很容易就會形成濕熱體質。所以人若吃多了不利於消化或容易長濕的食物，不妨也經常熬一鍋土茯苓草龜湯調理一下。

有的人懶得熬湯，嫌麻煩，直接吃龜苓膏，但龜苓膏不宜多吃，土茯苓草龜湯卻沒有那麼多禁忌。

說到這裡我再稍稍補充一下，龜苓膏屬於清涼解毒的寒性食品，體質虛弱、大便較稀或正處於經期間的人不宜吃，孕婦也不能吃，否則可能會流產。土茯苓草龜湯是一種湯，比較滋養，除了孕婦不能多吃之外，其他人吃了也無礙。

生活方面應注意的事項

濕熱體質的形成既有外因，也有內因，所以要注意這些生活細節：

適宜濕熱內蘊者的藥膳

濕熱體質者不宜大補，在烹製藥膳時應選用一些清熱性涼的食物和藥材，以達到清熱解毒、除濕通絡的作用。

濕熱體質者的藥膳處方

類別	名稱
藥酒類	濕熱體質者應戒菸忌酒。
藥膳類	涼粉草燉豬肉、葛根芩連湯、茯苓白朮粥、養顏鮮魚粥、五子下水湯、車前草豬肚湯、熟地排骨燉冬瓜、黃耆山藥鯽魚湯、魚腥草烏骨雞湯、山藥土茯苓燉瘦肉等。

藥膳推薦——山藥土茯苓燉瘦肉

山藥土茯苓燉瘦肉

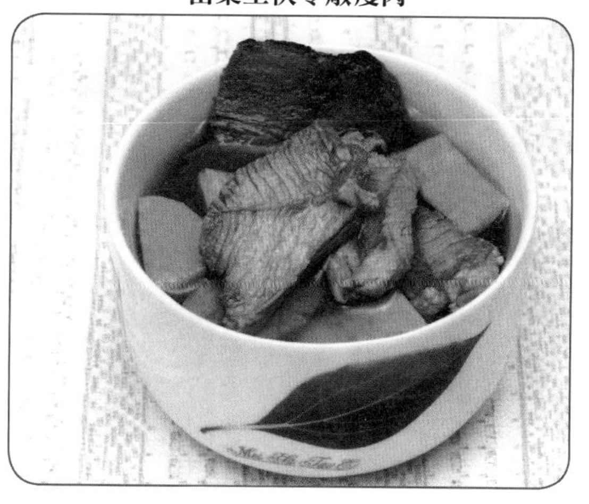

材料

瘦豬肉 450 克、鹽 5 克。

藥材

山藥 30 克、土茯苓 20 克。

作法

1. 將山藥、土茯苓洗淨，瀝乾水分，山藥切片備用。
2. 先將瘦豬肉入水汆燙，除去血水，再撈出切成小塊備用。
3. 將適量清水加入砂鍋後，加入全部材料，先用大火煮沸，再改小火燉 3 小時，直到藥材的藥性全部浸入湯汁中，然後加鹽調味起鍋即可。

評析

這道藥膳具有清熱解毒、除濕通絡等功效，適用於調理濕熱瘡毒、筋骨痙攣疼痛等症狀。土茯苓可除濕解毒、通利關節；山藥則補而不滯、不熱不燥。山藥、土茯苓和肉塊放入砂鍋中燉時一定要用冷水加熱，這樣原材料的營養才能盡可能地釋放到湯汁之中。

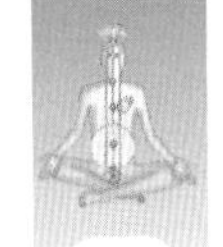

1.防濕

由於氣候和環境的原因，所以夏季多濕。

夏季的特徵就是熱，往往高溫酷熱後，再來兩天陰雨綿綿，人體就很容易受到濕邪的侵襲，出現渾身無力、舌苔濁膩、脾胃不合、食欲下降、心煩焦躁、頭睏身重、口渴噁心等熱傷風症狀。這時病人不但要馬上找醫生治療，還要保證治療徹底。

我們有的人可能有這樣的習慣，感冒了也不管，以為吃幾顆藥丸，呼呼睡一覺就沒事了。可能事實上確實如此，尤其是冬天，感冒了，吃兩碗薑茶、泡個熱水澡，再蒙頭大睡一下，出出汗好了。

但濕熱型熱傷風卻完全不是這樣，它不像冬天的感冒，只是寒邪入侵，用熱一逼就好了，濕熱型熱傷風是因為濕邪和熱邪侵入人體，一般的方法逼不出來，只有透過藥物調理，而且還要保證調理徹底，否則濕邪仍在。因此很多人夏季感冒後，表面上看來是痊癒了，不流鼻涕了，但過了許久，仍然覺得胸悶、喉嚨裡有痰，這是體內濕熱淤積而成。這就是為什麼有的人感冒後，不管它身體也能好，而有的人找醫生治療，卻還是覺得不舒服，其根本原因就是二者的致病原因不同。

所以夏季防濕，就要從防熱傷風開始。

由於環境的原因而引起的體濕，如：霧露、山嵐、瘴氣等，這是毫無辦法的事情，平常應注意多吃利濕化痰的食物，不要飲酒。

2.防怒

怒傷氣，肝喜調達而惡抑鬱，所以氣傷肝，易形成肝火挾濕痰。濕熱體質之所以性情急躁、容易發怒，就是因為肝受損。如果不節制自己的壞脾氣，就會更傷肝氣，濕熱也就更嚴重，如此就形成了惡性循環。

前面說了一個膽囊炎的例子，講的就是肝氣和濕熱的關係，這裡就不再贅述。

所以濕熱體質平常要注意不要動怒，凡事看開一些。可以多做一些紓緩的運動、多多練習深呼吸，或聽一些紓緩的音樂等等，都能產生平心靜氣、疏肝解鬱的作用。

我這裡還有幾個有助於養肝疏氣的方子：

紅棗粥：將 10 枚大棗、一大把白米、一小把黑芝麻及兩顆砸碎的脫殼核桃同煮粥，每日 3 次，長期食用。

濕熱內蘊者的起居養生

濕熱體質者應特別注意對生活習慣的調整，應當避免濕熱、紓展關節。精神上保持良好的心情、避免傷心或動怒。

起居養生四要點

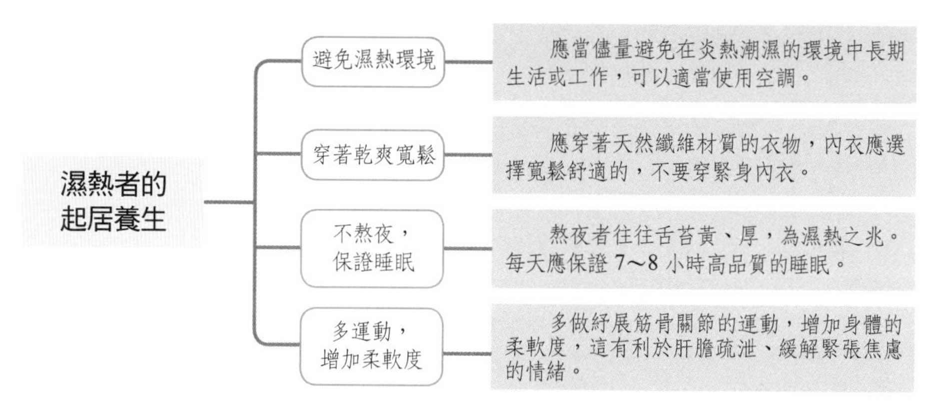

濕熱體質者的精神養生

靜心養神 心情舒暢

濕熱體質者往往性急易怒，情緒壓抑不穩定，因此應多注意靜心養神，保持心情舒暢，這樣也有利於肝膽疏泄，促進身體的恢復。

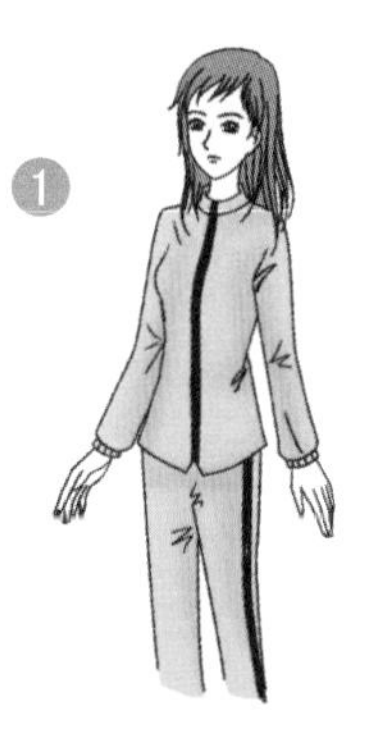

❶ 做深呼吸

練習深呼吸，使用腹部呼吸。

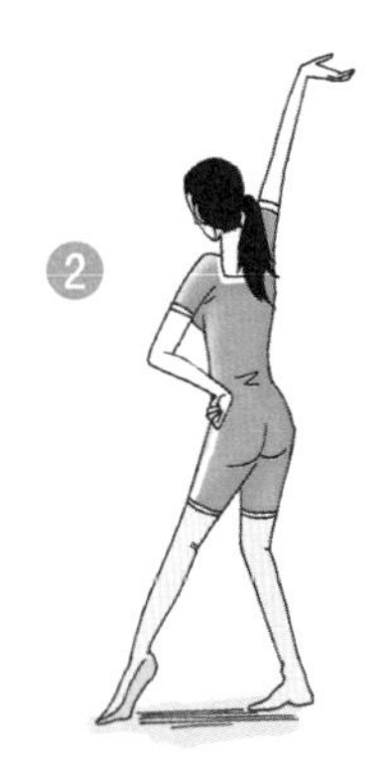

❷ 紓緩運動

跳慢舞、打太極拳、練習瑜伽、氣功等。

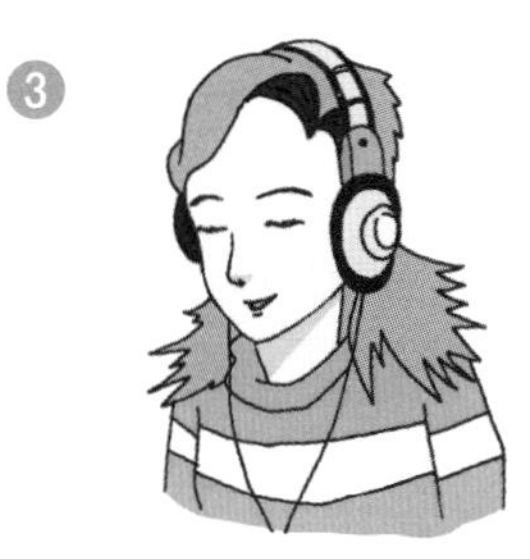

❸ 聽輕音樂

聽流暢紓緩的音樂，保持心態平和。

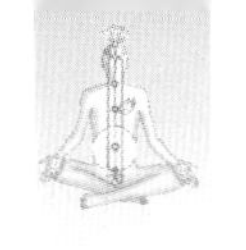

煎飲奇異果：取奇異果 100 克、紅棗 12 枚，水煎當茶飲。

冰糖芝麻飲：取適量優質冰糖壓碎，拌入等量炒熟壓碎的黑芝麻，再滴入幾滴蜂蜜，攪拌均勻後直接食用，也可與主食一起食用。日服 2～3 次，每次 25～40 克，持續三個月。

3.夏季多喝綠豆湯

濕熱體質者性情急躁，隨便一點小事就會讓他心煩意亂。夏天雨水多、溫度高，植物和人體的蒸騰作用都很強，濕熱體質者體內的水濕和熱邪就更嚴重，人就會更難受，所以我們發現，有些肥胖的人一到夏天就特別難受，這就是因為他的濕熱體質所引起的。

綠豆湯是濕熱體質夏天的靈丹妙藥。

中醫認為，綠豆具有清熱解毒和消暑利水的作用，主治暑熱煩渴、濕熱泄瀉、水腫腹脹、瘡瘍腫毒和痘疹。西醫還說綠豆具有降脂的作用，實際上講的也是利水。濕熱體質多的就是水、水濕，所以要多喝綠豆湯。

此外，有清熱化濕作用的食物還有薏苡仁、蓮子、茯苓、赤小豆、蠶豆、綠豆、鴨肉、鯽魚、冬瓜、絲瓜、葫瓜、苦瓜、黃瓜、西瓜、白菜、芹菜、包心菜、蓮藕、空心菜等。

4.少吃麻辣燙、羊肉串、少沾菸酒

很多人可能有這樣的經驗，本來好好的，但晚上多吃了幾串羊肉、火鍋或麻辣燙，第二天一早，臉上就莫名其妙地長了幾顆痘子，只好指著自己的痘痘，自我調侃道：「又上火了！」

其實，上火只是表面現象，實際上這是體內有濕、熱的表現。辛辣食物有助於生熱助濕，所以有的人吃完火鍋後，總是覺得喉嚨裡堵得慌、不清爽，就是因為吃進去的辣生成了濕，濕經熱炙烤，成了痰。

菸酒在人體內也是這樣產生作用的。菸是辛熱穢濁之物，經過人體也會生熱助濕，所以初學吸菸者會出現嘔噁、咳嗽、吐痰等症狀。酒則本身就是濕熱之物，飲酒過度必然導致體內生濕，最終釀成濕熱，所以男人一般更容易形成濕熱體質，其原因就在於男人往往與菸酒畫上等號。因此，要避免及調理濕熱體質，就必須少沾菸酒。

此外，不利於化濕的食物還有辣椒、生薑、大蔥、大蒜、鹿肉、牛肉、羊肉等溫熱食品，濕熱體質者應少食。

濕熱體質者的四季養生

濕熱體質者對季節變化會比較敏感，相對而言，最怕夏季濕熱和秋季乾燥，因此濕熱體質者對四季轉換必須認真應對。

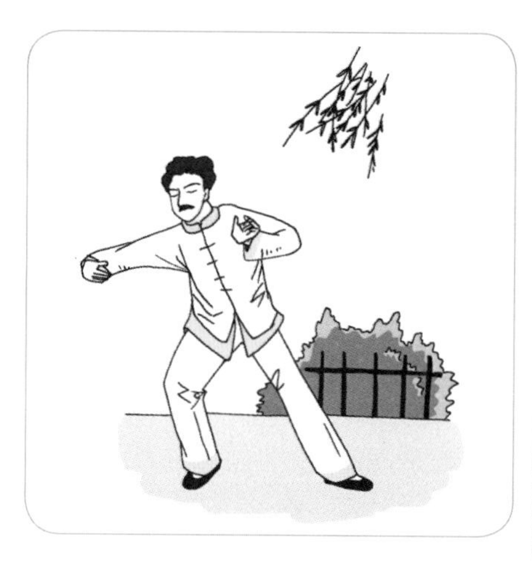

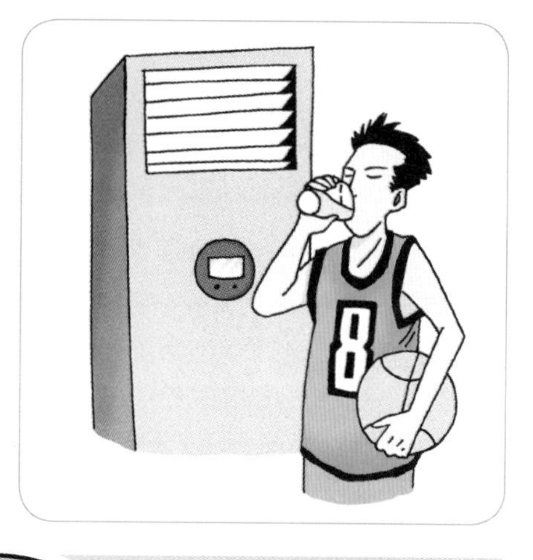

春季應多做筋骨肌肉關節的拉伸紓展運動，以增加身體的柔軟度，這樣可以疏肝利膽，緩解緊張焦慮情緒。

濕熱體質者在夏季會比較難受，體內濕熱排泄不暢，此時應多喝水，也可喝祛暑清熱利濕的涼茶、綠豆湯等物，也可吹冷氣。

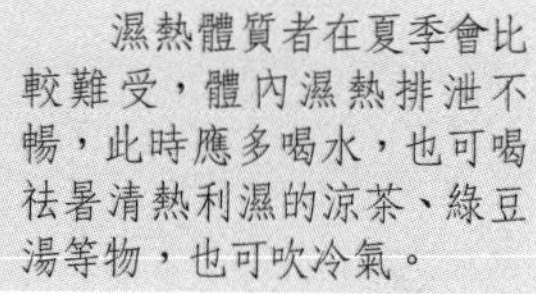

人們一般喜歡在冬季進補，但對濕熱體質者則不適宜。濕熱體質者應少吃油膩、熱量高的食物。

秋季比較乾燥，對濕熱體質者也較為不利，此時應多吃水分多、甘甜的水果，多喝白粥，每天早晨喝一杯淡鹽水或蜂蜜水。

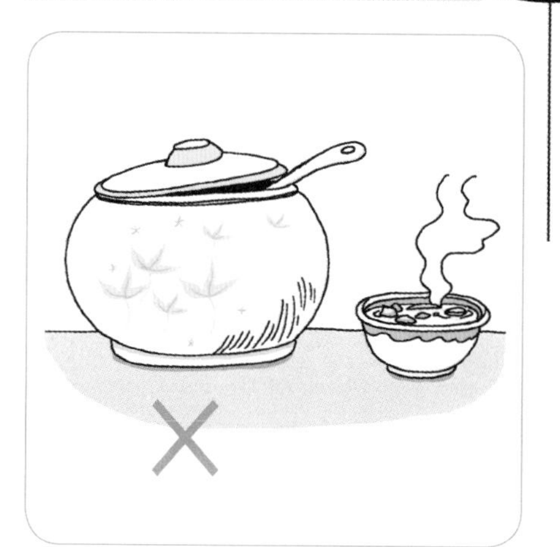

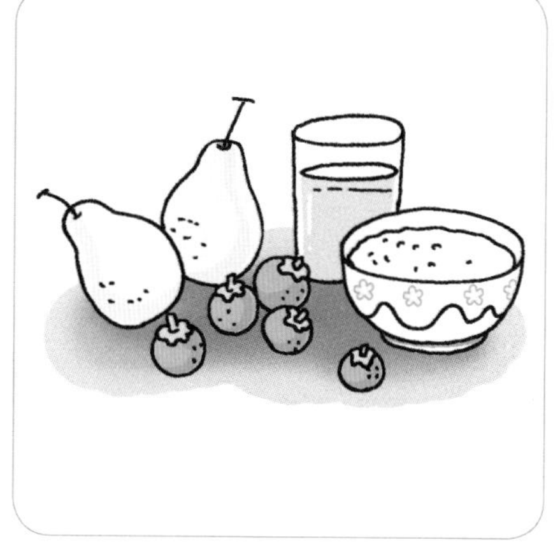

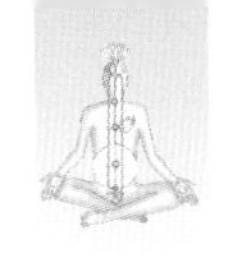

5.常捏曲池穴

怎樣透過穴位調理濕熱體質，《中華醫藥》專欄介紹了一種方法：常按摩曲池穴。

尋找曲池穴的方法：先把肘部彎曲，找到肘部最突出的那個骨頭，然後再找到彎曲最頂點的那個點，突出的那根骨頭和這個點之間的中點就是曲池穴。

按摩的時候，可以用拇指或是中指指端來按揉，按起來有一種痠痛感就對了。平常沒事的時候，就可以這樣按摩兩三分鐘，有助於防治濕熱體質。

曲池穴是大腸經的要穴，常按可清熱和營、降逆活絡。對於治療皮膚病、腸胃炎、高血壓、流行感冒、上肢麻痛等也有很好的療效。

6.多運動、運動量大且強度強

一般人運動，提倡適量，微微出汗即可，能產生加速血液循環的作用就行。

濕熱體質者則應該多運動、且運動量及強度要大，適合中長跑、游泳、爬山、各種球類、武術等強度大、運動量大的運動。不僅僅是出於減肥的需要，而是要減掉身體多餘的熱量、熱症，消耗掉多餘的水分、水濕，最終達到清熱祛濕的目的。

在平時，濕熱體質者可以堅持跑步，最好一年四季持續做中長跑運動。秋高氣爽的時候，則最好去爬山，爬到山頂上大叫幾聲，不但有利於清熱祛濕，還有助於調理脾胃，產生清熱化濕的作用。有時早上在公園，我們會經常看到一些老先生，一邊捶自己的胸，一邊口中大聲大喊著什麼，或是「哼」、「哈」地大叫，這其實就是為了調理脾胃，進而調理身體。

濕熱型肥胖與痰濕型肥胖

有一天，我同時見了兩位胖子病人。

甲胖子急不可捺地說：「我總是覺得口乾、口苦，總是覺得很累，胸悶，您看看我這是怎麼了？」

我觀察這個胖子，發現他臉上十分油膩，連鼻尖上都是油光發亮的，鼻子周圍有粉刺一樣的東西，雙眼紅紅的。他跟我說話的時候，我聞到一股淡淡的氣味。

濕熱內蘊者的飲食宜忌

濕熱體質飲食養生原則

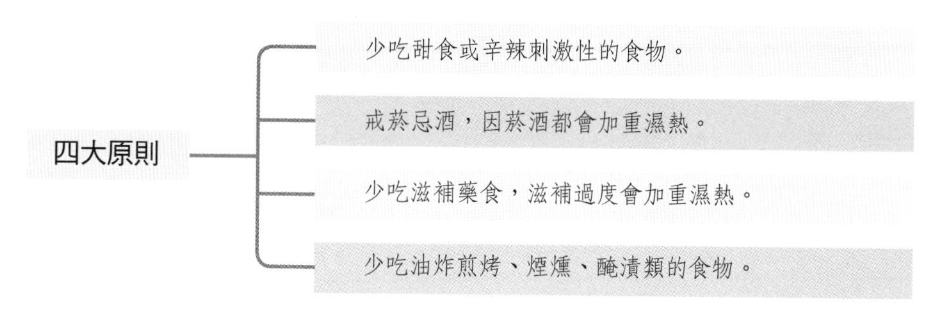

各種食物的宜忌

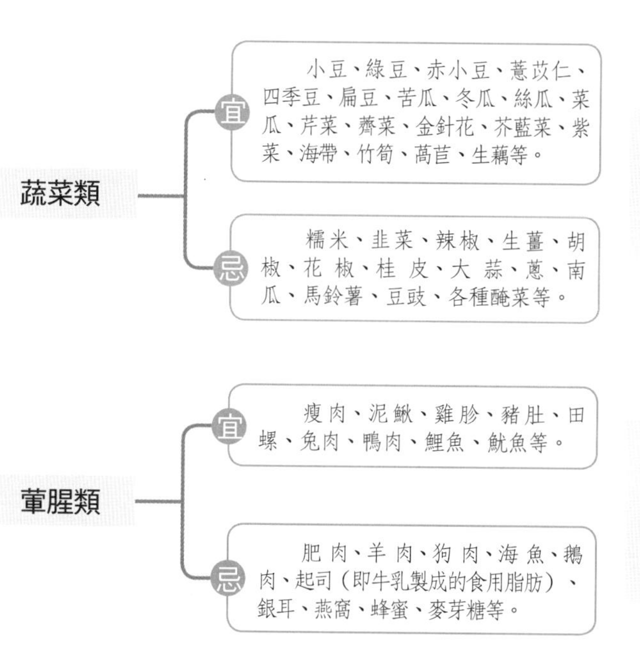

辛辣類的調料都不適合濕熱體質者。馬鈴薯易致脹氣，濕熱體質者不宜吃太多。

濕熱體質者可以多喝綠茶、花茶，特別是進食油膩的食物後，應喝點綠茶解膩。

水果乾果類
宜
梨、西瓜、菜瓜、柿子等。
忌
荔枝、桂圓、大棗、瓜子等。

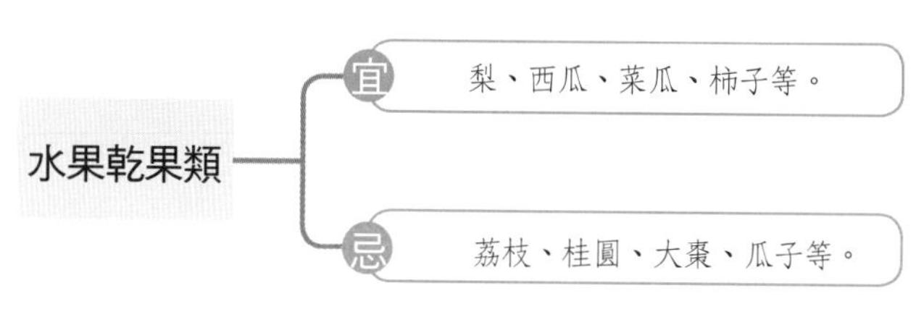

一般性熱的水果乾果濕熱體質者都不宜吃太多，否則會阻礙濕熱的排泄。

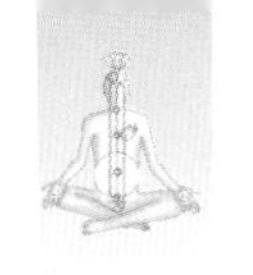

我就問他：「大小便正常嗎？」

他就說小便有些黃。

我又問了他幾個問題，然後給他開了龍膽瀉肝丸（新品）和三仁湯。

乙胖子慢條斯理地告訴我：「我也沒有那麼不舒服，就是老覺得睏，渾身沉重，什麼都不想做，不知是不是病了。」

我又觀察乙胖子，發現他也是渾身油膩膩的，汗味特別重，眼泡微微浮腫。

我還沒來得及仔細詢問，他就說不好意思，然後到外面吐痰去了。

我又問他還有哪裡不舒服，他想了想說：「我的小便跟前面那人差不多，不過我覺得無關緊要。」

於是，我很快就判斷出他的病症，讓他拿了幾盒平胃散回去吃。

我想，如果這兩個人恰好認識的話，因為他們的症狀差不多，回去對照之後看見我給他們開了不同的藥，說不定會感到很奇怪呢！

實際上一點都不奇怪，甲胖子是性格急躁的濕熱體質，乙胖子是性格溫和的痰濕體質，對症下藥，所以兩個人的藥也不一樣。

濕熱體質者有肥胖的人、有瘦的人，痰濕體質多是肥胖的人，由於這兩種體質有很多相似的地方，所以病態的肥胖者並不清楚自己究竟是濕熱體質還是痰濕體質。我這就大概講一下二者的不同。

因為濕熱體質而胖的人，臉部和鼻尖通常油光發亮，由於油脂過多，就很容易長粉刺和青春痘。由於濕熱包圍肝膽，膽氣受熱做上升運動，口就苦了。由於濕熱的包圍，脾胃的升降運動也會受到影響，結果氣結上下不通，上就表現為胸悶、口臭，下表現為大便不順暢。濕熱下注，所以尿量少、尿色黃。甲胖子身上的不適，就是這麼來的。

再說濕熱體質的性格。所謂濕熱，既有濕，又有熱，它比痰濕體質者多了熱症。熱通常表現為愛上火，火氣大，人比較急躁，所以甲、乙兩個胖子雖然同時來到我的診所，但甲一點也等不及，急不可捺地就說出了自己的不適，這正說明身體的不適已經讓他非常煩躁了。

由於濕熱體質多了熱症，所以濕熱體質者很怕過夏天。

再來說說痰濕體質者。痰濕體質之所以多是胖子，是因為他們體內有痰這種不正常的津液，與其說這是胖，還不如說這是水腫，是虛胖。濕熱體質雖然也可能水腫，但由於熱的烘烤作用，所以水氣多少被蒸騰了一些，所以水腫不及痰濕體質的胖子明顯。

痰濕體質沒有熱，所以體內蒸騰作用不強，濕氣只好透過氣孔排出來，所

濕熱內蘊者的經絡養生

除了曲池穴之外，肝腧、胃腧、陰陵泉、三陰交、陽陵泉、太沖等穴位對濕熱體質的養生也具有重要意義。對這些穴位可以使用指壓按摩或針刺，但不宜用艾灸。

曲池穴、陽陵泉和太沖穴的位置

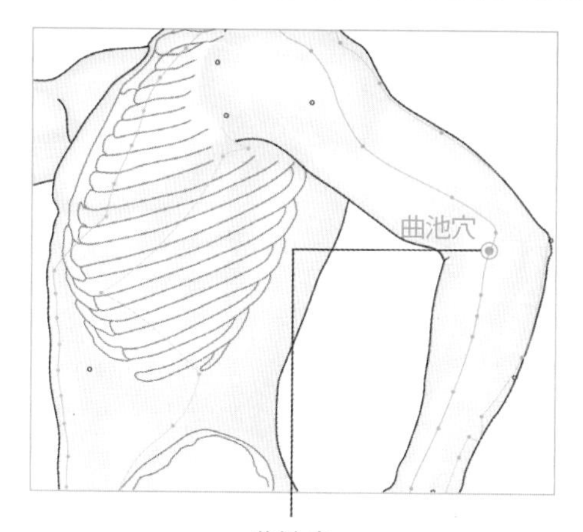

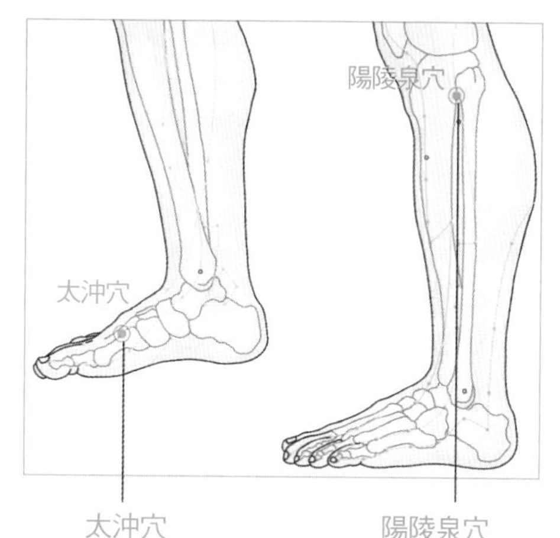

曲池穴

屬手陽明大腸經。屈肘成直角，在肘橫紋外側端與肱骨外上髁連線的中點處。常按可清熱和營、降逆活絡。

太沖穴

屬足厥陰肝經。位於人體腳背部第一、二蹠骨結合部之前的凹陷處。常按可平肝、理血、通絡。

陽陵泉穴

屬足少陽膽經。位於人體膝蓋的斜下方，小腿外側之腓骨小頭稍前的凹陷中。常按可降濁除濕。

肝腧、胃腧、陰陵泉和三陰交穴

穴位	所屬經絡	位置	主治功效
肝腧	足太陽膀胱經	背部第九胸椎棘突下，旁開 1.5 寸處	疏肝利膽、理氣明目
胃腧	足太陽膀胱經	背部第十二胸椎棘突下，旁開 1.5 寸處	和胃健脾、理中降逆
陰陵泉	足太陰脾經	小腿內側，脛骨內側髁後下方凹陷處	清脾理熱、宣洩水液、化濕通陽
三陰交	足太陰脾經	小腿內側，足內踝尖上 3 寸處	通絡止血，調經止痛

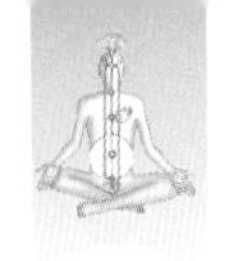

以痰濕體質的人很容易出黏汗，無論什麼時候你湊到他跟前，總能聞到一股很重的汗味，這與濕熱體質者身上口臭或腋臭的氣味是完全不一樣的。

因為體內有濕，所以透過氣孔排出來的濕氣十分有限，且痰這種東西比濕要稠一些，更難排出來，所以大部分的痰和濕都滯留在體內，人就會覺得肢體

濕熱體質和痰濕體質的區別

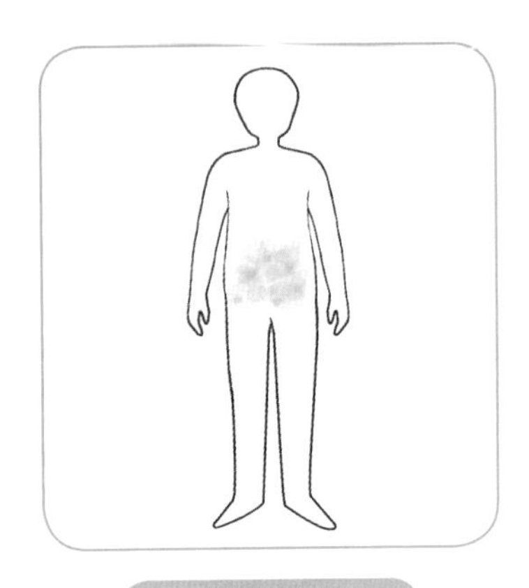

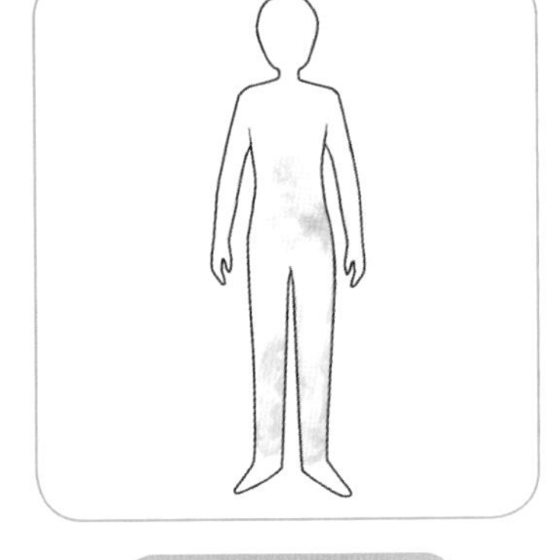

痰濕體質		濕熱體質
一般都是身體肥胖	體型	有胖也有瘦
水腫較為明顯	水腫情況	不如痰濕者明顯
喜出汗，汗液黏稠，有汗臭	體味	口臭，常見腋臭
眼皮發腫	面部	面部、鼻尖有油光
性格較為溫和	性格	性格急躁
比較討厭梅雨季節	不喜季節	害怕炎熱潮濕的夏季
喜食肥甘厚膩的食物	飲食特徵	喜歡飲酒所導致

沉重。痰濕無處可排解，就到處流動找可出去的地方，所以痰濕體質者的眼泡都是腫的，因為痰「看到」眼睛這裡有個出口，以為可以「出去」，就都跑來了，結果出不去，只好淤積在那裡，眼就腫了。

痰濕體質者的性格多溫和、寬容，所以有心寬體胖的說法。

因為少了熱的烘烤，體內的濕氣無法蒸發，就直接鬱結轉化為痰，因此痰濕體質者更多的是表現為濕症，他更怕過梅雨季節，更不喜歡居住在潮濕的環境中。

就生活習慣上來說，濕熱體質愛喝酒，由喝酒導致體內濕熱，痰濕體質則愛吃甜食和油膩的東西，由於飲食肥甘厚膩，脾胃不能完全運化而導致痰濕。

所以總體來說，濕熱體質和痰濕體質雖然都容易導致人發胖，但兩者的胖完全不同，調理起來也不一樣，不能一概而論。

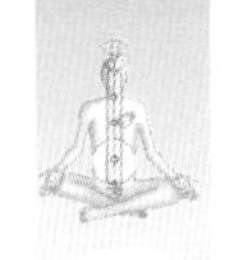

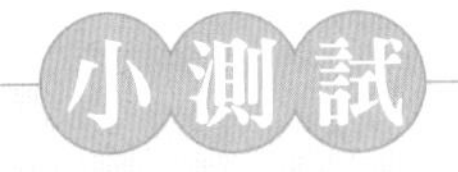

你是濕熱體質嗎？

濕熱體質有些地方與痰濕體質很像，但二者畢竟是兩種不同的體質。要分辨自己到底是哪一種體質，就需要從多方面了解二者的不同。

以下的選擇題是專門為濕熱體質所製作的，不妨做一做，看看自己有多少項符合。

1.已經過了青春期，你的臉上仍然會長痘痘嗎？
○是　○否

2.你的化妝品中，是不是有很多去痘霜？
○是　○否

3.半夜醒來，你會覺得嘴乾、嘴苦嗎？
○是　○否

4.梅雨季節來臨，你會覺得很恐怖嗎？
○是　○否

5.沒事的時候，你是不是喜歡對著鏡子摳摳這裡，摳摳那裡？
○是　○否

6.瞪大眼睛照鏡子，即使沒有熬夜，你的雙眼仍然布滿了血絲嗎？
○是　○否

7.你聽到什麼不好的消息時，是不是馬上就激動起來？
○是　○否

8.檢查你的內褲，上面有很多白帶嗎？
○是　○否

9.別人說了你什麼，你是不是馬上就發火了？
○是　○否

10.你的陰囊是不是經常濕漉漉的很難受？
○是　○否

11.有時候，你是否會莫名其妙地感到噁心？
○是　○否

12.天氣熱時，你會不會覺得胸悶甚至疼痛？
○是　○否

13.小便完畢後檢查一下，你的尿是不是又少又黃？
○是　○否

14.你的食欲是不是不太好？
○是　○否

15.秋天吃火鍋是不是很容易就長痘痘了？
○是　○否

16.朝自己手心吹一口氣，聞一聞，你有口臭嗎？
○是 ○否

17.夏天容易出汗，你聞聞你的腋窩，它不是汗味，而是一股狐臭的氣味嗎？
○是 ○否

18.你是不是經常長口瘡？
○是 ○否

19.你是南方人嗎？
○是 ○否

20.你總是覺得自己油光滿面、冬天不擦乳液也不擔心會皮膚乾燥嗎？
○是 ○否

21.你的酒量是不是很大？
○是 ○否

22.對著鏡子，伸出你的舌頭，上面的舌苔很黃、很厚膩且舌質很紅嗎？
○是 ○否

23.外面小雨淅淅瀝瀝，這種天氣是不是讓你特別想睡覺？
○是 ○否

24.你的頭髮是不是特別容易油膩？
○是 ○否

25.你的白帶顏色是不是發黃？
○是 ○否

26.你會不會經常乾咳？儘管什麼也沒咳出來，但你就是覺得這樣舒服？
○是 ○否

27.偶爾，你會咳出黃色、黏稠的痰嗎？
○是 ○否

28.有時候儘管口乾，但你仍然不想喝水嗎？
○是 ○否

29.大便完畢檢查一下，它是燥結或黏滯的嗎？
○是 ○否

結果分析

在上述29個常見的濕熱症狀中，如果你：

1-5個「是」	說明你的身體已經有點濕熱的傾向了，但還不嚴重，完全可以藉由良好的作息習慣來改善。
6-10個「是」	說明你已經有了明顯的濕熱跡象，該重視這個問題了，除了要養成良好的作息習慣外，還要注意在飲食上進行調整。
11個以上「是」	說明你的濕熱已經相當嚴重了，應儘快就醫，在醫生的指導下進行藥補，因為身體可能已經有了其他問題。

第七章

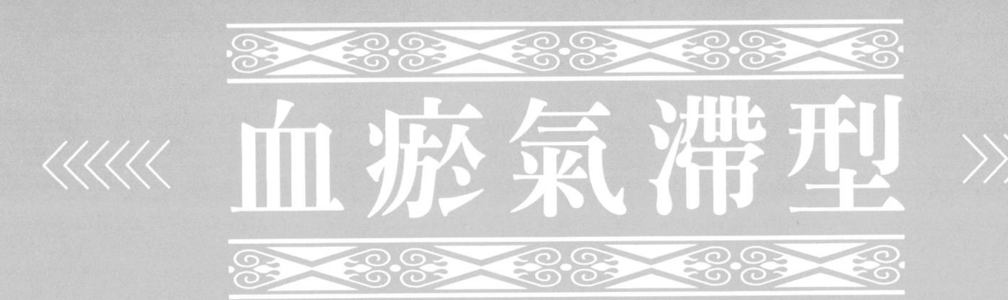

血瘀氣滯型

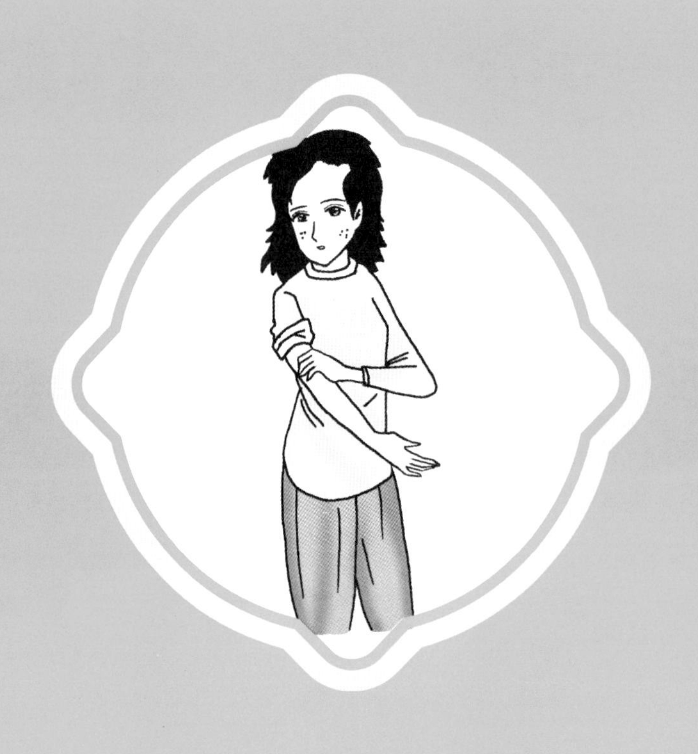

血瘀氣滯就是體內的氣血運動不是很通暢，「痛則不通，通則不痛」，因此血瘀體質者常見疼痛為其主要的疾病表現，甚至會出現一些瘀青、腫瘤。血瘀體質的形成和個人情志有很大的關係，因此血瘀體質者在調理時應注意精神養生、保持心情舒暢，同時應多吃一些活血化瘀、疏肝理氣的食物或藥物。

本章圖說目錄

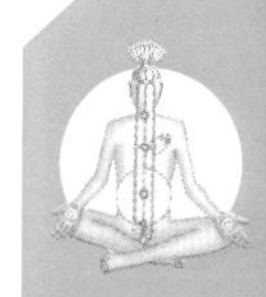

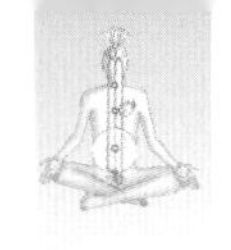

有一種疼痛叫刺痛

有一天，有一位女孩子痛苦萬分地走進我的診所，人還在門口時就嚷嚷道：

「醫生！你有沒有辦法治好我的頭痛？再找不到可以治療我的人，我就真要自殺了！」

全然不顧形象，看來這個女孩子果然疼得厲害，滿屋子的病人也都嚇了一跳。一個老者溫和地對她說：「你這是怎麼啦？好好跟醫師說，看起來你也很健康，應該沒什麼特別嚴重的病吧？」

女孩子委屈地說：「我也不知道是怎麼了，就是頭痛的厲害。剛開始吃頭痛藥還管用，後來就不管用了，像針扎那樣疼，沒有一點辦法。我真想去撞牆了。」

「是經常性的，還是偶爾的。」我問她。

「是偶爾，但這都快要了我的命了。人家說牙痛不是病，疼起來要人命。我覺得現在應該改一改，叫做頭痛起來要人命。牙疼了還可以乾脆把牙齒拔了，但頭痛，我卻沒有一點辦法。我就奇怪了，怎麼表面上看起來一點跡象也沒有，但就總是疼得厲害。」

我們看偵探片時會發現，任何壞人做案，都會留下點蛛絲馬跡，只是有時不容易發現而已。病症也是這樣，只要人體感到不適，必然能從其他地方找出病因。我決定按平常一樣望聞問切。

我讓她伸出舌頭給我看看：舌質青紫，舌邊緣有點點紫色。

仔細觀察她的膚色：皮膚黯淡沒有光澤，膚質粗糙乾燥，有皮屑，有不屬於這個年紀的斑。

觀察她的眼睛：眼眶暗黑，上下眼瞼呈紫黑色，眼白呈青紫色，有血絲。

觀察她的嘴巴：口唇青紫。

觀察她的指甲：有的指甲厚、硬，有的指甲表面凹凸不平，還有的指甲表面有條狀或點狀的白色花紋。

為她把脈：脈象細澀。

我開始發問：

「大便怎麼樣？」

——有些黑。

「月經時疼不疼？」

——有時候很疼，一點也不亞於頭痛。

「掉頭髮嗎？」

——經常掉頭髮。

「除了頭痛，其他地方有沒有這種疼痛感？」

——有時候晚上背和腰有些疼。

「疼的是同一個地方嗎？」

——差不多，比如說腰疼，基本上就是褲腰以上的部位疼。

「頭痛也是這種感覺嗎？」

——是的，總覺得頭裡面有一根針，總是只朝一個地方扎，疼得我都想死了。

「有沒有發現自己身上經常有瘀青？」

——有的，不過奶奶說那是鬼擰的了。

我一邊問，一邊在她的頭上按，按到某一個地方後，她突然觸電般地躲開了，然後不好意思地對我說：「那真的像有一根針，你一按就把針按進去了，更疼了。」

這時我已經找出她頭痛的病因了，於是，我試探性地請她坐好，準備為她做一個按摩。

我找到她的風池、風府、天柱等穴位，依次上下地按摩，然後又從印堂開始，向上沿前額髮際至頭維、太陽兩個穴位按摩。我一邊幫她按摩，一邊問她的感覺，直至她覺得我的力度太大了。

如此進行了 3 分鐘，我又問她：「感覺怎麼樣？」

她睜開眼睛，深深地吸了一口氣，一副意猶未盡的樣子，說：「感覺舒服多了，好像那根針被抽出來了一樣。

我這才告訴她說：

「知道嗎？你的頭痛是血瘀引起的，你得趕緊調理這種體質。現在你只是偶爾頭痛而已，過幾年當你想要孩子時，如果仍然是這種體質，將會很容易發生子宮外孕。」

女孩子嚇了一跳。

幸虧發現得早，要不然還不知道以後會如何痛苦呢！

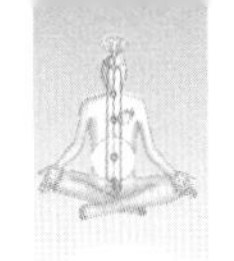

血瘀體質的三大症狀

每種偏差體質都有屬於這個體質的特有症狀。血瘀氣滯體質的三大症狀就是刺痛、瘀青和蒼老。

1. 刺痛難忍，固定不移

我在網路上曾看到這樣一篇媽媽日記：

秋天天氣比較乾燥，近幾天嘟嘟的小臉都是紅紅的，便便也有點乾，有點上火的跡象。昨晚，嘟嘟睡到半夜時突然大哭，抱起來怎麼哄都不行，不吃奶也不喝水，看他好像閉著眼睛沒動靜，卻放到床上就立刻哭了起來，可能是有什麼事想做卻沒做！外婆說嘟嘟早上只拉了一點點「嗯嗯」就不肯再用力了，可能是要拉「嗯嗯」了吧？小傢伙聽到這話，又哭了起來，很難受的樣子，眼淚直往下掉。沒辦法，就用了塞劑，過了一會兒就拉了，便便又乾又硬，掉在簍子裡簡直可以用「砸」來形容！便便拉完了，胃口也開了，「咕咚咕咚」喝了 150 毫升的奶，邊喝還邊晃著小腿，一副很滿足的樣子！真是應了一句俗語：「不通則痛，通則不痛。」這麼折騰了大半個小時後，一覺睡到天亮！

這位媽媽不是中醫出身，至少也擁有相當的中醫知識。

提到疼痛，人們往往不寒而慄，無論是頭痛、腹痛，還是心痛、腰疼，抑或是背痛、腹痛，那種不適又無力招架的感覺，的確令人苦不堪言。外表看起來好好的，可為什麼身體裡會有疼痛感？

中醫認為，不通則痛。意思是說，人體氣血的運動應該是流暢的，一旦受到阻礙，產生瘀血，人就會有疼痛感。

我們都有這樣的經驗，哪裡疼了，使勁揉一揉，感覺就會好一些。其原因就在於疼痛的地方有瘀血，揉一揉，就是人為地打通被「瘀」在一起的氣血，「通則不痛」，人就感覺沒那麼疼了。

正常的人，應該是氣血流動通暢，全身無不適感，而血瘀體質者，顧名思義，就是血凝滯、淤積了，陽氣不流暢了。為什麼會出現流動不通暢的情況呢？中醫認為，血液的流動，是在陽氣溫煦的推動下進行的。若寒邪入血導致寒凝血滯，或情志不遂導致氣鬱血滯，或津血虧虛導致血結停滯，或久病體虛、陽氣不足，無力推動血液的正常運行，這些都會導致血瘀症，形成血瘀體質。因此，一般生活在寒冷地區，或心情長期抑鬱及臟腑功能失調的人，就容

血瘀氣滯的症狀

血瘀，主要是由於血脈淤滯不暢或阻塞不通所造成，其主要症狀有三點：刺痛、瘀青和蒼老，具體而言，包括以下各種症狀：

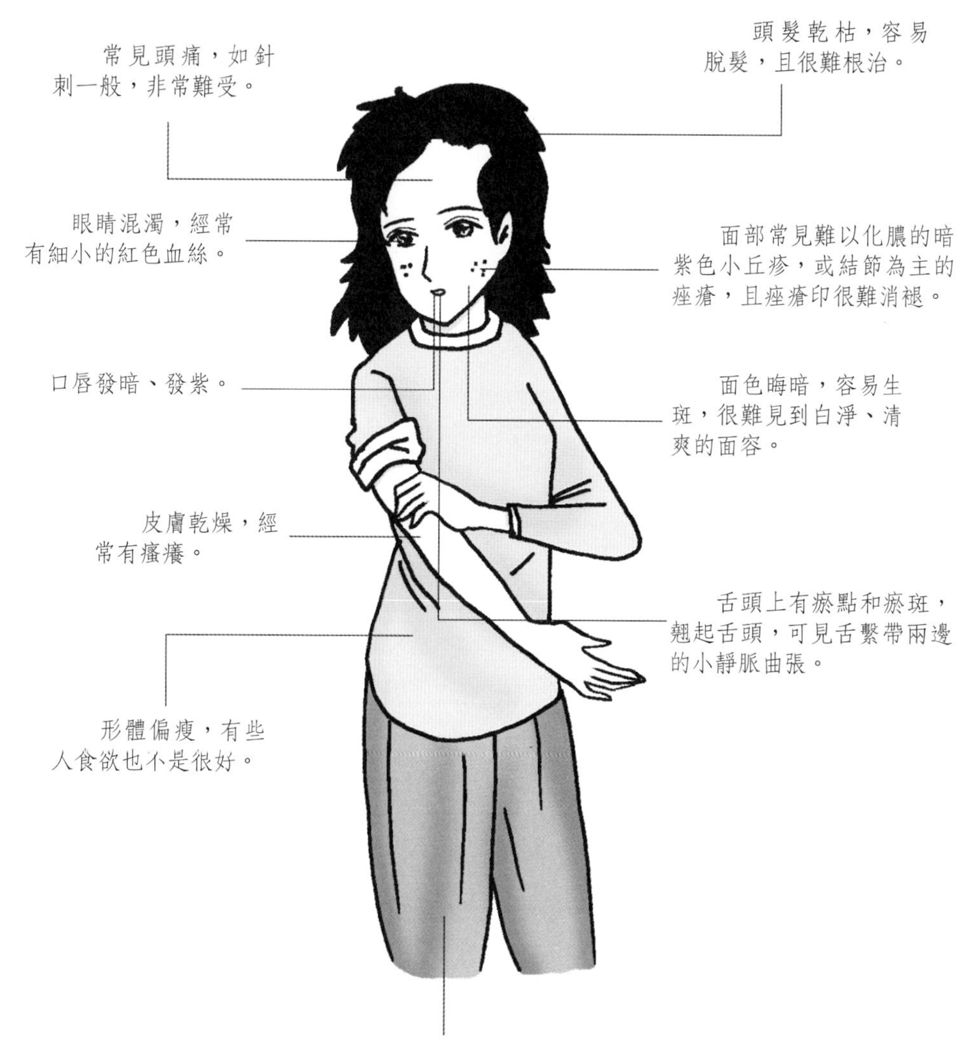

血瘀體質者往往表情抑鬱、呆板、面部肌肉不靈活，且記憶力不佳，十分健忘。此外，血瘀體質者肝氣不紓展，容易心煩易怒。

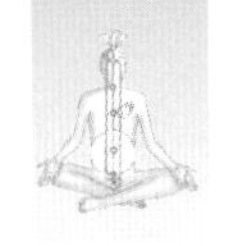

易形成血瘀體質。

至於刺痛，它是這樣一種感覺：疼痛如針刺，患者會感到劇烈的燒灼樣的疼痛。也就是說刺痛是比一般疼痛更疼的病徵。之所以更疼，是因為瘀血過久，氣長時間不得疏通。這種感覺就好像正流動的水突然受到阻礙，後面的水出於慣性，依然源源不斷地向前流，結果都匯集在閘口，閘口的壓力就越來越大，被壓得越來越「疼」。相對來說，其他地方是暢通的，沒有疼痛感，疼痛都聚集在一個地方，也就是閘口。受力點越小，壓力就越強，閘口就越覺得疼，這就是刺痛了。人們往往形容刺痛如針扎，這個比喻是比較貼切的，就是因為疼痛都聚集在一個點上，疼痛感才特別強烈。

之所以會感到灼熱，是因為量變會引起質變，瘀久而化熱，所以疼痛的同時，人不但會有火辣辣的灼熱感，還會有煩躁不安、脫髮、便祕等熱症，這個話題這裡暫且不提。

人體的閘口，就在瘀血被阻滯的地方，所以血瘀體質引起的疼痛，除了刺痛外，還有固定不移的特點，固定的地點就在瘀血被阻滯的地方。這就好比我們纏毛線，不小心纏上了一個結，如果這個結不及時解開，這個結所在的地方就會更容易結新的結，結果越結阻礙越大，也就越容易結新的阻礙。久而久之，這個地方就成了製造麻煩的固定地點。這就是為什麼血瘀體質者，很容易頑固地總疼一個地方，怎麼揉也無濟於事的原因，因為這裡已經成為疼痛的匯集地，單純地揉兩下已經不能「消滅」掉全部的疼痛了。

2. 莫名其妙的瘀青

很多人可能會有這樣的經驗：一覺醒來，膝蓋上或手臂上就出現一塊瘀青，青紫青紫的，看起來甚是可怕，但這塊瘀青既不痛也不癢，沒什麼特別的感覺，更奇怪的是，人們往往對這塊瘀青沒什麼印象，一點都不記得是什麼時候弄上去的。什麼東西這麼厲害，竟然能神不知鬼不覺地在人身上留下這塊瘀青？人們無從解釋，只好借助於神祕力量，說是鬼捏的，這塊瘀青因此也被人形象地稱為「鬼擰青」。

不過大多數人對「鬼擰青」這個稱呼，還是有自己的一套解釋的。我的一個病人這樣描述自己的瘀青：

我的瘀青就是鬼掐的，我都看見他了。

前天晚上，我睡得迷迷糊糊，看見一個男人走到我的床前，握著我的手。我讓他放開，他不放。我想叫，卻叫不出來。我想睜開眼睛看清楚他的模樣，可眼睛也睜不開，最後不知怎麼就清醒了，那個男人早已不見了蹤影，但我卻清楚地記得這件事。由於太睏了，迷迷糊糊我又睡著了，沒想到又夢到他，我實在無力反抗，迷迷糊糊就又睡著了。結果早上起來後就發現，昨夜他碰過的地方就瘀青了。

但既然來到我的診所，必定是看病來了。我問她哪裡不舒服，她這才不好意思地說：「自己總是痛經。以前問別人，大家多少也都有這樣的症狀，也就沒當一回事，但現在想要孩子了，卻總是留不住，已經發生了兩次子宮外孕了。聽人家說，發生過一次子宮外孕後，再發生子宮外孕的機率就比較高，最好用中藥調調。」

我就問她：「你這種瘀青有多長時間了？」

她想了想，回答說：「差不多有一年了吧！沒有特別留意。」

我又問她：「你痛經痛的比較厲害，是不是也是這一年多的事情。」

「是的」，她老老實實地回答道：「是不是跟鬼擰青有關？反正我就是這麼懷疑的。」

怪不得人家老說愚昧害人。我毫不客氣地對她說：「哪裡有鬼？你這是病，體內有瘀血，所以你會痛經，身上莫名其妙地總瘀青。你若早點來看病，可能現在孩子都生下來了。」

相信一般人聽到我這樣的說法，肯定會嚇一跳：怎麼？身上多幾塊瘀青就會發生子宮外孕嗎？

我這樣說是有根據的。

血瘀體質者容易瘀青，其道理與刺痛類似。陽氣不足，就無力推動血液流動，血液流動緩慢、停滯，就會出現瘀青。為什麼人們一覺醒來才發現瘀青？這是因為夜裡受了涼。前面我們提到，長期居住在寒冷地區的人們容易形成血瘀體質，就是因為寒邪侵入血脈，寒凝則血滯，就好像水凍成冰塊無法流動一樣，血液受凍也會凝結成塊，形成瘀血。晚上寒氣重，有的人的睡眠姿勢不好，手腳外露，所以手腳容易受涼，就容易形成瘀青，這就是為什麼鬼擰青總是發生在夜間。

至於人們那些奇怪的夢境，其根本原因仍是氣血的原因。氣血流動不暢，身體氣血供應不足，人的精神狀態就會出問題。簡單地說，就是大腦沒吸收夠充足的養分，沒吃飽就不好好工作，人就會出現睡眠品質下降、煩躁不安或精神失常等情志不暢的症狀。

3. 容易衰老

我曾在醫學雜誌上看到這樣一個有趣的觀點：人體若長期處於氣滯血瘀的

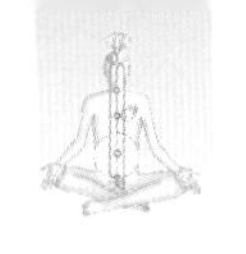

狀態，組織缺血，細胞就會長期處於「饑餓」狀態，會加速衰老。我也認同這個觀點。

我治療過不少的血瘀患者，發現他們都有容易忘事的特點。比如說，他本來要去某個房間找什麼東西，可走到地方之後卻發現，他竟然不記得自己來這找什麼，或為什麼來這裡了。這個特徵，實際上應該是老年人的專利，所以老年人經常自我解嘲地說：「歲數大了，不中用了。」為什麼會不中用，就是大腦不聽使喚，不能好好工作了。因此古人常把血氣充盈與否當作年紀的表徵，常用「少年血氣未盛」、「壯年血氣方剛」、「老年血氣既衰」來形容人一生的不同階段。

血對人體最大的作用就是滋養，沒有這種滋養作用，人就不能存活，所以有一種死法叫失血過多而死。古人對於血的滋養作用，早已有了精闢的論斷，如：元代名醫朱丹溪說：「氣陽血陰，人身之神，陰平陽祕，我體常春」、「氣血和，一疾不生」。張子和在《儒門事親》中說人體「氣血流通為貴」，《景嶽全書》中則說：「凡為七竅之靈，為四肢之用，為筋骨之和柔，為肌肉之豐盈，以及滋臟腑、安神、潤顏色、充營衛，津液得以通行，二陰得以調暢，凡形質所生，無非血之用也。」等等，這些觀點，無一不說明氣血對人體康健的重要性。

說到這裡，有人可能弄不清楚血虛與血瘀的關係。在我看來，從一定程度上來說，血瘀是人體致病的根本原因，血虛只是其表現。

一個人如果造血系統沒有出問題，血液供給正常，但人體卻感到不適，其原因就在於「瘀」。

天旱了，農民是這樣為田地澆水的：藉水泵和水管，將井裡的水抽到地面上，再透過水管將水導入自己的田裡。在此過程中，農民要不停地挪動水管以確保各個地方都能被澆到。這是因為，同一塊田地其地勢可能高低不同，水只能流到低的地方，高的地方就流不過去，就不能澆完整塊田，田的高處仍然處於乾旱狀態，仍然缺水。加上田地裡高矮不一的農作物也會阻礙水的流動，所以農民在澆地的過程中，必須不時地挪動水管，不能任憑水都流到一個地方去，導致一邊的農作物因水多被泡爛了，而另一邊的農作物卻因水少而枯死了。

血虛，就是一種「旱」的狀態。並不是人體本身提供的血不夠充足，而是因為血液流通不暢，被堵在了其他地方。堵住的地方因為血液太多，都瘀壞了，而其他地方則由於得不到血液的滋養，就血虛了。

所以一些老年人，儘管吃了很多補血的補品，身體依然很虛，其根本原因

導致血瘀氣滯的原因分析

血瘀氣滯體質的形成，先天遺傳是一方面，更多的還是由於後天的性格、情緒不佳造成肝氣鬱結而形成的，其具體原因可見以下分析。

七情不調

七情不調，長期抑鬱、鑽牛角尖，容易傷及肝臟，肝臟長期不紓展，易生血瘀。

長期服藥

藥物都要透過肝臟代謝，長期服藥會加重肝臟負擔，肝臟長期受累，就容易產生血瘀。

受到比較嚴重的創傷

受創傷後，體內會留有難以徹底消散的瘀血，體質就此發生變化，從而促生血瘀體質。

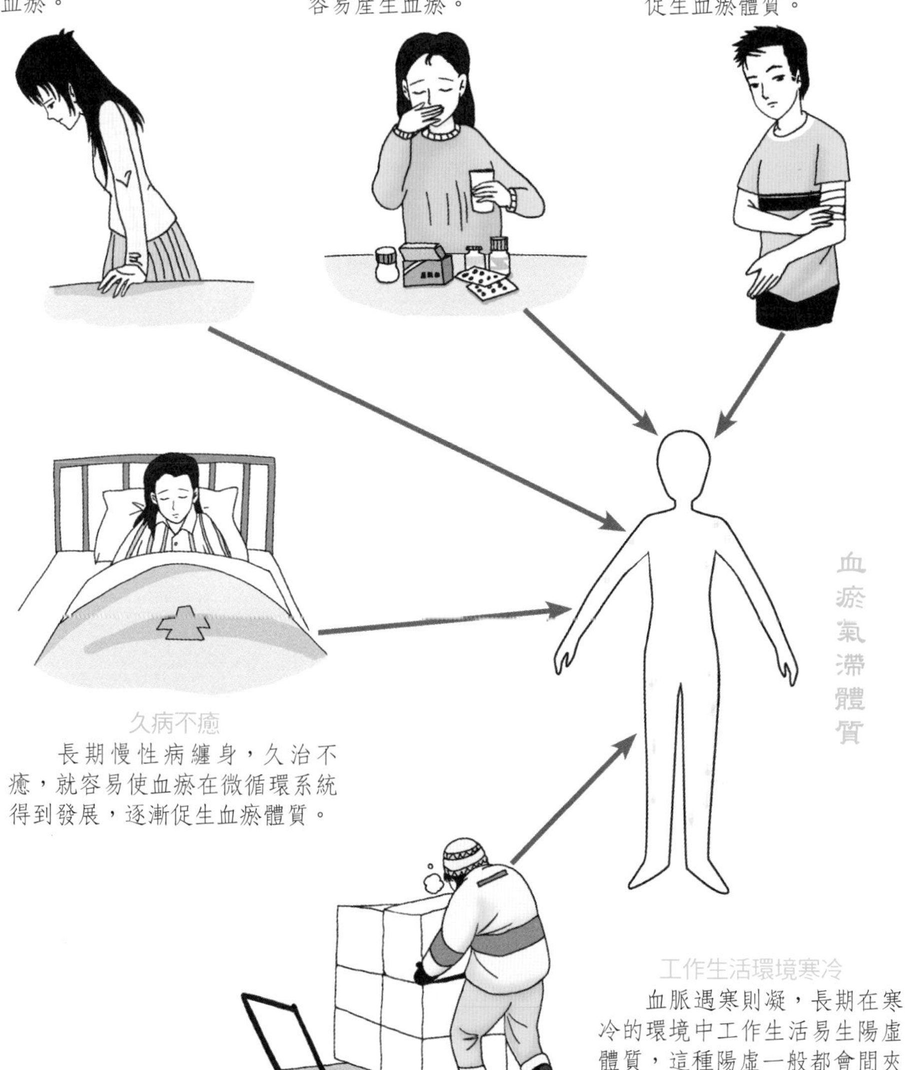

久病不癒

長期慢性病纏身，久治不癒，就容易使血瘀在微循環系統得到發展，逐漸促生血瘀體質。

工作生活環境寒冷

血脈遇寒則凝，長期在寒冷的環境中工作生活易生陽虛體質，這種陽虛一般都會間夾瘀血。

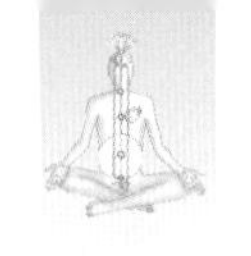

就在於體內有瘀，這個瘀的地方就像毛線團上的死結一樣，越纏結越大，越補就越虛。能上百歲的老人，很少是靠補出來的，而是因為他們體內很少有導致衰老的不利因素——血瘀。

據調查，老年人多少都有瘀血的存在，表現為色素沉澱、皮膚粗糙、老年斑的出現等，老年人也很容易罹患動脈硬化、高血壓、冠心病、中風、老年癡呆、前列腺肥大、頸椎病等病症，這些都是血瘀體質者最容易罹患的疾病。而我們都知道，現在這些病症已經是導致衰老甚至死亡的常見病症。

有人經過調查後還發現，血瘀體質的人不但身體有不適，且觀察他的外貌後，會發現他比同齡人要顯得老。這個很好解釋，因為體內的瘀血沒有消除，其身體各部位難以得到新鮮血液的滋養，新陳代謝就會減緩，身體各項器官就會慢慢老化，人就呈現出老相。

所以，判斷血瘀體質，一定不要等到出現腹痛、脇痛、鼓脹、中風、癲狂、痛經、腫瘤、冠心病等嚴重病症時才想起去醫治，最好能在這些病徵剛出現時就及時調理，防患於未然，這才有利於身體的康健。有刺痛、瘀青、面帶老相等特徵的人，就要注意自己是不是體內有血瘀了。

血瘀體質引起的嚴重疾病

血瘀者易感肥胖併發症、消瘦、月經不調、痛經、冠心病、憂鬱症、偏頭痛、中風、腫瘤等疾病。

1. 冠心病

中醫沒有冠心病這種疾病，但我發現，有一部分冠心病患者都是血瘀體質。

冠心病的主要症狀就是疼痛、胸疼、心絞痛，甚至頸、頜、手臂及胃部都有疼痛感，同時可能會伴有眩暈、噁心、出汗、昏厥等症狀。

痛，是因為血氣不通。血氣不通，要麼是因為血氣虛弱，氣血流不動，要麼是因為有阻礙，流不過去。後面這一種情況，就是血瘀體質特有的特徵。

我曾接待過兩代人，老母親 80 多歲，女兒 60 歲左右，兩人在老年時都得了冠心病。我們可以用遺傳來解釋這個現象，但女兒一定不是生下來就罹患冠心病的，老母親也只是老年時才罹患冠心病，怎麼可以說是遺傳呢？實際上，遺傳的不是病，而是體質，女兒遺傳了母親的血瘀體質，結果兩人老年時都得了冠心病。而且我細查之下發現，兩人年輕的時候，都有痛經、身上莫名其妙有瘀青等血瘀體質共有的特點。遺憾的是，當時她們沒有及時調理，所以到了老年時還不得不忍受這些病痛。

2. 中風

中風是中醫名詞，主要表現為突然暈倒、不省人事、口角歪斜、語言不利、半身不遂，發病比較突然，死亡率較高，類似於西醫上的急性腦血管疾病。

中醫認為，引起中風的原因有很多，其中一個原因就是因為瘀血的存在，比如說腦溢血。用通俗一點的講法解釋，就是因為頭部有大塊的瘀血，氣血嚴重受阻，新的氣血供應不上，大腦就會因為缺少血氣而突然喪失作用。

有些患者在中風前，會有頭痛頭暈、手腳麻木無力、四肢一側無力或活動不靈活等先兆，實際上這就是身體器官沒有得到血氣的及時滋養而造成的。血氣運送不利，一方面是因為氣血虛弱，一方面是因為體內有瘀血，有阻礙。前文我們提到，一部分氣血虛弱的原因，也是體內有瘀血，後續血氣難以繼續流動。所以說，防治老年人中風，根本上就是調理出一個健康的體質，保證氣血的通暢。

3. 腫瘤

腫瘤與瘀血原本就有一些說不清道不明的關係，比如說我曾見過這樣一個詢問帖：

腦內不明物體不知是腫瘤還是瘀血？

我父親於本月3日被撞，後出現昏迷送往醫院，於5日醒來，醒來後身體虛弱、說話不清楚、意識清楚、全身無力，經醫院檢查後發現腦部內有一不明物體，不能確定是腫瘤還是被撞後的瘀血？現在他的情況有了新的變化，呼吸困難，要靠插氧氣管進行呼吸，請問是何原因？這種症狀是腦溢血嗎？請儘快回覆！謝謝！急急急急急！！！

也就是說，腫瘤跟瘀血很像，那麼跟血瘀體質會不會有什麼關係？

中醫認為，腫瘤的形成是因為人體的正氣首先虛弱後，邪毒乘機而入，導致氣滯血瘀，痰飲積聚，久而久之就形成了腫瘤。因此，血瘀體質與腫瘤的形成是有密切關係的。

腫瘤的形成，就好比黑斑的形成。黑斑是因為氣血循環不暢，在皮膚表面

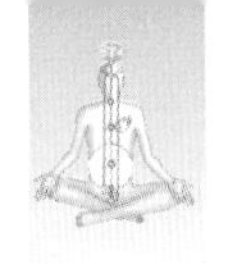

形成了很小又不容易消掉的「瘀」，所以身上容易有莫名其妙瘀青出現的人，皮膚上往往也容易長黑斑。氣血不暢，在體內容易形成大塊的「瘀」，這個「瘀」若沒有得到及時的消滅，時間久了，就很容易發展成為腫瘤。因此，老年斑並不是只要老了就會長，而是老年人容易氣滯血瘀，這才容易長斑，這也是要長某種腫瘤的先兆。

所以通常認為，黑者凶，身上長黑斑、黑痣，就不好。有的年輕人皮膚上容易長黑痣，也可能是要長某種腫瘤的先兆，因為這裡氣血衰弱，流通不暢，容易阻滯，到某些時候就會對人體產生影響，如：體內長腫瘤。有的醫生就認為，色素痣與黑色素瘤的形成是有密切關係的。根本原因，就是因為長黑痣的地方氣血不通，阻礙得久了，將來很可能會在此處產生腫瘤。

需要說明的是，血瘀型腫瘤不是因為氣血受阻，而是因為臟腑出血沒有得到及時的排出，在體內淤積過久就成了腫瘤，這在中醫上稱為「血液離經」。上述這個例子，是因為車禍被撞，出血而形成瘀血，但若不及時清理，就很可能成為腫瘤。與此相似的還有子宮外孕、子宮肌瘤、子宮出血等，都可能導致腫瘤的發生。

此外，血瘀體質者還容易引起噎膈、脇痛、鼓脹、癲狂、閉經、腦血管意外、肝硬化、糖尿病、硬皮病、皮肌炎、紅斑性狼瘡等疾病，雖然不及上述三種病症嚴重，但也不容小覷。

痛經是個大問題

有位女孩子來信說：

王醫師您好：

我很喜歡吃冰淇淋，不管冬夏都吃。但我媽告訴我說，生理期時不要吃冰淇淋，也不要喝涼水。我想問的是，真的是這樣嗎？有什麼道理？還有其他什麼不能吃的呢？謝謝！

當時我是這麼回覆她的：

血瘀容易導致的疾病

血瘀直接影響血液循環系統，長期血瘀將對人體產生嚴重影響。許多慢性疑難疾病、疼痛性疾病大多和血瘀體質有著明顯的關係。

血瘀引起的病症

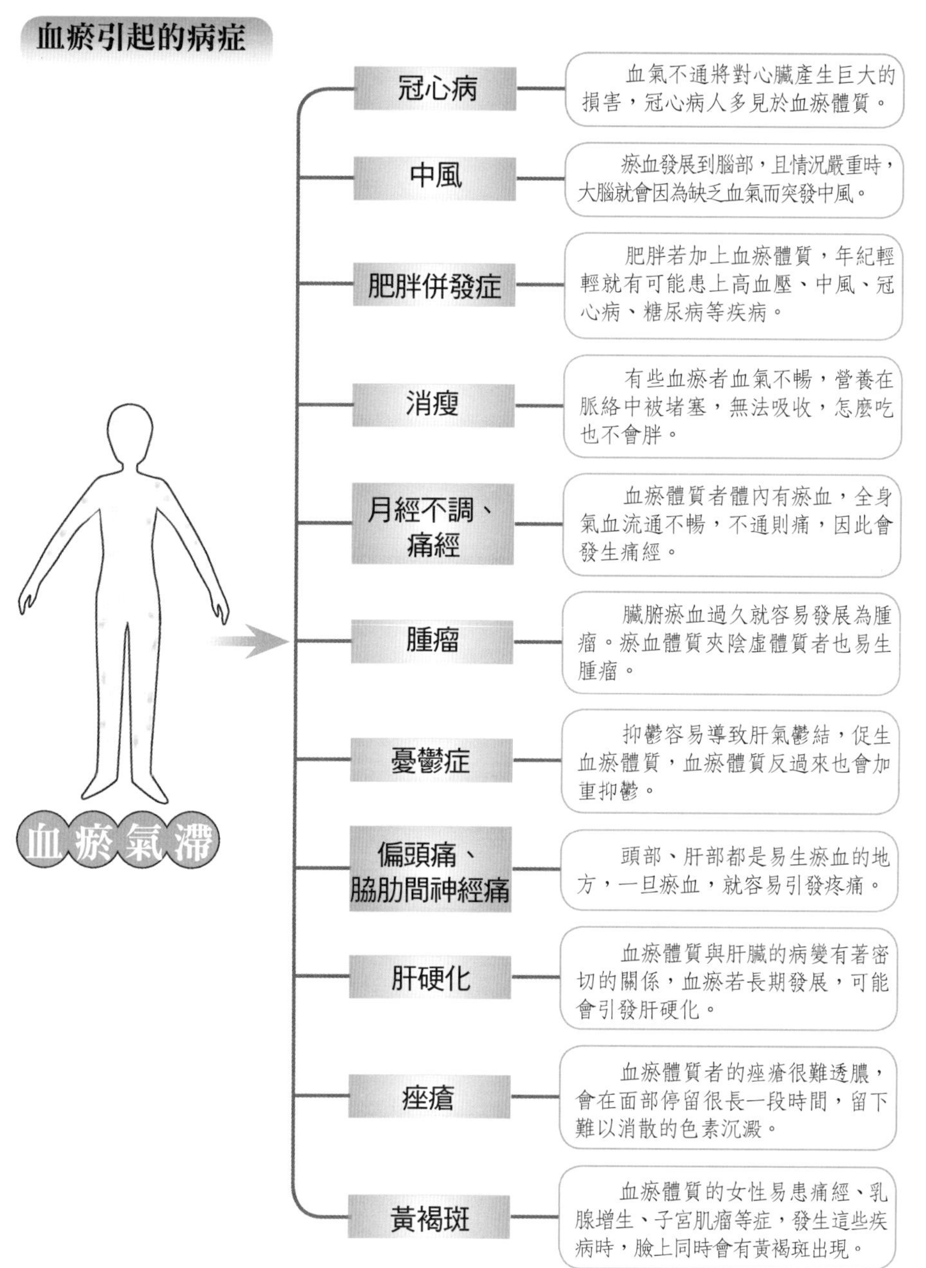

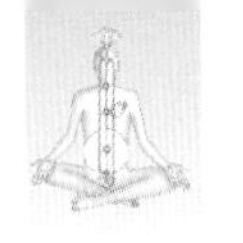

女人在少女時代很容易痛經，很大一部分原因是生活習慣所引起的，尤其是在吃東西時不注意把握。經期是女性生理情況比較特殊的時期，飲食上應該多加注意，尤其忌吃下列食物：

寒性食物，如：梨、香蕉等，也不要吃涼的東西或喝冷飲等。這是因為經期間人體虛弱，若食用寒性及生冷食物易傷身體，造成痛經、月經不調等症狀，月經後還容易眩暈、貧血。

辛辣類食物，如：辣椒、花椒、胡椒等，因為刺激性強，也容易造成痛經，有時還會導致經血過多。

特殊食物，如：冬瓜、兔肉、黑木耳、蕨菜、菱角等。在經期吃這些食物會影響性功能。

此外，還要注意衛生，每天勤換衛生棉；洗澡時不可洗盆浴，可選擇淋浴，以免不乾淨的水進入體內造成感染；注意不要太勞累，不要過性生活，不要做長跑、游泳等劇烈運動；注意不要讓自己著涼；也儘量不要穿緊身褲；保持心情愉快，過好每月那幾天。

我只是從生活習慣上囑咐她該怎麼做，只要在一些細節方面多多注意就好。實際上，痛經形成的原因很複雜，要注意的事項也很多。

各個年齡層的女性都可能會痛經，尤其是未婚女性及月經初期的少女更是如此，還有的女人症狀比較嚴重，即使不是經期也會有痛經症狀。但也有人只在月經來潮時稍微有些下墜感和腹痛，不似那胸悶煩躁、悲傷易怒、心驚失眠、頭痛頭暈、噁心嘔吐、胃痛腹瀉、倦怠乏力、面色蒼白、病態的疼痛，如：腹部脹痛、冷痛、灼痛、刺痛、隱痛、墜痛、絞痛、痙攣性疼痛、撕裂性疼痛，其疼痛延伸至骶腰背部，甚至涉及大腿及足部，同時還伴有乳房脹痛、肛門墜脹、四肢冰涼、冷汗淋漓、虛脫昏厥等症狀。如此多的病症，必定不是單純地揉一揉或吃幾味藥就能解決的，要從病根上尋找解決辦法。

病根仍然在於體質，若非如此，為什麼有的女人疼得沒辦法、經期間人都要瘋了，但有的女人，卻看起來跟平常沒什麼不同？

容易痛經的體質主要有兩種：血瘀型和陽虛型。

血瘀體質者體內有瘀血，全身氣血流通不暢，不通則痛，因此而痛經。因血瘀體質而痛經的女性，通常有這些症狀：嘴唇顏色有些暗、皮膚較粗糙、身上總會有莫名其妙的瘀青、眼睛中血絲較多。刷牙時，牙齦容易出血。這類女人的性情比較急躁、容易忘事。儘管行經期腹部很痛，但卻不敢按，否則更痛，排出來的經血顏色比較暗，有血塊。

血瘀型痛經在具體調理時，要多吃一些具有行氣活血、疏肝解鬱類的食物，如：山楂、金橘、醋等，少吃肥肉等油膩的食物。

小知識 ▶ 山楂

山楂的功效

山楂是北方的常見水果，中醫認為，山楂具有消積化滯、收斂止痢、活血化瘀等功效。主治飲食積滯、胸膈痞滿、疝氣、血瘀、閉經等症。對緩解血瘀引起的痛經有很好的療效。

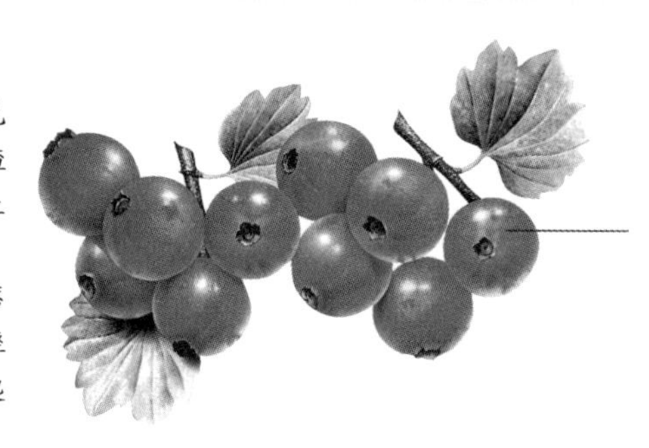

山楂可健脾開胃、活血化瘀，但其只消不補，因此脾胃虛弱者不宜多食。

山楂小偏方

【山楂紅糖湯】

配方：山楂 10 餘枚、紅糖適量。

做法：用清水將山楂沖洗乾淨，去核，用打汁機打碎。然後將山楂和水的混合物放入鍋中煮沸，最後加入紅糖即可。

用法：經期前兩天左右當茶飲。

功效：活血散瘀，緩解行徑期間種種不適。

【山楂當歸湯】

配方：乾山楂片 10 克、當歸 10 克、紅糖適量。

做法：將山楂片和當歸放入沙鍋中水煎兩次，將兩次的湯汁混合後，加入紅糖再煎 2 分鐘即可。

用法：經期前兩天左右當茶飲。

功效：活血行氣，適用於氣滯血瘀型痛經。

【玫瑰花茶】

配方：玫瑰花 10 克。

做法：用沸水沖泡玫瑰花茶即可。

用法：當茶飲。

功效：理氣解鬱、活血散瘀。

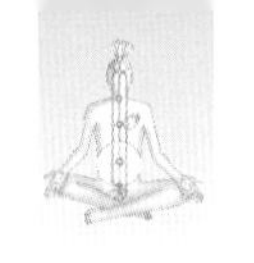

陽虛怕冷型體質也容易痛經。陽虛的人經常感覺很冷，說明其身體容易受到寒邪的侵襲。我們都知道，寒、冷具有凝滯作用，所以固體的水，即冰塊只能形成於氣溫降低的冬天。血液也是這樣的，受到寒邪的侵襲也會「上凍」，不肯流動，好像氣血不通一樣，所以也會導致痛經。

陽虛型痛經與血瘀型痛經是完全不一樣的，具體表現為：陽虛者很怕冷，通常穿衣服都比別人厚，稍微吃點寒涼的食物就會消化不良。月經期間，小腹隱隱冷痛或有很明顯的下墜感，月經量比較少、顏色比較淡。用手揉一揉、按一按，或用熱水泡一下腳後，就會覺得舒服很多。

陽虛型體質的食療方法，前面我已經提過很多，即多吃牛肉、羊肉、韭菜、生薑等溫陽之品，少吃西瓜、梨、冰淇淋等寒涼性食物。

此外，少部分女性之所以痛經，既不是因為血瘀，也不是因為陽虛，而是氣虛、血虛，只是症狀不太明顯，病人不太痛苦，比如說月經前兩天小腹隱隱作痛、月經量比較少、面色不好，平常多吃一些補氣補血的食物就可以了。

無論哪種體質，如果病徵非常特別，就不能單純地依靠食療或偏方，比如說已經生過孩子了卻仍然痛經，或是月經期間會發高燒、經期很長、出血量很多，或經血中有很明顯的塊狀物等等，擁有以上一種或多種這些症狀時，很可能是某種疾病的信號，比如說經血中有很明顯的塊狀物，就可能是子宮肌瘤的預警，要立即找醫師檢查。

情志不暢會引起血瘀

很多人都知道，女人在月經期間要保持心情舒暢、樂觀豁達，否則經其時的疼痛不但會令她本人煩躁不安，還會影響周圍人的情緒。

有一位男孩很不能容忍女朋友月經期間的表現，每個月那幾天，他都要跟她一起痛苦，由此他斷定這個女孩為人不夠大度，難以侍候，將來很難跟她共度餘生，但他就是愛她，魚與熊掌不可兼得，他要選擇什麼？

我是這樣回答他的：

我相信很多男人都領教過女人的經前綜合症：煩躁不安、容易發怒、抑鬱焦慮、頭痛、眩暈、失眠、胸悶乏力等，昔日你心中可愛的她一下子變得不可捉摸起來。這個時候不要與她爭執，要對她躁動的情緒和身體上的不舒服表示理解和關懷，凡事順著她，避免火上加油，導致兩人鬧矛盾。女性本人在那幾天還要有意識地控制自己的情緒，力求安靜、注意休息、避免劇烈運動，儘量

女性經期的十個不當行為

經期是女性的脆弱時期，必須格外注意。經期不宜吃太寒或太熱的食物，經期過後再吃溫熱的食物以補血。除此之外，女性經期還要注意避免以下 10 個不當行為：

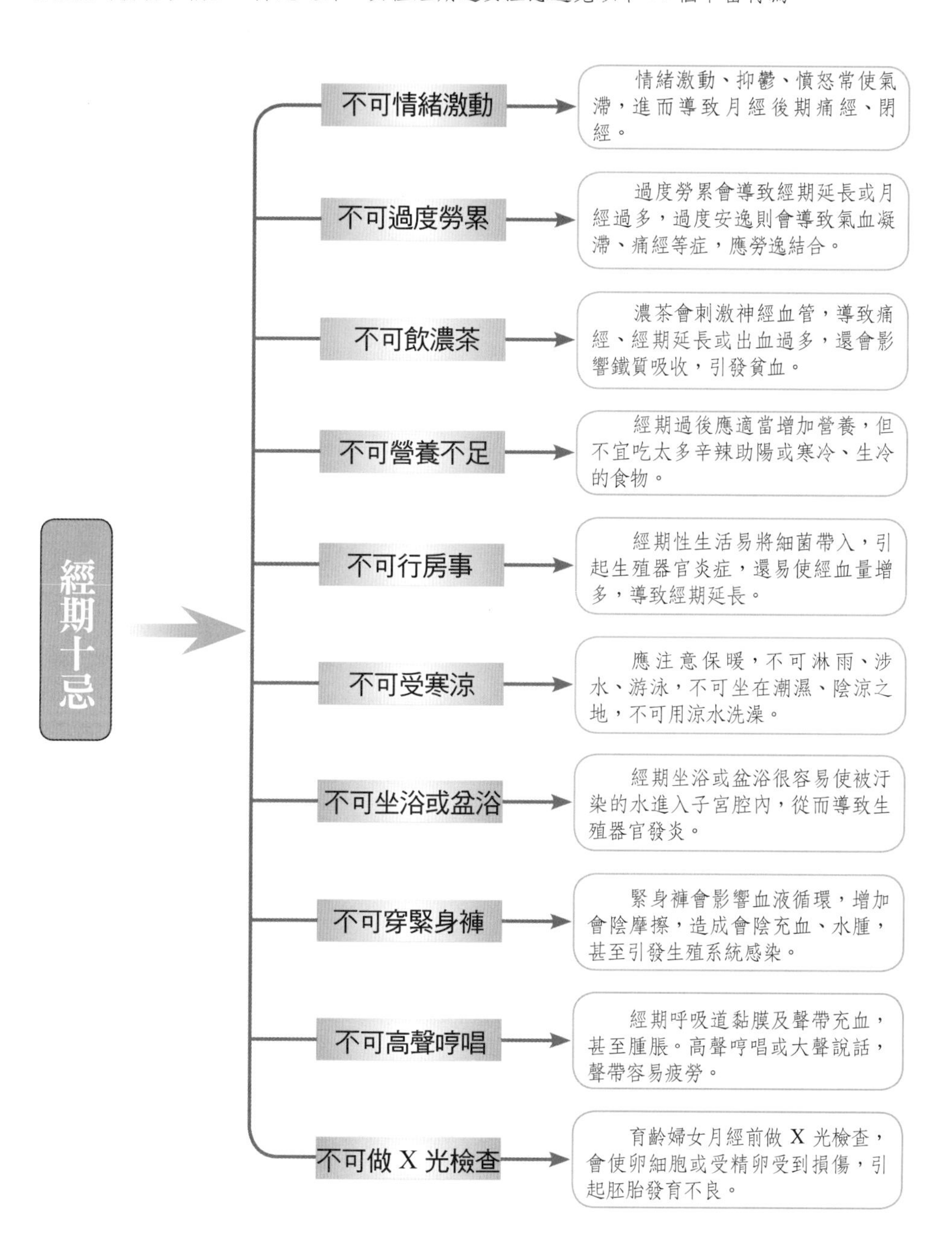

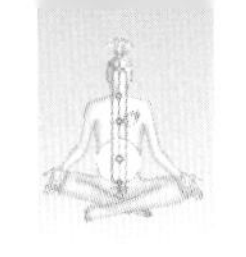

做些自己喜歡做的事轉移注意力。

也就是說，月經期間如果心情鬱鬱寡歡，就會加重經期的不適感。

血瘀，瘀的不僅僅是血，還有氣。假如一個人不喜歡跟大家交往、不喜歡參加集體活動、有事沒事總是回想昔日傷心的往事，經常感到鬱悶、悶悶不樂、就會給他人一種鬱鬱寡歡的印象。「鬱」、「悶」都是一種不通的表現，只是情志上的不通，就是氣不通，所以我們形容一個人不高興，就會說他生「氣」了，而不是生其他什麼東西。

氣的作用是推動血液流動，保證氣血暢通。鬱悶、悶悶不樂，就會傷氣，氣受傷，就無力推動血液流動，必然會傷血，所以有「氣鬱日久，氣滯血瘀」的說法。

比如說，腫瘤的形成既有外因的作用，也有內因的作用，前者表現為風、寒、暑、濕、燥、火等六淫之侵襲；後者一方面表現為臟腑脾胃受損，結果導致濕濁內停、血脈瘀阻，或是五臟六腑運行失常而促生氣滯血瘀，一方面是因為七情六欲。七情即喜、怒、憂、思、悲、恐、驚，人若長期陷於某種情緒，就會引起體內氣血運行失常，進而導致臟腑功能失調，產生病變，導致腫瘤的發生。

再比如說，有的血瘀體質會呈現便黑、便乾、脫髮等熱症，這個病理可能是這樣形成的：經常鬱悶，悶而傷氣，繼而傷血，血傷致瘀，瘀久化熱，熱而傷津。瘀在下面，下身就呈現便祕、尿少等熱症；瘀在上面，上部就會出現脫髮、脈象弦澀等熱症。

多數血瘀體質者口唇青紫、舌質發紫、面色灰暗、身上容易有烏青，這也可能源於情志不暢，導致血氣虛弱而形成血瘀。瘀血是不能被人體吸收的，就好像一堆臭水，它出現在哪裡，哪裡就發黑發臭，顏色偏重。

所以，避免生病的前提除了養成良好的生活習慣外，還包括了培養良好的情緒，無論男女，都要保持樂觀開朗的情緒特徵。具體如何護理自己的情緒、應該注意那些方面，我這裡有幾篇小文章給大家看，這是早些年我做的工作日誌。

血瘀體質者的精神養生

保持一個健康的心態對血瘀體質者非常重要，大多數血瘀者情志不展，內心不夠開朗。如果總是心態不佳，那麼吃再多藥也是枉然。

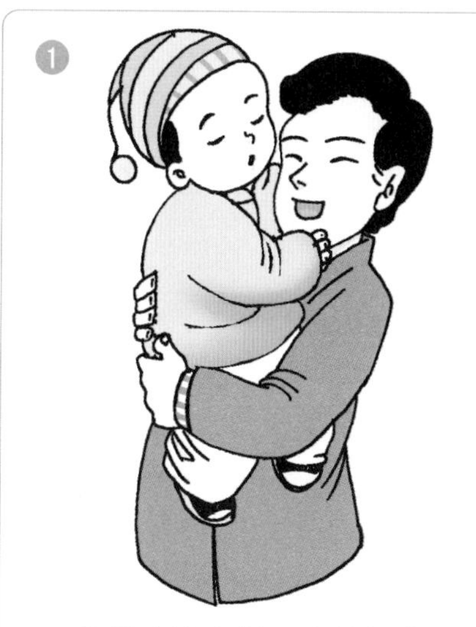

父母應注意對子女的教育

孩子在發育過程中最喜歡模仿，這時家長應加強對孩子的心理引導，使他們養成開朗、樂觀、平和的性格、心態和思考方式。

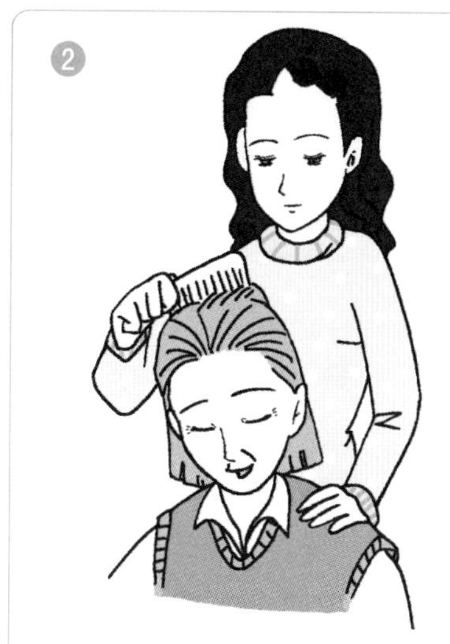

子女應注意對老人的安撫與疏導

老人可能會有孤獨、抑鬱、偏激、多疑等心理困擾，對此子女應多多陪伴老人，及時進行安撫與疏導，使他們保持開朗豁達的心態。

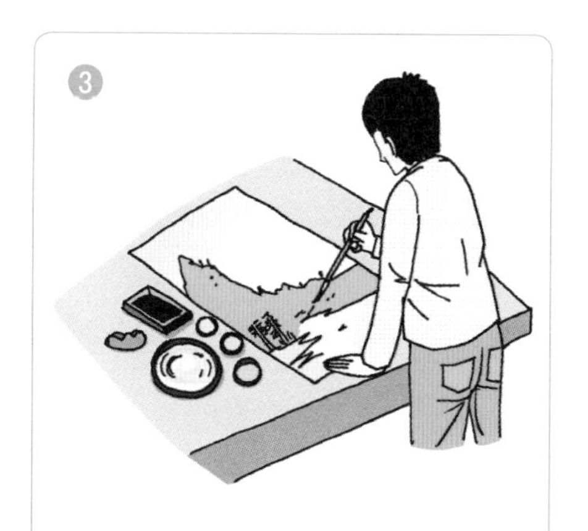

應培養一些興趣、愛好

如果興趣愛好廣泛，氣就不易鬱結，不易鑽牛角尖。同時再配合一些紓展肝氣、促進循環的運動，效果更好。

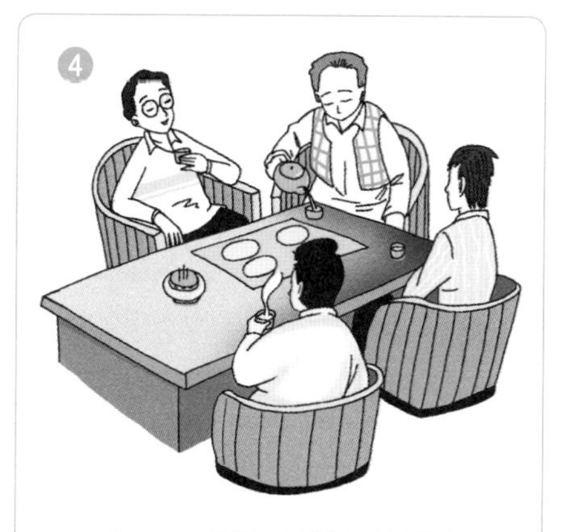

多交一些性格開朗的朋友

「近朱者赤」，與一群開朗、幽默、樂觀的人在一起，自己的心態也會變得開朗起來。

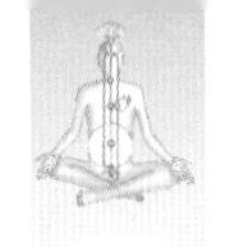

女性心理健康

女性心理健康有幾個危險期：青春期、經期、孕期、更年期。前兩個還好理解，後兩個時期，似乎男人們就難以應付了，我舉個例子你就能明白了。

張先生說：「我老婆最近在為升職而加班賺業績，一點都不敢放鬆，卻偏偏在這個時候，她懷孕了。本來我老婆年紀也不小，29了，我們早該要個孩子了，可這孩子來的不是時候，她很難抉擇現在是要事業還是要孩子。經過我一番勸解後，她勉強同意要這個孩子。我以為事情已經過去了，誰知道麻煩這才開始。她老是患得患失，怕在公司裡非但不能升職還會因為懷孕而受到老闆的冷落，又害怕分娩的痛苦，擔心產後身材改變，又想到撫養孩子艱辛……她老這樣胡思亂想，整天憂心忡忡、鬱鬱寡歡，竟然得了憂鬱症。我現在比她還痛苦。」

由於生理原因和社會文化的影響，有些可能男人都沒有感覺的事，女人就能很敏感地感應出來。若得不到適時的排解，便生出這種種心理疾病來。針對女性各個年齡階段的特徵，我一一為大家講述應付的辦法，男人們尤其要知道這些。

19～25歲是女性心理逐步完善和適應的時期。這一時期女性經歷生理、心理、家庭、學習、戀愛、婚姻、職業選擇、前途追求等各種人生歷程，心理發育趨向定型，形成獨特的人格特質，因此這段時間對於女性心理的形成至關重要。此時的女性要樹立積極的人生觀，加強個性思想的修養，培養良好的社會適應力，這些將有助於未來的發展。

孕期心理保健是女性心理健康的另一重要時期，心理問題不但影響自己的身體健康，而且還會影響到胎兒的生長發育。孕婦的心理問題主要展現在生男還是生女、寶寶是否健康、孕婦自身自驕自憐等方面。想做好孕期的心理保健，孕婦自己要先學會調節情緒，保持平和、開朗的心態。夫妻間也要相互理解和寬容，丈夫和家長還要積極引導孕婦，使她情緒好轉。

更年期的女性尤其要注意心理保健，否則更容易傷身體。女性朋友要正確認識更年期的各種不適，做事量力而行，協調好家庭內部關係，如：重視夫妻之間的情感維護、採取民主的家庭教育方式教育孩

血瘀體質者的四季起居養生

平時注意

如果用電腦時的坐姿不對，很容易對心肺功能造成不良影響。為此應該多做一些運動，振奮心肺功能，從而促進瘀血的消散。

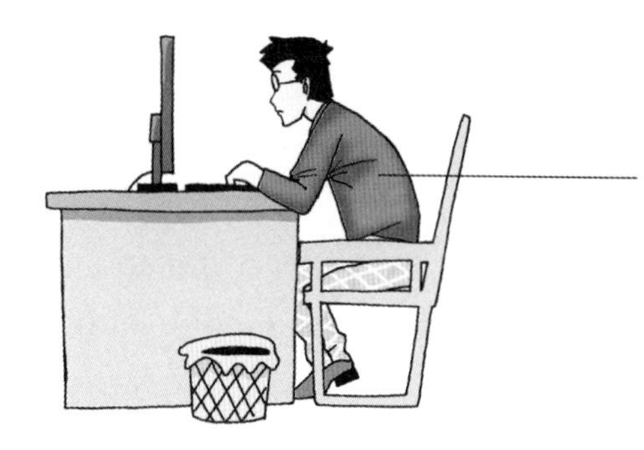

彎腰駝背的坐姿會對心肺功能產生不良影響

季節養生

春夏

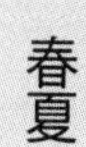

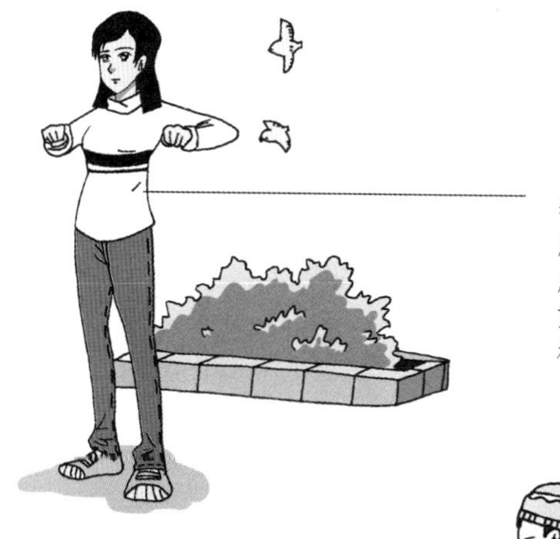

春夏養生

春季是血瘀者最佳的保養季節，春季肝氣舒暢，此時不應穿緊身的衣物、生悶氣，而應該走向戶外，做一些延伸運動，女子不要把頭髮紮起，這樣可以使肝氣得到疏泄。

秋冬養生

血瘀者在秋冬季節要注意保暖，秋涼、冬寒都很容易導致血氣運行不暢，從而促進血瘀的產生。此時可以吃一些活血散瘀的溫性食物，促進氣血順暢運行。

秋冬

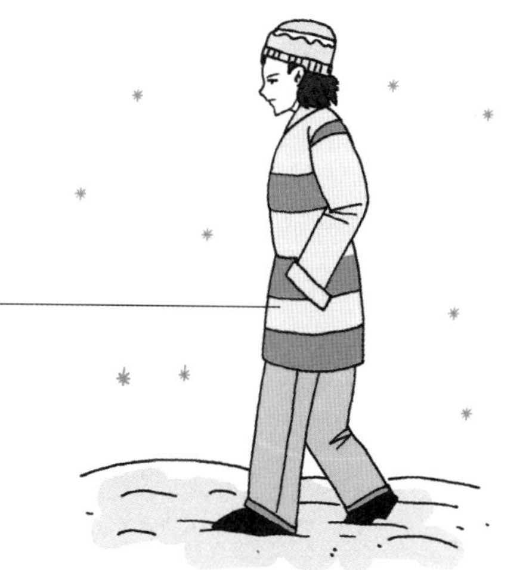

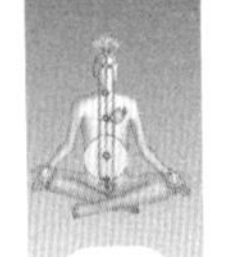

子等。

總之，以平和的心態度過每一天，經常保持開朗愉悅的情緒，對於女性健康也很重要。

男性的恐懼心理

男人歷來與剛毅、勇敢、陽剛等辭彙相聯繫。在人們的心中，男人歷來都是家裡的支柱。如果誰的家庭是由女人來養的，那麼這個男的肯定被認為是窩囊廢、不中用。其實不然，男人也有自己的無奈與恐懼。現代男人對生活的恐懼主要有以下幾種：

1.養家的壓力

中國自古以來就是男人賺錢養家，受傳統思想的影響，如今仍是男性的經濟收入佔家庭經濟來源的大部分。因此，男人最大的憂慮就是工作和事業，事業穩定才有其他的一切。

2.望子成龍的殷殷期盼

俗話說：「嚴父慈母」，父親對下一代的期望往往要比母親強烈得多，往往將兒子當成另外一個自己，自己的夢想就是兒子的理想。若後代不成器，父親就有一種天塌下來、後繼無人的恐懼。

3.對性能力下降的擔憂

自古以來男人都以強者自居，以征服世界而驕傲。若有一天他發現自己連女人都不能征服，心裡就會有深深的恐懼，這種恐懼是其他任何美好東西也無法替代的。

4.被人捨棄的恐慌

男人中年之後，創造力下降，子女又相繼成人，有獨自生活的能力，家庭對男人的依靠便變得遠沒有過去強烈。這時候男人就有一種失落感，害怕妻子兒女棄自己而去，那自己的一生將一無所有。

5.對衰老的恐懼

隨著歲月流逝，昔日強壯的男人漸漸老去，不但失去了養家的能力，甚至連自己的生活都不能照顧，不得不依靠年邁的妻子和兒女照顧自己，這是比較傷其男性尊嚴的，男人尤其恐懼這點。

要排除這些心理恐懼，一方面靠男人自身的豁達和開朗，另一方面妻子兒女也要注意關心家中的成年男子，儘量減輕他們的心理負擔，健康生活每一天。

老人常見的不健康心理

為什麼人們會說：「老了就討人嫌了？」有時老年人的一些言語和行為，在年輕人看來是不可理喻、無法接受的，甚至連小孩子看見了都覺得奇怪。究其原因，這些行為還是受到老年人特殊的心理作用影響。

1. 孤獨

孤獨是老年人最常見的心理狀態。這種老人往往內心封閉，心裡既希望別人關心照顧，又害怕過分期望而出現過大的心理落差和失望，於是便拒絕與他人交往，長期的形單影隻，性情會變得孤僻，逐漸疏遠社會及親鄰。長此以往，老人不得不獨自承受孤獨的精神痛苦，傷及身心。

2. 抑鬱

一般老年人的心理比較脆弱，眼看自己日漸衰老而無力做出任何反應，就形成恐懼而又無奈的心理。若這種心理未得到及時的調整，就極易導致憂鬱症。頑固的抑鬱會令他們喪失對生活的興趣，有時又情緒激動、易發火，有時卻又自卑自責、自怨自艾，這都不利於身心健康。

3. 偏激

生理上的衰退又影響老人的精神生活。有的老人總覺得自己一無是處，經常自責、自卑、自憐和自貶，這是否定自我的極端。也有的老人則認為自己老了，理所應當享受別人的照顧，總希望得到他人的敬重、關心，當這種希望得不到滿足時反而越發加重心理上的偏激，可能會因此而自暴自棄。

4. 多疑

老年人多多少少都有點怕死的心理，身體稍微不適就懷疑自己有病，有病的老人則疑心自己已經病入膏肓。這些都是對身體機能衰退過於敏感的反應，殊不知過度的敏感更容易加重疑心病。

總之，由於身體機能的衰退、權力和能力的喪失，老年人經常會產生些年輕人不易理解的想法，若沒得到滿意的回應，這些想法累積下來後就會成為消極的心理，長期壓在他們的心頭，所以，子女們應多關注老年人的內心世界，給他們一個健康而幸福的晚年。

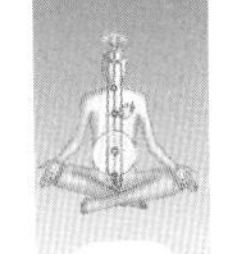

從上面這些分析可以看出，任何人，無論是男人還是女人，都要注重精神調養，努力培養樂觀的情緒，以保持氣血和暢、營衛流通，防止出現鬱悶、鬱鬱寡歡、生氣、抑鬱等精神狀態。

怎樣調理血瘀體質？

1. 飲食調理

血瘀體質最大的特徵就是血瘀氣滯，而氣血一旦淤滯，既可能化為寒邪，也可能化為熱邪，甚至形成痰瘀，非常麻煩。因此調理血瘀體質的關鍵，就在於活血化瘀，多吃一些有助於調整氣血的食物或藥膳。

有助於活血化瘀的食物有這些：山楂、白蘿蔔、柑橘、大蒜、生薑、茴香、桂皮、丁香、油菜、黑豆、桃仁、韭菜、黃酒、紅葡萄酒、洋蔥、銀杏、檸檬、柚子、金橘、玫瑰花茶、茉莉花茶、醋等。不宜吃肥肉、奶油、油炸食品、甜食及甘薯、芋頭、蠶豆等容易脹氣的食物。

在食療的過程中，以上有助於緩解血瘀不適的食物可以搭配著吃。

緩解頭痛的食療方

【薑蔥炒螃蟹】

配方：公螃蟹500克、乾蔥頭150克、薑絲25克、豬油75克。

作法：把炒鍋用大火燒熱，下豬油，燒至六分熱後下蔥頭，翻炒後，把蔥頭撈出，在鍋內略留底油，大火爆炒薑絲、蒜泥和炸過的蔥頭，下蟹塊炒勻，依次熗料酒，加湯、食鹽、白糖、醬油、味精，加蓋略燒，至鍋內水分將乾時，下豬油10克及香油、胡椒粉等炒勻，用濕澱粉勾芡即成。

用法：佐餐食用。

功效：緩解瘀血引起的頭部刺痛、經久不癒。

【蔥豉粥】

配方：蔥白10克、淡豆豉10克、白米50～100克。

作法：白米煮粥，粥成下蔥白、淡豆豉，再煮沸即成。

用法：每日2～3次，連服3～5日。

功效：禦寒，防止寒邪侵襲頭部、頸部。

血瘀體質者的飲食宜忌

血瘀體質者一個重要的養生原則就是疏肝活血，為此，除了要注意精神起居之外，還要注意飲食調節，多吃活血散瘀、疏肝散氣的食物。

肝主疏泄

中醫認為，肝為五臟之一，屬木，主疏泄，即具有疏通、調達、生發、暢泄等功能，主要展現在調節情志、促進消化和維持氣血運行三個方面。

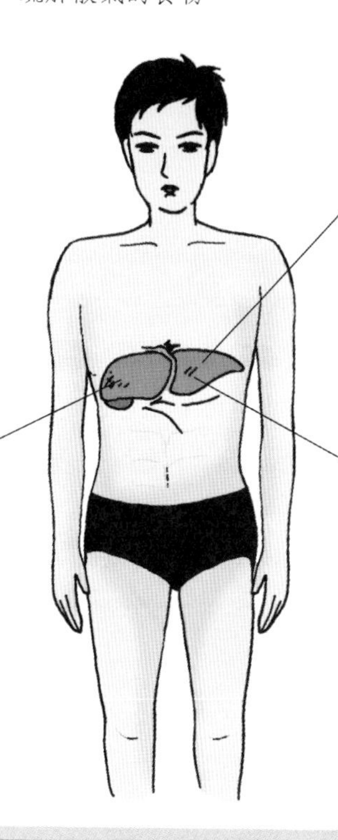

2. 促進消化吸收

肝的疏泄會促進脾胃的升降和膽汁的分泌，保證正常的消化吸收。

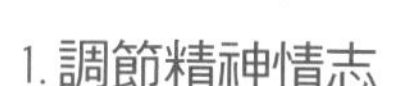

1. 調節精神情志

肝若疏泄正常，則精神愉快、心情舒暢；疏泄不及，則精神抑鬱、多愁善感。

3. 維持氣血、津液的運行

肝失疏泄，則氣機阻滯，出現血瘀，於是身體出現刺痛、腫塊。

肝是人體內最大的實質性臟器，非常重要。肝無法疏泄，就容易出現血瘀體質。血瘀者食療養生時，不但要活血散瘀，還要疏肝散氣。

血瘀體質的宜忌食物

宜　韭菜、洋蔥、大蒜、桂皮、生薑、生蓮藕、黑木耳、竹筍、芥末、紫皮茄子、芸薹、蒟蒻、白蘿蔔、白扁豆、冬瓜、薏米、赤小豆、蘑菇、螃蟹、海參、鯉魚、菜籽油、醋、紅糖、山楂、金橘等。

忌　甘薯、芋艿、蠶豆、栗子、肥肉、奶油、鰻魚、蟹黃、蛋黃、魚籽、巧克力、油炸食品、甜食。鹽和味精。酒能活血，可適量飲一些糯米甜酒或紅葡萄酒，但不宜太多，否則傷肝。

韭菜到生薑等食物性溫，適合冬季吃；生蓮藕到蒟蒻等食物性涼，適合夏季吃。

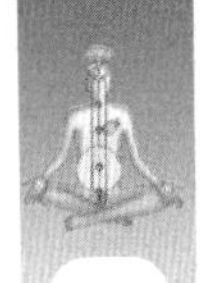

【桑菊薄竹飲】

配方：桑葉10克、竹葉15～30克、菊花10克、白茅根10克、薄荷6克。

作法：將以上五味洗淨，放入茶壺內，用沸水浸泡10分鐘後即可。

用法：每日1劑，代茶飲連服3～5日。

功效：去熱，適用於血瘀引起的熱症。

【竹筍粥】

配方：熟冬筍100克、豬肉末50克、白米100克、麻油25克。

作法：鍋內放麻油燒熱，下豬肉末翻炒片刻，加入冬筍絲、蔥薑末、鹽、味精，翻炒入味，裝碗。白米加水用文火熬粥，粥將成，把碗中的配料倒入，稍煮片刻即成。

用法：每日2次，早晚空腹服食。

功效：有助於緩解胸脘滿悶、頭痛昏蒙。

【天麻陳皮燉豬腦】

配方：天麻10克、陳皮10克、豬腦1個。

作法：將豬腦、天麻、陳皮洗淨，置瓦盅內，加清水適量，隔水燉熟食用。

用法：佐餐食用。

功效：有助於緩解痰瘀引起的頭痛。

2. 藥物調理

當血瘀體質嚴重時，單純的食補已經不能力挽狂瀾，這時就要透過中藥調理了。無論是治療，還是調理，都要選擇活血化瘀的藥，以保證血氣的暢通。

常用的行氣活血藥有這些：柴胡、香附、鬱金、當歸、川芎、紅花、薤白、枳殼、桃仁、參三七、銀杏葉等，也可用地黃、丹參、川芎、當歸、五加皮、地榆、續斷、茺蔚子等作為活血、養血的藥物。

血瘀體質者還可以選擇一些中成藥來進行調理，如：柴胡疏肝散、血府逐瘀湯、失笑散、麝香保心丸、復方丹參滴丸、保和丸、木香檳榔丸等，這些藥品藥店都有賣，自己可以對照藥品說明上的症狀，買來吃就可以調理。如果不放心，可以問一問藥店的店員，他們會告訴你某種藥丸針對什麼症狀，比如說柴胡疏肝散、血府逐瘀湯就主要針對血瘀引起的胸悶、胸痛；麝香保心丸就主要用來緩解胃腹脹痛、噯氣、大便不爽或便祕等症狀。

我這裡還介紹一種對所有血瘀體質者都有好處的藥——桂枝茯苓丸。

桂枝茯苓丸有「婦科良藥」之稱，對婦女月經不調、閉經、痛經、子宮內膜炎、附件炎、子宮肌瘤、卵巢囊腫等屬瘀血阻滯者；腹宿有包塊、腹痛拒按，或下血色晦暗而有瘀塊者；及其他一切婦女經、胎、產引起的瘀血阻滯都有很好的療效。

有一位婦女生完小孩後，下身仍不停地流髒東西，本來這是正常的，一般三週左右就會自行消失。但她卻都一個多月了，仍然往外流且有腥臭味，這在醫學上叫作「產後惡露不盡」，是種病態，一般是因為腹內有瘀塊所致。

她知道自己剛生完孩子身體比較虛，不敢亂用藥，而且還要給小孩子餵奶，所以就找比較保險的中醫，我就讓她吃了桂枝茯苓丸，另外拿了一些補血補氣的滋補藥材，雙管齊下結合著使用。果然她才喝了三天，下面流出的東西就很少了，藥用完，惡露基本上也就沒了，我就囑咐她多吃一些補氣補血的食物，果然就慢慢好了。

桂枝茯苓丸主要就是用於婦女宿有瘀塊或血瘀經閉，也就是說，它對付「瘀」和「瘀血」很有效果，再配合一些具有補氣益氣作用的食物或藥材，就能收到較好的療效。

3. 經絡穴位療法

我們都有這樣的經驗：腹痛了、頭痛了，用手揉一揉就會好一些。血瘀體質者由於局部經絡長期處於不通的狀態，因此會有偏頭痛、腹痛、痛經、噎膈、脇痛等各種疼痛症。這種疼痛感一般來得猛烈，其他藥物難以突然消去，唯有依靠人力解決，哪裡痛，就揉哪裡，活血化瘀，這是生活常識。

實際上，揉去的是瘀血，幫助通經活絡。這就好比一條公路堵塞了，來了一個交警，強制性地疏導了交通，道路才會變得流暢。血瘀體質者也需要有這樣一種權威性的外力來疏導交通，保證經絡的流通。

中醫認為，具有活血作用的穴位，主要有合谷、湧泉、足三里及陽陵泉穴幾處，其中陽陵泉主要作用在於去痛。

合谷位於手背虎口處，第一掌骨與第二掌骨間的凹陷中。中醫理論上認為它具有鎮靜止痛、通經活絡的作用，常用來輔助治療各種氣滯血瘀症，如：痛經、癲癇、中風、小兒驚厥、三叉神經痛等症。女性常按合谷穴還可改善氣色。

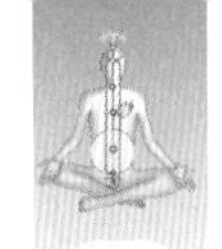

血瘀氣滯者的藥物養生

治療血瘀的常用藥物

藥材	性味	功效	藥材	性味	功效
丹參	苦、微寒	活血調經、祛瘀止痛、養血安神	紅花	辛、溫	活血通經、散瘀止痛
桃仁	甘苦、平	活血祛瘀、潤腸通便	薤白	辛苦、溫	通陽散結、行氣導滯
參三七	甘微苦、溫	止血散瘀、益氣生律、消腫定痛	茺蔚子	辛苦、微寒	活血調經，清肝明目
柴胡	苦、微寒	和解表裡，疏肝升陽	香附	甘、微寒	理氣解鬱、調經止痛
銀杏葉	甘苦澀、平	斂肺平喘、活血化瘀	鬱金	辛苦、寒	行氣化瘀、清心解鬱、利膽退黃

除了以上藥材外，地黃、川芎、當歸、五加皮、地榆、續斷、雞內金等都是治療血瘀的常用藥材。

常用活血化瘀中成藥

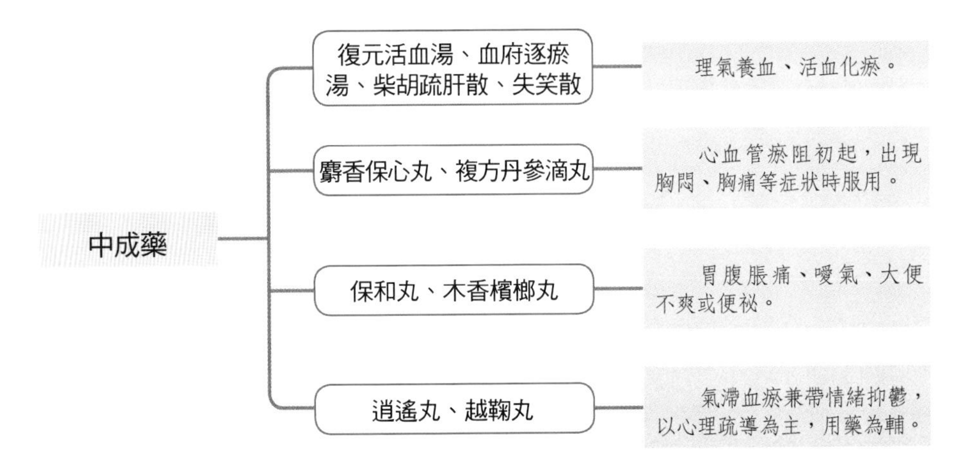

適宜血虛氣滯者的藥膳

雖然酒具有活血的功效，但容易傷肝，所以血瘀體質者最好不要多飲。其藥膳主要在活血食物中加入一些活血藥材，以達到上佳的活血效果。

血瘀體質的藥膳處方

類別	名稱
藥酒類	黃酒、葡萄酒等，肝臟有損傷的血瘀體質者最好不要飲酒。
藥膳類	山楂紅糖湯、豬腳薑、黑豆川芎粥、田七燉瘦肉（雞肉）、赤豆玫瑰鯉魚湯、百合墨魚粒、阿膠牛肉湯、當歸田七烏骨雞湯、熟地當歸雞湯、枸杞黃耆蒸鱔魚、歸耆烏骨雞湯、丹參桃紅烏骨雞湯、海馬排骨湯、三味羊肉湯、當歸燉豬心、當歸芍藥燉排骨等。

藥膳推薦——丹參桃紅烏骨雞湯

丹參桃紅烏骨雞湯

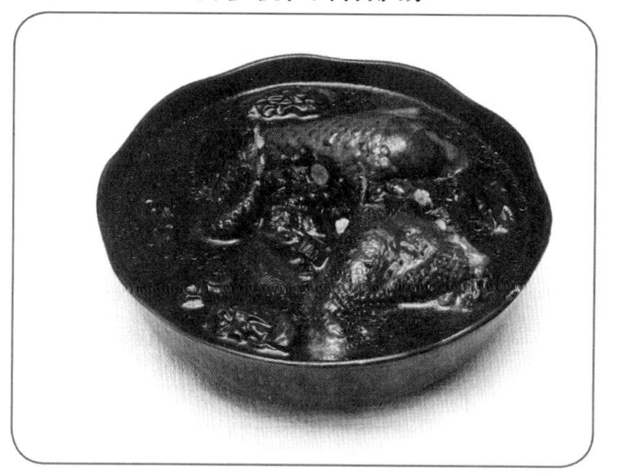

材料

烏骨雞半隻或烏骨雞腿 1 隻、鹽 2 匙、棉布袋 1 個。

藥材

丹參 15 克、紅棗 10 克、紅花 25 克、桃仁 5 克。

作法

1. 將紅花、桃仁裝在棉布袋內，紮緊。
2. 將烏骨雞洗淨斬塊，先入沸水汆燙，撇去血水，撈出備用。
3. 將紅棗、丹參沖洗乾淨，備用。
4. 將所有材料盛入砂鍋中，加 6 碗水，煮沸後轉小火燉煮約 20 分鐘，待雞肉熟爛之後，加鹽調味即可。

評析

丹參、紅棗、紅花、桃仁都是活血補血之物，使這道藥膳具有活血通脈、補心養肝、祛瘀止痛、安神寧心等鎮靜作用，對月經失調、痛經、便祕、心煩、心絞痛等有較好的食療作用。還能增加血液流量、促進血液循環及組織的修復再生，對治療孕婦產後惡露不出、血瘀於內所致的神智不清、心煩不眠等症，有很好的效果。

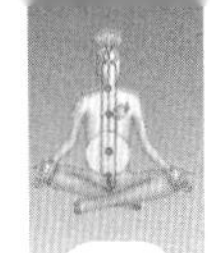

血瘀氣滯者的經絡養生

調養血瘀體質，使用針灸推拿是一個不錯的選擇。手法有點按、溫灸、刮痧、放血、敷貼、照射、推拿等。

血瘀體質的主治穴位

穴位	所屬經絡	位置	主治功效
膈腧	足太陽膀胱經	背部第七胸椎下，旁開1.5寸處	理氣寬胸、活血通脈
肝腧	足太陽膀胱經	背部第九胸椎棘突下，旁開1.5寸處	疏肝利膽、理氣明目
委中	足太陽膀胱經	腿部膕窩橫紋正中	分清降濁
日月	足少陽膽經	在上腹部，當乳頭直下，第七肋間隙，前正中線旁開4寸	脇肋疼痛、脹滿嘔吐、黃疸
維道	足少陽膽經	側腹部，當髂前上棘的前下方，五樞前下0.5寸	主治少腹痛、腰胯痛、疝氣、帶下
五樞	足少陽膽經	側腹部，當髂前上棘的前方，橫平臍下3寸處	赤白帶下、腰胯痛、少腹痛、疝氣、便祕
血海	足太陰脾經	在大腿內側，髕底內側端上2寸，當股四頭肌內側頭的隆起處	月經不調、閉經、暴崩、漏下惡血
三陰交	足太陰脾經	小腿內側，足內踝尖上3寸處	通絡止血、調經止痛
曲池	手陽明大腸經	屈肘成直角，在肘橫紋外側端與肱骨外上髁連線中點	清熱和營、降逆活絡
合谷	手陽明大腸經	手背虎口處，於第一掌骨與第二掌骨間陷中	鎮靜止痛、通經活絡、清熱解表
期門	足厥陰肝經	乳頭直下，第6肋間隙，前正中線旁開4寸	疏肝理氣、化積通瘀
曲泉	足厥陰肝經	屈膝時，當膝內側橫紋端上方凹陷中	清肝火、祛濕熱
太沖	足厥陰肝經	腳背部第一、二蹠骨結合部之前的凹陷處	平肝、理血、通絡

湧泉穴位在足前部凹陷處第二、三趾趾縫紋頭端與足跟連線的前三分之一處。它是腎經的首穴，對人體健康有重要作用，所以搓腳心自古以來就是常用且有效的養生方法。血瘀體質者晚上睡覺前，在用熱水泡腳的時候，經常按摩湧泉穴，可產生活血通絡的作用，對於血瘀、血氣不足所引起的心悸不安、脫髮、暈眩等有較好的療效。

足三里穴位於外膝眼下四横指、脛骨邊緣。它是一個強身健體的要穴，有調理肝脾，補益氣血的作用。每天用大拇指按壓足三里穴 10 分鐘左右，可改善人的腸胃功能，使人精力充沛。

陽陵泉在小腿的外側、腓骨小頭前下方凹陷處。它的主治範圍非常廣，包括膽腑病症、筋的病症和經脈通絡上的病症。臨床上常用來治療落枕、瘀血脇痛、肝鬱脇痛、濕熱脇痛、關節炎等，對肝脾臟疼痛、急性缺血性中風、膽囊炎、膽結石等症都有較好的治療作用。血瘀體質者常按摩陽陵泉，可以通經活絡、疏肝解鬱，緩解氣滯血瘀引起的各種疼痛、刺痛。

此外，手臂處的內關穴也有通經活絡及治疼痛的作用，血瘀體質者最好在醫生的指導下找對穴位，經常按摩，可有效改善體質。

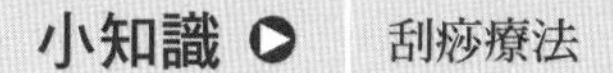

刮痧是中國傳統的自然療法之一，主要用器具（牛角、玉石、火罐等）在皮膚相關部位進行刮拭，以達到疏通經絡、活血化瘀的目的。血瘀體質者對上述穴位刮痧，會收到不錯的療效。

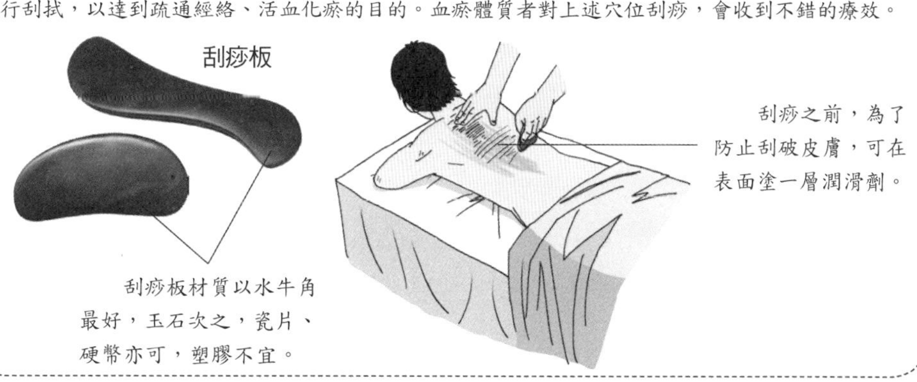

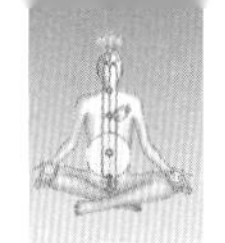

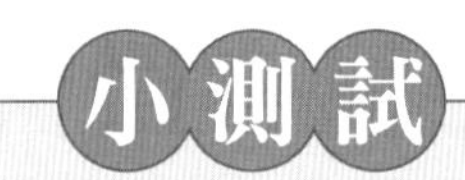

你是血瘀體質嗎？

想要知道自己是否血瘀，先做下面的選擇題。

1.你身上某個地方有瘀青，你竟然不知道是怎麼弄的嗎？
○是　○否

2.你有子宮外孕的經歷嗎？
○是　○否

3.仔細檢查自己的身體，你身上有黑斑嗎？
○是　○否

4.與別人相比，你的臉上很容易長色斑嗎？
○是　○否

5.對照著鏡子中的自己，再看看別人，你發現你的眼眶比別人要黑嗎？
○是　○否

6.伸出舌頭檢查一下，自己的舌質跟別人相比，有些青紫或有紫色的小點嗎？
○是　○否

7.瞪大眼睛看鏡中的自己，自己的眼白是青紫色嗎？
○是　○否

8.即使沒有熬夜，你的眼白中也有血絲嗎？
○是　○否

9.與別人相比，你的皮膚是不是晦暗沒有光澤？
○是　○否

10.你的皮膚乾燥且容易有皮屑或鱗甲狀的東西嗎？
○是　○否

11.仔細檢查你的眼瞼，看它們是不是紫黑色的。
○是　○否

12.照一下鏡子，你的嘴唇顏色發青或發紫嗎？
○是　○否

13.你會不會經常脫髮？
○是　○否

14.你已經生過小孩，但依然有痛經的經歷嗎？
○是　○否

15.月經期間，你的經血中會有血塊嗎？
○是　○否

16.你的月經顏色發紫或發暗嗎？
○是　○否

17.大便完畢，你發現它是黑色的嗎？
○是　○否

18.伸出雙手看一下自己的指甲，它是不是又厚又硬？

○是 ○否

19.仔細觀察自己的指甲，它是不是凹凸不平，或指甲上有條狀或點狀白色花紋？

○是 ○否

20.天氣稍微轉涼時，你會腰疼或背疼嗎？

○是 ○否

21.不管什麼部位，你會不會偶爾或經常有針刺般的疼痛？

○是 ○否

22.不管什麼部位疼痛，你是否覺得疼的地方還有些灼傷感？

○是 ○否

23.不管哪個地方疼，你不敢用手按一下嗎？否則會更加刺痛？

○是 ○否

24.不管什麼時候、哪個部位疼，你是不是覺得疼痛感每次都在同一個地方？

○是 ○否

25.你的家人中，有人得過腫瘤嗎？

○是 ○否

26.你不喜歡與人交談，總是獨來獨往、鬱鬱寡歡嗎？

○是 ○否

27.你是否有吐血的經歷，但去醫院檢查之後什麼病也沒有？

○是 ○否

28.天氣轉涼，你的手腳是否只有一部分很冷，比如說小指頭很涼，但拇指和食指比較熱？

○是 ○否

29.當你覺得自己在發熱時，你是否有口渴、頭痛、煩躁等症狀？

○是 ○否

30.當你抓癢或被什麼東西刮了一下，你的皮膚會很容易出血嗎？

○是 ○否

結果分析

在上述30個常見的血瘀症狀中，如果你：

1-5個「是」	說明你的身體已經有點血瘀的傾向了，但還不嚴重，完全可以經良好的作息習慣來改善。
6-10個「是」	說明你已經有了明顯的血瘀跡象，該重視這個問題了，除了要養成良好的作息習慣，還要注意在飲食上進行調節。
11個以上「是」	說明你的血瘀已經相當嚴重，最好到醫院檢查一下，查看身體是否有病，尤其要檢查黑斑出現的部位，以防有腫瘤。

第八章

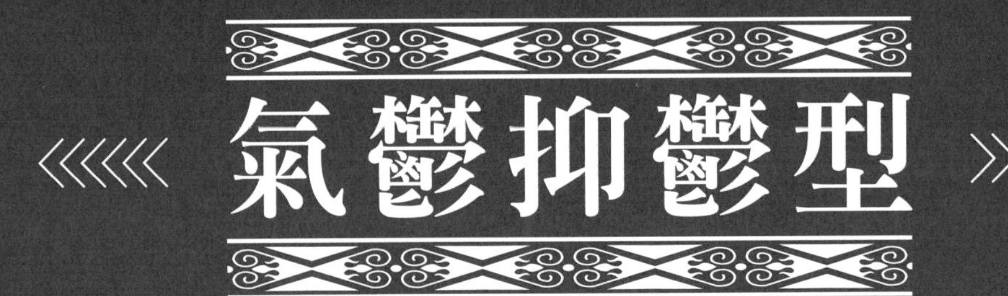

氣鬱抑鬱型

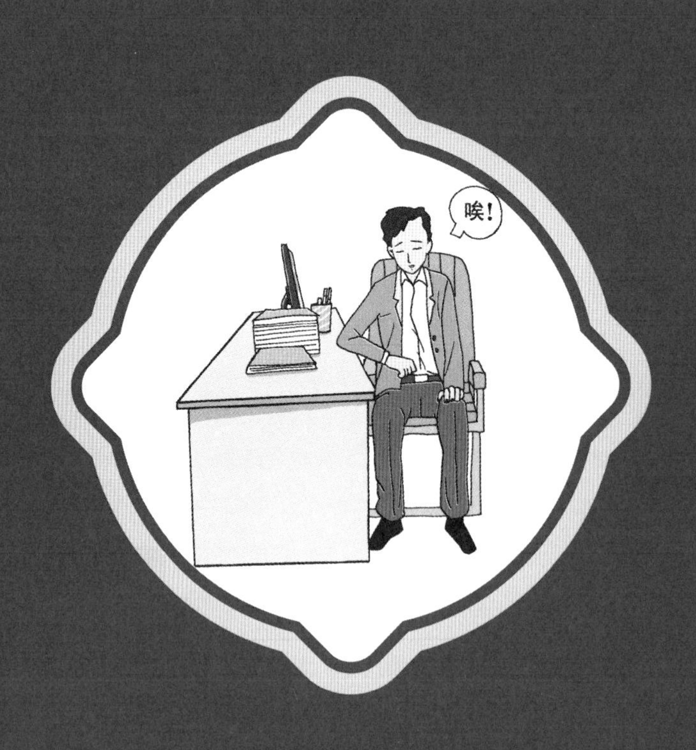

氣鬱抑鬱者主要是情志不暢所導致的，因此他們多表現為性格內向、常鬱悶、情緒低落、生悶氣，久而久之就會轉化成抑鬱症。俗話說：「心病還須心藥醫」，因此對於氣鬱體質者來說，最主要的還是保持心情舒暢，不要計較太多，不要太敏感，平時應多找一些宣洩的方式，如：出遊、交友等。在此基礎上，再配合一定的食療和藥療，就會收到不錯的效果。

本章圖說目錄

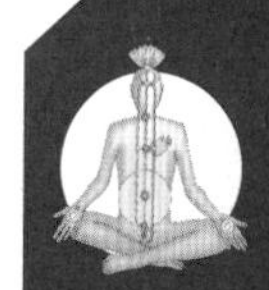

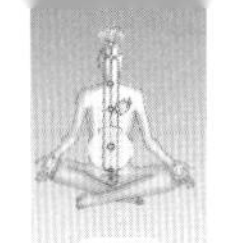

某人的部落格

沒事的時候，我喜歡胡亂看其他人的部落格，無意中發現有一個人在自己的部落格中這樣寫道：

最近開始對中醫感興趣，因此上網搜來搜去，感覺自己都快成了半個中醫了。

搜來搜去，發現自己的病症是在於：氣鬱。這氣鬱簡單來說就是，心情不好。

唉，不自覺得又嘆了一口氣，這氣鬱的症狀之一就是嘆氣。

氣鬱頭痛多由於長期胸懷抑鬱、情志不舒、思慮過重所致，表現為頭痛發脹、撐滿悶塞、平時抑鬱不樂、悶悶少言；或獨自言語、悲傷欲哭；或時而焦躁、缺乏耐心、耳鳴目眩、腹脹胸悶。

回憶這一年來，好像就沒有真正的開心過，可也漸漸地習慣了。彷彿感情的表面結冰了一樣，就算是在笑，也不及心底。身體也是一日不如一日，最近老是有一個念頭在腦子裡面轉來轉去。好想辭了工作，回家去靜養一段時間。遠離這些是是非非，遠離那些紛繁蕪雜的瑣事。不知是不是年紀慢慢大了，再也沒有了剛畢業時的萬丈雄心，也不擔心自己這樣庸庸碌碌、渾渾噩噩的度日，是否在浪費生命。對於未來，充滿了無力感。

未來，它就在那，走過去你就可以看到。

好多事情想不通，好像虛長了這些年歲，想通的事情並沒有增加幾樣。也漸漸的開始覺得自己思慮過度了，可當我有這個念頭的時候，也是在思慮了。

人生才剛剛開始，我卻已經對它失去了興趣。我像一個一事無成的中年人一樣毫無鬥志，甚至開始對自己也不抱希望。對自己不穩定的情緒也厭煩透了，它比我身體的狀況還糟糕，可是我卻無法控制。

40歲以後的人生，讓我無法接受，我甚至希望，我的人生若在40歲或35歲時就戛然而止，那就完美了。有時候覺得如果我得了癌症那也不錯，這樣，我就再也不用為我以後的人生負責了，我只要今天，現在快樂就夠了，不用為了未來而疲於奔命或是忍辱負重。

古人曾說：「人生得意須盡歡」，可是寫這首詩的人，他做到了嗎？

氣鬱，或許永遠都不會好了。

這篇博文，有些觀點是對的，有些我卻不認同。他這種心態的確是有點氣鬱，但氣鬱卻是可以調理好的，因為這個人的氣鬱我可以幫他調理好，所以我在他的部落格中留下這麼一段話：

朋友，你這算不上氣鬱，誰沒有心情不愉快的時候？沒事不要胡思亂想，多出去走走，積極參加團體活動，不要老是一個人閒待著想東想西。早上起來跑跑步、呼吸新鮮空氣，下午下班之後跟朋友聚聚，年輕人總有很多娛樂活動可選擇，只要別總是一個人待著胡思亂想就行了。

平常多吃蘿蔔、芹菜、紅棗、南瓜子、花生、蓮子、韭菜、洋蔥等具有理氣解鬱作用的食物，少吃辛辣、寒涼及草莓、檸檬等味酸的水果；有事沒事喝一些茉莉花茶。

我的話是說到了，做不做得到，關鍵還是要看他自己。因為對於氣鬱體質者來說，食補和藥物治療相對來說是次要的，關鍵是病人自己要樹立起良好的心態，否則他硬要把自己束縛在個人的狹小空間裡不肯出來，神仙也沒有辦法。

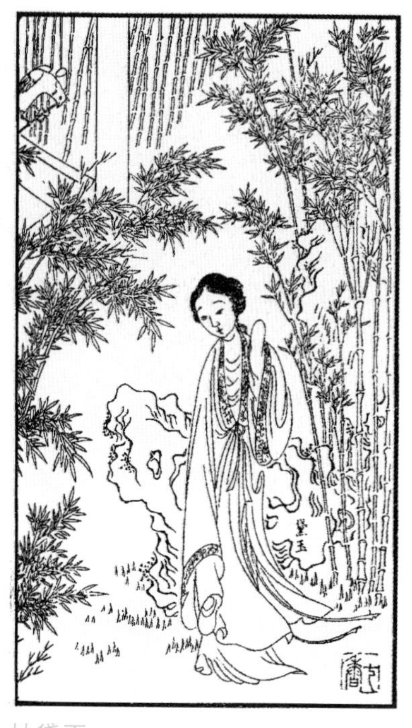

林黛玉

林黛玉是典型的氣鬱抑鬱體質，她身體消瘦、個性敏感、心細如髮、待人處世不夠圓滑，也經常犯頭暈、胸悶等疾病。她的這些性格一直沒有太大的改變，最終在各方面的打擊下鬱鬱而終。

最大的特點是抑鬱

單純從外表上來觀察氣鬱體質者，他們只有面色暗黃這一個特點，深入了解後，會發現他們性情很急躁、很容易就激動、也容易生氣，就像林黛玉那樣。你若仔細詢問，他們會說，自己胸悶、偏頭痛，容易頭痛眩暈。你若為他們做進一步檢查，他們會告訴你說：「我總是覺得自己的喉嚨裡有東西，胃也不好，感覺總是想吐酸水，有時候還會覺得腹痛。」若是女人，她又會扭扭捏捏地告訴你說：「我有時候痛經、月經不調，乳房還經常會有脹痛感。」你讓他們伸出舌頭，果然如你所料，他們的舌頭顏色是好看的淡紅色，但舌苔比較白。

以上這些都是氣鬱體質的特徵，但整體來看，這跟其他偏頗體質沒什麼太

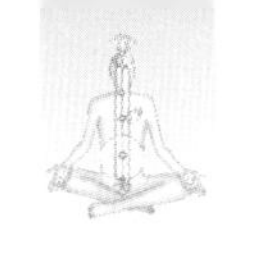

大的不同，比如說痛經，好幾種體質都可能痛經，好幾種體質都可能頭痛、頭暈。所以準確地講，這些都不能成為構成一個獨立體質的特點，但氣鬱體質有一個特點，那是其他體質所沒有的，那就是容易患憂鬱症。

氣鬱的人，最典型的表現，就是經常是唉聲嘆氣，或愁眉不展，或鬱鬱寡歡，偶爾說一句話也是「鬱悶啊！」、「真讓人生氣！」、「好悶啊！」、「這口氣我實在嚥不下去！」等等諸如此類的話，好像天下所有的壞事都讓他一個人遇上了。

即使有時候他們嘴上不說這些話，但你一旦跟他交往起來，也得小心翼翼的，因為他非常敏感、心眼很小，也很容易斤斤計較，別人一句無心的話，在他聽來好像就是針對他一樣。

我在部落格中也曾看到一個女孩子這樣記錄自己的日誌：

氣死我了。我工作好好的，誰也不惹，誰的閒話也不說，為什麼XX哪個變態，竟然當著我的面說：「雖然ZZ工作慢，但老闆離不開他，因為他做出來的東西品質好，客戶滿意。」這話說給我聽是什麼意思？我氣得當即就回了他一句：「咦？你這樣說我就不愛聽了，我做的東西就很差勁嗎？」他白了我一眼，陰陽怪氣地說：「這是你說的，我可沒這麼說！」他明明就是這個意思！這個死變態，除了沒事就混在女人堆裡聊八卦以外，他還會做什麼？什麼時候，我一定要在老闆面前告他一狀，反正有我沒他，有他沒我！

通篇的火藥味。作為一個旁觀者，XX說那一句話其實沒什麼意思，並沒有針對這個女孩子，但她卻激動得不得了。當時我就想，這個女孩子的心眼像針眼一樣小，肯定很愛生氣。然後看她部落格裡的文章，果然如此，因為讓她不高興的事有很多。

當時純粹是為了娛樂才看完這篇文章，現在想想，責任不完全在她，而是她本人氣鬱了，所以才會這麼容易生氣。

有的人，即使看起來好好的，沒跟人吵架，沒跟誰生氣，但對他了解多了，你就會發現這人滿腦子的胡思亂想，一會兒想著老闆會責罵他、一會兒又想著自己會失業、一會兒又顧慮別人是不是在背後對自己說三道四、一會兒又擔心自己將來找不到老婆或嫁不出去，又過一會兒，你猜他在想什麼？他竟然想到自己住在13樓，也許晚上來一次地震就把他埋進去了。經常如此胡思亂想，頗有些杞人憂天的味道。

經常把自己推進這些消極的情緒中，人就很容易出問題。據說張國榮是先天的氣鬱體質，因拍攝同性戀題材和恐怖片而完全投入角色，結果投入了以後就再也出不來，真正應了「戲如人生，人生如戲」那句話，再加上現實生活中

氣鬱抑鬱的症狀

氣鬱體質的症狀

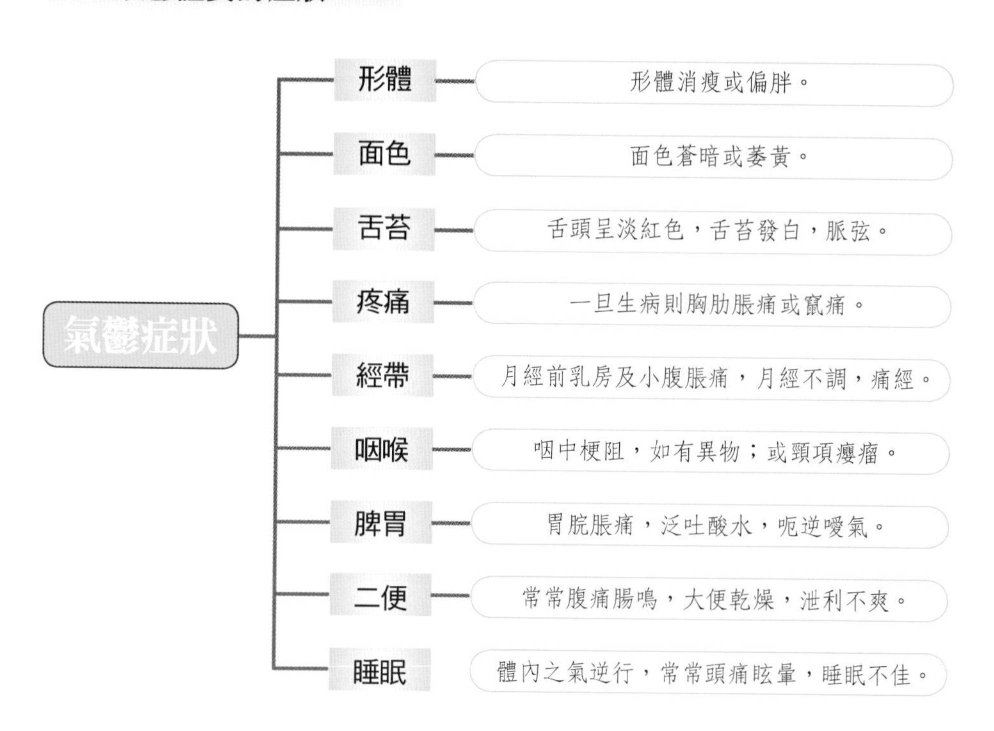

氣鬱體質者的性格特點

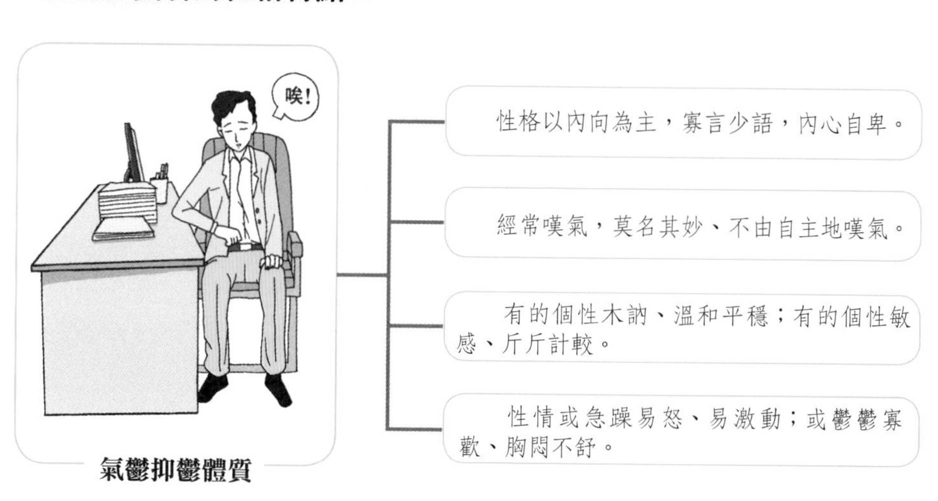

氣鬱抑鬱體質

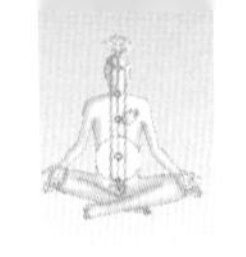

的一些不如意，最後他自殺了。

也許我說這些，讀者可能會覺得怎麼跟中醫、跟體質沒什麼關係；但是，為什麼其他人都不抑鬱，惟獨就是某些人抑鬱了呢？肯定還是體質原因。

人們常說：「人活一口氣。」這個氣，就是中醫上所說的元氣，沒了它，生命活動就不能繼續；它病了，生命活動就不能好好地開展。氣鬱體質者的病根，就在於氣不順。氣不順的成因，就是平常胡思亂想太多，憂思導致氣結，氣結就不能順暢地推動血液運行，健康就出了問題。

卡內基在《人性的優點》這本書中，講了很多因為憂慮而患病的經典案例，這裡隨便引用一個：

卡貝爾先生說：「在我年輕的時候，我在紐約州水牛城的水牛鋼鐵公司工作。有一次，我必須到密蘇里州水晶城的匹茲堡玻璃公司——這座工廠花了好幾百萬美金，安裝一台瓦斯清潔機，以便清除存在於瓦斯中的雜質，使瓦斯燃燒時不至於將引擎燒壞。這是一種新的清潔瓦斯的方法，以前只試過一次，而且當時的情況大不相同。當我去密蘇里州水晶城做這項工作的時候，很多事先沒有預料到的困難發生了。在那種情況下我是不能退縮的，我努力想出了各種解決問題的辦法。經過一番調整後，這台新型機器總算可以使用了，但並沒有達到我們所保證的標準。

「一種失敗感籠罩在我的心中，我覺得好像有人在我頭上重重地打了一拳，且我的胃和整個腹部都開始疼痛起來。有好一陣子，我擔心得幾乎無法入睡。」

後來卡內基也與其他人探討了憂慮與健康的關係。其中一個叫作戈伯爾的博士認為，70% 左右的患者，只要能消除自己的恐懼和憂慮心理，病自然就痊癒了。如果他們因為生病而恐懼，那麼這種恐懼遠比生病本身對健康的危害更大，它就像「神經性的消化不良、胃潰瘍、心臟疾病、失眠、頭痛和某幾種麻痺症等一樣嚴重」。還有一位叫做約瑟夫・孟坦的博士也寫過一本《神經性胃病》的書，他提出了這樣的觀點：胃潰瘍的產生，有時候不是因為你吃了什麼而導致的，而是因為你的憂愁。

而我們都知道，憂鬱症患者通常多少會有一些厭食症的症狀，不吃飯就會得胃病，可能還會想吐酸水，這剛好是氣鬱體質者的特徵。所以說，不管是中醫還是西醫，還是心理學家，對一些疾病的看法還是一致的，這也從側面證明了憂思過度會氣鬱、會引起健康問題。

需要指出的人是，有的人氣鬱，是因為心思縝密，但又因沒好好發展，變成了小心眼，這個可以透過多與人溝通來緩解。有的人抑鬱，可能是基於某件

導致氣鬱抑鬱的原因分析

氣鬱抑鬱體質的形成主要有四個方面的原因：先天遺傳、幼年精神打擊、工作壓力太大和欲望長期得不到滿足。

導致氣鬱的四大原因

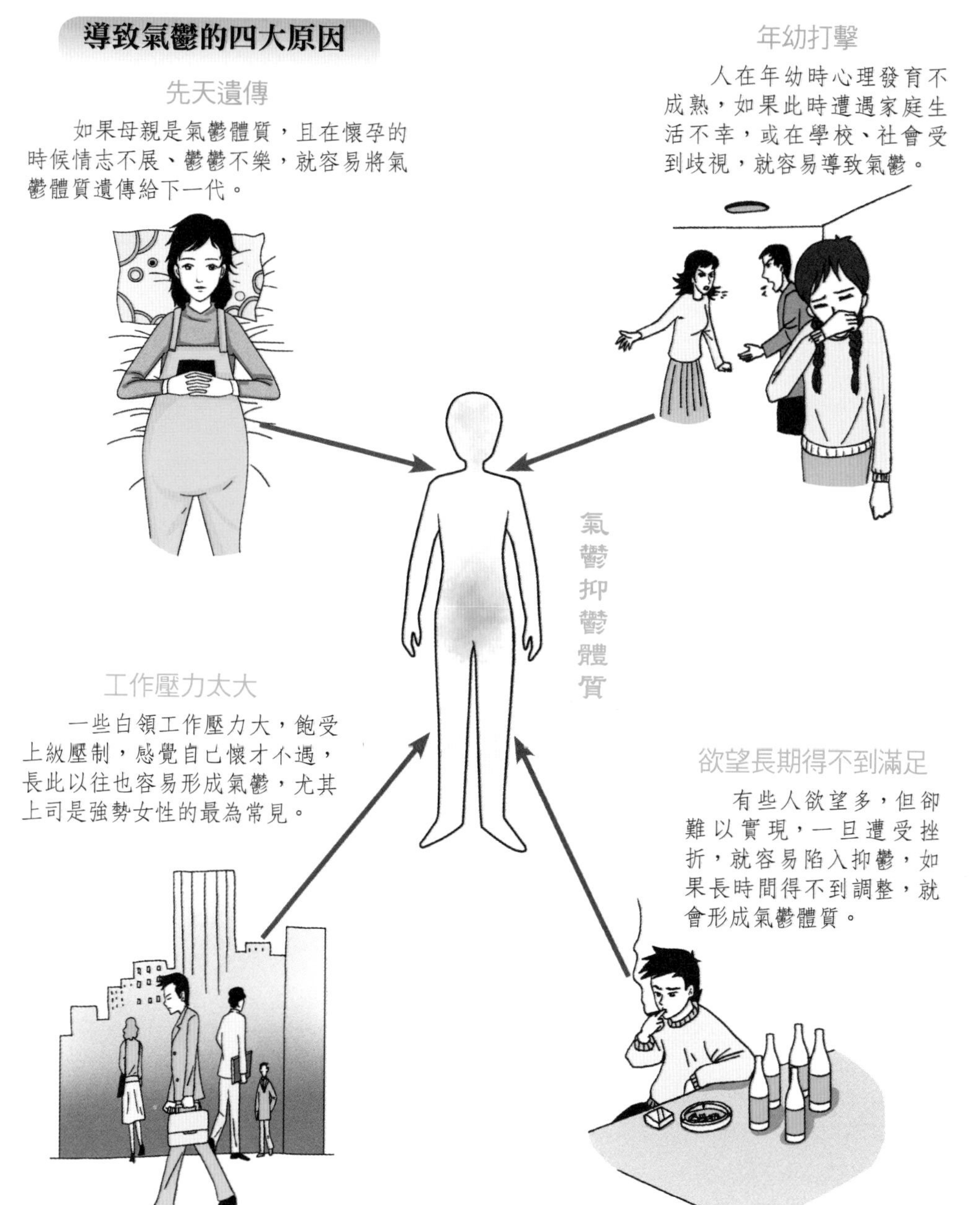

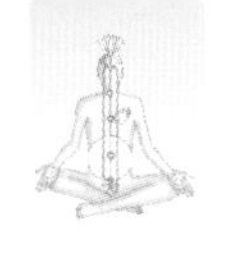

小事，一時想不開，結果越想越鑽牛角尖，一個人悶悶不樂，時間久了，性格就變了，人就容易變得氣鬱，甚至發展成為憂鬱症。

還有人氣鬱，完全是生理上的原因導致的。比如說，女人生產時氣血嚴重虧損，她就老擔心自己不再健康，今天害怕這裡出毛病，明天害怕那裡不好，整天疑神疑鬼，人就容易變得焦慮不安，慢慢就抑鬱了。

是什麼促生了氣鬱體質？

有些人的氣鬱體質也來自先天遺傳，但後天的刺激也會造成氣鬱抑鬱。

首先，欲望過多的人容易抑鬱。有人說：「憂鬱症患者之所以經常會想自殺，就是因為他們沒了欲望，不再有生活目標，活著已經沒有意義，所以要自殺。因此治療憂鬱症的關鍵，就是為他設置一個又一個的難題，讓他重新樹立起挑戰自我的信心，這樣他的生命才會再去攀登一個又一個的高峰，努力地活下去。」

在我看來，這些話剛好說反了。欲望越強，越容易得憂鬱症。一個人若有欲望、有野心，也就更不容易知足，給自己的壓力也就越大，也就越容易遇到困難和挫折，也就更加容易抑鬱。

有個知名的主持人就曾說過：「天才都容易抑鬱。」為什麼？因為天才所遇到的難題要比一般人困難得多，一旦受挫，就很難再樹立正常的生活態度，所以著名作家三毛自殺了，徒留下炫美的《撒哈拉的故事》；有童話詩人之稱的海子也自殺了，只給我們留下「面朝大海，春暖花開」的遺憾；被評價為「具有極高的藝術水準並做出了卓越貢獻的藝術家（網友語）」的張國榮也走了，華麗夢幻的程蝶衣只能留在人們的記憶中；還有三星副總裁李尹馨……

所以，欲望越多、越難以實現，人就越容易抑鬱，要避免憂鬱症，首先要從克制不良欲望開始。

此外，氣鬱體質也常見於那些工作壓力較大的白領階層，他們往往個性很強、想法很多、創意很多，但權力卻很小，很多想法和創意沒有得到重視，如果再來一個強勢的上司或年紀比自己還小的領導，那就更容易氣鬱了。

有些人的氣鬱體質形成於小時候，那時心智發育不是很健全，如果經歷一些生活事件的打擊，如：父母離異、父母早亡、在學校受老師、同學歧視等等，都容易導致氣鬱體質。因此，為孩子創造一個良好的學習生活環境是非常重要的。

氣鬱致病較麻煩

由於氣鬱體質與人的性格有較大關聯，所以氣鬱體質者所引發的病症，大致有以下幾類：

1. 心神失養、心脾兩虛

情志可傷心、傷脾，導致脾失健運，心失所養，表現為頭暈神疲、心悸多夢、失眠健忘、悲喜無常、精神恍惚、胸悶胸痛。長此以往，人必然會感到心力交瘁，對生活失去興趣，生命活力及體質漸漸下降。即使身體不得什麼大病，但人總覺得身心不舒服，難以健康快樂。

2. 各種胃病

長期悶悶不樂會導致肝氣鬱結，首先使人得厭食症，然後影響胃的消化功能，出現胃脹胃痛、口吐酸水、胃潰瘍等胃病，或引起腹痛腸鳴、大便不暢等消化不良症。消化不良表面上看來並非嚴重的疾病，但會使人形體消瘦、面色蒼白或萎黃，給人一種不健康的印象，影響工作和交際。

3. 熱症、燥症

長久的氣鬱，會化火薰灼，因此有的氣鬱者表現為脾氣暴躁易怒、容易頭痛目赤、口乾口苦，且常伴隨有大便燥結、舌質紅、舌苔黃等熱燥症。任何物質，無論是氣、血、濕，長期鬱結在體內，久而久之都會轉化為熱症、燥症，氣鬱體質者也會導致各種熱症的產生。

4. 痺症、血症

氣鬱體質可同時具有其他偏頗體質的症狀，如：血瘀的痛症、痰濕的痰凝、氣虛血虛的月經不調、及其他體質的頭痛、眩暈、崩漏、不孕、吐血等症。其根本原因在於鬱結在體內的「氣」難以自如地流通。如：吐血、崩漏，就是因為體內鬱結之氣太多，氣不能規則地運動到應到的地方，結果通過口、鼻等薄弱地帶強行衝出來。

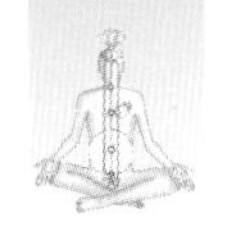

氣鬱體質容易導致的疾病

《素問・舉痛論》中說：「百病生於氣也。」氣鬱會導致體內水、血、氣運行不暢，進而衍生出各種疾病，而且一般以慢性病為主。

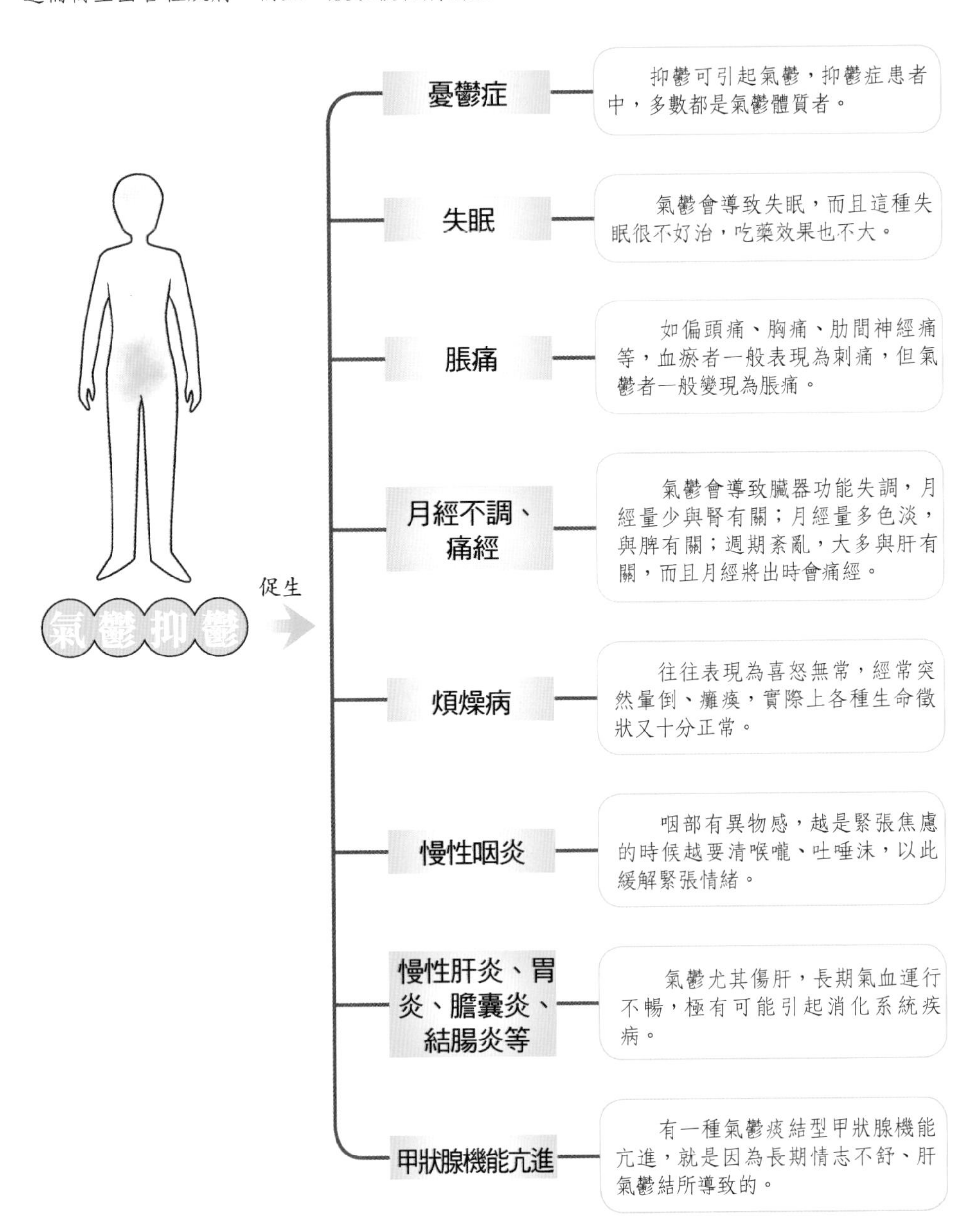

怎樣調節自己的情緒？

要想戰勝別人，首先戰勝自己。換言之，要想戰勝疾病，首先也要先戰勝自己。調理氣鬱體質，首先就要從調整自己的情緒入手。

1.先從克服不良欲望開始

不良欲望是導致情志不暢的重要因素，所以調節自己的情緒應該先從克服不良欲望開始。

首先要學會正視自己的欲望。你必須得明白，世上之人皆有七情六欲，只要自己的欲望不會損害他人的利益，而又能滿足自己的需要就是正常的，所以你不要因為自己有某種欲望而慚愧，更不必刻意掩飾和壓抑自己的欲望。

其次，健全自己的人格、錘鍊自己的性格。一般來說，若性格不健全，如：善妒、佔有欲強，就很容易被不良欲望所牽引，最終走向極端。如果稍有不順，往往就會備受打擊，由此轉而消沉抑鬱。

最後，為了自己更心安理得，不妨多多與人接觸，多幫助需要幫助的人，以培養自己的責任意識。人一旦有了責任心，就不會只純粹地記得自己的欲望，忘記應擔負的責任，這樣有助於轉移自己的注意力，讓自己不再鑽牛角尖。

2. 應陶冶情操

陶冶情操，往高雅處說，就是看看書、練習練習書法、下下棋、唱唱歌、有事沒事到山清水秀的地方旅遊一下。如果不喜歡這類活動，還可以找人打球、學跳舞，或跟朋友們一起去唱卡拉 OK。

我在《快樂女人要做的 38 件事》一書中看到這樣一篇文章：「我有我的快樂」，其中有這樣一段描寫：

剛結婚不久，老公就出差兩個月，我很不高興。他剛走那幾天，我一個人非常無聊，天天給他打電話、發簡訊。畢竟還有幾十天，除了上班我就不知道做什麼了，晚上回去時非常無聊，老公沒空理我時我就想他是不是不愛我了，結果整天想這個問題，不但自己都沒胃口吃飯，連老公也被我弄得很煩躁。

有一天下班後，我路過一家織品店，因為沒事就進去閒逛了一下。店主的手真巧，店裡的小背心、小鞋子、小熊、小兔什麼的，都是她一個人織的。哦！還有一套粉色的小家具，桌椅、沙發、茶几都栩栩如生，看了真讓人喜

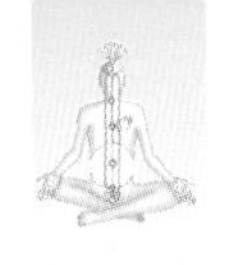

愛。店主是一個非常雅致的女人，她告訴我說，這是她懷孕時無聊織的，現在孩子大了，也不稀罕玩這些了。家裡不需要她出來工作，她閒著也沒事做，就拿出這些東西，又買了些毛線，開了這家織品店。我買了一個茶几墊，才五塊錢。她看我喜歡，就又送了我一套小家具，並說如果我有興趣的話，也可以織，她可以教我。於是，之後下班了我天天到她那裡學編織，兩個無聊的人就這樣找到了打發時間的方法。後來，基本的針法我都學會了，我便買了毛線自己帶回家織，不滿意就拆了再織，常常玩到十一、二點，卻什麼也沒織成，不過這恰恰鍛鍊了我的手藝，第二天我又會高興地再拿起針、線。獨自織了半個月左右，我終於為自己織了雙精緻的鞋子，這讓我很有成就感。然後我又買了毛線，決定織個沙發墊，才織了一半，我又想給自己織雙手套，就又買毛線，然後我又想給媽媽織件毛衣，又買毛線……那段時間我光買毛線就花了三百多塊錢，你可以想像我每天忙成什麼樣子。不過還沒完工，老公就提前半個月回來了，進門就說：「親愛的，你最近都沒打電話給我，是不是移情別戀了？我可真不放心你呢！」

人就是要多一些愛好，這樣的生活才會多一份充實，少一份自怨自艾；多一些生活情趣，少一些怨天尤人；多一些愛好，少一些多愁善感，就沒空再胡思亂想，不再疑神疑鬼。

所以即使不喜歡琴棋書畫這樣高雅的活動，我們至少也該發展一項自己的愛好，再結識一些有共同愛好的朋友，絢麗多彩的人生就是這麼形成的，疾病肯定無處插足。

調節自己的不良情緒，有這兩條已經基本夠了，此外再樂觀一些、再看得開一些、再糊塗一些，這樣一來人就不會抑鬱，也不會氣鬱，更不會因此而得病了。

應該注意的生活小細節

因為氣鬱體質的形成是最貼近生活的，所以氣鬱體質者除了從調節情緒方面調理外，還應注意一些生活細節，也能產生調理體質的作用。

1. 食補不可少

有一天我跟四歲的孫女逗著玩，她突然說：「毛毛不高興了，毛毛不跟你玩了。」

氣鬱體質者的精神養生

氣鬱體質與血瘀體質關係密切，往往是血瘀體質的初期階段，因此調整起來也相對簡單一些。其最重要的養生方法，就是精神養生。

氣鬱體質養生原則

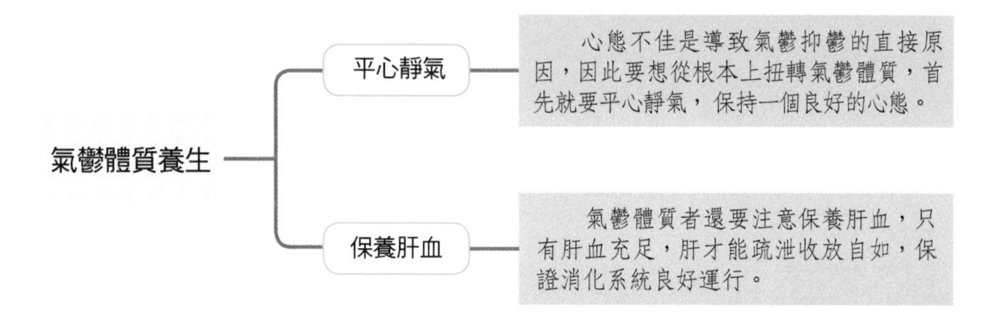

氣鬱者的精神養生

學習一點佛教的修行方式，對那些性格敏感的氣鬱體質者會有很好的幫助。

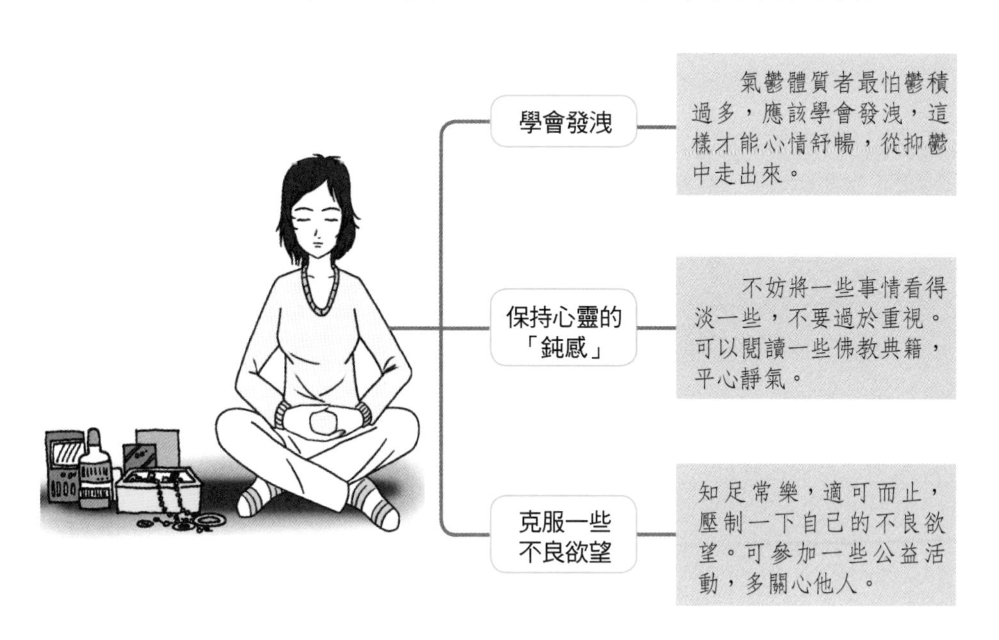

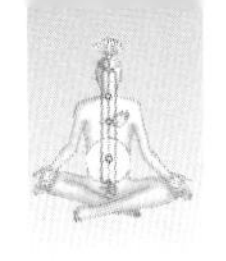

我拿出一把花生，對她說：「快點把這個吃了，吃了這個毛毛就高興了。」

這是加工過了的五香花生，味道還不錯，她拿了一個剝開來吃，果然又開開心心地跟我玩了。

這只是哄小孩子的把戲而已，相信即使吃了開心果也不會有這麼強的功效。

但我想說的是，花生確實能讓你「開心」起來，因為有些食物是有理氣解鬱、疏通氣機的作用的，有助於改善氣鬱體質。類似的食物還有：柑橘、葡萄、包菜、韭菜、洋蔥、蘑菇、蘿蔔、絲瓜、大蒜、芹菜、蕎麥、大麥、高粱、大棗、南瓜子、黑芝麻、蓮子等。少吃梅、草莓、檸檬等酸澀之物以免阻滯氣機，儘量避免辣椒、花椒、胡椒等辛辣刺激物，也要避免吃冰鎮食品以免傷胃傷氣。

2. 可以適量飲酒

這裡說到辛辣之物不能吃，不過酒除外。一般來說，酒性溫而味辛。溫者能祛寒、疏導，辛者能發散、疏導，所以酒具有疏通經脈、行氣和血、蠲痹散結、溫陽祛寒、疏肝解鬱、宣情暢意、補益腸胃之功效，適量飲酒有助於活血通氣，提高人的情緒，所以有的人養生，就是每天喝一兩口酒，不多喝，但保證每天喝一點。

古人曾說：「酒為諸藥之長」。藥酒是飲酒養生方面的一大進步。首先，以藥入酒可使藥力外達於表而上至於顛，使理氣行血藥物的作用得到較好的發揮，也能使滋補藥物補而不滯。其次，酒還有助於藥物成分的釋出，因為有很多物質不溶於水，卻能溶於酒精。藥酒進入人體內後，藥物更易被吸收。第三，酒還有防腐作用，一般藥酒都能保存數月甚至數年而不變質。

在選酒時，根據中醫理論，飲酒養生較適宜於年老者、氣血運行遲緩者、陽氣不振者，以及體內有寒氣、有痹阻、有淤滯者。藥酒則隨所用藥物的不同而具有不同的性能。如用補者有補血、滋陰、溫陽、益氣的不同，體虛者用補酒，血脈不通者用行氣活血通絡的藥酒；有寒者用酒宜溫，有熱者用酒宜清。

需要注意的，少量飲酒有一定的好處，但還要講究飲酒的健康，在我看來，有的人甚至不會飲酒。正確的飲酒方式是：每天下午兩點以後飲酒較安全，飲酒的同時還要選擇合適的配菜，如：新鮮蔬菜、鮮魚、瘦肉、豆類、蛋類等。無論如何，切忌過量飲酒，尤其忌酗酒，即使是對身體最有益的紅葡萄酒，每天的飲用量也不能超過 3 杯。

3. 花茶也有解鬱功能

有一次，一位輕度氣鬱者讓我幫他調理，我覺得他目前的精神狀態不必用藥，於是讓他到超市裡去買一些玫瑰花和茉莉花茶來喝。

他很奇怪地說：「花茶……不是經常給女人喝……用來美容養顏的嗎？我一個大男人喝花茶，是不是有點太……那個了？」

我告訴他說：「一點也不那個。花茶之所以可以養顏美容，就是因為它可以調節氣血。就拿這兩種花茶來說，玫瑰花氣味芬芳，可以帶給人愉悅的感受，進而調理鬱悶的情緒，增加人體活力。茉莉花有安神的作用，經常飲用可以解除憂鬱、振奮精神，有的人工作緊張，還專門買來茉莉花茶留在加班時候喝呢！」

女人之所以經常被推薦喝花茶，是因為她們有經期和更年期的煩躁症，說

氣鬱體質者的飲食宜忌

氣鬱體質者氣機鬱滯不暢，肝主疏泄，調暢氣機，並能促進脾胃運化。因此氣鬱體質者應多吃具有理氣解鬱、調理脾胃功能的食物。

氣鬱體質的宜忌食物

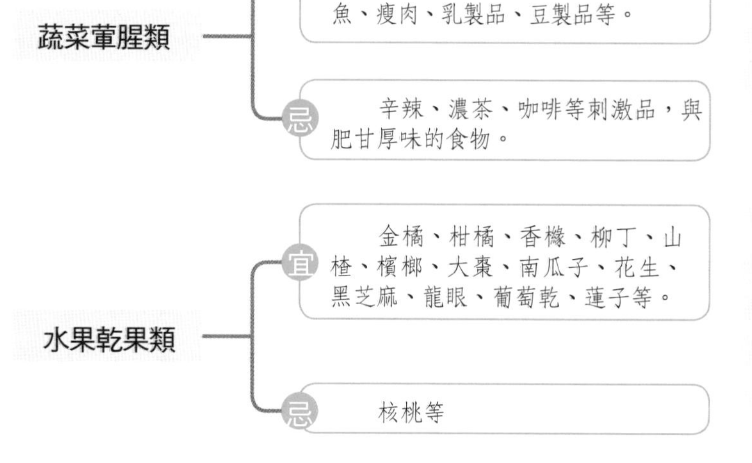

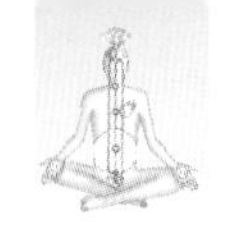

得不客氣一些，相對於男人，她們的心眼都像針眼那麼小，而花茶的氣味比較芬芳，有疏肝解鬱、理氣調經的作用，正好可以治療她們的氣鬱症。也許，林黛玉經常喝一些花茶，也不至於那麼早就香消玉殞了。

4. 生活要多姿多彩

經常聽到患者說，得病的時候真痛苦，以後我就天天早起鍛鍊身體，身體強壯了就不會這麼難受了。天天這樣說，但還是天天有人得病。為什麼？鍛鍊堅持不下去吧？尤其是年輕人，誰願意一早起來就跑步的？

其實可以健身的方法有很多，不僅僅是運動鍛鍊。

常笑健身：俗話說：「笑一笑十年少，愁一愁白了頭」，只有心胸開闊、笑口常開，才能氣血通暢，消除疾病。經常大笑還能消除壓力，有助於發洩體

適合氣鬱體質者的茶飲

玫瑰花、茉莉花等花茶具有疏肝理氣、活血化瘀之功效，氣鬱者在飲用時可以加入蜂蜜、冰糖或其他材料。以下是一些常用的花茶處方，平時對症沖飲，效果也不錯。

花茶	沖飲材料	功效
迷迭香茶	迷迭香1匙，開水沖泡5分鐘	提神醒腦、增強記憶
木蝴蝶茶	木蝴蝶、厚朴花各3克，開水沖泡	理氣化痰
蓮子心茶	蓮子心2克、金蓮花3朵、甘草3片	清熱下火
月見草茶	月見草6朵、百合花3朵、蝴蝶花2克	鎮靜安神，對治心煩失眠
入睡茶	甜橙花苞、茉莉花適量	鎮靜安神，對治失眠
舒壓茶	薄荷、甜菊葉適量	紓解壓力
清熱茶	貢菊、枸杞各適量	清熱解毒
安眠茶	菩提子花、薰衣草各適量	鎮靜安神，促進睡眠
橘朴茶	橘絡、厚朴、花茶各3克，黨參6克，研粗末	清熱解鬱
薄荷茶	薄荷、金盞花各適量	清爽提神、穩定情緒
四花茶	紫羅蘭、金盞花、玫瑰花、茉莉花各適量	紓緩情緒

內鬱氣。

書畫健身：學習書法和繪畫，講究執筆和運氣，使身心活動處於最佳的和諧狀態，這樣可以和氣血、活經絡、平陰陽，也有助於修身養性、陶冶性情、延年益壽。

興趣健身：養花、垂釣、下棋、剪報、集郵等，既豐富業餘生活，長見識，還能活躍大腦神經，使人有較好的心理狀態，保持活力。

旅遊健身：常投身於大自然既可開闊視野、飽覽勝景，又可紓展筋骨、流通血脈，有助於舒緩緊繃的神經，促進大腦皮層功能，提高身體免疫力。

閱讀健身：看書讀報不但可以增長知識，而且具有安定心緒、活躍腦細胞的作用，對於調節情感、解除煩惱、淡化憂鬱心理、減輕痛苦等也有一定的好處。

不過我還是要說一說運動健身，這畢竟是一種很有效的養生方法。因為經常參加各項體育活動，不但能提高自己的反應能力，還可增強心肺功能、強壯四肢、促進血液循環和新陳代謝，延緩衰老。

總之，生活是繽紛多彩的，只要你願意，總能找到一種可以改善自己情緒的方法。上面我列出的六種健身方法，我就不信沒有一項是你喜歡的。只要願意，總有一種方法可以讓你開開心心，健健康康。

5. 記得防止過敏

猶豫脆弱的人往往習慣生活在自我的小空間裡，對外界的適應力較差，所以天氣稍微轉冷，可能就會感冒。用藥的時候，若不事先測試一下，很可能又藥物過敏了。春暖花開，出去走走吧！他又花粉過敏了，出現鼻癢、打噴嚏、鼻塞、眼癢、流眼淚，甚至哮喘等症狀。

所以氣鬱體質者一邊要試著外出走動調理自己的身體，一邊也要對自己封閉的習慣有所保留，不要一下子放得很開。比如說，不要平常都是窩在屋子裡睡大覺，一說要出去，馬上邀一幫人踏春，跑到花叢中去打滾。最好是先在熟悉的地方做一些有益於身心的活動，讓自己的身體慢慢適應外面的環境。

以上這些生活習慣，雖然很不起眼，但對調理氣鬱體質卻大有裨益，氣鬱體質者不妨嘗試一下。

常按陽陵泉，氣鬱不再煩

幾乎每種體質，都有對應的穴位治療方法，氣鬱體質也不例外。有助於緩

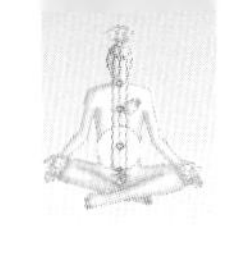

解氣鬱體質的穴位主要是太沖穴和陽陵泉穴。

太沖穴位於腳背最高點附近，準確來說是腳大拇趾和食趾之間的縫上2寸左右的地方。它主要可以治療頭痛、眩暈、疝氣、月經不調、遺尿、小兒驚風、癲狂、癇症、脅痛、腹脹、黃疸、嘔逆、咽痛嗌乾、目赤腫痛及一些痹症。至於它怎麼對氣鬱體質產生作用，我們不妨這樣理解：太沖太沖，就是沖得很快，人體鬱悶之氣、濕熱之氣、一切汙濁之氣，都可以透過這個穴位排解出來。因此經常按摩太沖穴，就可以舒肝解鬱，讓鬱悶的心情變得爽朗起來。

這裡重點介紹一下陽陵泉。

我在電視上看過這樣一個案例，專門講述了陽陵泉對氣鬱體質的調理。

這個案例中，主角小朱於在校期間是一個性格開朗的女孩子，但大學畢業之後，因工作壓力大，人的脾氣慢慢也大了，再加上辦公室有些勾心鬥角，小朱整天就很鬱悶，無法排解。後來雖然辭去了那份工作，但已經形成了斤斤計較的習慣，別人隨便說一句什麼，她都要想想是不是別有用意，是不是針對自己的。慢慢的，哪怕是跟自己很要好的朋友相處，她也時不時地泛起這種情緒，別人還不知道怎麼回事，她就生氣了，突然就不說話、不理人家了，結果後來大家一致認為她是一個難以相處的人。

小朱自己呢？不但心情好不起來，且這些不良情緒還持續到了晚上，結果她總是整夜整夜地做夢，白天想像的那些場面，在夢境裡統統變成了現實，結果第二天早上害她又想起這些事情。不僅如此，發展到最後，小朱總是覺得胸悶氣短、疲倦無力，吃什麼東西都沒胃口，甚至有一些慢性胃炎的徵兆。肯定是哪裡出了問題，這樣下去必定是不行的。於是在朋友的幫助下，小朱到中醫院做了檢查。

在電視節目現場，為小朱做檢查的醫生說道，小朱的臉色偏青，說明肝出了問題，肝氣不舒，所以小朱經常有深呼吸的習慣，這就是因為她的胸部受壓了，只有透過深呼吸來加強肺活量。而且，據小朱自己講，她還經常腹部脹痛，這是基於相同的原因，即肝氣不舒，這就是典型的氣鬱體質。如果小朱這樣不加診治地發展下去，很可能會引起抑鬱或腸胃出問題。

就小朱的病情，主持人和在場的醫師討論了一番，然後就是用藥。他們開的藥跟我治療氣鬱的藥差不多，也用了玫瑰花和茉莉花這兩種花茶，另外加了白糖和西米，囑咐她熬粥喝。

然後才是正式的治療，醫生採用了傳統的針灸療法，當時所選的穴位就是陽陵泉。結果後來呈現在大家面前的小朱，就是一個皮膚白裡透紅、血色良好的美女，原先病態的青色早已蕩然無存。小朱自己也感覺人輕鬆很多了，以前

氣鬱體質者的起居養生

氣鬱者尤其要注意生活起居方面的養生，紓展自己的身體，開放自己的心情。一般來說，春季是氣鬱體質者養生的黃金季節。

起居養生

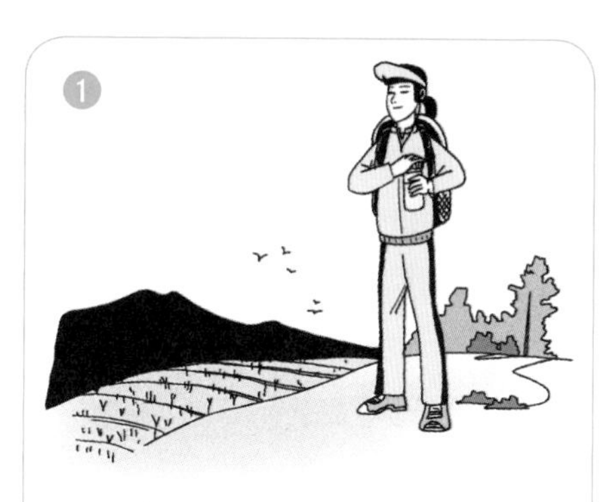

做一些紓展身心的活動

可以聽一些歡快、振奮的音樂；多旅遊，將身心開放於山水自然之間；保持房間敞亮，常讓陽光照射；多做公益活動，在助人為樂中收穫好心情。

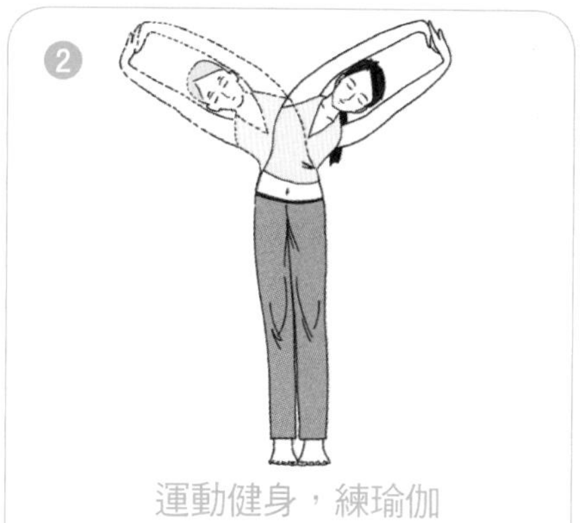

運動健身，練瑜伽

平時多做健身活動，並學習跳舞、瑜伽之類的運動。瑜伽中的風吹樹動作（如圖）可以牽拉肝經與膽經，有利於肝膽疏泄、氣機通暢。

四季養生

氣鬱者的四季養生可參照血瘀體質。其中春季是氣鬱者養生的黃金季節，要藉助自然之力，多舒展形體，舒展自己的情緒。

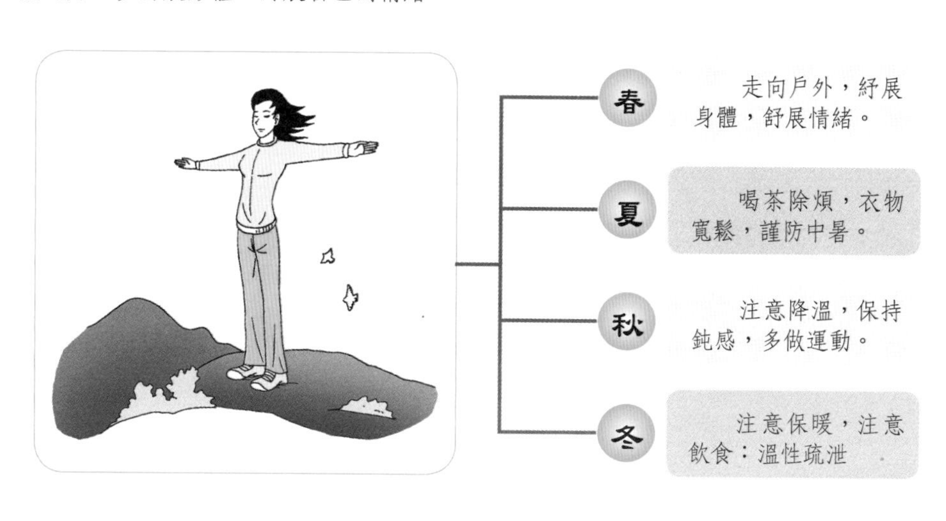

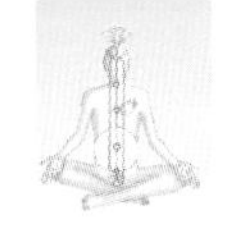

很悶、很壓抑的感覺也沒有了。

實際上，在針灸的過程中，在留針五到十分鐘時候，小朱的氣血就發生了很明顯的變化，讓人不得不佩服中醫的神奇。

中醫認為，陽陵泉的主治範圍包括膽腑病症、筋的病症、經脈通絡上的病症三方面，刺激這個穴位，就可以保證全身氣血的通暢，尤其對主疏泄的肝有良好的效果，所以臨床上對陽陵泉的應用，其中一方面就是治療肝鬱脇痛，既疏肝解鬱，又通絡止痛，女人經常按摩這個穴位，不但心情比較容易舒暢，而且不會產生痛經。

陽陵泉在這個地方：小腿的外側、腓骨小頭前下方凹陷處。氣鬱體質者有事沒事按摩一下這個穴位可以降肝火、疏肝理氣，人自然就不容易氣悶了。

氣鬱調理要吃逍遙丸

有一次，有一位女士月經不調，乳房脹痛、這多少有一點氣鬱。當時她看到我給她拿的藥後，雖沒說什麼，卻扭扭捏捏的，似乎有什麼話想說。

果然，她回到家之後就打電話問我：「王醫師，你給我開的藥中有一個逍遙丸你記得嗎？」我說：「記得。」她猶豫了幾秒鐘，然後才又問：「沒有拿錯吧？逍遙丸是不是那種藥？」我問「哪種啊？就是治你病的藥啊！」她又扭捏一會兒才說：「聽這名字，不會是春藥吧？」

套用現在年輕人的話：冏！

後來我發現有這種想法的人竟不在少數，看到藥名時不免胡思亂想，有的病人，醫生明明開了這個藥，她竟然沒敢吃。真是可惜了！

所謂逍遙丸，就是吃了之後讓人心情暢快，感到開心，它的根本原理就在於疏肝理氣，讓人不再鬱悶，非常適合氣鬱體質者。

作為一種著名的方劑，逍遙丸的作用不僅於此，還可以舒肝健脾、養血調經，對肝氣不舒、胸脇脹痛、頭暈目眩、鬱症、低熱、乳癖、食欲減退、月經不調等症狀有良好的治療作用。隨著醫學專家研究的深入，近來還有人發現逍遙丸對於慢性肝炎、高血脂、胃潰瘍、慢性胃病等也都有很好的療效。

我曾在網上看到這樣一個案例：逍遙丸還能治療「鬼剃頭」。話說一位中學女教師，才 40 多歲，就開始一塊塊脫髮，不管服用什麼藥物，都未能遏制。醫生診斷後，告訴她說這是斑禿，即俗話說的「鬼剃頭」，當時就為她開了逍遙丸和六味地黃丸，連續服用了半年後，這位中學女教師不但不再掉髮，而且

氣鬱抑鬱者的經絡養生

氣鬱體質者也適用經絡養生，除了太沖和陽陵泉穴外，還可以對以下特效穴位進行針灸或按摩，效果也不錯。需要注意的是，做針灸的時候，還須專業醫師操作。

氣鬱體質的特效穴位

任脈經：膻中、中脘、氣海、神闕
足厥陰肝經：曲泉、期門
足少陽膽經：日月、陽陵泉
手厥心包經：內關、間使
足太陽膀胱經：肺腧、肝腧

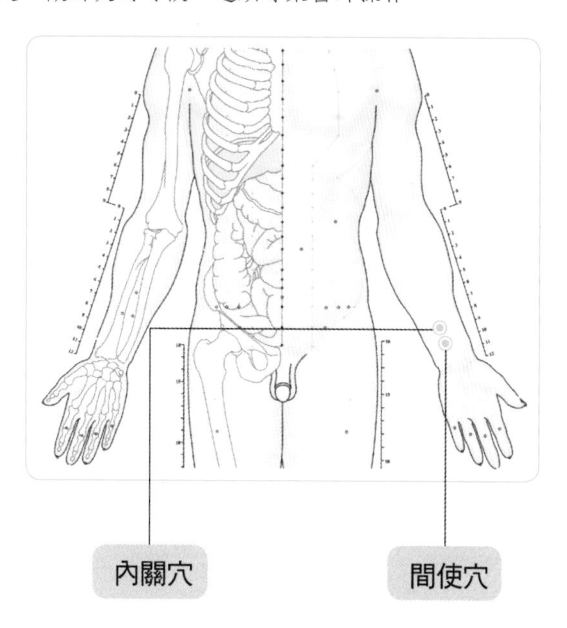

內關穴、間使穴

內關、間使二穴屬手厥心包經，內關穴位於前臂正中，手腕橫紋上 2 寸，間使穴在橫紋上 3 寸。常按此二穴，可疏泄水濕、寬胸和胃、清心安神。

睡前調理小竅門

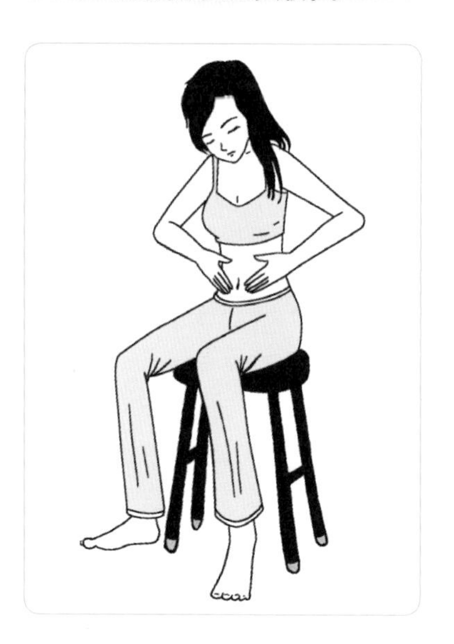

1. 睡覺前，先讓兩手互搓，直至手掌發熱。

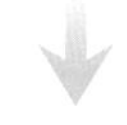

2. 用搓熱的手掌反覆搓腰腹上部的脇肋，使其發熱。

脇肋處是肝臟功能的運行通道，反覆搓揉，就會使肝氣運行更加通暢，晚上睡覺也會覺得裡面像灌了熱水一樣舒服。

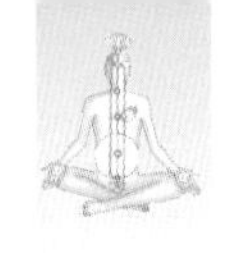

還長出了新的頭髮。

這也不難理解。中醫認為，斑禿是肝腎虧虛所致。髮為血之餘，腎藏精生髓，髓造血，所以頭髮的狀況反映了腎臟功能的好壞，因此要吃六味地黃丸，但肝氣不足，卻不是六味地黃丸所能治療的，所以要吃具有疏肝理氣的逍遙丸，二者結合起來用才能彌補肝氣不足、腎氣虧損，進而達到生髮、治斑禿的作用。

我再舉一個胃潰瘍的例子。我曾有一個病人，是一家鞋廠工人，平時工作量就十分繁重，訂單多的時候，還需要加班。因此，他休息不好，吃飯也沒有規律，常常加班到兩、三點，還要再補一頓消夜。而正常來說，夜裡兩、三點正是身體器官休息的時候，怎麼能勉強把它們叫起來工作呢！所以不久後，他就得了胃潰瘍，經常胃疼，吃了各種胃藥，病情卻始終沒有得到好轉。我了解了他的這些經歷後，斷定他是由於壓力大而形成氣鬱體質，進而發病。於是就給他開了逍遙丸。連續服用了三個月後，他就再也沒有胃痛過，他的胃潰瘍竟然被逍遙丸這一種藥給治好了。

原因也很簡單，逍遙丸的主要成分是柴胡、當歸、白芍、白朮、茯苓、薄荷、生薑、甘草，其中的生薑、白朮可促進消化液分泌，促進食欲；柴胡、芍藥可以鎮痛；芍藥和甘草又可以解除痙攣；茯苓有補益健胃的作用；諸藥結合起來使用，自然可以疏肝健脾、治療胃潰瘍。

逍遙丸雖然能發揮這麼大的作用，但價格卻很便宜，也比較常見，一般藥店都可以買到，不但氣鬱體質者可以用它進行調理，女性更年期，或準備懷孕時調理月經，都可以用這個藥。

與逍遙丸作用類似的還有逍遙散。如果是純粹地調理氣鬱，同類的方劑還有氣鬱湯、木香調氣散、七氣湯、越鞠丸等方。

現代也不乏「林妹妹」

提起林黛玉，一個眉頭緊鎖、淚水漣漣的女孩子便會呈現在大家面前，好像世間的苦楚都給了她一個人，沒留一件開心事給她。

林黛玉雖然是虛擬的藝術形象，但現實生活中卻不乏這樣的人，尤其是氣鬱體質者的女孩子。

我就曾治療過一個病人，剛剛大學畢業。我們都知道現在大學生不好找工作，她就是畢業了半年還沒找到工作，又跟男朋友分手。她一個人在這個陌生

氣鬱抑鬱者的藥物養生

氣鬱者的藥物調治主要從兩方面著手——解鬱積、補肝血。解鬱積可以參照上一章介紹的調理血瘀的藥物；補肝血則可用何首烏、白芍、當歸、枸杞、阿膠等藥材，亦可參照血虛體質的調理藥物。

治療氣鬱的常用藥物

藥材	性味	功效	藥材	性味	功效
佛手	辛、溫	芳香理氣、健胃止嘔、化痰止咳	香櫞	辛苦酸、溫	舒肝理氣、寬中化痰
枳殼	苦酸、微寒	健脾開胃、下氣	木香	辛苦、溫	行氣止痛、健脾消食
麝香	辛、溫	開竅通絡，消腫止痛	全蠍	辛、平	息風鎮痙、攻毒散結、通絡止痛
薄荷	辛、寒	疏風散熱、辟穢解毒	沉香	辛苦、溫	治肝鬱、降肝氣、和脾胃、消濕氣

常用解鬱養肝中成藥

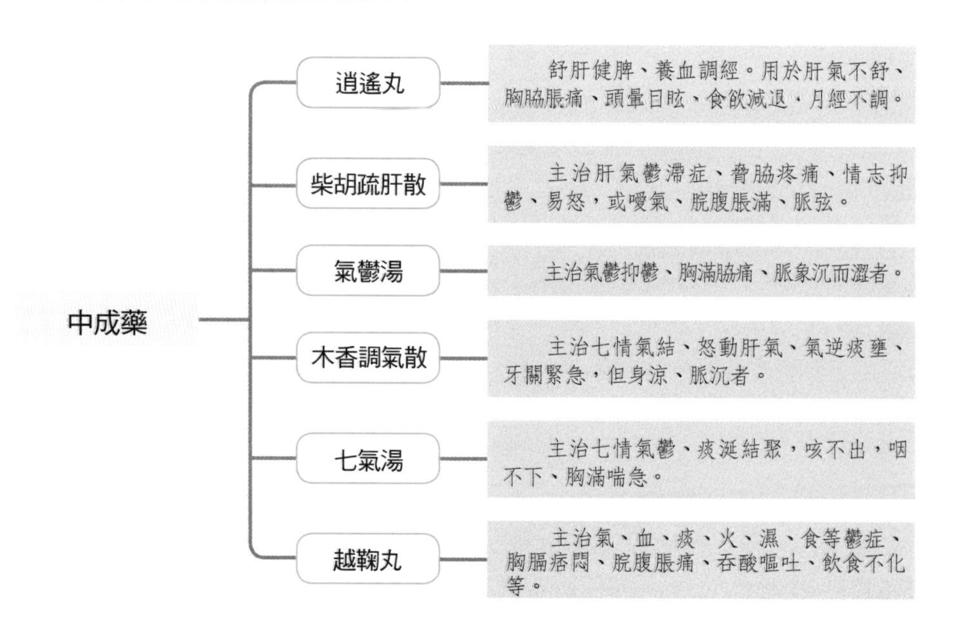

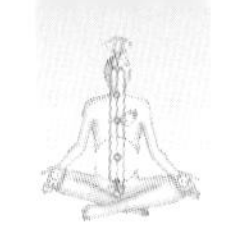

適宜氣鬱體質者的藥膳

以藥膳對氣鬱體質者進行調治是一個不錯的選擇，一方面要強調疏肝理氣，另一方面要注意補肝血。此外，氣鬱體質者還可以少量飲酒。

氣鬱體質的藥膳處方

類　別	名　稱
藥酒類	首烏酒、黃耆烏蛇酒、屠蘇酒、荸薺酒、香棟酒、玫瑰酒、佛手酒等。
藥膳類	橘皮粥、固表粥、枸杞菊花粥、何首烏紅棗粥、蔥白紅棗雞肉粥、雙花西米露、玫瑰花露、山藥冬瓜湯、柴胡秋梨湯、菊花雞肝湯、黃耆豬肝湯、枸杞牛肉湯、桃紅烏骨雞湯、川芎蛋花湯、艾葉煮蛋、甜酒煮阿膠、何首烏炒豬肝、陳皮絲里脊肉、陳皮話梅雞等。

藥膳推薦——何首烏炒豬肝

材料

豬肝 300 克、韭菜苔 250 克、太白粉 5 克、豆瓣醬 8 克、鹽 3 克、清水 250 毫升、料酒少許

藥材

何首烏 20 克。

作法

1. 將何首烏放入清水中煮沸，然後轉小火煮 10 分鐘後關火，濾除藥渣，留取藥汁與太白粉混合備用。
2. 將豬肝洗淨切片，放入開水中汆燙，成型後撈出瀝乾。
3. 將韭菜苔洗淨，切成小段備用。
4. 起鍋放油，然後將豆瓣醬、豬肝、韭菜苔依次放入，炒勻，起鍋前倒入太白粉汁勾芡。

何首烏炒豬肝

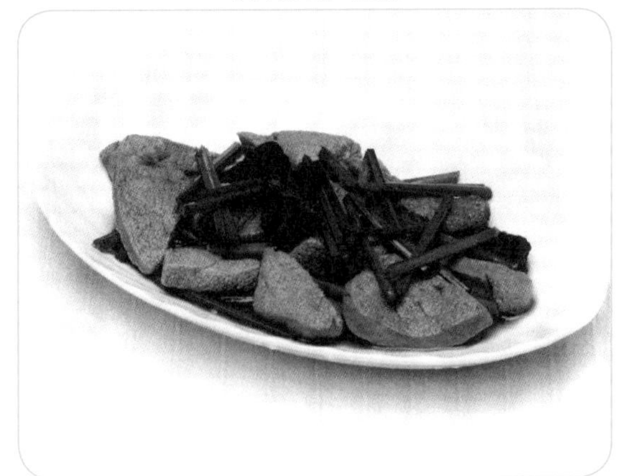

評析

豬肝具有補肝、養血、明目之功效，韭菜具有行氣、散血、解毒的藥理作用，何首烏則具有補肝、益腎、養血、祛風等功效，這三種食材放在一起食用，可以補肝理氣、養血化瘀，對調理氣鬱效果不錯。需要注意的是，煮何首烏時，不宜用鐵器。

的城市裡無依無靠，沒錢沒工作也沒人照顧，每每想起這些，她就忍不住悲從中來，埋怨老天不垂憐她，埋怨男朋友太狠心，埋怨自己沒有錢有勢的父母，埋怨這個埋怨那個，可這些人都不在身邊，她就越想越委屈，越想越感懷自己的身世，往往想著想著就一個人在房間裡哭了起來。反正也沒辦法賺錢，她也就沒事就不下樓，整天把自己關在屋裡胡思亂想，連飯也省了。結果半年後雖然找到了工作，她卻已經虛弱得不能上班，請了一週假看好自己的胃病就趕緊去上班，但卻總覺得胸悶、壓力大、力不從心、忍不住想對人發脾氣。這不算什麼病，而是她這半年糟糕的生活態度把身體糟蹋成氣鬱體質了。幸好她又找我來治胃病，讓我及時發現了她的病根，否則她肯定不把這當成病，即使眼下不會影響她的身體健康，至少也會影響她的人際關係——林黛玉就是一邊哀憐自己的身世，一邊對別人耍小心眼的，結果很多人都不喜歡。

說起小心眼，愛斤斤計較，大家都認為這是女人的特徵，所以女人很容易氣鬱。這個說法有一定的根據，但是也不盡然，有的男人雖然不斤斤計較，但也會氣鬱，所以男人得憂鬱症的也不在少數。

因為中國的男人，雖然不說很大男人主義，但至少都是很要面子的。他可以不像女人那麼小心眼，那麼容易生氣，但他更喜歡把氣給悶在心裡，有什麼話也不說，結果就更容易氣鬱。女人耍小心眼、生氣，至少還都表現出來給別人看，鬱悶之氣也算發洩出來了一點，而男人要面子，也不好意思生氣、出氣，只能將鬱悶之氣憋在自己心裡，這就更容易得憂鬱症了。你看男人的平均壽命都低於女人，這不僅僅是菸酒的關係，更是因為男人的心裡承受了太多壓力、積壓了太多的情緒，先是氣鬱，後來一連串的病就都來了。

所以，下次再看到林妹妹耍小性子的時候，不管是男人還是女人，你就不要笑了，這主要不怪她，而是病徵使然，她這是在氣鬱症的引導下做出這些事的。在笑話她的同時，不妨捫心自問或對照著氣鬱的小測試做一番自我檢查，因為有可能，你也有她身上這些缺點，你也跟她一樣在病魔的引導下，做出了很多身不由己或得罪人的事，你完全可能是一個現代版的「林妹妹」或「林弟弟」。

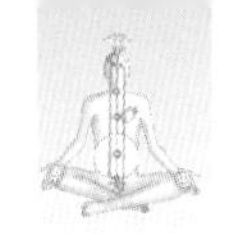

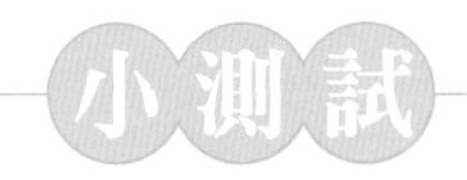

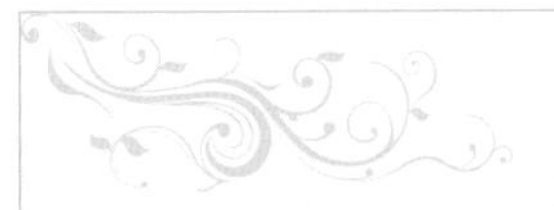

你是氣鬱體質嗎？

老辦法，先做選擇題。

1.別人有意無意說了一句什麼話，你會以為是說你嗎？

○是　○否

2.別人說了什麼對你不利的話，當時你會很激動甚至衝動地也對他說什麼狠話嗎？

○是　○否

3.你經常覺得胸悶或者腹脹嗎？

○是　○否

4.你總是覺得喉嚨裡有異物，不得不經常咳一咳嗎？

○是　○否

5.仔細照一下鏡子，你的臉色與別人相比發青嗎？

○是　○否

6.你是不是整晚整晚地做夢且多數時候夢境是不好的呢？

○是　○否

7.你對藥物或花粉是不是比較容易過敏？

○是　○否

8.你是否有胃病？

○是　○否

9.在別人眼裡，你是一個內向的人嗎？

○是　○否

10.你覺得自己跟大家相處得怎麼樣？

○是　○否

11.你經常深呼吸、否則就會覺得悶、不舒服嗎？

○是　○否

12.你是不是很愛哭？

○是　○否

13.月經期間，你會覺得乳房脹痛嗎？

○是　○否

14.平常稍微勞累或者受涼，你會不會有腰腹脹痛的感覺？

○是　○否

15.你喜歡參加公共活動嗎？

○是　○否

16.你喜歡人多熱鬧的場合嗎？

○是　○否

17.你是否有偏頭痛的經歷？

○是 ○否

18.你的「大姨媽」是不是經常搗亂，什麼時候來總是沒有準確的日期？

○是 ○否

19.有沒有朋友這樣評價你：你是一個性格急躁或暴躁的人？

○是 ○否

20.你有愛吐唾沫的習慣嗎？

○是 ○否

21.平常沒事的時候，你是不是喜歡一個人待著胡思亂想？

○是 ○否

22.你有沒有偶爾胸痛或肋間脹痛的感覺？

○是 ○否

23.你是一個情緒不穩定的人嗎？

○是 ○否

24.沒有任何原因，但你就是不想見任何人，是這樣嗎？

○是 ○否

25.即使沒吃東西，你仍然會無緣無故地打飽嗝嗎？

○是 ○否

26.你是不是經常胃不舒服，想吐酸水？

○是 ○否

27.你喜歡且經常吃草莓嗎？

○是 ○否

28.有時候，你會不會有自殺的念頭？

○是 ○否

29.你喜歡林黛玉的性格嗎？

○是 ○否

30.你經常小心翼翼、患得患失嗎？

○是 ○否

結果分析

在上述30個常見的氣鬱症狀中，如果你：

1-5個「是」 說明你的身體已經有點氣鬱的傾向了，但還不嚴重，完全可以透過心理調節來進行改善。

6-10個「是」 說明你已經有了明顯的氣鬱跡象，該重視這個問題了，除了要養成良好的作息習慣，努力保持心情暢快，還要注意在飲食上進行調節。

11個以上「是」 說明你的氣鬱已經相當嚴重，可能已經傷及身體，最好找一找心理醫生，解決下心理上的問題，有必要時還要配合藥物進行調理。

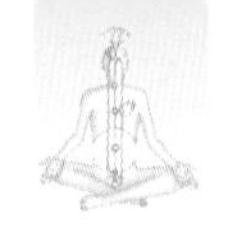

附錄

常用中藥材簡介

黨參

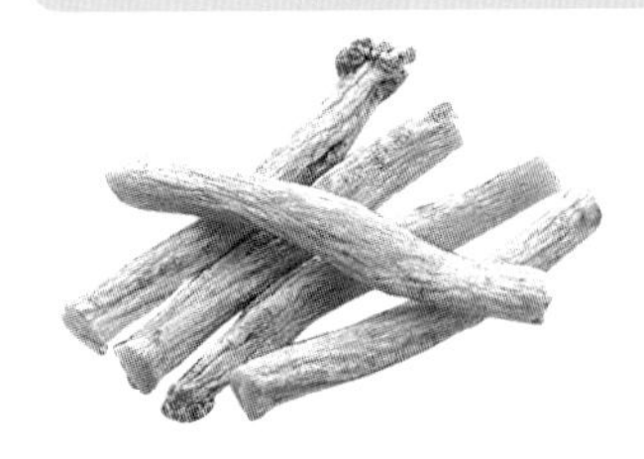

屬性：味甘、微苦、性平。
功效：補中益氣、健脾益肺。治氣血不足、脾胃虛弱、倦怠乏力、心悸氣短、血虛萎黃等症。

鹿茸

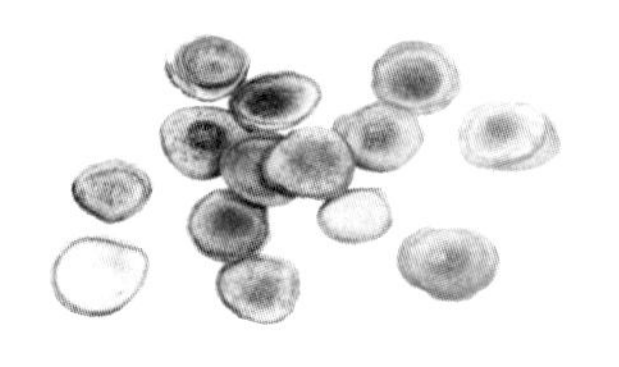

屬性：味甘、鹹、性溫。
功效：溫腎壯陽、強筋健骨、生精益血、促進生血，但發熱、素體陽盛者忌用。

人參

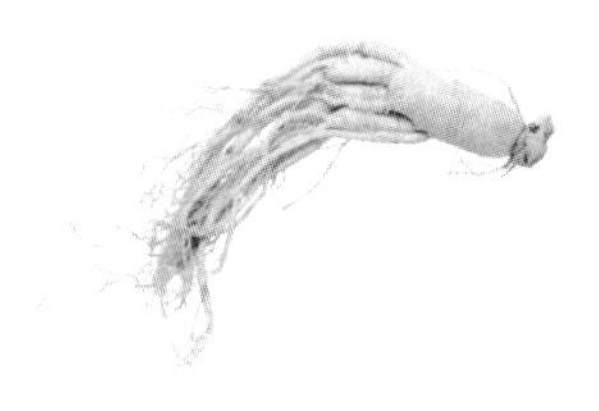

屬性：味甘、微苦、性微溫。
功效：大補元氣、固脾生津、寧心安神。治勞傷虛損、大便滑泄、食少、尿頻等症狀。

西洋參

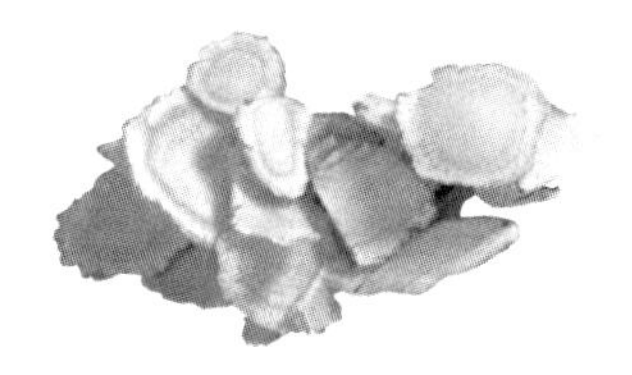

屬性：味甘、微苦、性涼。
功效：益肺陰、清虛火、生津止渴。治肺虛久咳、失血過多、咽乾口渴、虛熱煩倦等症。

山藥（淮山）

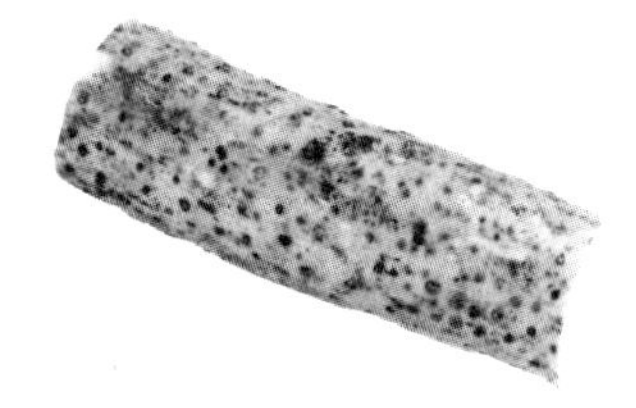

屬性：味甘、性平。
功效：補脾養胃、生津益肺、補腎澀精。治脾虛食少、肺虛咳嗽、腎虛遺精、帶下尿頻等症。

白芍

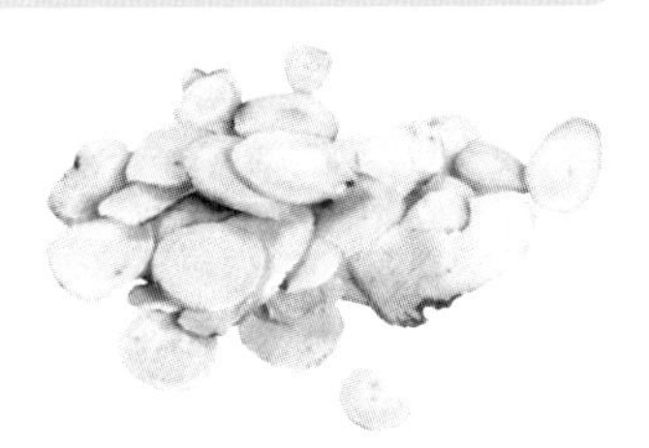

屬性：味苦酸、性涼。
功效：養血柔肝、緩中止痛、斂陰止汗。治腹肋疼痛、瀉痢腹痛、自汗盜汗、陰虛發熱等症。

甘草

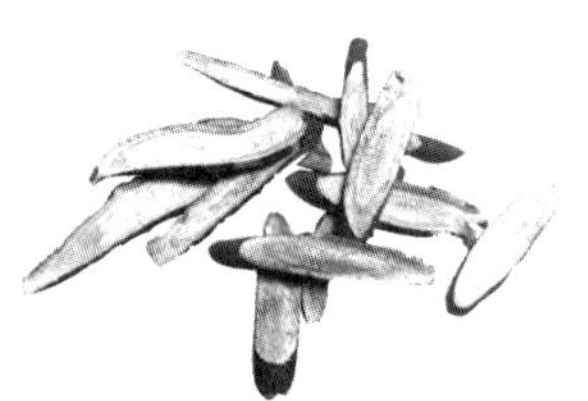

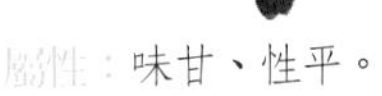

屬性：味甘、性平。
功效：和中緩急、潤肺解毒。炙用，治脾胃虛弱、勞倦發熱；生用，治咽喉腫痛、潰瘍、解藥毒。

當歸

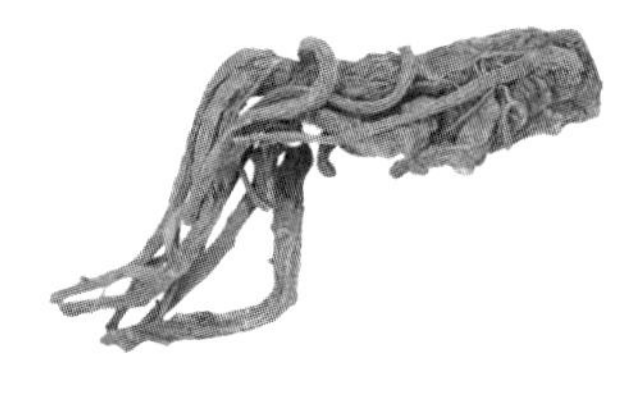

屬性：味甘辛、性溫。
功效：補血活血、潤腸通便。治血虛萎黃、暈眩心悸、月經不調、虛寒腹痛、腸燥便祕等症。

白朮

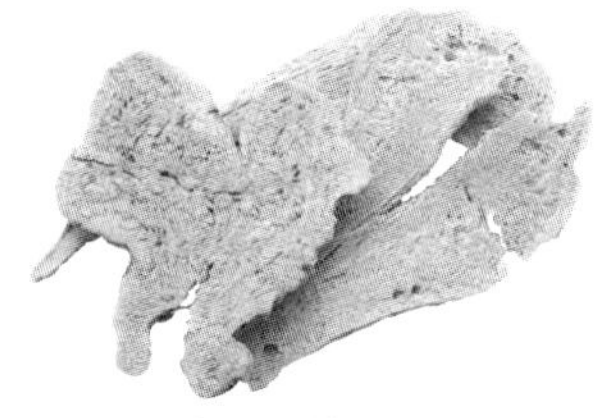

屬性：味苦甘、性溫。
功效：補脾益肺、燥濕和中。治脾胃氣弱、倦怠少氣、虛脹腹瀉、水腫、黃疸、胎氣不安等症。

冬蟲夏草

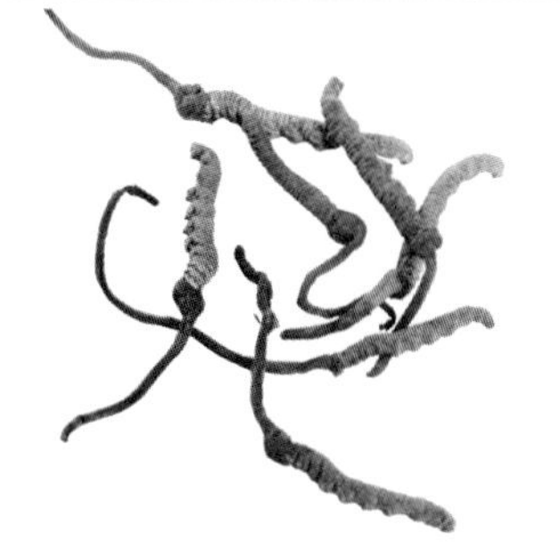

屬性：味甘、性溫。
功效：補虛損、益精氣、止咳化痰。治痰飲咳嗽、自汗盜汗、陽痿遺精、腰膝痠痛、病後久虛等症。

杜仲

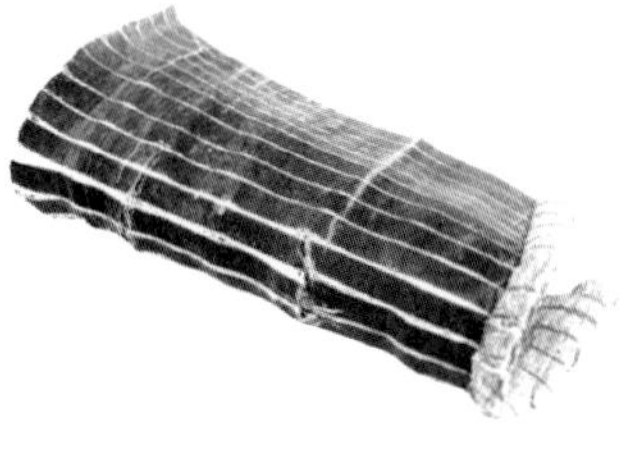

屬性：味甘微辛、性溫。
功效：補肝腎、強筋骨、安胎。治腰脊痠痛、足膝萎弱、陰下溼癢、胎動不安、高血壓等症。

紫河車

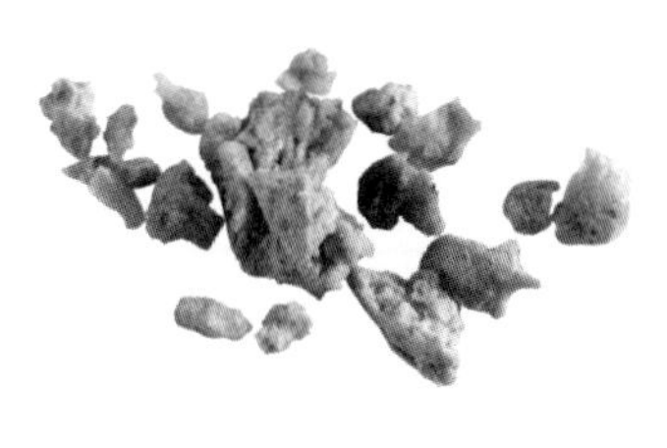

屬性：味甘鹹、性溫。
功效：補氣養血、強腎益精。治虛損羸弱、勞熱骨蒸、咳嗽盜汗、益精陽痿、婦女血氣不足等症。

海馬

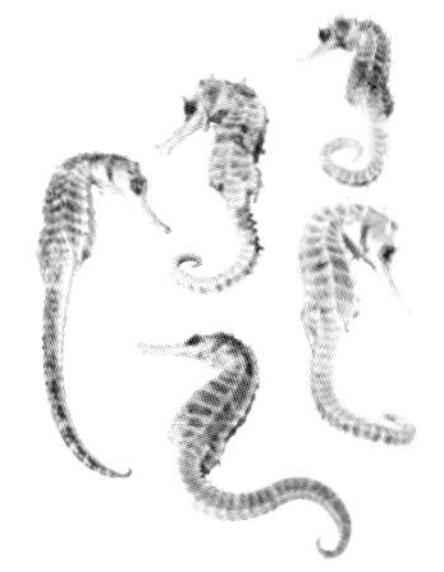

屬性：味甘、性溫。
功效：補腎壯陽、調氣活血。治陽痿遺尿、虛喘、難產、疔瘡腫毒等症，利於男性滋補。

肉蓯蓉

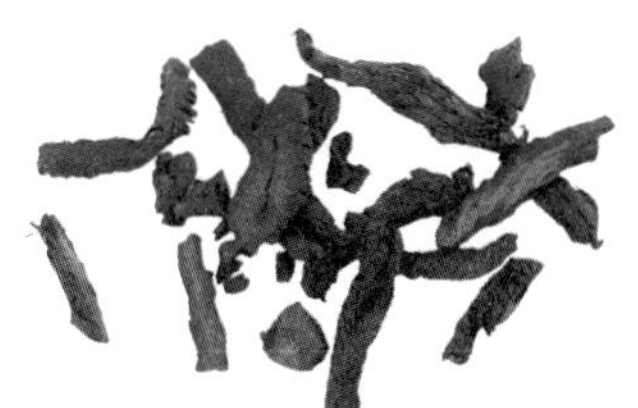

屬性：味甘鹹、性溫。
功效：補腎益精、潤燥滑腸。治男子陽痿、女子不孕、崩漏帶下、腰膝痠軟、血枯便祕等症。

阿膠

屬性：味甘、性平。
功效：滋陰補血、安胎養氣。治血虛、虛勞咳嗽、吐血便血、月經不調、崩中胎漏等症。

熟地黃

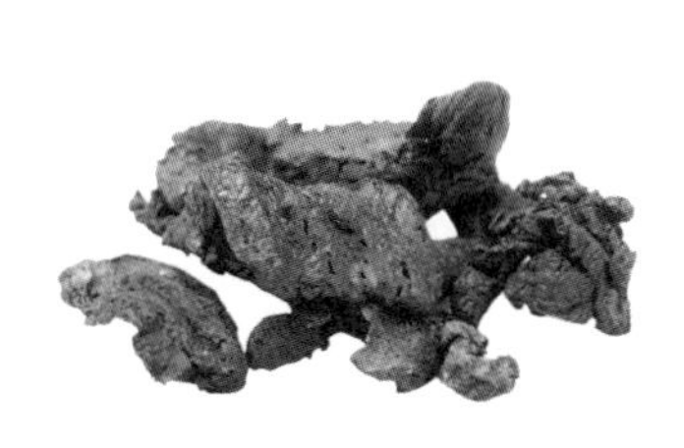

屬性：味甘、性微溫。
功效：滋陰補血。治陰虛血少、腰膝萎弱、失眠骨蒸、遺精崩漏、月經不調、口渴耳聾等症。

麥門冬

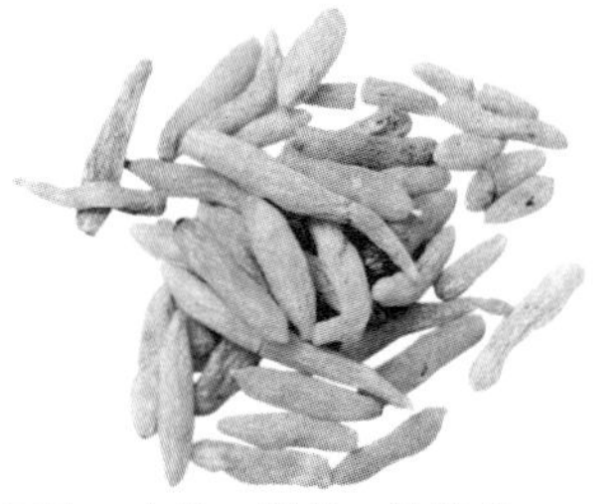

屬性：味甘、微苦、性微寒。
功效：養陰生津、潤肺清心。治肺燥乾咳、虛勞傷津、心煩失眠、內熱煩渴、腸燥便祕等症。

黃精

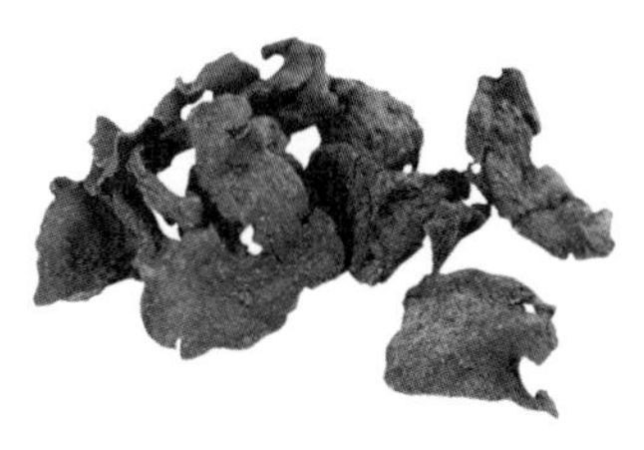

屬性：味甘、性平。
功效：補中益氣、潤心肺、強筋骨。治虛損寒熱、肺癆咯血、病後體虛、筋骨軟弱、風溼疼痛等症。

百合

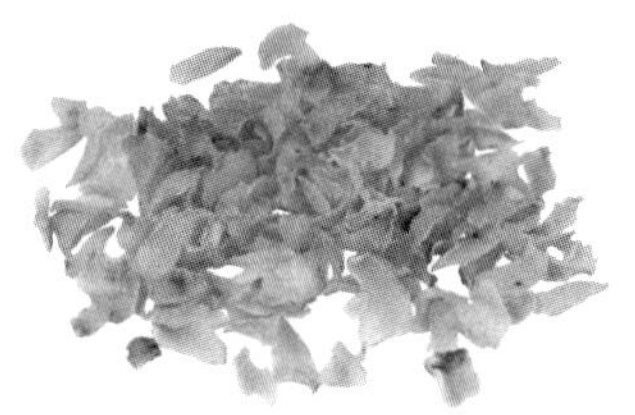

屬性：味甘微苦、性微寒。
功效：潤肺止咳、清心安神。治陰虛久咳、咯血、虛煩驚悸、神志恍惚、腳氣浮腫等症。

藿香

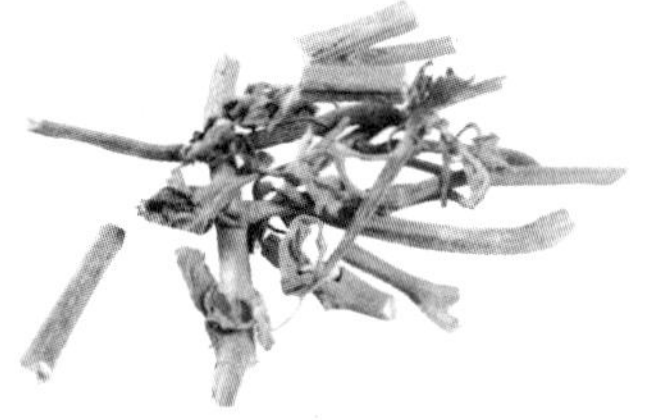

屬性：味辛、性微溫。
功效：通氣和中、辟穢祛溼。治感冒暑溼、寒熱頭痛、嘔吐腹瀉、瘧疾、口臭、食欲不振等症。

雞內金

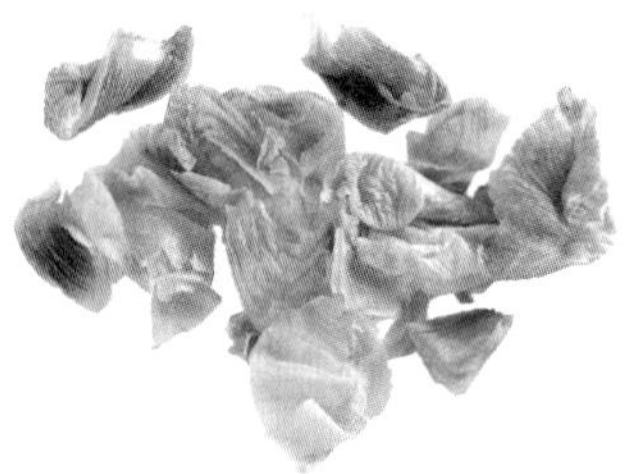

屬性：味甘、性平。
功效：消積滯、健脾胃。治積食脹滿、嘔吐反胃、瀉痢、疳積、煩渴、遺尿、尿血等症。

土茯苓

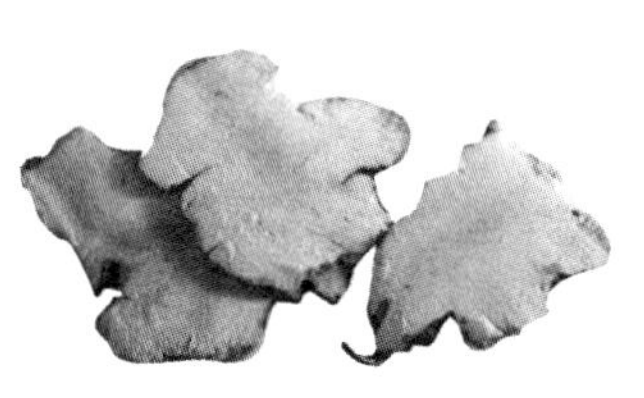

屬性：味甘淡、性平。
功效：除溼解毒、通利關節。治溼熱淋濁、帶下臃腫、疥癬、梅毒及汞中毒導致的肢體痙攣等症。

魚腥草

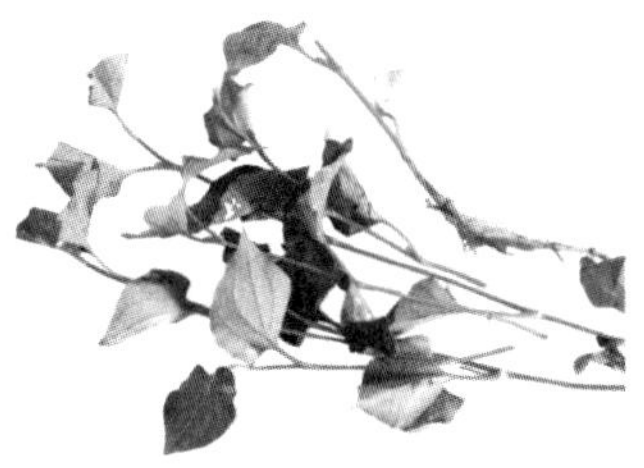

屬性：味辛、性微寒。
功效：清熱解毒、消腫排膿、利尿通淋。治痰湧吐膿、痰熱咳喘、熱痢、熱淋、臃腫瘡毒等病症。

白芷

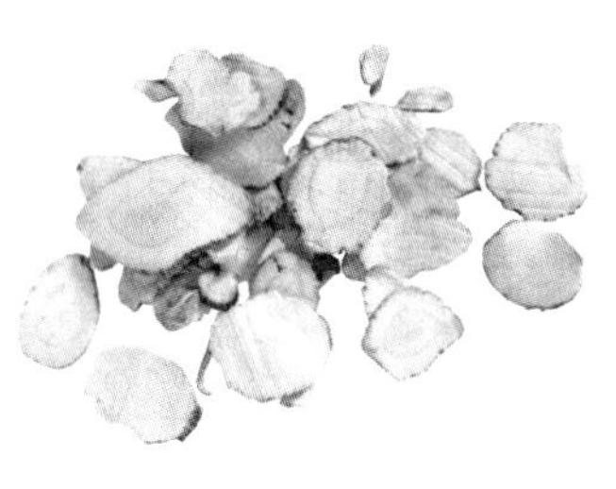

屬性：味辛、性溫。
功效：散風通竅、止痛、燥溼止帶、消腫排膿。可止痛、通鼻竅。治風寒頭痛、鼻塞等症。

厚朴

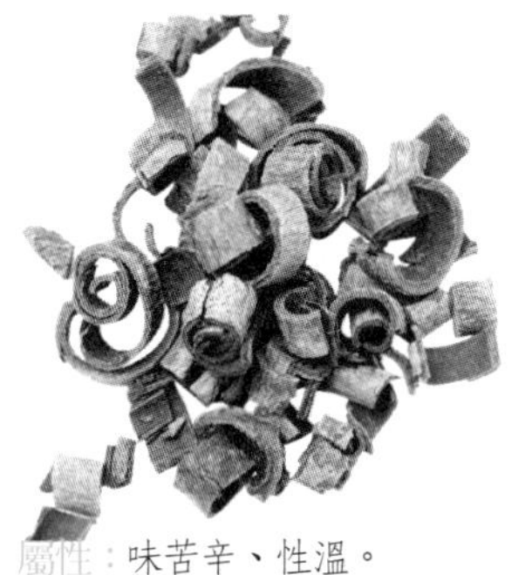

屬性：味苦辛、性溫。
功效：溫中下氣、燥溼消痰。治胸腹脹痛、反胃嘔吐、宿食不消、痰飲咳喘、寒溼瀉痢等症。

蒼朮

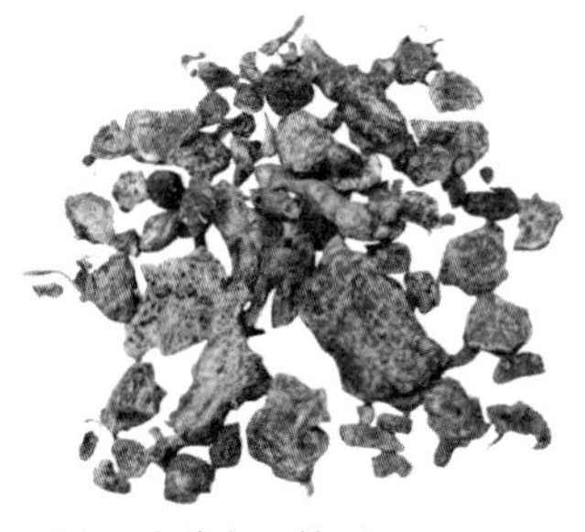

屬性：味苦辛、性溫。
功效：燥胃健脾、驅風溼、健胃利尿、發汗鎮靜、降血糖。治消化不良、胃脘滿悶、夜盲症等。

澤瀉

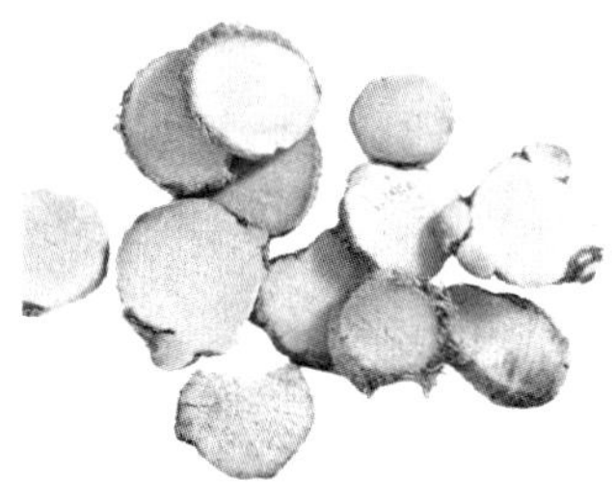

屬性：味甘、性寒。
功效：利水滲溼、泄熱。治小便不利、水腫脹滿、嘔吐瀉痢、腳氣、淋病、尿血等症。

國家圖書館出版品預行編目資料

最適合百姓的中醫養生絕學 / 王清和編. -- 初版. -- 新北市：華志文化, 2015.11
面； 公分. --（健康養生小百科；38）

ISBN 978-986-5636-37-1（平裝）

1. 中醫理論 2. 保健常識 3. 養生

413.1 104019529

華志文化事業有限公司
系列／健康養生小百科 0 3 8
書名／最適合百姓的中醫養生絕學

作　者　王清和醫師
執行編輯　林雅婷
美術編輯　簡郁婷
封面設計　黃雲華
文字校對　陳麗鳳
企劃執行　康敏才
總　編　輯　黃志中
社　長　楊凱翔
出　版　者　華志文化事業有限公司
電子信箱　huachihbook@yahoo.com.tw
地　址　116台北市文山區興隆路四段九十六巷三弄六號四樓
電　話　02-22341779

印製排版　辰皓國際出版製作有限公司

總經銷商　旭昇圖書有限公司
地　址　235新北市中和區中山路二段三五二號二樓
電　話　02-22451480
傳　真　02-22451479
郵政劃撥　戶名：旭昇圖書有限公司（帳號：12935041）

出版日期　西元二〇一五年十一月初版第一刷
售　價　二二〇元